見てできる臨床ケア図鑑

画像診断・放射線治療
ビジュアルナーシング

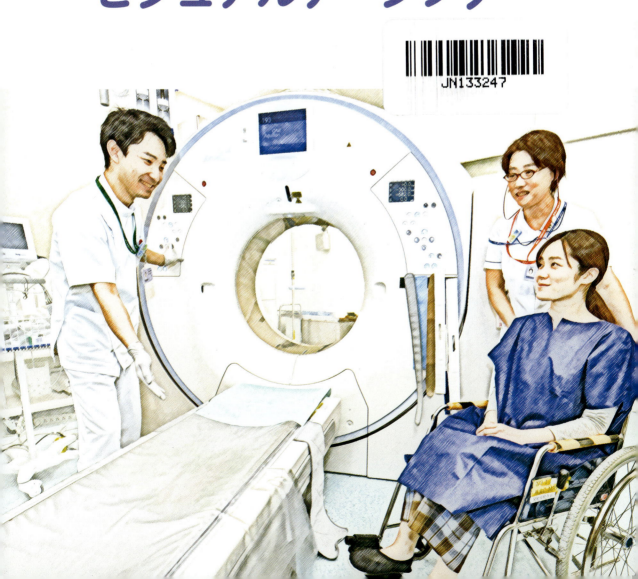

はじめに

　中央放射線部や画像診断部と呼ばれ，病院の中央部門として画像検査を担当する領域での看護業務は，病院の規模や機能によってさまざまである．また今までに，X線撮影，CTやMRIのように多くの病院が行っている検査でも，看護師の立場で注意すべきポイントを示した教科書はほとんど見当たらない．例えば医療安全に関することとして，造影検査では造影剤の使用に際しての注意事項，MRI検査では患者さんの前準備として注意すべき体内金属や装着物など，図解で分かりやすく説明することを心がけた．一方，核医学検査やRI内用療法となると，一定規模以上の病院でないと施行していないため，臨床で看護師に求められる知識や心構えを学校教育で教わることはなかなか難しいと思われる．本書では，どのような種類の核医学検査があり，SPECTやPETがどのような病気で必要とされるかを理解できるように構成した．また，核医学領域では患者さんの体内に放射線同位元素(RI)を投与するため，患者さんのケアで家族や医療従事者がどのように被ばくするか，その際の注意点を記述している．

　本書を読むことで，外来や入院患者さんが画像検査室でどのような検査を受けるか理解でき，検査説明する場合の知識として深みが増すものと思われる．このような知識は，働く病院のみでなく紹介元の病院や紹介先の病院での診療を理解するためにも利用できると考える．

　そして，本書の特徴として各種画像検査の画像解剖や検査別の疾患図譜を多く掲載し，外来や病棟で患者ケアに従事する看護師にも役に立つ教科書を心がけた．本書を読むことで，自分が受けもつ患者さんたちの画像検査で，どこに病変が認められ，どのような所見があるから進行度が決定され，治療方針に至ったのかが，ある程度理解できるようになるであろう．

　画像診断領域は，撮影機器もますます高機能になり高速撮影が可能となってきている．核医学領域では，検査可能な核種も増加傾向にある．本書を読むことは，現時点での最新の画像診断に関する知識を看護師としてまとめることができると考え，是非その一助として活用していただきたい．

2019年6月
坂井修二

はじめに

　放射線診療は現代医学になくてはならないものであり，いずれの診療科の看護に携わる方にとっても放射線診療の知識は必須と言えるでしょう．本書では，放射線診療における看護師の役割から，放射線診療の基礎知識，画像診断におけるケア，放射線治療におけるケア，放射線治療の実際と有害事象対策が網羅されています．東京女子医科大学の放射線診療を行っている2つの講座のスタッフを中心に関連する先生にお願いして原稿を書いていただきました．とてもわかりやすい記載になっていると自負しています．

　今まで放射線診療の勉強まで手が回らず，何となくやりすごしていた方はこの期に正しい知識を身につけてください．全体を大まかに見て，どこに何が書いてあるかを頭に入れて，実際に必要となった時に詳細に読んで勉強するのも良いでしょう．すでにかなり経験がある方は，今までの知識のまとめとして，また自分の今まであまり関与しなかった事項の学習に活用してください．

　さらに本書には，簡単な画像読影の方法，放射線の安全管理についても書かれています．臨床の現場ではこれらの基礎知識をもっていることは随分と強みになると思います．

　最後に，私が専門としている，放射線治療について申し上げますと，放射線治療は世界のがん患者さんの半数以上が受けているがんの3大治療法のひとつです．日本での今までの放射線治療利用率は3割程度でしたが，情報のグローバル化，人口の高齢化が進み，日本でもがん放射線治療患者さんは益々増えていくでしょう．不正確な知識や思い込みで看護を行うことは患者さんに決して良い結果をもたらしません．少なくとも基本的な有害事象とその対策については知っておいていただきたいと思います．

　みなさまが本書を有効に活用し，放射線看護に精通し，患者さんにより良い看護を提供していただくことを希望しています．

2019年6月
唐澤久美子

CONTENTS 目次

第1章
放射線診療での看護師の役割

画像診断検査を受ける患者の看護
山本由理子 …… 8

放射線治療を受ける患者の看護
尾崎直美 …… 10

第2章
放射線診療の基礎知識

放射線診療における放射線被ばくについて　唐澤久美子 …… 14

画像診断について知っておくべき基礎知識（原理，注意点）
①単純X線検査　坂井修二，田中 功 …… 21
②透視検査　坂井修二 …… 23
③血管造影　坂井修二 …… 25
④超音波検査　坂井修二 …… 27
⑤CT　坂井修二 …… 29
⑥MRI　坂井修二 …… 31
⑦核医学検査　阿部光一郎 …… 33

放射線治療について知っておくべき基礎知識
①放射線治療の生物学的原理
藤田真由美 …… 39
②放射線治療の物理学的原理
松原礼明，西尾禎治 …… 42

さまざまな放射線治療
①通常の外部照射　喜多みどり …… 44
②定位放射線照射（STI）　泉 佐知子 …… 48
③小線源治療　橋本弥一郎 …… 52
④粒子線治療　小藤昌志 …… 54
⑤内用療法　阿部光一郎 …… 56

第3章
画像診断とケア

単純X線検査　森田康介 …… 59

マンモグラフィ　岡崎美紀 …… 65

消化管造影　青葉 薫 …… 69

超音波検査　早野敏郎 …… 74

超音波内視鏡（EUS）
高山敬子，上田奈津江 …… 78

内視鏡的逆行性胆道膵管造影（ERCP）
高山敬子，秋山 清，熊井雅子，山下美晴 …… 80

超音波ガイド下の観血的手技
坂井修二，塩原孝文，針木美由紀，佐藤順子 …… 85

CT　平野友章，安藤まさみ，喜多村真由美 …… 89

CTガイド下の観血的手技
坂井修二，針木美由紀，佐藤順子 …… 93

MRI　竹内昌美，小林知子，玉井美和子 …… 96

血管造影　坂井修二 …… 104

心臓カテーテル検査
小島一義，岸 絵美，中島美紀代，鈴木さとみ …… 108

特殊造影　塩原孝文 …… 112

SPECT
福原幸規，榊原桃子，町田英子，佐藤悦子 …… 115

PET　寺田慎一郎，青木素子，森田マヤ子 …… 119

骨密度測定　山鹿 剛 …… 124

患者の状況に合わせた移送（車椅子，ベッド）　秋山紀江，乙山広美 …… 127

第4章
検査画像の見方

X線画像の見方
①頭部　阿部香代子 …… 134
②頭頸部　阿部香代子 …… 138
③胸部（肺，縦隔）　松尾有香 …… 140
④乳腺撮影　中村 泉 …… 145
⑤腹部（食道，胃腸，十二指腸，腎尿路）
坂井修二 …… 148
⑥骨盤（子宮，膀胱）　仁品 祐 …… 152
⑦脊椎　鈴木一史 …… 156
⑧四肢骨（肩，手，股関節，膝，足）
大橋良子 …… 159

処置後の確認に必要な画像の見方
遠藤健二 …… 163

超音波画像の見方
①表在（頸部，乳房）　中村 泉 …… 172
②深部（肝，胆道，腎）　早野敏郎 …… 177
③心・大血管
福島賢慈，嵐 弘之，新井光太郎 …… 190

CT画像の見方
①脳　阿部香代子 …… 195
②頭頸部（咽頭，喉頭，唾液腺，リンパ節）
阿部香代子 …… 198
③胸部（肺，縦隔，乳腺，食道）
松尾有香 …… 200
④心・大血管　長尾充展 …… 207
⑤腹部（肝，膵，腎）　坂井修二 …… 212
⑥骨盤内（直腸，膀胱，前立腺，子宮，卵巣）
仁品 祐 …… 218
⑦脊椎　鈴木一史 …… 224
⑧四肢骨（上肢，下肢）
大橋良子 …… 228

MRI画像の見方
①脳　阿部香代子 …… 231
②頭頸部（咽頭，鼻腔，耳下腺，舌，上顎）
阿部香代子 …… 234
③胸部（縦隔・乳腺）　中村 泉 …… 237
④心・大血管　山崎誘三 …… 242
⑤腹部（肝，胆道，膵，腎，女性生殖器，
下部泌尿器）　坂井修二 …… 245

⑥骨盤（膀胱，直腸，子宮，卵巣，前立腺）
仁品 祐 …… 250
⑦脊椎　鈴木一史 …… 256
⑧四肢骨（上肢，下肢）
大橋良子 …… 259

血管造影の見方
①脳　阿部香代子 …… 264
②心・大血管　福島賢慈，嵐 弘之，新井光太郎 …… 266
③腹部，骨盤　坂井修二 …… 271

シンチ画像の見方
①骨，脳，その他　阿部光一郎 …… 274
②心・大血管　百瀬 満 …… 286

PET画像の見方
①悪性腫瘍，その他　中島怜子 …… 289

第5章
放射線治療とケア

外部照射（通常の外部照射，定位照射）
喜多みどり …… 294

小線源治療　橋本弥一郎 …… 297

粒子線治療　小藤昌志 …… 302

内用療法　阿部光一郎 …… 306

第6章
部位別放射線治療の実際とケア

頭部（脳腫瘍，転移性脳腫瘍）　泉 佐知子 …… 312

頭頸部（咽頭がん，喉頭がん，口腔がん，悪性リンパ腫）　村松博之 …… 319

胸部（乳がん，肺がん，食道がん）
河野佐和 …… 328

腹部（膵がん，肝・胆道腫瘍，悪性リンパ腫）
石井由佳 …… 334

骨盤部（前立腺がん，子宮頸がん）
若月 優 …… 339

骨軟部（骨転移，原発性骨軟部腫瘍，骨原発肉腫，軟部肉腫）　今井礼子 …… 345

特殊状況
①全身照射　泉 佐知子 …… 350
②小児への放射線治療　泉 佐知子 …… 354
③高齢者の放射線治療　村松博之 …… 358
④緊急照射　中村香織 …… 361

第7章
患者への支援

患者へのセルフサポート支援
尾崎直美 …… 364

心理・社会的サポート
尾崎直美 …… 371

第8章
有害事象の実際と予防，ケア

造影剤による有害事象
①ヨード（ヨウ素）造影剤による有害事象
長尾充展 …… 378

放射線治療の有害事象予防
①口腔ケア　岡本俊宏，熊坂 士 …… 384
②スキンケア　石井由佳 …… 387
③食事内容の指導
河野佐和，唐澤久美子 …… 392

第9章
放射線の安全管理

**放射線の安全管理
（検査と治療）**
寅松千枝，西尾禎治 …… 394

Index …… 400

編集担当：谷口友紀，黒田周作
編集協力：石川奈々子，鈴木優子，岡本哲也
表紙・本文デザイン：川上範子
本文DTP：学研メディカル秀潤社制作室，梶田庸介，乙村龍彦
本文イラスト：日本グラフィックス，青木 隆
写真撮影：亀井宏昭写真事務所
撮影協力：東京女子医科大学病院

編集

坂井修二	東京女子医科大学 画像診断学・核医学講座 教授・講座主任
唐澤久美子	学校法人東京女子医科大学 理事 東京女子医科大学 医学部長 放射線腫瘍学講座 教授・講座主任

＜執筆者（執筆順）＞

山本由理子	元・東京女子医科大学病院中央放射線部・看護部 師長
尾崎直美	東京女子医科大学病院看護部 がん放射線療法看護認定看護師
唐澤久美子	前掲
坂井修二	前掲
田中 功	東京女子医科大学病院中央放射線部 診療放射線技師
阿部光一郎	東京女子医科大学画像診断学・核医学講座 教授
藤田真由美	量子科学技術研究開発機構量子医学・医療部門放射線医学総合研究所放射線障害治療研究部 主任研究員
松原礼明	東京女子医科大学放射線腫瘍学講座 助教
西尾禎治	東京女子医科大学放射線腫瘍学講座 教授
喜多みどり	東京都立多摩総合医療センター診療放射線科 部長
泉 佐知子	東京都立多摩総合医療センター診療放射線科 医長
橋本弥一郎	東京女子医科大学放射線腫瘍学講座 講師
小藤昌志	国立研究開発法人量子科学技術研究開発機構 QST 病院 頭頸部腫瘍科 科長
森田康介	東京女子医科大学病院中央放射線部 診療放射線技師
岡崎美紀	東京女子医科大学病院中央放射線部・看護部 看護師
青葉 薫	東京女子医科大学病院中央放射線部・看護部 看護師
早野敏郎	東京女子医科大学画像診断学・核医学講座 准講師
上田奈津江	東京女子医科大学病院外来センター・看護部 看護師
高山敬子	東京女子医科大学病院消化器内科 講師
秋山 清	東京女子医科大学病院中央放射線部 診療放射線技師
熊井雅子	東京女子医科大学病院中央放射線部・看護部 看護師
山下美晴	東京女子医科大学病院中央放射線部・看護部 看護師
塩原孝文	東京女子医科大学病院中央放射線部 診療放射線技師
針木美由紀	東京女子医科大学病院中央放射線部・看護部 看護師
佐藤順子	東京女子医科大学病院中央放射線部・看護部 看護師
平野友章	東京女子医科大学病院中央放射線部 診療放射線技師
安藤まさみ	東京女子医科大学病院看護部 看護師
喜多村真由美	元・東京女子医科大学病院中央放射線部・看護部 看護師
竹内昌美	東京女子医科大学病院中央放射線部・看護部 看護師
小林知子	東京女子医科大学病院中央放射線部・看護部 看護師
玉井美和子	元・東京女子医科大学病院中央放射線部・看護部 看護師
小島一義	東京女子医科大学病院中央放射線部 診療放射線技師
岸 絵美	東京女子医科大学病院中央放射線部心臓カテーテル室 看護師
中島美紀代	東京女子医科大学病院中央放射線部心臓カテーテル室 看護師
鈴木さとみ	東京女子医科大学病院中央放射線部心臓カテーテル室 看護師
福原幸規	東京女子医科大学病院中央放射線部 診療放射線技師
榊原桃子	東京女子医科大学病院中央放射線部・看護部 看護師
町田英子	東京女子医科大学病院中央放射線部・看護部 看護師
佐藤悦子	東京女子医科大学病院中央放射線部・看護部 看護師
寺田慎一郎	東京女子医科大学病院中央放射線部 診療放射線技師
青木素子	東京女子医科大学病院中央放射線部・看護部 看護師
森田マヤ子	東京女子医科大学病院中央放射線部・看護部 看護師
山鹿 剛	東京女子医科大学病院中央放射線部 診療放射線技師
秋山紀江	東京女子医科大学病院中央放射線部・看護部 看護師
乙山広美	東京女子医科大学病院東医療センター看護部 看護師
阿部香代子	東京女子医科大学画像診断学・核医学講座 講師
松尾有香	埼玉県済生会川口総合病院放射線科 医長
中村 泉	東京女子医科大学画像診断学・核医学講座 助教
仁品 祐	東京女子医科大学画像診断学・核医学講座 助教
鈴木一史	東京女子医科大学画像診断学・核医学講座 准講師
大橋良子	元・東京女子医科大学画像診断学・核医学講座
遠藤健二	東京女子医科大学画像診断学・核医学講座 助教
福島賢慈	埼玉医科大学国際医療センター 核医学科・心臓病センター 准教授
嵐 弘之	東京女子医科大学病院循環器内科 助教
新井光太郎	東京女子医科大学病院循環器内科 助教
長尾充展	東京女子医科大学画像診断学・核医学講座 准教授
山崎誘三	九州大学大学院医学研究院臨床放射線科学分野 助教
百瀬 満	百瀬医院内科・循環器科 副院長
中島怜子	Department of Radiology/ Nuclear Medicine Memorial Sloan-Kettering Cancer Center
村松博之	桐生厚生総合病院放射線科 部長
河野佐和	東京女子医科大学放射線腫瘍学講座 助教
石井由佳	東京女子医科大学放射線腫瘍学講座
若月 優	自治医科大学医学部放射線医学講座 教授
今井礼子	国立研究開発法人量子科学技術研究開発機構 QST 病院 骨軟部腫瘍科 科長
中村香織	埼玉県済生会川口総合病院放射線科 部長
岡本俊宏	東京女子医科大学医学部歯科口腔外科学講座 准教授 東京女子医科大学八千代医療センター歯科口腔外科 准教授
熊坂 士	東京女子医科大学医学部歯科口腔外科学講座 助教 TMG あさか医療センター 歯科口腔外科 部長
寅松千枝	東京女子医科大学放射線腫瘍学講座 助教

第1章 放射線診療での看護師の役割

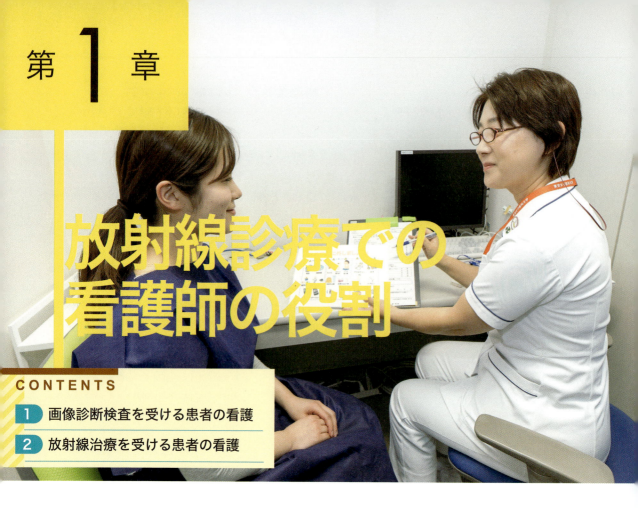

CONTENTS
1. 画像診断検査を受ける患者の看護
2. 放射線治療を受ける患者の看護

1 画像診断検査を受ける患者の看護

1 看護師の役割

現在,診療の現場で,画像診断のための放射線を利用した検査が頻繁に行われている.患者が安心・納得のうえ必要な検査を受け,診療に役立てられれば,検査の目的が十分に果たされる.そのためには,検査の目的・意義・検査に要する時間のみならず,身体的苦痛の有無,合併症,副作用やその頻度などを患者がよく理解していることが肝要である.その援助をする看護師は,患者に十分説明できるよう,検査内容の詳細を熟知し,深く理解することが必要である.検査前は,検査を指示する医師から,検査内容や同意書作成などの手順の説明がある.実際にはそれのみでは患者の理解は不十分である.放射線検査は侵襲的手技や造影剤などを使用することが多い.多職種で検査開始前にサインイン・サインアウトを行う必要がある.サインインでは検査を遂行するための環境作りや,目標設定,気をつける点や障害となる点などをお互い注意し合い行うべきことを共有する.検査後のサインアウトでは検査終了後に,問題なく検査が施行されたかや,今後の問題点や課題を明らかにする.放射線チームは,正しい処置を正しい場所で,間違いなく実施することが重要である.

とくに,われわれ看護師は,普段から検査を指示した医師と患者の間にあり,患者の検査の理解度を深め,検査の精度と安全性を向上させ,

患者の安心・納得が得られる医療への貢献が求められる．

また，放射線を用いる検査では，ヒトへの放射線の作用と健康への影響・リスク，放射線利用時における医療者の被ばく防護の正しい知識をもち，適切な利用を実践する必要がある．

2 放射線検査の看護

放射線検査の具体的な看護については第3章（画像診断とケア）にゆずり，本章では全般に共通する看護について述べる．

❶ 検査前の看護

検査前は，検査の流れ・不安への対応が中心となるが，以下の点に考慮する．

① 患者確認の際に，患者に氏名と生年月日を言ってもらい予約票と照合し確認する．入院患者の場合は，予約票と患者認識用リストバンドを照合し確認する．
② 患者のその日の体調について観察し，3時間前の禁食や検査前の服薬の状況を問診し，検査が可能か判断する．入院患者の場合は，上記以外に点滴や装着物などについて申し送り表で情報を確認する．
③ とくに，初めて検査を行う患者の場合は，患者が安心して検査が行うことができるよう，不安への精神的ケアや痛みがある場合は安楽な体位保持や疼痛コントロール薬の確認などについて介入する．患者とのコミュニケーションはスムーズな検査を行うために重要である．
④ 放射線検査，とくに核医学検査などは，医療被ばく低減のための指導を行う．

❷ 検査中の看護

検査中は診療の補助が中心となるが，以下の点に考慮する．

① 患者の検査中における異常の早期発見のために，生体モニターや患者の身体の観察を行う．
② 特にアナフィラキシーショックなどの急変に備え，救急蘇生カートの準備や定期的な救急訓練を多職種と行っておく必要がある．

❸ 検査後の看護

検査後はセルフケア指導が中心となるが，以下の点に考慮する．

① 精神的・肉体的苦痛を伴っている患者をねぎらう．
② 検査後に生じる可能性のある合併症や遅発性のアレルギーなどの早期発見のために，患者や病棟看護師と観察項目を共有しセルフケア指導を行う．
③ アレルギーが生じた場合は，看護記録に症状，処置内容，使用薬剤を時間経過とともに記載する．また，使用薬剤のアレルギー登録を確認し，患者に対して今後の造影剤使用について医師より指導を受けてもらうことが望ましい．

2 放射線治療を受ける患者の看護

1 放射線治療とは

　がん治療の3本柱は手術・放射線治療・がん薬物療法と言われている．そのなかで，ほぼすべての臓器を対象とし，根治治療から緩和治療まで幅広く対応できるのが放射線治療の特徴である．放射線治療は手術と同じで，がんとその周囲のみを治療する局所治療である．

❶手術と異なる点

　臓器を摘出する必要がなく，臓器をもとのまま温存することができることである．放射線治療の急速な進歩により，がん組織に多くの放射線量を照射し，周囲の正常組織への影響を最小限に抑えることができるようになっており，治療を希望する患者は増加してきている．
　放射線治療はがん細胞に対する局所療法であるため，全身への影響が少なく，施術の適応年齢が幅広いのも特徴である．そのため高齢者にも施せる有効な治療法といえる．

❷看護師の役割

　高度化した放射線治療を受ける患者に対して，看護師は治療の目的が達成できるように意思決定支援や治療が安全・安楽に行えるように支援する必要がある．また，治療を安全に受けることができるかアセスメントし，安全な治療が開始できるように治療環境を整え，急性期有害事象や晩期有害事象を防ぐためのセルフケアが行えるよう指導していく必要がある．

2 放射線治療の目的

　外部照射には6つの目的がある（表2-1）．
　根治照射はがんを治癒させるため治療期間は一般的に長くなる．そのため急性期有害事象が出現する可能性が高く，急性期有害事象を防ぐ看護介入が重要である．一方で緩和照射は，残された予後のQOLを向上させるため短期間で治療が行われることが多い．放射線治療時の疼痛はオピオイドなどの鎮痛薬を併用し完遂する．治療効果が得られるまで患者の精神的・身体的苦痛を軽減する介入が必要である．

3 インフォームド・コンセント
（表2-2）

　治療の目的や方法，治療装置の安全性について説明を受けた後に「放射線治療に対してどのようなイメージをもって，どのように納得でき

表2-1 外部照射の目的

目的	方法
①臓器の形態・機能を温存する（悪性リンパ腫・子宮頸がん・肺がん・食道がんなど）	根治照射
②がんを縮小し，手術をなるべく縮小する	術前・術後照射
③局所再発がんなど遠隔転移のないがんに行われる	術後の再発に対する照射
④骨髄移植を施行する前に行い，移植骨髄を生着させる	全身照射
⑤手術中にがん組織に直接照射する（膵がん・直腸がんなど）	術中照射
⑥骨転移による痛みや脳転移による神経症状を緩和する	緩和照射

表2-2 インフォームド・コンセントの項目と内容

項目	内容
病名の確認	病名・病状の告知
病状の確認	現在の症状・病期の段階
主治医からの放射線治療についての説明	主治医からのインフォームド・コンセント
放射線治療の目的	放射線治療でどのような効果が期待できるか
放射線治療の方法	照射部位・線量・回数・方法の説明
放射線治療の安全性	X線を用いること，放射線を適正に管理し，安全であること
放射線治療の有害事象	予測される急性期有害事象・晩期有害事象の説明 有害事象出現時の処置や治癒の時期
放射線治療中の生活	日常生活の注意点，仕事を継続する場合の治癒への影響
治療費	おおよその治療費
理解・同意の了承	放射線治療に対する理解・同意を得られたかの確認

たのか」などの不安や理解の状況を確認する．

また，起こりうる急性期有害事象や晩期有害事象，治療中の生活，治療費などの説明を行うことで患者が不安なく納得したうえで，治療を開始できるように意思決定支援をする．

4 パンフレットを使った治療計画・治療中のセルフケアの説明 (図2-1)

患者が放射線治療計画・治療をイメージでき，セルフケアの方法がわかるように，
① いつごろどのような症状が起こるのか
② 症状にはどのように対処したらよいか
③ 医療者に伝えるべき症状
をイラスト，写真を多く使って視覚的にわかりやすくまとめたパンフレットを用いて下記の説明をする．

❶ 注意事項

患者や家族の理解度に合わせて個別に説明を行う．場合によっては1回の説明ではなく数回に分けて行う．

5 放射線治療計画の援助 (図2-1)

① 正確な位置に照射をするために，毎回同じ体位をとること，体位の保持ができることが必要である．安楽枕などの安楽物品は毎回同じものを使用し，照射位置の再現性を確保し，体位保持による苦痛がなく治療が行われるよう援助する．
② 照射部位を確認し照射マークの保持の必要性を指導する (図2-2)．
③ 照射部位の位置合わせに必要なマークを患者と共有し，患者が照射範囲を理解できるように説明する．

6 放射線治療中の安全管理

放射線治療計画や放射線治療室，遠隔密封小線源治療 (RALS) 室は放射線管理区域である．

放射線治療計画中や照射中は，放射線が出ており，医療者は立ち入りができないため，患者は室内で1人になる．そのため放射線治療計画中，放射線治療中はウインドウ越しやテレビモニターで患者の様子をモニタリングし，安全を

乳房温存術後に温存乳房へ放射線治療を受ける患者様へ　　患者名：＿＿＿＿＿様

	治療計画当日（set up）	治療開始：週5日間（土・日・祭日を除く）毎日照射を行います．		
所要時間	40分	治療時間は15分程度ですが，痛みや衝撃・熱さなど感じることはありません！		
体位	腕は台に挙上，膝下に枕を入れた体位	＊体調がすぐれない場合や38℃以上の発熱がある場合には，照射をお休みすることがあります．		
	放射線治療する位置を決定するCT撮影をする	＊治療計画の日から気をつけること：体に描かれたマークは放射線を正確にあてる大切な印です．		
		初回照射	照射期間中	終了後
方法	(CT撮影の図)	初回治療の前に，もう一度位置を確認し照射を開始します．	照射時間は5分以内 肺，心臓，反対側の乳房を避けて照射が行われる．	終了後は，照射部位には石鹸を泡立てて肌に乗せるようにして洗いましょう．擦ってはいけません．マークは何度か入浴しているうちに消えます．
清潔について	印は消さないように 書いたマークは消さないようにしましょう！	おさえるようにしてタオルを使います		ぬるめの湯 ・皮膚炎は放射線治療が終了後1カ月で自然回復します．
下着の選び方について	・やわらかい素材，締め付けない肌着をつけましょう． ・汗を吸収する綿素材，収縮性，ストレッチ性のある素材の下着をつけましょう． ・外したときに下着の食い込んだ跡が残るような物は禁止です（ワイヤー入りの下着は禁止）	清潔で肌ざわりの良いもの		
治療中の症状と対応	下着は乳房を締めつけないもの マークの見えない衣服を選びましょう	照射が始まると下記の症状が起こることがあります（症状が現れたら教えて下さい）．		
		【全身】	《放射線宿酔》体がだるい・疲れやすい・眠いなどの反応が起こることがありますが，まれな反応です．休息を十分とって下さい．	
		【皮膚】	《症状》放射線をあてている部位の皮膚の炎症です．皮膚が日焼けしたように赤くなり，熱をもったり痒くなったりします，個人差があります．治療開始後3～4週間前後で赤みを生じ，徐々に増します．放射線皮膚炎の程度により違いますが，1カ月程度は注意が必要です． 《対策》照射部位にほてりを感じたら，自宅で気持ちいい程度に冷やしたタオルやシャーベット状の保冷剤をタオルで包み，炎症部位を冷やしましょう．※症状が強い場合は薬が処方されます．	
		《悪化させないために》照射部位は擦らず，シップやテープは貼らないで下さい．自己判断で治療部位の腋のカミソリの使用はやめて下さい（電気カミソリは使用しても良いです）．温泉・サウナ・プールは照射中・終了後1カ月は控えて下さい．		
		【その他】	《乳房の張りについて》放射線によって一時的に乳房が浮腫むために大きくなります．照射開始後しばらくして感じ始めることもあります．個人差があり，手術の時に腋のリンパ節がどのようにされたかにより異なります．	
受付での説明	・翌日の来院時間，希望時間帯を伺います． ・診療日，治療回数，担当医，その他注意事項をお伝えします．患者さんの状態に応じて，スケジュール内容が変更になる場合があります．その都度説明します．	代表番号●●－●●●●－●●●●　内線●●●●		

図2-1 治療計画・セルフケアの説明
（資料提供：東京女子医科大学病院）

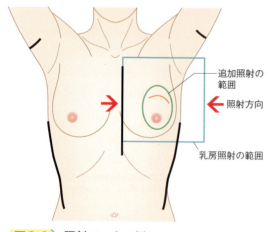

図2-2 照射マークの例

確保する．また，照射中に患者に異常が発生した場合は，「手を少し動かす合図で治療をいつでも中止できる」ことを説明し，安心かつ安全に治療計画や照射が行えるように援助する．

❶注意が必要な患者

・骨転移による疼痛・認知機能低下がみられる高齢者・せん妄がある患者の場合は，体位保持が困難な場合が多く，転倒・転落の危険性がある．そのため放射線治療が適応とならない場合もある．

・ペースメーカーや植え込み型除細動器は，照射により誤作動を起こす可能性があるため，あらかじめ専門家に相談し，生体モニターで心拍数や心電図波形をモニターして，異常の早期発見ができるようにする．場合によっては救急蘇生が必要になることがあるため緊急時に備えて十分な準備が必要である．

・脳腫瘍疾患等で意識低下がある患者や頭部固定具を用いた治療では，意識障害や頭部固定により症状の訴えができないため，生体モニターやテレビモニターで患者の状態をモニタリングし異常の早期発見を行う．

7 活動と休息の支援

❶放射線治療後に起こる症状

眠気や易疲労感，倦怠感は放射線性宿酔として治療後早期に起こることがある．

❷原因

治療開始と同時に出現することより，照射によって破壊された細胞により引き起こされるとも考えられている．頭部，上腹部など，照射範囲が広い場合に起こりやすい．

❸サポート

放射線性宿酔を考慮して，患者自身が生活と治療を両立し，活動と休息のバランスを考えた生活ができるようにサポートする．

8 療養環境の調整

外来通院で放射線治療が行われている場合は，患者が最後まで通院できるようなサポートが必要である．有害事象の程度を予測し，通院が困難となりそうな場合は，早めの対応が求められる．有害事象は，治療回数が進むにつれてゆっくりと出現し，次第に増強するのが特徴である．そのため通院のサポートが必要になるかどうかは，治療開始早期までに患者の通院距離や通院ルート（電車利用の場合は乗り換え回数や階段の有無など），仕事の有無，家族環境（通院時のサポート）を確認し，治療時間の調整をしたり，家族やソーシャルワーカーにサポートを依頼する．

9 急性期有害事象の予防と軽減に向けたセルフケア指導

急性期有害事象は，増殖が活発な組織や細胞に起こりやすく，治療中に発症することが多い．症状は照射範囲に一致して起こりやすかったり，化学療法を併用する場合は症状が強く出現したりする可能性がある．

また，患者が急性期有害事象とその経過を理解して，患者自身が症状の悪化を防げるようにセルフケアを指導する．治療開始前から，CTCAE（有害事象共通用語規準）でグレード評価し，症状の出現，悪化の有無を観察していく．それと同時に患者のセルフケア能力をアセスメントし，具体的な指導と症状コントロールを行う．

10 晩期有害事象に向けてのセルフケア指導

放射線治療後の晩期有害事象に向けて，継続的に患者自身が経過観察を行い，定期的に受診する必要性があることを指導する．また，ボディイメージの変化や機能障害へのコーピング支援が必要な場合もある．例えば味覚低下や唾液腺分泌障害による食欲低下，頻回な水分補給，慢性膀胱炎や直腸潰瘍による頻尿や下痢などは外出や仕事でストレスとなり，QOL（生活の質）の低下や社会性の消失につながる場合もあるため，患者の症状体験を真摯に受け止め，症状の緩和ケアを行っていく．

引用・参考文献

1) 日本がん看護学会教育・研究活動委員会コアカリキュラムワーキンググループ編：がん看護コアカリキュラム　日本版．p.236-237，医学書院，2017．
2) 後藤志保：放射線宿酔．プロフェッショナルがんナーシング4(3)：32-35，2014
3) 末國千絵：放射線療法における有害事象のアセスメントとセルフケア．がん看護17(3)：395-402，2012
4) 国立がん研究センターがん情報サービス
https://ganjoho.jp/public/dia_tre/treatment/radiotherapy/index.html（2019年4月18日検索）
5) 公益社団法人　日本放射線腫瘍学会：放射線腫瘍医になろう．2016
https://www.jastro.or.jp/juniordoctor/（2019年4月18日検索）

略語

◆RALS
遠隔密封小線源治療：remote after loading system
◆CTCAE
有害事象共通用語規準：
Common Terminology Criteria for Adverse Events
◆QOL
生活の質：quality of life

第2章 放射線診療の基礎知識

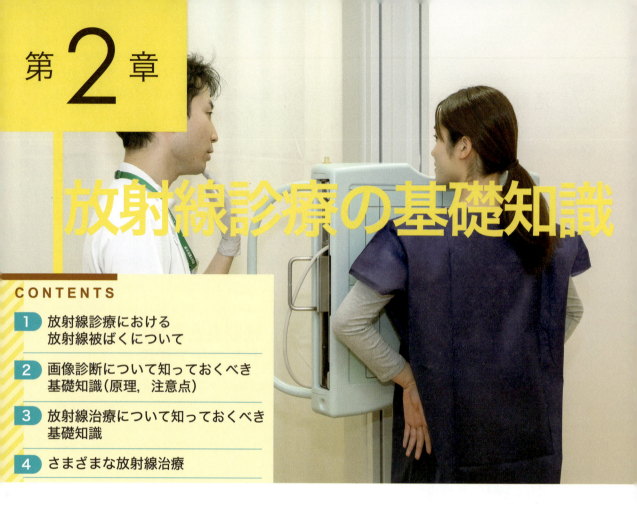

CONTENTS
1. 放射線診療における放射線被ばくについて
2. 画像診断について知っておくべき基礎知識（原理，注意点）
3. 放射線治療について知っておくべき基礎知識
4. さまざまな放射線治療

1 放射線診療における放射線被ばくについて

❶ はじめに

　放射線診療は現代の医学において重要な役割を果たしているが，必ず放射線被ばくを伴う．単純X線撮影，CT，透視検査，血管撮影などの検査なくしては正確な診断は困難であり，カテーテルやステントの挿入などのIVRも重要な役割をもっている．また放射線治療はがん治療の3本の柱の1つである．

　日本は，医療被ばくが多い国として知られている．その理由は，医療施設が整っていること，高度な医療を比較的少ない経済的負担で受けられる医療制度が整っていることなどによる．放射線治療では，得られる利益と被ばくによる人体影響のバランスを常に考えなければならない．

❷ 被曝と被爆

　被曝と被爆の違いをわかっているだろうか，「曝」と「爆」では意味が大きく違う．被曝とは放射線を浴びることで，「曝」が常用漢字でないことより最近では「被ばく」と表記されることが多い．被爆は，爆撃によって被害を受けること，原子爆弾や水素爆弾で被害を受けることである．「曝」と「爆」を誤記しないように注意する．

1 医療被ばくの三原則

　医療被ばくとは，受益者である患者の被ばくのことをさす．看護師の職業上の被ばくは，医療被ばくではなく職業被ばくに分類される．

また，医療被ばくの三原則は，正当化，最適化，線量限度である．

❶ 正当化

正当化とは，その放射線被ばくを伴う医療診療行為が患者にとって明らかに利益があると認められた場合にのみ行うこと，その医療診療行為をオーダーする医師・歯科医師の臨床判断である．「とりあえずやっておこう」という安易なオーダーや重複検査などによる不必要な被ばくは避けなければならない．

❷ 最適化

最適化とは，その放射線被ばくを伴う医療診療行為が必要であると認められた場合でも，必要以上の被ばくは避けるべきであるということである．画像診断では，診断に必要な画質レベルを担保したうえで被ばく線量をできるかぎり少なくする必要がある．放射線治療は，高線量の放射線被ばくそのものによって病気を治療する方法であり，治療病巣の放射線量を確保して，病巣周囲の正常組織を放射線被ばくから防護することである．

❸ 線量限度

線量限度とは，放射線診療従事者の職業被ばく線量を，国際的な勧告や法令の基準以下に抑える必要があるということである．放射線治療の受益者である患者本人には線量限度はない．

2 放射線の種類

放射線にはさまざまな種類がある．画像診断，放射線治療ともにもっとも多く使われているのはX線であるが，診断と治療ではエネルギーが違い，人体への透過性が異なる．

単純X線撮影，CT，透視検査，血管撮影などの画像診断では，組織のX線透過性の差を濃淡にして画像をつくっている．250kV（キロボルト）程度の電圧の診断用X線は，肺などは透過性が高く，骨などは透過しにくい．診断用のX線は鉛入りのプロテクター装着で被ばく量を1/10程度に落とせる．

> **略語**
> ◆ CT
> コンピュータ断層撮影：computed tomography
> ◆ CTDI
> 積分線量飽和値：computed tomography dose index
> ◆ IVR
> 画像下治療：interventional radiology
> ◆ IAEA
> 国際原子力機関：International Atomic Energy Agency
> ◆ PET
> 陽電子放射断層撮影：positron emission tomography

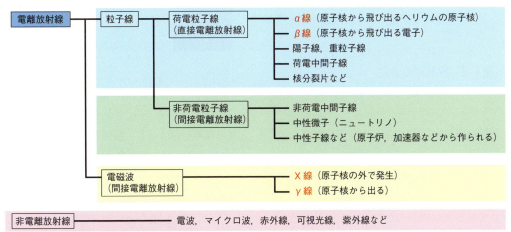

図1-1 放射線の種類
α線，β線，γ線は放射性同位元素から放出される．α線は，原子核から放出される陽子2個，中性子2個からなる粒子で，＋2の電荷と電子の7,300倍の重さをもっている．β線は，原子核から放出される－1の電荷をもつ電子である．γ線は，α線やβ線が放出された直後に原子核から放射される電磁波である．

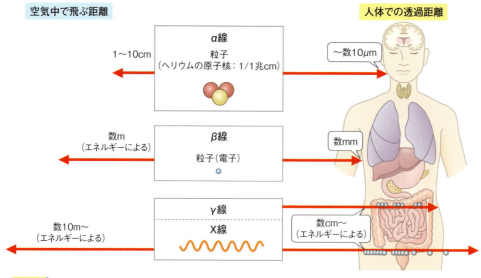

> **図1-2** 放射線の人体での透過力

	■ Sv（シーベルト）：等価線量 人体への影響はどうか：放射線防護で使う単位	ロルフ・マキシミリアン・シーベルト （写真：Science Photo Library／アフロ）
	■ Gy（グレイ）：吸収線量 人体にどれだけ吸収されたか：放射線治療で使う単位	ルイス・ハロルド・グレイ （写真：ZUMA/Press／アフロ）
	■ Bq（ベクレル）：放射能の強さ どれだけ放射能が出ているか：放射性同位元素で使う単位	アントワーヌ・アンリ・ベクレル （写真：GRANGER.COM／アフロ）

放射線の単位は，放射線に関する著名な学者の名前に由来している

> **図1-3** 放射線の単位
> X線ではGy＝Svである．

放射線治療では，がんなどの病巣に必要な放射線が十分に届く必要があるため，4〜15MV（メガボルト，1M＝1,000k）の高圧X線を使っている．したがって，治療用のX線は身体のどの部分に対しても透過力が強く，プロテクターの着用による防護はできない．

そのほか，α（アルファ）線，β（ベータ）線，電子線，γ（ガンマ）線，陽子線，中性子線，炭素イオン線(重粒子線)などが使われている．放射線の種類は図1-1に，組織透過力（人体での透過力）の差について図1-2に示した．

3 放射線の単位 (図1-3)

放射線に関する著名な学者の名前が単位として使われていることが多い．以前は，R（レントゲン），Ci（キュリー）という単位が使われて

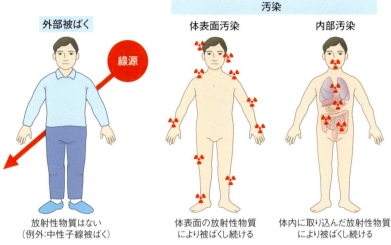

図1-4 被ばくの種類（どこから）
放射線被ばくの形態を分類すると，まず，大きく外部被ばくと汚染に分かれる．さらに汚染には，体表面汚染と内部汚染がある．内部汚染は，内部被ばくとよばれることもある．さらに詳しい説明は，第5章「放射線治療とケア」の項を参照．

いた．現在は，Sv（シーベルト），Bq（ベクレル），Gy（グレイ）などの単位が使われている．

❶ Sv（シーベルト）

Svは，等価線量の単位で，線量に放射線の種類による人体影響の係数をかけて求められ，放射線防護で使われる．

❷ Gy（グレイ）

Gyは，吸収線量の単位で，放射線がどれだけ人体に吸収されたかについて示し，臨床では放射線治療で使われる．X線では1 Gy＝1 Svである．

❸ Bq（ベクレル）

Bqは，放射能の強さを示す単位で，臨床では核医学検査で使用する放射性同位元素の強さを表す際などに使われる．

4 被ばくの種類①

どこから被ばくしたかによって分類すると，外部被ばく，汚染（体表面汚染，内部汚染）に分けられる（図1-4）．

❶ 外部被ばく

外部被ばくは，X線発生装置などより発生した放射線から被ばくするもので，放射性物質はないため，線源から離れれば被ばくはなくなる．

❷ 汚染

①体表面汚染

体表面汚染は，空気中の放射性物質が体表面に付着して被ばくするもので，脱衣とシャワーで体表面を洗浄し放射性物質を除去すれば，被ばくはなくなる．

②内部汚染

内部汚染は，空気中あるいは食物中の放射性物質が体内に取り込まれたもので，取り込まれた放射性物質が代謝により体外に排泄されるまで被ばくが続く．

5 被ばくの種類②

身体のどこが被ばくしたかによって分類すると，全身被ばく，部分被ばくに分けられる（図1-5）．

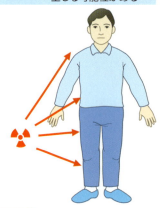
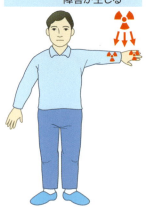

図1-5 被ばくの種類（どこが）
外部被ばくを詳しくみると，どこが被ばくするかによって，全身被ばくと部分被ばくに分けられる．身体の一部分だけが放射線を受けることが部分被ばくである．同じ線量であれば，全身被ばくの方が影響が強くなる．

❶ 全身被ばく

全身被ばくは，全身に放射線を浴びるので，全身のすべての臓器に影響が生じる可能性がある．部分被ばくと比較するとはるかに強い影響を生じ，全身被ばくでは，4Gyで半数，7Gyで全員が死亡する．

❷ 部分被ばく

部分被ばくでは，被ばくした部分のみ影響が生じる．したがって，被ばく部分によって影響は異なる．組織臓器の放射線感受性，生命維持への重要性などで影響が変わってくるが，肺，小腸，骨髄，脳などは影響が大きく，四肢などでは影響は少ない．

6 放射線防護の三原則

放射線を取り扱う際の放射線防護の三原則は，距離，遮へい，時間である（図1-6）．

距離とは，放射線源から距離をとることで，線量は距離の2乗に反比例して減少する．

遮へいとは，放射線源との間に鉛，鉄，コンクリートなどの遮へい物を置くことで，線量を軽減することである．

時間とは，できるかぎり被ばくする時間を少なくすることである．

放射線作業に従事するためには，以下の規則を守らなければならない．

> **放射線作業に従事する際の規則**
> ① 放射線量がある一定の基準を超える可能性がある場所を放射線管理区域として不用意に人が立ち入るのを制限している．これは「医療法」や「放射性同位元素等による放射線障害の防止に関する法律」で定められている．
> ② 放射線管理区域に立ち入る医療従事者は，放射線業務従事者登録をして，線量測定のための個人線量計を装着する．
> ③ 放射線管理区域に立ち入る前あるいは1年を超えないごとに教育訓練の講習を受ける必要がある．
> ④ 放射線業務従事者は，実効線量が5年間につき100mSvを超えず，かつ，1年間につき50mSvを超えないようにしなければならない．
> ⑤ 妊娠可能な女性の実効線量は，3月間につき5mSvが線量限度である．
> ⑥ 妊娠中の女性は，妊娠期間を通じて内部被ばくによる実効線量は1mSv，腹部

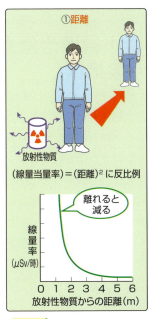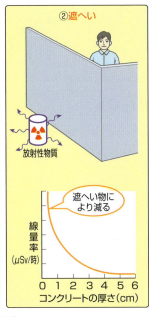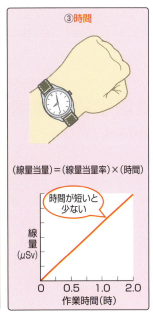

図1-6 被ばく防護の三原則
(環境省：放射線による健康影響等に関する統一的な基礎資料 平成28年度ver.2017001)

表1-1 各検査における診断参考レベルと被ばく線量

		被ばく線量（およその値）		診断参考レベル		
		線量	線量の種類	IAEA ガイダンスレベル	日本診療放射線技師会 ガイドライン	線量の種類
検査の種類	胸部X線撮影	0.06mSv	実効線量	0.4mGy	0.3mGy	入射表面線量
	上部消化管検査（バリウム検査）	3mSv	実効線量		直接100mGy 間接 50mGy	入射表面線量
	CT撮影	5〜30mSv	実効線量	頭部50mGy 腹部20mGy	頭部65mGy 腹部20mGy	CTDI（CT線量指標）
	核医学検査	0.5〜15mSv	実効線量	放射性医薬品ごとの値	放射性医薬品ごとの値	投与放射能
	PET検査	2〜10mSv	実効線量	放射性医薬品ごとの値	放射性医薬品ごとの値	投与放射能
	乳房撮影（マンモグラフィー）	2mGy	乳腺線量	3mGy	2mGy	乳腺線量
	歯科撮影	0.002〜0.01mSv	実効線量	（なし）	（なし）	

mSv：ミリシーベルト　mGy：ミリグレイ
(赤羽恵一：医療被ばくの現状. Innervision 25(6)：46-49, 2010)

表面に受ける等価線量は2mSvが線量限度である.
⑦実際には，わが国の臨床で放射線治療に従事する看護師の平均的な被ばく線量は0.17mSvである.

7 放射線診断補助での被ばく

　放射線診断で患者が受ける放射線量を表1-1に示す．
　プロテクターを装着して放射線診断補助業務を行うと，プロテクターで保護されている体幹部の被ばく線量は1/10に減少させることができる．た

だし，プロテクターの範囲に含まれない甲状腺，水晶体などの被ばく線量には注意が必要である．

8 核医学検査患者からの被ばく

核医学検査では，放射性同位元素を患者に投与する．患者の被ばく量は0.2～8mSvで，患者には弱いながら放射能がある．投与された放射性同位元素により半減期は異なり，管理に注意を要する時間も異なる．例えば，もっとも一般的に用いられる^{99m}Tc（テクネチウム-99m）の半減期は6時間であるが，^{131}I（ヨード-131）は8日である．

患者の排泄物には放射性同位元素が含まれる．排泄物からの被ばくを考えると，原則的にはおむつ使用や尿道カテーテル挿入患者では核医学検査を推奨できない．ただし，例えば^{99m}Tc製剤投与3時間後のおむつ交換での看護師の被ばく量は0.5μSv以下と，ごく微量である．

内用療法患者の看護にあたっては，距離，遮へい，時間を念頭におくことが重要である．

9 外部照射患者からの被ばく

外部照射では，照射直後に患者からの二次放射線はあるが，医療従事者の被ばくは無視できるほど少ない．

10 密封小線源治療患者からの被ばく

前立腺がんでは，^{125}I（ヨード-125）シード線源を前立腺に永久刺入して治療を行う．刺入時の線源脱落あるいは尿への放射性物質排泄に注意してサーベイを行う．前立腺へのシード線源挿入者では，挿入直後の健常者との接触に関する注意規定，死後の線源（前立腺）取り出しも被ばく防護上重要である．

子宮頸がん，前立腺がん，頭頸部がんなどに対しては，^{192}Ir（イリジウム-192）線源を一時刺入するが，リモートアフターローディング式の小線源治療装置では，患者以外の人の立ち入りにより線源が装置に収納されるしくみになっており，装置が故障しないかぎり作業従事者が被ばくすることはない．

11 おわりに

放射線診療はチーム医療であり，看護師は，放射線科医，診療放射線技師，医学物理士，事務職員などのスタッフとコミュニケーションをとることで，不必要な職業被ばくを軽減することができる．

引用・参考文献

1) 環境省：放射線による健康影響等に関する統一的な基礎資料 平成28年度ver.2017001
2) 赤羽恵一：医療被ばくの現状．Innervision 25(6)：46-49, 2010

2 画像診断について知っておくべき基礎知識(原理,注意点)①単純X線検査

1 単純X線検査とは

　X線管球で発生させたX線が被写体(患者)を通して，透過したX線の多寡(多いか少ないか)を黒白の陰影とする．従来，X線フィルムはX線が多く露光すると黒くなり，まったく露光しないと白くなることから，デジタル撮影が一般的に利用される現在も同じように表示されている．現在は，ほとんどの病院でデジタル撮影が行われ，画像の専用サーバーで画像が保管され，院内の電子カルテで表示して診断を行っている．CTやMRIが登場して，頭部や腹部での臨床利用は減少する傾向にあるが，胸部(図2-1-1)や骨・関節などの診断では，現在も大変重要なスクリーニング検査としての位置を占めている．そのため，呼吸器疾患，循環器疾患，整形外科疾患の検査として行われることが多い．また，そのほかの診療科でも，入院患者や外来患者のスクリーニング検査として行われることが多い．

2 検査室での撮影と病室での撮影

❶検査室

　外来患者や移動可能な入院患者には，通常，検査室での専用装置による撮影を行う(図2-1-2)．そのため，看護師の介入を必要としない場合が多い．ときとして，車椅子での移動の補助や撮影室での介助を行う．

❷病室

　一方，病室で撮影するポータブル撮影では，撮影器具の設置やベッド周辺のモニター類の移動などで介助する場合が多い．とくに手術室や集中治療室での撮影では，患者に装着されたモニター類や確保された静脈ルートからの持続静注などが撮影時にトラブルを起こさないよう，撮影を担当する診療放射線技師と共同で作業することが要求される．

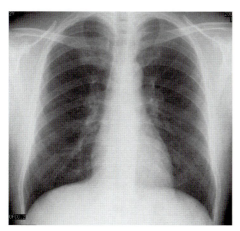

図2-1-1 胸部X線写真
正常像．

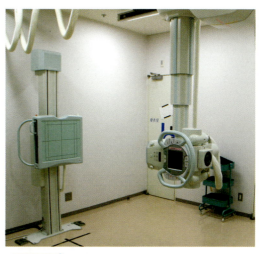

図2-1-2 X線撮影装置
立位専用の撮影装置であり，管球と検出器が上下することで胸部と腹部の撮影が可能である．

3 特殊なX線撮影装置

乳房撮影装置はマンモグラフィともよばれ、乳がんの診断に用いられる専用の装置である（図2-1-3）。胸部や骨の撮影よりX線管球の電圧が低く、乳がんの特徴である微細な石灰化を描出できる（図2-1-4）。乳房を挟んで撮影するため検査時に疼痛を訴える患者も多い。

> **略語**
> ◆CT
> コンピュータ断層撮影：computed tomography
> ◆MLO
> 内外斜位方向：mediolateral oblique
> ◆MRI
> 磁気共鳴画像診断：magnetic resonance imaging

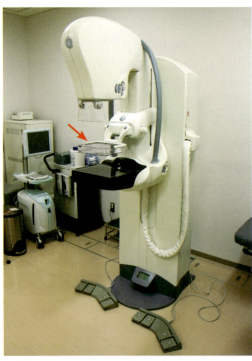

図2-1-3 乳房撮影装置
圧迫器（→）の部分で乳腺を挟み撮影を行う。

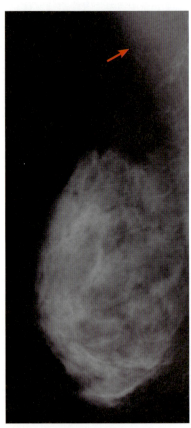

図2-1-4 右乳腺MLO像
MLO像（内外斜位方向）では上部に大胸筋（→）がみられる。

2 画像診断について知っておくべき基礎知識（原理，注意点）②透視検査

1 透視検査とは

主に造影剤を利用して病気の状態を診断しやすくする検査で，実際行っている手技が画像として透けて見えるようになっている．透視装置を図2-2-1に示す．

もっとも有名な検査は被検者がバリウムを飲んで，食道や胃の粘膜の状態を観察する上部消化管透視検査である（図2-2-2）．透視検査では，透視のみを行う場合と記録として撮影を行う場合がある．たとえば胃の粘膜は腹部のX線検査を行っても，その状態を描出することは困難であるが，バリウムが胃の粘膜に付着することで，胃のヒダの状態が把握できるようになる．ポリープなどの隆起している病変と潰瘍のような陥凹している病変の区別もできるようになる．

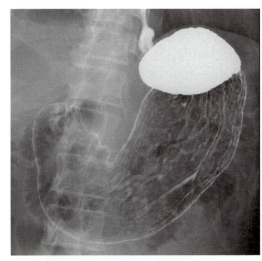

図2-2-2　胃二重造影（正面像）
被検者がバリウムを200 mLくらい飲んだ後に，発泡剤を少量の水で飲んでもらうと二重造影が可能となる．

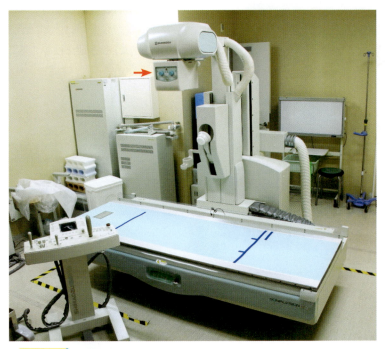

図2-2-1　透視装置
管球（→）が天井側にあるオーバーチューブ型は，さまざまな手技が行いやすいため好まれる傾向にある．

2 透視装置を利用する検査の種類

上部消化管透視検査以外に,バリウムを肛門から逆行性に注入する下部消化管透視検査も消化管の検査では行われる.それ以外にも,脊髄腔造影(図2-2-3),子宮卵管造影,唾液腺造影,逆行性尿路造影などが行われる.消化管以外の造影検査では,水溶性のヨード(ヨウ素)造影剤を用いる.

造影剤を使用しない検査としては,大腸内視鏡検査で内視鏡を透視で確認しながら行う場合や気管支鏡検査で鉗子を使用して生検を行う場合などがあり,このようなときにも透視装置が利用される.内視鏡的逆行性胆管膵管造影(ERCP)では,透視装置上で内視鏡を用いて,十二指腸のVater乳頭から細いチューブを挿入し,胆管や膵管を造影して撮影を行う.それ以外にも,膿瘍のドレナージや中心静脈カテーテルの挿入の際も透視装置上で行われることが多い.

3 造影剤の副作用

消化管造影に使用されるバリウムは,あまり重篤な副作用を引き起こさないが,血管内に投与されるヨード(ヨウ素)造影剤は,しばしば重篤な副作用を引き起こす.軽症例では熱感,嘔気,じん麻疹などを認めるが,重症例では呼吸困難やショック状態となることもある.

気管支喘息の患者やヨード(ヨウ素)造影剤による副作用歴のある患者では,とくに注意が必要である.必ず,前もって危険性を説明し,ヨード(ヨウ素)造影剤を投与することへの同意を得る必要がある.

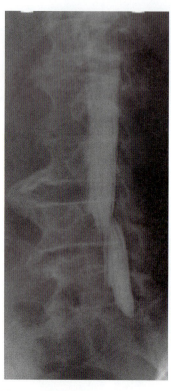

図2-2-3　脊髄腔造影
透視装置上で脊髄腔造影は行われる.造影剤は髄液より比重が重いため,透視装置の角度を変え造影剤の分布を調整する.

略語
◆ERCP
内視鏡的逆行性胆管膵管造影:
endoscopic retrograde cholangiopancreatography

2 画像診断について知っておくべき基礎知識(原理, 注意点)③血管造影

1 血管造影とは

　カテーテルを血管内に挿入して,血管を直接造影する検査である.血管撮影装置を図2-3-1,2に示す.CTやMRIで細い血管も画像化できるようになった現在では,血管の病変を検査する目的で行われることはほとんどなくなった.たとえば,虚血性心疾患の検査目的で心臓カテーテル検査を以前はよく行っていたが,現在ではステント留置などの目的で行われることがほとんどである.それ以外にも,心臓において不整脈治療の目的でカテーテルアブレーションが行われたり,最近では経カテーテル大動脈弁置換術も行われるようになった.

　カテーテルの挿入には,内套と外套からなる穿

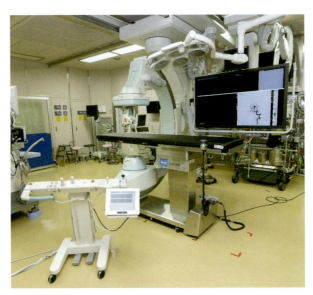

図2-3-1 血管撮影装置

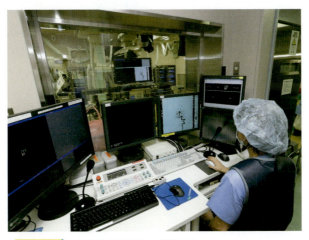

図2-3-2 血管撮影装置の操作室
診療放射線技師が検査室外で装置の操作を行っている.

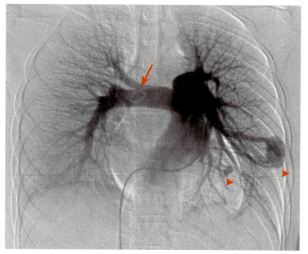

図2-3-3 肺動脈造影
下大静脈から右肺動脈までカテーテルを進め（→），肺動脈造影を行っている．左肺動脈の分枝に多発動静脈奇形が描出されている（◂）．

刺針を目的の血管より深部まで刺入し，内套を抜いた後，血液の逆流を観察しながら外套だけをゆっくりと引く．動脈の場合，勢いよく血液が逆流する部位で外套を止め，透視下にガイドワイヤーを血管内に挿入する．ガイドワイヤーが血管内に挿入されたら，現在はカテーテルイントロデューサー（シース）をガイドワイヤーに沿って挿入する．そして，カテーテルイントロデューサー内にカテーテルを挿入する．カテーテルイントロデューサーを挿入しておくとカテーテルを交換するのも容易であり，安全に検査が行える．

以前は5Fr（フレンチ）くらいのカテーテルと3Frのマイクロカテーテルをセットで使用することが多かったが，現在では3Frのカテーテルと2Fr以下のマイクロカテーテルを使用したり，かなり細径のカテーテルで検査が行えるようになった．

2 血管造影が行われる疾患

❶頭部

頭部では，脳動脈瘤の塞栓術，動静脈奇形の塞栓術などが行われる．

❷胸部

胸部では，慢性血栓塞栓性肺高血圧症のバルーンカテーテルによる血管拡張術，喀血に対する気管支動脈塞栓術が行われる．図2-3-3に肺動脈造影の画像を示す．

❸腹部

腹部では，肝細胞がんの肝動脈化学塞栓療法（TACE），原発性アルドステロン症患者の副腎静脈のサンプリング，消化管出血や弛緩出血に対する緊急の塞栓術などが行われる．

❹下肢

下肢では，閉塞性動脈硬化症（ASO）のバルーンカテーテルによる血管拡張術やステント留置術が行われている．

📖 **略語**

◆**ASO**
閉塞性動脈硬化症：
arteriosclerosis obliterans
◆**CT**
コンピュータ断層撮影：
computed tomography
◆**MRI**
磁気共鳴画像診断：
magnetic resonance imaging
◆**TACE**
肝動脈化学塞栓療法：
transcatheter arterial chemoembolization

2 画像診断について知っておくべき基礎知識(原理, 注意点)④超音波検査

1 超音波検査とは

　人間が聞こえる周波数の範囲を超えた高周波数の音波(20,000Hz以上)を利用して，深部からの反射を画像化する技術である．古くは潜水艦を発見するために開発が進んだことは有名であり，現在では魚群探知機にも応用されている．超音波は空気中より水中の方がよりよく伝達される．超音波は同じ物質の中では反射せず，異なる物質の境界で反射する性質がある．そのため，たとえば肝臓の場合，肝臓の組織と肝臓内の門脈や肝静脈の血管との境界で超音波が大きく反射する．それにより境界が描出され，画像として表すことができるようになる(図2-4-1)．超音波検査装置を図2-4-2に示す．

2 超音波検査が得意な領域

　表在臓器として，甲状腺(図2-4-3)や乳腺，頸部リンパ節などは，周波数の高い超音波を用い検査を行う．近年では，整形外科領域の腱や靭帯を検査したり，眼科で眼球内を検査したりするなど，表在臓器の検査の範囲が拡大されている．深部としては，心臓や肝臓(図2-4-1)，膵臓(図2-4-4)，腎臓，膀胱，子宮などの検査に用いられる．産婦人科では経腟超音波検査を

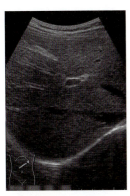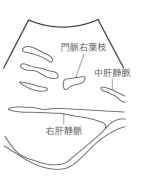

図2-4-1 肝臓

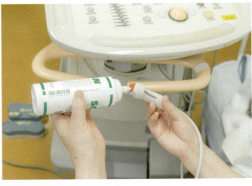

図2-4-2 超音波検査装置

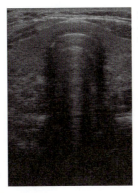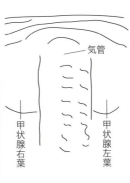

図2-4-3 甲状腺

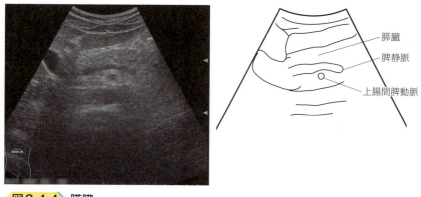

図2-4-4 膵臓

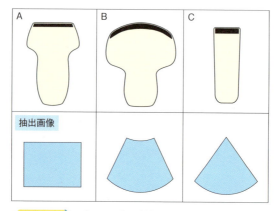

図2-4-5 プローブの種類
A:リニア型，B:コンベックス型，C:セクタ型．

利用したり，泌尿器科では経直腸超音波検査を行ったりし，さらに画質の良好な検査が行われている．小児では，被ばくがないこともあり，腸重積や肥厚性幽門狭窄症，虫垂炎などの消化管の検査に用いられる．また，胸水や腹水の検査もベッドサイドで簡単に行えるため，超音波検査が得意な分野である．

3 プローブの種類

体表から検査するときに使用する器具をプローブとよぶ．その形状から，リニア型，コンベックス型，セクタ型などに分類され，臓器によって使い分ける（図2-4-5）．心臓は超音波が通りにくい肋骨や肺に囲まれた部分に存在するため，超音波を肋間から広がるように伝達させる必要がある．そのため，セクタ型プローブが使用される．腹部は一般的にコンベックス型が利用されることが多い．甲状腺や乳腺はリニア型が利用される．

4 ドプラ検査

超音波の特徴として，ドプラ効果を利用した血流計測が可能なことも大変重要である．単に下肢の動脈の血流を測定したり，心臓では弁を通過する血流を計測したりできる．そのため，大動脈弁や僧帽弁で逆流している血流もカラーで表示することが可能である．

2 画像診断について知っておくべき基礎知識(原理, 注意点)⑤CT

1 CTとは

　X線管球からファンビームという扇型に広がるX線を照射し, 被写体(患者)を通過したX線を対側にある検出器で検出して画像を作成する装置である(図2-5-1). また, 実際のCT画像を図2-5-2に示す. 開発当初からしばらくの間, X線管球と検出器が人体を1周し断面像を作成, 次に患者を載せた検査台が移動して, 次の位置で断面像を作成することを繰り返す機構であった. しかし, 現在では管球と検出器が回転し続けながら, 検査台が移動するヘリカルスキャンが一般的である. 検出器も1列から4列へと進化し, 現在では最大320列の検出器が並んだ装置まで存在する. 検出器が増えることは検査時間が短くなることにつながり, 以前は15分くらいかかっていた部位の検査が, 現在では数秒で終わるようになり, 患者は呼吸を1回止めるだけで, 頸部から骨盤までの検査が可能である. また, 心臓の冠動脈の検査や脳動脈瘤の検査まで応用範囲が広がっている.

　さらにCTの特徴として, 同じ断面でも縦隔条件や肺条件といったように, 観察する臓器別の画像を作成することが可能である(図2-5-3). 現在は電子カルテなどで画像診断するため, 条件を変換することで異なった画像を表示することが可能となった.

> **略語**
> ◆CT
> コンピュータ断層撮影: computed tomography
> ◆3D-CT
> 3次元コンピュータ断層撮影:
> three-dimensional computed tomography

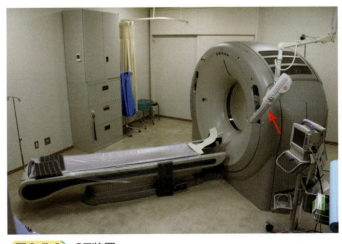

図2-5-1　CT装置
造影CTを行うために, 造影剤の自動注入器(→)も併設されている.

2 3D-CTとは

CTは前述のように，同じ平面内をX線管球と検出器が回転することで人体の水平断像を作成する．以前はスライス厚が1cmくらいあったため，それを積み上げて立体を作成してもよい画像が得られなかった．しかし，現在のCTは，スライス厚が0.5mm程まで薄くなったため，それを積み上げ再度冠状断像や矢状断像を作成したり，骨だけを画像化したりすることが簡単にできるようになった．造影剤は骨よりもCT値が高いため，冠動脈や脳動脈を描出することも可能になった．

3 CTが得意とする疾患

❶外傷

外傷は出血や骨折がCTで詳細に検査できるため，大変有用である．

❷肺

肺はMRIが苦手とする臓器であるため，CTでの検査が主に行われる．肺結節の良悪性鑑別やびまん性肺疾患の鑑別診断などは，高分解能CTを撮影してより詳細な構造を評価できる．

❸その他

頸部から骨盤まで検査するのに数秒で行えるため，広範囲の検査が必要なときもCTが一般的に用いられる．たとえば直腸がんの患者の肺転移や肝転移の検査などである．造影剤を使用することで，小血管病変や出血を画像化することも可能である．石灰化病変はCTでないと描出できないことが多く，病気の鑑別診断に大変重要である．

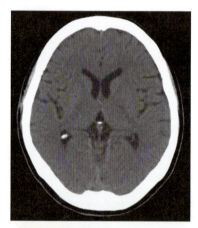

図2-5-2 頭部CT
軸位断像．

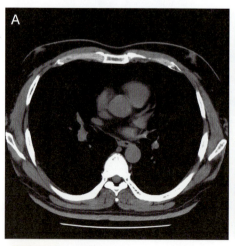 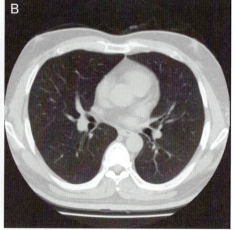

図2-5-3 胸部CT
水平断像．A：縦隔条件，B：肺条件．
胸部CTではウィンドウ設定を変更することで，縦隔条件と肺条件に変更することができる．

2 画像診断について知っておくべき基礎知識(原理,注意点)⑥MRI

1 MRIとは

1.5T(テスラ)や3Tといった強い磁場の中で,身体の中のプロトン(水素原子)の分布を可視化する装置である(図2-6-1).組織ごとに縦緩和と横緩和の特徴が異なっており,これをT1強調画像・T2強調画像として,コントラストを作成できる.たとえば水はT2強調画像で高信号(白)として描出され,T1強調画像では低信号(黒)で描出される.脳の灰白質と白質もおのおのの強調画像で異なる信号を示す(図2-6-2).X線を利用しないので,患者は被ばくしない.

2 MR血管撮影

MRIは造影剤を用いることなく血管撮影を行うことが可能である.Time of flight法やphase contrast法などの方法で,血管だけを高信号に描出する.しかもphase contrast法では,超音波検査のドプラ法と同様,血流の速度も測定することができる.脳動脈の閉塞や動脈瘤のスクリーニング検査として,日常的に撮影されている.

3 MRIが得意な疾患

❶ 中枢神経系

CTは骨に囲まれた部分の検査を苦手とするのに対し,MRIは問題なく検査が可能である.そのため,脊髄や脳幹の病変の検査にはなくてはならない.急性期の脳梗塞は拡散強調画像を撮影することでCTより早期から検出可能である.

❷ がん

拡散強調画像は前立腺がんをはじめ,がんの診断でも広く応用されている.

❸ その他

関節の靱帯や軟骨の評価も大変得意な分野である(図2-6-3).水強調画像(MR hydrography)では,造影剤を使用せずに胆管や膵管を描出す

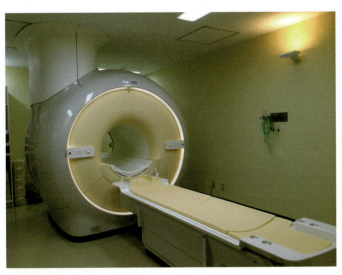

図2-6-1 MRI装置

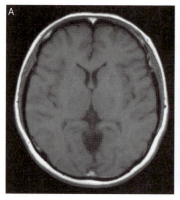

図2-6-2 頭部
A：T1強調画像，B：T2強調画像．

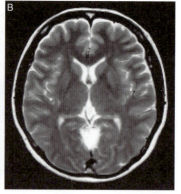

図2-6-3 膝関節
T1強調画像（矢状断像）．

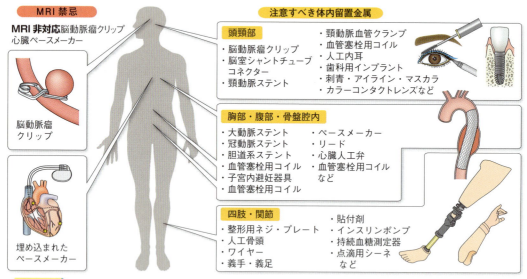

図2-6-4 MRIにおける禁忌と注意すべき体内留置金属

るMR胆管膵管撮影（MRCP）や脊髄腔，尿路を画像化できる．脂肪抑制画像では，脂肪を含有する病変の診断に有用性が高い．

4 MRIの注意点

MRIは強い磁気を発生しているため，検査室内に磁性体の持ち込みは厳禁である（図2-6-4）．刺青や化粧品のマスカラやアイラインなどは，磁性体の金属が含有されているため，うっかり検査してしまうと熱傷を発症する可能性がある．

また，手術や内視鏡で体内に挿入されたデバイスによっては検査ができなくなる．一方，従来検査が受けられなかった心臓ペースメーカーやリードは，現在検査可能なものが多く存在する．いずれにせよ検査前に十分問診を行い，MRI検査を受けられる状態であるかどうか調べることが大変重要である．

略語
◆CT
コンピュータ断層撮影：
computed tomography
◆MRCP
MR胆管膵管撮影：
magnetic resonance cholangiopancreatography
◆MRI
磁気共鳴画像診断：
magnetic resonance imaging

2 画像診断について知っておくべき基礎知識（原理，注意点） ⑦核医学検査

1 核医学とは

　核医学とは，非密封の放射性同位元素（RI）を用いる医学の分野のことで，大きく診断と治療に分けられる．RIを含む薬剤（放射性医薬品）が，その目的とする臓器や組織に集積し放射線を放出する．この放射線を画像化したものが核医学検査，放射線により周囲の腫瘍や組織を破壊する治療が核医学治療である．目的となる臓器や組織によってさまざまな放射性医薬品が開発されており，核医学検査には主にガンマ（γ）線やエックス（X）線が，核医学治療にはベータ（β）線やアルファ（α）線が用いられる．

2 核医学検査

❶ 核医学検査の特徴

　CTやMRIが主に病変の大きさや形などの形態的情報を表現するのに対して，核医学検査は血流や代謝など機能的情報を計測，画像化する．

　検査に使用される放射性医薬品はごく微量で，人体への薬理活性はほとんど無視できる．したがって，副作用発現の頻度はきわめて低く，一般に腎機能や肝機能が不良な患者や造影剤アレルギーがある患者にも投与可能である．

　RIから放出される放射能は半減期に従って減衰するため（表2-7-1），放射性医薬品を発注後検査可能な時間がかぎられる．PETで用いられる放射性医薬品はシンチグラフィで用いられるものよりも半減期の短いものが多い．比較的半減期の長い^{18}Fおよびジェネレータで製造される^{68}Gaや^{62}Cuなどを除き，院内サイクロトロンが必要である．

　核医学検査を受ける患者の被ばくは1〜15mSvで（図2-7-1），一般公衆や患者家族の被ばくは無視できる程度とされている．

❷ 核医学検査の原理

① シンチグラフィ，SPECT

　ガンマカメラの検出器の構造を図2-7-2に示す．患者に近い順にコリメータ，シンチレータ，光電子増倍管と配置されており，患者から放出さ

> **📖 用語解説**
>
> ◆**非密封**
> 金属，プラスチックなどに密封されていない状態をさす．非密封のRIは経静脈的，経口的，経皮的などの経路で患者に投与され体内に分布する．
>
> ◆**ジェネレータ**
> 半減期の長い親核種から短い娘核種が生成される原子核崩壊では，親核種と娘核種の原子数の比が一定となる放射平衡が成立している．この状態で娘核種を取り出しても一定時間が経過すると再び放射平衡に達し，再び娘核種を取り出すことができる．この装置をジェネレータといい，^{99}Moから^{99m}Tcを抽出する装置は広く使用されている．

表2-7-1 核医学検査で使用される主なRIと半減期

放射性同位元素	半減期
シンチグラフィ，SPECT	
^{131}I	8.2日
^{67}Ga	78.2時間
^{201}Tl	72.9時間
^{111}In	67.3時間
^{123}I	13.2時間
^{99m}Tc	6.01時間
^{81m}Kr	13.1秒
PET	
^{18}F	109.8分
^{11}C	20.39分
^{13}N	9.97分
^{15}O	2.04分

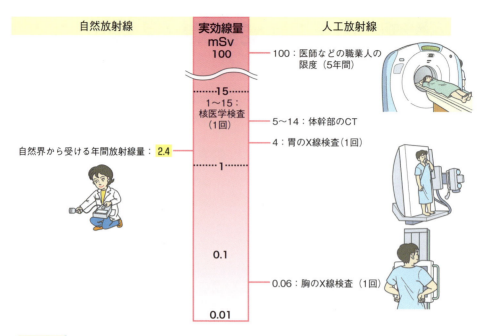

図2-7-1 核医学検査によって受ける被ばく
(SOURCES AND EFFECTS OF IONIZING RADIATION : Effects of Atomic Radiation UNSCEAR 2000 Report to the General Assembly, with Scientific Annexes http://www.unscear.org/docs/publications/2000/UNSCEAR_2000_Report_Vol.I.pdfを参考に作成)

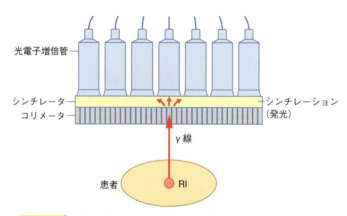

図2-7-2 ガンマカメラの検出器の構造
患者から放出されるγ線をシンチレータで光の信号に，光電子増倍管で電気信号に変換して画像化する．

れるγ線をシンチレータで光の信号に，光電子増倍管で電気信号に変換して画像化している．

この検出器が患者のまわりを回転することで断層画像を得ることができる．この断層画像またはその検査法をSPECTという．一方，検出器を固定し一方向からのみのγ線で作成した平面像をプラナー(planar)画像という．骨シンチグラフィのプラナー像とSPECT像を図2-7-3に示す．現在のSPECT装置は2個の検出器を用いた2検出器型が主流である．

SPECT/CTはSPECTとCTを組み合わせた装置である(図2-7-4)．CT像をSPECT像と融合することにより，より正確な形態や位置の情報を得ることができる．また，CTで減弱補正を行うことにより，集積程度をより正確に測定することが可能である．

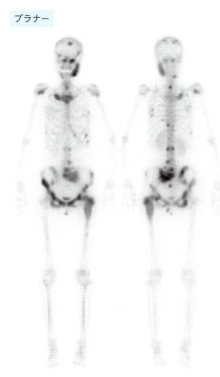
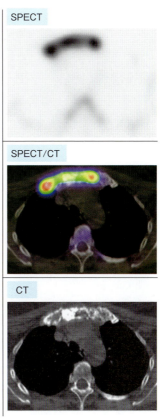

図2-7-3 乳がんの骨シンチグラフィ
頭蓋骨，下顎左側，椎体骨，右肩，右鎖骨，両側肋骨，胸骨，骨盤骨，左大腿骨などの多発性骨転移病巣に異常集積を認める．

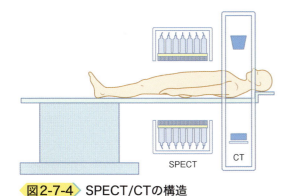

図2-7-4 SPECT/CTの構造

②PET

^{18}Fのような陽電子放出核種から放出された陽電子は，周囲に存在する陰電子と結合して消滅する際に消滅放射線を放出する．消滅放射線は互いに反対方向に同時に放出されるため，対向する2つの検出器で同時に検出された場合，陽電子が消滅した位置をそれら2つの検出器を結ぶ直線上に存在するものとして認識することができる（図2-7-5）．いくつもの陽電子が放出されると，この直線が多数形成され，それらの交点が陽電子の消滅した位置，すなわち陽電子放出核種の存在する位置（多くは病変部）として同定できる．

現在市販されているPET装置はほとんどがPET/CTである．SPECT/CTと同様に減弱補正は必須である．

集積程度を表す指標としてSUVが広く用いられている．病変部への集積を放射能量に換算したものを単位体重あたりの投与放射能量で割った数値であり，放射性医薬品が全身に均等に分布した場合，SUV＝1となる．関心領域内のもっとも高いボクセル値をSUV$_{max}$，平均をSUV$_{mean}$などと表示する．しかしながら，SUVは投与量，投与から撮像までの時間，撮像装置の種類，画像再構成の種類など種々の条件によって異なるため，あくまでも半定量値として用いるべきである．

> **📖 用語解説**
>
> ◆減弱補正
> 患者の深部から放出された放射線は，表面近くから放出された放射線に比べて弱まって(減弱して)検出器に到達する．CTを使えば減弱の程度を測定することができ，減弱分を補正したSPECTまたはPETを表示することができる．
> ◆ボクセル値
> ピクセル(表示画像の最小画像単位)にスライス厚を加えたものをボクセルという．

③ 核医学検査の手順と必要な前処置

核医学検査では，患者に放射性薬剤を投与した後に撮像を行う．放射性医薬品の種類や目的により投与経路や投与から撮像までの時間が異なるので注意が必要である．

投与経路は静脈注射が大半であるが，ヨウ素シンチグラフィの経口投与，肺換気シンチグラフィの経気道投与(吸入)，門脈シンチグラフィの経直腸投与，センチネルリンパ節シンチグラフィやリンパ管シンチグラフィなどの皮下や組織内注射，脳槽シンチグラフィの脊髄腔内投与などがある．

主な核医学検査の投与から撮像までの時間を表2-7-2に示す．目標とする臓器や病変と正常組織のコントラストがもっともよい時期に撮像されることが多いが，目的により投与と同時に撮像を開始する場合(ダイナミック撮像)や，必要に応じて時間を変えて複数回撮像することもある．また，装置や施設によって検査プロトコールに多少の違いがあるため，事前の確認が必要である．

主な核医学検査に必要な前処置を表2-7-3に示す．原則，全身像の撮像が必要な検査では検査前に排尿を促す．ガリウムシンチグラフィなど腸管排泄の多い検査では，撮像前日に下剤を服用させることが望ましい．

^{123}Iや^{131}Iなどのヨウ素の集積をみる検査や治療では，ヨウ素服用前1〜2週間のヨウ素制限を行う．また，^{123}I-MIBG，^{131}I-アドステロール，^{123}I-IMPなどヨウ素を標識した放射性医薬品を用いた検査では，遊離したヨウ素が甲状腺に集積することによる被ばくを抑えるために，検査前にヨウ化カリウム丸を服用する(甲状腺ブロック)．

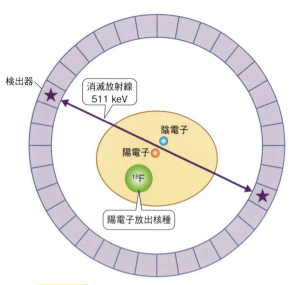

図2-7-5 PETの原理

> **📖 略語**
>
> ◆CT
> コンピュータ断層撮影：computed tomography
> ◆MRI
> 磁気共鳴画像診断：magnetic resonance imaging
> ◆PET
> 陽電子放出断層撮影：positron emission tomography
> ◆RI
> 放射性同位元素：radioisotope
> ◆SPECT
> 単一光子放出コンピュータ断層撮影：single photon emission computed tomography
> ◆SUV
> 標準化集積値：standardized uptake value

表2-7-2 主な核医学検査と使用薬剤，投与から撮像開始までの時間

検査名	使用薬剤	投与から撮像までの時間
脳血流シンチグラフィ	^{123}I-IMP	3～40分
	^{99m}Tc-ECD	5～10分
脳槽シンチグラフィ	^{111}In-DTPA	1, 3, 5, 24, 48時間 必要に応じて72時間
ドパミントランスポーターシンチグラフィ	^{123}I-FP-CIT	4時間
甲状腺シンチグラフィ	^{123}I-NaI	3, 24時間
副甲状腺シンチグラフィ	^{99m}Tc-MIBI	15分, 3時間
肺血流シンチグラフィ	^{99m}Tc-MAA	投与直後
心筋血流シンチグラフィ	^{99m}Tc-TF	30～60分
肝アシアロシンチグラフィ	^{99m}Tc-GSA	投与直後
胆道シンチグラフィ	^{99m}Tc-PMT	5, 15, 30, 45, 60分 必要に応じて2, 4, 24時間
副腎皮質シンチグラフィ	^{131}I-アドステロール	5, 7日
副腎髄質シンチグラフィ	^{123}I-MIBG	24時間
消化管出血シンチグラフィ	^{99m}Tc-HSA-D	投与直後～60分 必要に応じて3, 6, 24時間
メッケル憩室シンチグラフィ	^{99m}Tc-O$_4^-$	10, 30分
腎静態シンチグラフィ	^{99m}Tc-DMSA	2～3時間
腎動態シンチグラフィ	^{99m}Tc-MAG$_3$	投与直後
骨シンチグラフィ	^{99m}Tc-MDP, ^{99m}Tc-HMDP	3～4時間
ガリウムシンチグラフィ	^{67}Ga	48～72時間
ソマトスタチン受容体シンチグラフィ	^{111}In-オクトレオチド	4～24時間
FDG-PET	^{18}F-FDG	1～2時間

^{123}I-IMP：放射性医薬品基準塩酸 N-イソプロピル-4-ヨードアンフェタミン(^{123}I)
^{99m}Tc-ECD：放射性医薬品基準(N,N'-エチレンジ-L-システイネート(3-))オキソテクネチウム(^{99m}Tc)
^{111}In-DTPA：放射性医薬品基準ジエチレントリアミン五酢酸インジウム(^{111}In)
^{123}I-FP-CIT：放射性医薬品基準イオフルパン(^{123}I)
^{123}I-NaI：日本薬局方ヨウ化ナトリウム(^{123}I)
^{99m}Tc-MIBI：放射性医薬品基準ヘキサキス(2-メトキシイソブチルイソニトリル)テクネチウム(^{99m}Tc)
^{99m}Tc-MAA：放射性医薬品基準テクネチウム大凝集人血清アルブミン(^{99m}Tc)
^{99m}Tc-TF：放射性医薬品基準テトロホスミンテクネチウム(^{99m}Tc)
^{99m}Tc-GSA：放射性医薬品基準ガラクトシル人血清アルブミンジエチレントリアミン五酢酸テクネチウム(^{99m}Tc)
^{99m}Tc-PMT：放射性医薬品基準 N-ピリドキシル-5-メチルトリプトファンテクネチウム(^{99m}Tc)
^{131}I-アドステロール：放射性医薬品基準ヨウ化メチルノルコレステノール(^{131}I)
^{123}I-MIBG：放射性医薬品基準3-ヨードベンジルグアニジン(^{123}I)
^{99m}Tc-HSA-D：放射性医薬品基準人血清アルブミンジエチレントリアミン五酢酸テクネチウム(^{99m}Tc)
^{99m}Tc-O$_4^-$：日本薬局方過テクネチウム酸ナトリウム(^{99m}Tc)
^{99m}Tc-DMSA：放射性医薬品基準ジメルカプトコハク酸テクネチウム(^{99m}Tc)
^{99m}Tc-MAG$_3$：放射性医薬品基準メルカプトアセチルグリシルグリシルグリシンテクネチウム(^{99m}Tc)
^{99m}Tc-MDP：放射性医薬品基準メチレンジホスホン酸テクネチウム(^{99m}Tc)
^{99m}Tc-HMDP：放射性医薬品基準ヒドロキシメチレンジホスホン酸テクネチウム(^{99m}Tc)
^{67}Ga：日本薬局方クエン酸ガリウム(^{67}Ga)
^{111}In-オクトレオチド：インジウムペンテトレオチド(^{111}In)
^{18}F-FDG：放射性医薬品基準フルオロデオキシグルコース(^{18}F)

表2-7-3 主な核医学検査の前処置

検査名	使用薬剤	前処置
脳血流シンチグラフィ	^{123}I-IMP	・投与前に無機ヨウ素投与(甲状腺ブロック)
脳糖代謝PET	^{18}F-FDG	・投与前4時間以上の絶食 ・投与直後から20〜30分閉眼
腫瘍糖代謝PET	^{18}F-FDG	・投与前4時間以上の絶食 ・撮像前排尿
副腎皮質シンチグラフィ	^{131}I-アドステロール	・投与2日前〜撮像終了後まで無機ヨウ素投与
心筋血流シンチグラフィ	^{201}Tl	・投与前絶食
心筋交感神経シンチグラフィ	^{123}I-MIBG	・投与前絶食 ・三環系抗うつ薬の休薬 ・投与2日前〜撮像終了後まで無機ヨウ素投与
腎動態シンチグラフィ	^{99m}Tc-MAG$_3$	・投与30分前に飲水300mL
骨シンチグラフィ	^{99m}Tc-MDP, ^{99m}Tc-HMDP	・撮像前排尿
ガリウムシンチグラフィ	^{67}Ga	・撮像前日に下剤投与または浣腸

^{123}I-IMP:放射性医薬品基準塩酸 N-イソプロピル-4-ヨードアンフェタミン(^{123}I)
^{18}F-FDG:放射性医薬品基準フルオロデオキシグルコース(^{18}F)
^{131}I-アドステロール:放射性医薬品基準ヨウ化メチルノルコレステノール(^{131}I)
^{201}Tl:日本薬局方塩化タリウム(^{201}Tl)
^{123}I-MIBG:放射性医薬品基準3-ヨードベンジルグアニジン(^{123}I)
^{99m}Tc-MAG$_3$:放射性医薬品基準メルカプトアセチルグリシルグリシルグリシンテクネチウム(^{99m}Tc)
^{99m}Tc-HMDP:放射性医薬品基準ヒドロキシメチレンジホスホン酸テクネチウム(^{99m}Tc)
^{99m}Tc-HDP:放射性医薬品基準メチレンジホスホン酸テクネチウム(^{99m}Tc)
^{67}Ga:日本薬局方クエン酸ガリウム(^{67}Ga)

引用・参考文献

1) SOURCES AND EFFECTS OF IONIZING RADIATION:Effects of Atomic Radiation
   UNSCEAR 2000 Report to the General Assembly, with Scientific Annexes
   http://www.unscear.org/docs/publications/2000/UNSCEAR_2000_Report_Vol.I.pdf
2) 桑原康雄ほか:核医学検査技術学,改訂3版(佐々木雅之編),南山堂,2015
3) 日本核医学会核医学イメージングガイドライン作成委員会編:核医学診断ガイドライン,日本核医学会,2008

3 放射線治療について知っておくべき基礎知識①放射線治療の生物学的原理

放射線治療では，いかに効率よくがん細胞の細胞死を誘導できるかが重要となる．そのため，放射線に対する細胞の応答をきちんと理解し，放射線感受性の決定因子を知ることは非常に意義がある．本項では，放射線の細胞への影響と細胞の応答，放射線感受性の決定因子について概説する．

1 放射線の細胞への影響

放射線の物理的刺激は，細胞を構成する分子に作用し，物理化学的な影響を及ぼす．放射線が分子に直接作用し，分子の電離または励起を引き起こし，分子に障害が生じることを直接作用という（図3-1-1）．一方で，放射線が生体内の水分子を電離または励起し，その結果生じたフリーラジカルがほかの標的分子に作用して，標的分子に障害が生じることを間接作用という．放射線が細胞内のDNAに当たると，直接作用または間接作用によりDNAの分子に障害を与える．DNAはリン酸，糖，4種類の塩基（アデニン，チミン，グアニン，シトシン）で構成される（図3-1-1）．放射線によりリン酸，糖，塩基の分子に障害が生じると，塩基の損傷やDNA鎖の切断が引き起こされる．X線1Gyをヒトの細胞に照射すると，1細胞あたり約500個の塩基損傷，約1,000個の一本鎖切断，約40個の二本鎖切断が生じることが知られている[1]（図3-1-1）．

📖 略語

◆DNA
デオキシリボ核酸：deoxyribonucleic acid

2 放射線に対する細胞の応答

放射線によるDNAの障害は細胞のDNA修復機構を誘起する．塩基の損傷およびDNAの一本鎖切断は，塩基除去修復経路により修復される．また，DNAの二本鎖切断は，相同組換えまたは非相同末端結合により修復される（図3-1-2）．

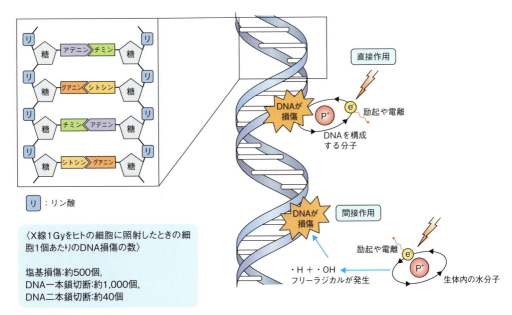

〈X線1Gyをヒトの細胞に照射したときの細胞1個あたりのDNA損傷の数〉

塩基損傷：約500個，
DNA一本鎖切断：約1,000個，
DNA二本鎖切断：約40個

図3-1-1 放射線のDNAへの作用
(United Nations Scientific Committee on the Effects of Atomic Radiation, UNSCEAR, 2000 Report, Vol.Ⅱ, Annex F, DNA repair and mutagenesis, p.5, 2000をもとに作成)

❶ 相同組換え

相同組換えは，二本鎖切断周辺部位と相同なDNA配列を鋳型として利用する修復であり，修復精度が高い．鋳型には，DNAの複製後，近傍に存在する姉妹染色体を利用するため，相同組換えによる修復はS期中盤からG2期に限定される．

❷ 非相同末端結合

非相同末端結合は，DNA末端どうしをそのままつなげる反応である．そのため，結合する部位では，塩基の欠損や挿入，偶然隣接したほかの配列と結合するなど，エラーが生じる可能性があり，相同組換えよりも修復精度が低い．放射線によるDNAの障害が大きいほど，修復時にエラーが出たり，修復不能となったりするため，結果として突然変異や細胞死が誘導される．

3 放射線感受性の決定因子

放射線に対する影響度の違いを放射線感受性という．ここでは，細胞の放射線感受性を決定づける因子と分割照射への応用について紹介する．

❶ 放射線感受性の決定因子

DNA修復能力，細胞周期の分布，抗酸化活性をもつタンパク質などは放射線感受性を左右する重要因子である．例えば，DNA修復タンパク質に変異があり修復能力が劣る細胞は，放射線によるDNA障害を修復できず放射線感受性となる．また，放射線を照射された細胞の細胞周期がM期からS期前半であった場合，非相同末端結合によりDNAが修復されるため，修復精度は低くなり放射線感受性となる（図3-1-2）．細胞内の抗酸化活性をもつタンパク質は放射線の間接作用で生じたフリーラジカルを除去できるため，放射線感受性に影響を及ぼす．さらに，細胞の放射線感受性は，周囲の環境によっても変化する．低酸素下に存在する細胞は，低酸素ストレスに抵抗するための防御機構を発揮する．その防御機構は放射線に対する細胞応答にも影響を及ぼし，細胞は放射線抵抗性となる．

❷ 分割照射の4R

分割照射の4Rとは，Repair/Recovery（修復/回復），Redistribution/Reassortment（再分布/同調），Reoxigenation（再酸素化），Repopulation（再増殖）のことであり，1975年にWithersにより提唱された[2]．分割照射を受けた細胞や組織の反応にかかわる重要因子として知られる．

① Repair/Recovery（修復/回復）

分割照射のような低い線量では，正常細胞の方ががん細胞より回復が早い．そのため低い線量を分割して照射することにより，正常組織の障害を抑えながらがん細胞を殺傷することができる．

② Redistribution/Reassortment（再分布/同調）

放射線照射を受けた細胞のうち，細胞周期がS期中盤からG2期の細胞集団はDNA修復能力が高いため生き残りやすい．生き残った細胞集団の細胞周期が再び回り出し，同調がはずれた後に次の分割照射をすると，より効率よく細胞を殺傷できる．

③ Reoxigenation（再酸素化）

腫瘍の中心部は低酸素であるため，中心部の細胞は放射線に抵抗性を示す場合が多いが，放射線照射後に低酸素領域は再酸素化される．そのため照射後に低酸素細胞が生き残っても，再酸素化された後に次の照射を行うことで，効率よく細胞を殺傷できる．

④ Repopulation（再増殖）

照射後に死にいたらなかったがん細胞が再び増殖することをさす．このため，再増殖が生じる前に次の分割照射を行うことで効率よく細胞を殺傷できる．

以上，本項では，放射線の細胞への影響とそれに対する細胞の応答，また，放射線感受性を決定づける因子について紹介した．これら生物学的な原理は，より効果的な放射線治療を行ううえで極めて重要な知識である．

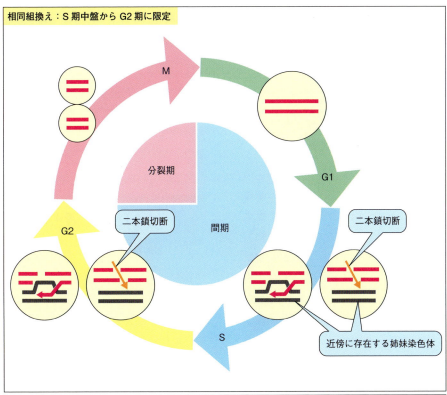
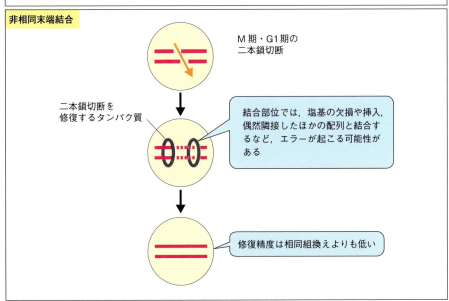

図3-1-2 DNA二本鎖切断の修復
G1期：DNA合成に必要な酵素が活性化され，S期に入るための準備が進められる．
S期：核のDNA複製が起こる．
G2期：分裂準備の最終段階が始まり，タンパク質の合成が増加する．
M期：細胞の分裂が起こる．

引用・参考文献

1) United Nations Scientific Committee on the Effects of Atomic Radiation, UNSCEAR, 2000 Report, Vol. II, Annex F, DNA repair and mutagenesis, p.5, 2000
2) Withers HR et al：The four R's of radiotherapy. Advances in radiation biology, vol. 5, p.241, New York Academic Press, 1975

3 放射線治療について知っておくべき基礎知識②放射線治療の物理学的原理

1 放射線によるラジカル生成と生物学的反応過程

　放射線は生体を構成する原子(元素)と後述の光電効果等の物理的反応をして，自身のエネルギーをその原子に渡す．原子が受け取ったエネルギーは，いくつかの過程を経て最終的に軌道電子に分配される．エネルギーが高く不安定になった軌道電子は，原子の束縛からはずれて遠くへ飛び去る(原子をイオン化する，図3-2-1)．このイオン化によって共有結合などで固く結ばれていた化学結合が切れ，ラジカルを生成して生物学的な反応過程に続く．

　電子がイオン化されるまでの物理的反応は，放射線の種類で大きく異なる．電荷をもたない光子線(X線やγ線)では，光電効果，コンプトン散乱，電子対生成の反応によって直接あるいは間接的にイオン化する．一方，電荷をもつ陽子線や炭素イオン線，そして電子線ではクーロン力によって直接イオン化する．いずれにせよ，これらの物理的反応は，細胞周期に依存する生物学的反応と比較してきわめて短時間($\sim 10^{-12}$秒ほど)のうちに起こる．

2 放射線の種類と深部線量分布

　前節で述べた物理的反応によるイオン化量(深部線量分布)を放射線の種類ごとに模式的に表したのが図3-2-2である．それぞれの放射線がこのような線量分布を形成する理由を❶〜❸で説明する．

　なお，図中の点線が示すように，どの放射線でも共通して，エネルギーの高い放射線の深部線量分布のピーク位置は深い方向に移動する．腫瘍が深部にあるほどエネルギーの高い放射線が選択される理由である．

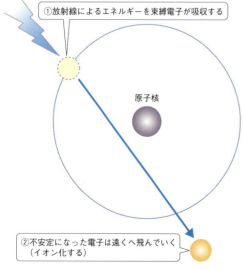

図3-2-1　放射線エネルギーによる原子のイオン化

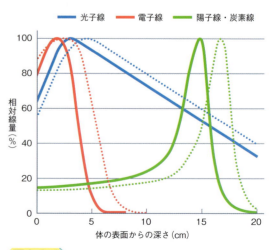

図3-2-2　生体内での相対的な深部線量分布
点線は各放射線のエネルギーを相対的に高くした場合を表す．

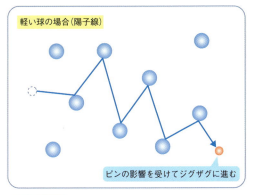
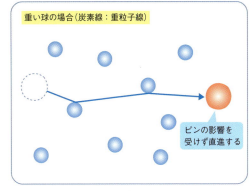

図3-2-3 ボウリングを例にとった運動量と直進性のイメージ図

❶ 光子線(とくに高エネルギーX線)

　光子線は電荷をもたない.これは生体との相互作用が確率的にしか起こらないことを意味し,同じエネルギーの光子であっても,個々の物理的反応をする反応点の深さはさまざまである.しかし,多数の粒子数でみた場合は,全体の傾向として深くなるほど線量が徐々に減衰する(しかし,深部でもゼロにはならない)という図3-2-2の分布になる.また,体表面から数cmまでの浅い領域においては,線量が急激に増加するビルドアップとよばれる特徴をもつ.

❷ 陽子線・炭素線

　電荷をもつ陽子線や炭素イオン線は,ブラッグピークとよばれる線量集中性を示すことが特徴である.このピークの位置が腫瘍の深さと一致するように陽子線・炭素イオン線のエネルギーは選択され,光子線治療と比較して正常組織への被ばく量を低減できるメリットがある.

　図3-2-2には示されていないが,陽子線と炭素イオン線の線量分布にも違いはある.そこには粒子の重さに起因する「運動量」が関係している.陽子よりも12倍重く重粒子線ともよばれる炭素イオン線は生体内で直進しやすく,狙った腫瘍に当てやすい.一方の陽子線は軽いために体内元素に弾かれてぼやけやすい.これはスポーツ競技のボウリングにおける重い球と軽い球の違いで想像できるだろう(図3-2-3).

❸ 電子線

　電子線も電荷をもつのでブラッグピークに相当する線量分布をもつ.しかし,電子は陽子と比較しても1/1,840の軽さのため,図3-2-3における軽い球よりもさらに極端なジグザグ運動を行う.その結果,線量は体内の2〜5cm程度の深さしか入らない.電子線は腫瘍位置が浅い場合の治療に適している.

> 📖 **用語解説**
>
> ◆**光電効果**
> 光子線のエネルギーが低い場合に起こりやすい相互作用.軌道上の電子と原子核,そして光子線の3者が関与する現象.
> ◆**コンプトン散乱**
> 光子線のエネルギーが中程度で顕著になる相互作用.電子と光子線が直接反応する現象.
> ◆**電子対生成**
> 光子線のエネルギーがある閾値以上の,高い場合に起こる相互作用.光子線が消滅し,電子とその反物質の陽電子が生成される現象.
> ◆**クーロン力**
> 電荷を帯びた粒子間に生じる電気的な相互作用.その力の大きさは2つの粒子の電荷の積に比例し,距離の二乗に反比例する.

4 さまざまな放射線治療　①通常の外部照射

1 通常の外部照射とは

4〜10MVのX線や6〜20MVの電子線を体内の病巣へ照射する方法で，放射線治療のなかでもっとも一般的な照射方法である．

生体内の深在性病変には10MV以上のX線を，比較的浅い病変には4〜6MVのX線を，皮膚や皮下組織などの浅在性病変には電子線が用いられる．

1回線量は1.8〜2.0Gyで週5回法が一般的で，総線量は腫瘍の放射線感受性や化学療法の有無，目的などによって異なる．

2 外部照射に用いる機械

直線加速器を用いて4〜10MVのX線や6〜20MeVの電子線を発生させる装置をリニアックという（図4-1-1）．

3 放射線治療計画とは

シミュレーション（simulation：模擬試験）や位置決め撮影ともよばれる．体内の病巣へ放射線をどの方向から，どれくらい照射すればよいかを検討し，最適な放射線治療方法を決定する．

4 放射線治療計画の方法

❶ 固定具の作成

頭部，頭頸部腫瘍や小児への照射時には固定具の作成を行う（図4-1-2）．

❷ X線シミュレータおよびCTシミュレータによる画像情報の入手

X線シミュレータを用いる場合はX線の透視下で，病巣を囲む照射野を設定し撮影する．次いで照射野中心にカテーテルを用いたマークをおいてCT撮影を行う．

CTシミュレータを用いる場合は，仮の照射野中心，正面，側面にマークをおいて想定される照射野のCT撮影を行う．

照射野中心や体位の再現性に重要な正側面のマークは油性ボールペンや放射線治療用マーカーを用いて皮膚に直接に印をつける（図4-1-3）．

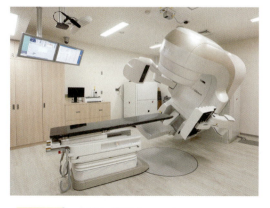

図4-1-1　直線加速器（Linac）

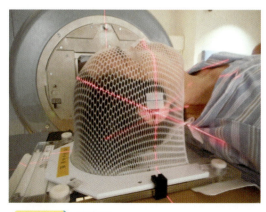

図4-1-2　固定具
頭部の固定具（シェル）を作成する．

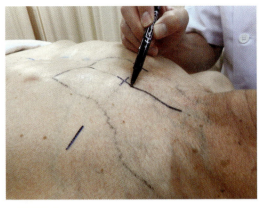

図4-1-3 照射マーク
皮膚に照射マークをつける．

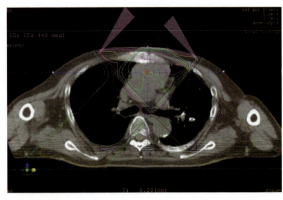

図4-1-4 線量分布の作成

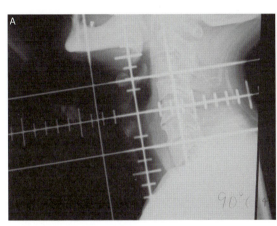

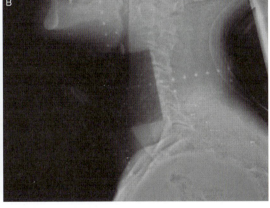

図4-1-5 照射野の確認
A：位置決め撮影写真，B：照合写真（リニアック・グラフィ）．

❸ 線量分布の作成

　画像情報を治療計画装置に転送し，CT画像上で正常臓器やがん病巣の特定を行い，線質，照射野，照射方向，遮蔽，1回線量，照射回数，総線量を設定し，最適な線量分布を作成する（図4-1-4）．このときリスク臓器（OAR）の評価を十分行うことが重要である．

❹ 照射野の確認

　実際の治療装置で治療計画と同じ照射野であるか確認する．治療装置のX線で照射野を撮影したリニアック・グラフィ（LG）とX線シミュレータの写真を比較し（図4-1-5），照射野を確認し，照射野のずれなどを調整する．CTシミュレータの場合はCTの再構成画像を参考にする．

　近年では，治療装置にkVのX線装置を装備し，コーンビームCT画像を用いた照射野の確認が行われている．

略語
- **CT** コンピュータ断層撮影：computed tomography
- **LG** リニアック・グラフィ：linac graphy
- **OAR** リスク臓器：organ at risk

5 代表的な照射方法
（図4-1-6）

　放射線がどの方向から体内に侵入し分布するかを知るのは，放射線治療中の有害事象の発現の予測に重要である．

❶ 1門照射

　皮膚病変や表在のリンパ節など，病変が皮膚・皮下近傍に接する場合に用いられる．

❷ 前後対向2門照射

　肺がん・食道がん・縦隔リンパ節転移・腹部リンパ節転移など，種々の部位のがんに用いられる方法である．脊髄神経が照射野に含まれる場合は脊髄神経の耐容線量を超えないように，途中で照射方法を変更する．

❸ 左右対向2門照射

　喉頭がん・下咽頭がんなどの頭頸部腫瘍や脳腫瘍に用いられることが多い．
　この場合も脊髄神経が照射野に含まれる場合は，途中で照射方法の変更を要する．

❹ 斜入2門照射

　乳房の照射に代表される方法である．線量の均等化にウェッジが用いられる．

❺ 直交2門照射

　上顎がんに用いられることが多い．線量の均等化にウェッジが用いられる．

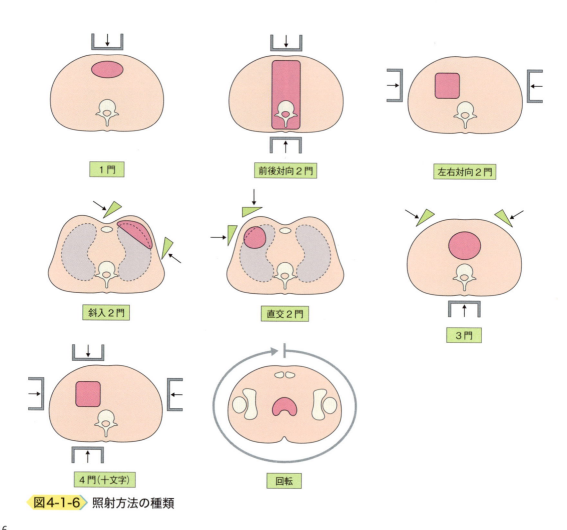

図4-1-6　照射方法の種類

❻ 3門照射

左右2門に前または後1門照射を組み合わせた照射方法である．膵臓がんや直腸がんの骨盤内再発に用いられる．この場合も線量の均等化にウェッジが用いられる．

❼ 4門照射

前後2門と左右2門を組み合わせた方法である．全骨盤照射や前立腺がんに用いられることが多い．

❽ 十文字照射

斜入4門照射である．食道がんや前立腺がんで用いられることが多く，ウェッジが必要である．

❾ 回転照射

下垂体腫瘍など体中央部にある腫瘍に，回転しながら照射させる方法である．

> **略語**
> ◆ SAD
> 線源回転軸間距離：source-axis distance

6 特殊な照射方法

❶ 全脳・全脊髄照射

小児の髄芽腫や脊髄播種をともなう脳腫瘍に用いられる．全脳照射は左右対向2門照射であるが，脊髄照射は後1門照射であるため，つなぎ目の過線量や低線量部位の評価が重要である．

❷ 上半身照射・下半身照射

多発性骨転移や多臓器転移による疼痛に対して対症的に照射する方法である．一般に横隔膜から上を上半身照射，下を下半身照射とよぶ．上半身照射は1回6Gy，下半身照射は1回8Gyの線量が用いられる．

❸ 全身照射

造血幹細胞移植の前処置として行われる．全身へ照射を行うには，リニアックの最大照射野は40×40cm程度であるので，なんらかの工夫が必要である．Long SAD法，Moving Table法，Sweeping Beam法などあげられるが，各施設の設備状況により異なってくる．

4 さまざまな放射線治療 ②定位放射線照射（STI）

　定位放射線照射（STI）とは，小さな病巣に対して，多方向から放射線ビームを入射して，線量を集中させる，いわゆる「ピンポイント照射」である．

　通常の放射線治療では，ビームの入射方向は2～4方向程度のことが多く，腫瘍の周囲にある正常組織にも放射線が照射されダメージが生じる．STIでは，多方向からビームを入射し周囲の正常組織にかかる放射線のダメージを減らすことが可能である（図4-2-1）．通常の照射法に比べ，1回に照射できる放射線量が大きくても安全であり，短期間（1～5回程度）で放射線治療が終了することが多い．また，1回に大きな線量を照射することで，腫瘍に対してもより高い治療効果が期待できる（図4-2-2）．

1 定位放射線照射（STI）が行われる部位

　頭部・肺・骨盤腹部・脊髄/傍脊椎など．頭部と体幹部では異なる治療装置や線量分割が用いられる．

2 治療の実際

❶頭部
①装置・治療日数
　リニアックあるいはガンマナイフ（図4-2-3）やサイバーナイフなどの装置を用い，治療の際には定位的手術枠を用い，1mm以内の精度で治療が行われる．原則として，1日で治療は終了し，脱毛や皮膚炎は通常生じない．
②適応疾患
　適応疾患は転移性脳腫瘍がもっとも多く，ほかに良性脳腫瘍（髄膜腫，聴神経腫瘍，下垂体腺腫，頭蓋咽頭腫など），脳動脈奇形，薬剤抵抗性の特発性三叉神経痛などがある．転移性脳腫瘍では大きさが3cm以下で，かつ転移個数4個以下がよい適応とされる．ただし，施設により適応は異なる．

❷体幹部
①装置
　通常の放射線治療で使用されるリニアック（直線加速器）を用いた三次元的な放射線照射で，5mm以内の精度での治療である．
②適応疾患
　適応疾患は，肺がん，転移性肺がん，原発性肝がん，転移性肝がん，脊髄動静脈奇形などである．

　肺がんでは，5cm以内でリンパ節・遠隔転移がない症例，転移性肺がんでは，原発巣が制御され，5cm以内かつ転移個数が3個以内の症例が保険適用である．肺がんの線量分割は42～50Gy/4回で照射する施設が多い．

　肝がんでは，STIの適応に関して十分なコンセンサスは得られていない状況であるが，①肝機能が保たれている，②大きさが4cm以下の単発，③腫瘍が消化管から十分離れていること，などが適応基準として提案されている．
③呼吸による腫瘍の位置移動対策
　STIでは，肺や肝臓など呼吸で大きく移動する臓器が治療の対象となるため，治療計画の段階から，体の動きを制限する固定具，呼吸による腫瘍の位置移動に対する対策が必要である（図4-2-4）．治療直前にも治療寝台上でCTなどにより腫瘍の位置を確認したうえで，位置を補正

> **略語**
> ◆STI
> 定位放射線照射：stereotactic irradiation

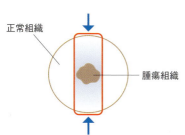
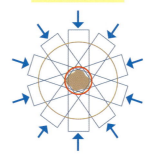

腫瘍に照射する際，ビームの経路全体に放射線が照射される

腫瘍に線量が集中し，腫瘍周囲の正常組織にも高線量が照射されるが，離れた部位の線量は少ない

図4-2-1 対向2門照射法と定位放射線照射における照射法の比較

対向2門照射

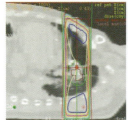
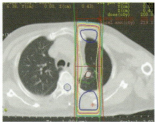
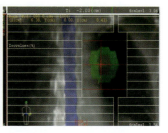

1回2Gy 総計60Gy（約6週間）

定位放射線照射

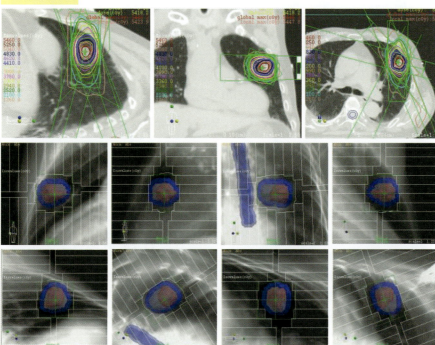

1回10.5Gy 総計42Gy（4日間）

図4-2-2 肺がんに対する対向2門照射と定位放射線照射

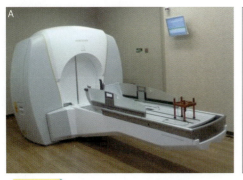
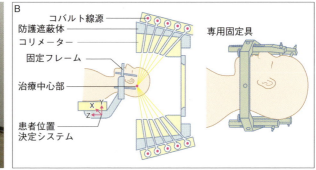

図4-2-3 ガンマナイフ治療装置
A:PERFEXION, B:ガンマナイフ治療装置の詳細. 192個のコバルト線源が同心円状に半円球状に敷き詰められ, そこから放出されるガンマ線を一か所に集中するよう設計されている.
(資料提供:東京女子医科大学脳神経外科 林基弘先生, 堀場綾子先生)

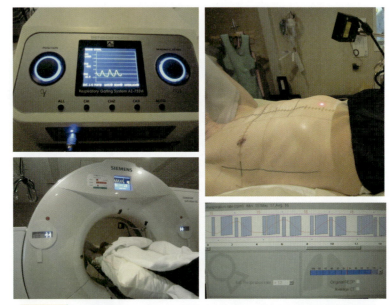

図4-2-4 呼吸同期システムを用いた肺がんに対する定位放射線照射の計画
レーザーを体表面に投影し, 呼吸による体表の動きをとらえる呼吸センサーを装着する. 得られた呼吸情報は, 呼吸波形として画面上に表示される. 治療計画時のCTも呼吸波形に合わせて解析・画像収集ができる.
(泉佐知子:定位放射線照射. がん放射線治療パーフェクトブック(唐澤久美子ほか編), p.193, 学研メディカル秀潤社, 2016)

して照射を行う画像誘導放射線治療が行われる(図4-2-5). 腫瘍に対して照射ビームを追随させる動体追尾法(図4-2-6)を用いる場合や, 肝がんなどの単純CTでは病巣範囲の認識が困難な場合, 腫瘍に金マーカーを留置し, マーカーの位置を確認して照射が行われることもある.

3 有害事象

基本的には短期間で照射が終了するため, 照射中には有害事象は出現しない. また, 照射範囲が限局されるため, 晩期有害事象も通常照射と比べて少ない. ただし, STIでは皮膚や肋骨に, 通常照射より高線量が照射される場合があり, 肋骨骨折や皮膚炎(皮膚潰瘍)が生じることがある.

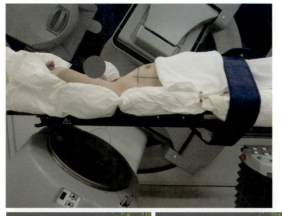

図4-2-5 画像誘導放射線治療

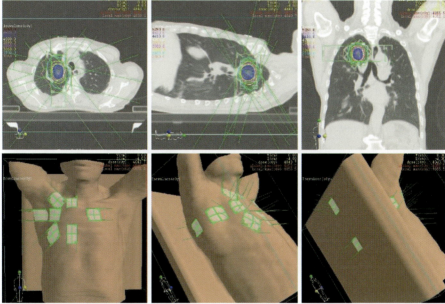

図4-2-6 自由呼吸法，呼吸同期法，動体追尾法の比較

4 さまざまな放射線治療　③小線源治療

1 小線源治療とは

　小線源治療とは，腫瘍内部もしくは腫瘍に近接した部位に一時的もしくは永久的に放射性同位元素を留置して行う放射線治療である．小線源治療に用いる放射性同位元素はシャープペンシルの芯のような小さなものなどである（図4-3-1）．身体の内部から治療するため，内部照射といわれることもある．小線源治療は，腫瘍にしぼった照射が可能であり，正常組織への線量を減らすことができる．身体の内部からの照射であるため，呼吸や嚥下などの動きに左右されない，いわゆる4次元照射が可能となる．また，比較的短期間で患者の治療期間が終了する利点もある．

2 小線源治療の種類

❶ 線源を留置する位置による分類

①腔内照射
　もともと空間の存在する臓器にアプリケータ（専用器具）を挿入し，照射する方法である．主に子宮頸がん，子宮体がん，腟がんに対して用いられる．そのほか，上咽頭がん，気管・気管支がん，食道がん，胆道がん，直腸がんなどに用いられることもある．

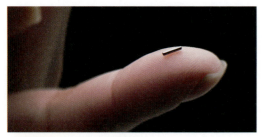

図4-3-1　ヨウ素線源
　　　　　バード ブラキソース
　　　　　（写真提供：株式会社メディコン）

②組織内照射
　腫瘍の内部（組織内）に直接的に針を挿入し，針を介して照射する方法である．主に前立腺がんや舌がんなどの頭頸部がんに対して用いられる．

③モールド照射（表面照射）
　腫瘍の表面に線源を密着させるようにアプリケータを作成し，照射する方法である．主に皮膚がんや歯肉がんなどの表在がんに対して用いられる．

❷ 線量率による分類

　単位時間あたりの吸収線量によって，以下のように低～高線量率照射に分類される．
・低線量率(LDR)：0.4～2 Gy/時以下
・中線量率(MDR)：2～12 Gy/時
・高線量率(HDR)：12 Gy/時以上

❸ 線源挿入期間による分類

・永久挿入法
・一時挿入法

3 小線源治療に用いる機器・方法

❶ 高線量率照射の場合

　術者の被ばくが問題となるため，アプリケータを留置した後，遠隔で操作する．遠隔式後充填システムである（図4-3-2）．アプリケータに接続し，アプリケータ内のいくつかのポイントに数十秒～数分間，線源を静止させることにより，一時的に放射線を照射することができる．

❷ 低線量率照射の場合

　術者がアプリケータなどを介して，線源を用手的に直接挿入することにより，基本的に永久に留置する方法である．

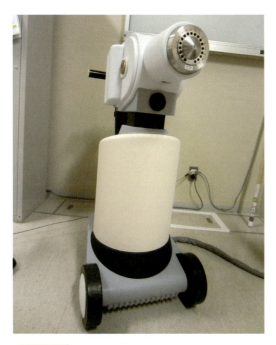

図4-3-2 遠隔式後充填システム

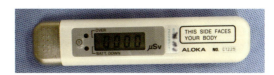

図4-3-3 ポケット線量計

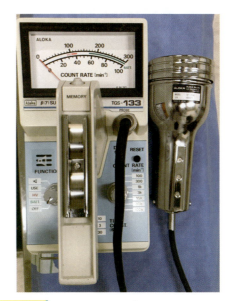

図4-3-4 サーベイメータ

4 小線源治療の適応と手順

　小線源治療の適応は，局所に限局し，線源から照射範囲内におさまる大きさの腫瘍である．組織内に針を刺入する場合は，全身麻酔や局所麻酔が必要となる．

5 看護師の被ばくと防護

❶高線量率照射

　線源の移動を遠隔で操作され，手技が一時的に完結するため，看護師の被ばくの問題は起こらない．

❷低線量率照射

　放射性同位元素の半減期によって線量は減弱するが，患者内部に留置された線源から放射線の発生が持続するため，被ばくに注意が必要となる．手技時や線源留置後の患者に接する場合

> 📖 略語
> ◆HDR
> 高線量率：high dose rate
> ◆LDR
> 低線量率：low dose rate
> ◆MDR
> 中線量率：medium dose rate

は，個人の被ばく線量を測定する目的で個人用ポケット線量計（図4-3-3）を装着する．

　線源を留置された後，患者が入室する病室は放射線管理区域となる．体内の線源が脱落することがあるため，入室時・退院時は病室内の放射線サーベイが必要である（図4-3-4）．尿中に線源が排出されることもあり，放射線管理区域が解除されるまでは蓄尿し，尿はサーベイを行った後でないと管理区域から持ち出せない．

　被ばくに関しては，「時間」，「距離」，「遮蔽」の3原則に則って防護することができる．すなわち，被ばくの時間をできるかぎり短くする，線源からできるかぎり距離をおく，線源との間に遮蔽物を置くなどに努める．

4 さまざまな放射線治療　④粒子線治療

1 粒子線治療とは

　粒子線治療は放射線治療の1つで，がん治療に用いられる．通常の放射線治療は質量のない光のような性質であるX線を用いるのに対し，粒子線治療は質量のある粒子を用いる．具体的には，原子の原子核を加速器により光速近くまで加速し，患者の患部に照射する．現在，水素の原子核を用いた陽子線治療と炭素の原子核を用いた重粒子線治療(炭素イオン線治療)がある(図4-4-1)．どちらの治療も新しい治療法ではないが，近年，治療装置の小型化と価格低下により，全国的に治療施設が増加している．とくに重粒子線治療は日本が世界をリードする治療法である．

2 粒子線治療の特徴

　通常の放射線治療に用いられるX線は，身体に照射されると浅い場所でもっともエネルギーを付与し，その後徐々に減衰しながら身体を貫通する．しかし，粒子線(重粒子線，陽子線)は患者の体内に入ると任意の距離で止めることができ，また，その直前にブラッグピーク(Bragg peak)とよばれるエネルギーの放出を起こす(図4-4-2)．この性質により，粒子線治療では患部に線量を集中させて，かつ周囲の正常組織

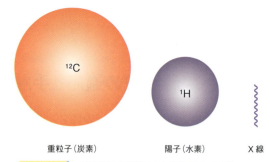

図4-4-1 粒子線(重粒子と陽子)と通常の放射線(X線)

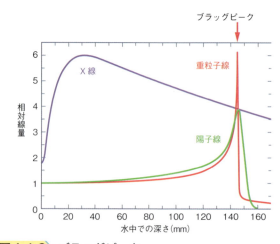

図4-4-2 ブラッグピーク
粒子線は入射から任意の距離でブラッグピークを示す．この距離はエネルギーの調整で自由に変えられる．

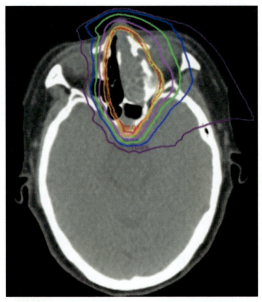

図4-4-3 重粒子線治療の線量分布図
がんのある篩骨洞に線量を集中させ、眼球や脳への線量を下げることが可能である．

を守ることができる．実際の頭頸部がんでの重粒子線治療の線量分布図を示す(図4-4-3)．

粒子線治療では，正常組織への線量を減らすことで相対的な高線量をがんに照射することが可能となり，通常の放射線治療で制御が困難ながんも制御できる可能性が高まる．また，重粒子線治療は粒子の質量が大きく，X線とは異なる作用機序で殺細胞効果を示す．そのため，一般的に放射線治療が効きにくいといわれているがんに対しても効果が期待できる．

3 粒子線治療の適応

粒子線治療はほかの放射線治療や手術と同様，局所治療であるため，遠隔転移のないがんが適応となる．とくに通常の放射線治療では根治が期待できないがん，あるいは有害事象の観点から通常の放射線治療が困難な患者がよい適応となる[1]．

これまで粒子線治療の多くは先進医療とよばれる枠組みで行われていて高額な治療費が全額患者負担となっていたが，2016年4月から一部疾患に対して保険が適用になり，2018年4月には対象疾患が拡大された．2019年現在，重粒子線治療では「手術非適応の骨軟部腫瘍」，「頭頸部悪性腫瘍(口腔・咽喉頭の扁平上皮がんを除く)」，「限局性の前立腺がん」が，陽子線治療では「小児腫瘍(限局性の固形悪性腫瘍に限る)」，「手術非適応の骨軟部腫瘍」，「頭頸部悪性腫瘍(口腔・咽喉頭の扁平上皮がんを除く)」，「限局性の前立腺がん」が保険適用となっている．今後さらに保険適用となる疾患が増加することが期待される．

引用・参考文献
1) 日本放射線腫瘍学会:粒子線治療(陽子線治療，重粒子線治療)の疾患別統一治療方針
https://www.jastro.or.jp/particle_beam/detail.php?eid=00002　より2019年4月27日検索

4 さまざまな放射線治療　⑤内用療法

1 内用療法とは

　放射性同位元素(RI)を組み込んだ薬剤(放射性医薬品)を，経口的，経静脈的，あるいは経動脈的に投与し，標的臓器や標的悪性腫瘍に対して体内からの放射線照射により治療効果をもたらす放射線治療を内用療法という(図4-5-1)．核医学治療，RI内用療法，RI治療，内照射療法，欧米ではunsealed radionuclide therapy，radionuclide therapy, targeted radionuclide therapyなどともよばれる．病変の部位や個数にかかわらず治療が可能であるため，多発転移など多部位に病巣をもつ患者に有用である．

2 内用療法の特徴

❶ 治療に用いられるRI

　RIとしてヨウ素-131（^{131}I），イットリウム-90（^{90}Y），ストロンチウム-89（^{89}Sr）などのβ線放出核種が使用されてきたが，近年β線放出核種のルテチウム-177（^{177}Lu）や，α線放出核種である塩化ラジウム-223（^{223}Ra），アスタチン-211（^{211}At）なども利用されている〔ストロンチウム-89（^{89}Sr）は，2018年に製造中止〕．治療効果を得るために，検査薬と比べて長い半減期をもつものが多い．

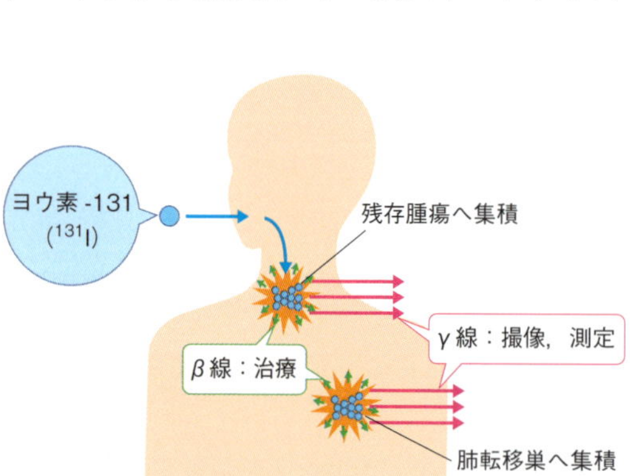

❷ 飛程

　放射線が届く距離を飛程といい，体内での飛程はβ線で数mm単位，α線では0.1mm以下である．RIが含まれる体液の管理に気をつけさえすれば，β線，α線の影響が患者周囲の人に与える影響は無視できるが，^{131}Iや^{177}Luは比較的エネルギーの高いγ線も放出するため，周囲への被ばくの影響を考慮しなければならない．放射線量が多い場合は，放射線治療病室への入院が必要となることもある．一方で，このγ線をシンチカメラで検出すれば画像化も可能であり，どこの部位にどの程度の放射性核種が集積しているかを判断することができる．各種RIの特徴を表4-5-1に示す．

❸ 現在行われている治療

　現在わが国では，分化型甲状腺がんおよびバセドウ病に対する放射性ヨウ素治療，CD20陽性悪性リンパ腫に対するイットリウム（^{90}Y）-イブリツモマブチウキセタン治療(ゼヴァリン®)，去勢抵抗性前立腺がんに対する塩化ラジウム治療(ゾーフィゴ®)が保険診療として行われている．

3 有害事象と放射線被ばく

❶ 有害事象

　一般に，有害事象の発現は軽微で，重篤なものは少ない．しばしば骨髄抑制が出現するが，化学療法と比べて発現時期が遅いため(治療後1〜2か月程度で最低値となる)，注意が必要である．ヨウ素は耳下腺や顎下腺などの唾液腺に

図4-5-1　分化型甲状腺がんに対する放射性ヨウ素内用療法

表4-5-1 内用療法で用いられるRI

	β線放出核種			α線放出核種
放射性核種	^{131}I	^{90}Y	^{177}Lu	^{223}Ra
半減期(日)	8	2.7	6.6	11.4
主なγ線(keV)	+(364)	−	+(208,113)	+(83.1,特性X線)
主なβ/α線のエネルギー(MeV)	0.61	2.28	0.498	5.72
組織中での最大(平均)飛(mm)	2 (0.6)	11 (5.3)	1.7 (0.23)	<0.1
シンチでの画像化	可	不可	可	可
入院	>30mCiで要	不要	要	不要

mCi：ミリキューリー

も集積するため，放射性ヨウ素治療では唾液腺障害が出現する場合がある．塩化ラジウム治療は下痢や便秘，腹部不快感など消化器症状をきたすことがある．しかしながら，いずれの有害事象も一過性であり回復する．

通常の使用量では白血病や2次発がんの発生頻度に有意な増加はなく，脱毛もみられない．患者にとって侵襲が低く，高齢者でも安心して受けることのできる治療法である．

❷ 放射線被ばく

内用療法を受けた患者は，水分を十分に摂取して，病巣に集積せず血中に残存しているRIを早期に洗い流すことが勧められる．放射性ヨウ素治療では，キャンディーやガムなどを用いて唾液腺に停滞するRIの排泄を促す．

周囲に被ばくを与える可能性があるため，治療後管理区域から退出する際の基準がRIごとに定められている(表4-5-2)．これら退出基準を超えないか，介護者の被ばくが1件あたり5mSv以下かつ公衆被ばくが1mSv以下であることを計算上担保できれば退出が認められる．帰宅後も治療後3日〜1週間程度は，できるだけ1人で過ごし，公共の場に出ないなどの行動制限が必要である．とくに体液の管理については，衣類の洗濯を家族と別にする，男性でも排尿は坐位にて行い，用便後は2回以上水洗する，入浴は最後にして入浴後は浴槽を洗浄する，などが求められる．

表4-5-2 内用療法を受けた患者の退出基準

放射性同位元素	投与量または体内残留放射能量(MBq)	患者の体表面から1mの点における1cm線量当量率(μSv/時)
^{131}I	500	30
^{131}I# (アブレーション)	1,100	−
^{90}Y	1,184	−
^{223}Ra#	12.1 (72.6*)	−

#実施条件：関連学会が作成した実施要綱に従って実施する場合に限る．
*6回投与した場合の積算投与量．

📖 略語
◆CD
分化抗原群：cluster of differentiation
◆RI
放射性同位元素：radioisotope

引用・参考文献
1) 阿部光一郎：核医学治療. がん放射線治療パーフェクトブック(唐澤久美子ほか編)，p.63-68, 学研メディカル秀潤社, 2016
2) 細野眞：α線内用療法の現状と展望. Isotope News 711 (7)：2-7, 2013
3) 日本核医学会分科会・腫瘍免疫核医学研究会「甲状腺RI治療」委員会：残存甲状腺破壊を目的としたI-131 (1,110MBq)による外来治療 実施要綱, 改訂第3版
4) アイソトープ内用療法専門委員会：塩化ラジウム(Ra-223)注射液を用いる内用療法の適正使用マニュアル, 2016

第3章 画像診断とケア

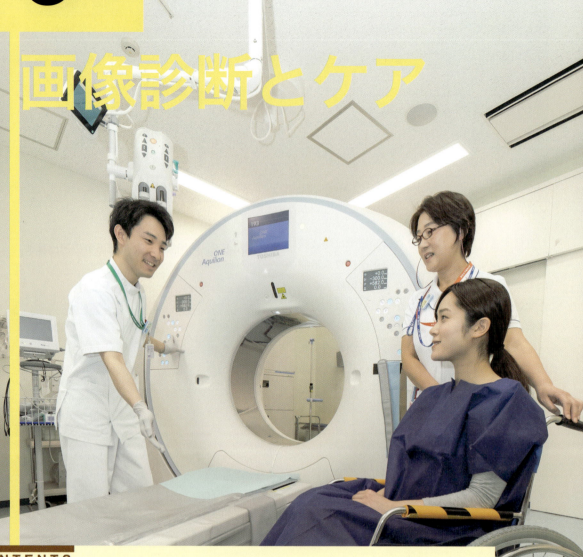

CONTENTS

1. 単純X線検査
2. マンモグラフィ
3. 消化管造影
4. 超音波検査
5. 超音波内視鏡(EUS)
6. 内視鏡的逆行性胆道膵管造影(ERCP)
7. 超音波ガイド下の観血的手技
8. CT
9. CTガイド下の観血的手技
10. MRI
11. 血管造影
12. 心臓カテーテル検査
13. 特殊造影
14. SPECT
15. PET
16. 骨密度測定
17. 患者の状況に合わせた移送(車椅子,ベッド)

1 単純X線検査

1 単純X線検査とは

単純X線検査はX線を人体に照射し，人体を透過したX線を検出器〔カセッテ，パネルとよばれる（図1-1）〕を用いて画像にする検査である．

CT，MRIに比べ広く普及しており，簡便で経済的でありX線の被ばく線量もわずかなためスクリーニングとして広く行われている検査である．

救急処置室や病室，手術室など移動が困難な患者の撮影には，移動型X線撮影装置（ポータブル装置）を用いる（図1-2）．

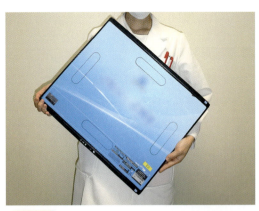

図1-1 パネル

2 単純X線検査の特徴

❶ 胸部単純X線写真

胸部単純X線写真（図1-3）はもっとも多く撮影されている．胸部には肺，心臓，大血管があるため，呼吸器や循環器疾患では最初に撮影される画像である．指示がないかぎり，吸気で撮影を行う．撮影体位は立位，坐位，臥位とある

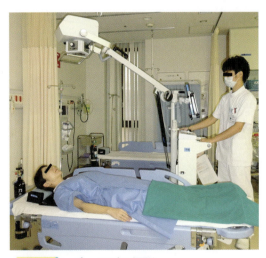

図1-2 ポータブル撮影

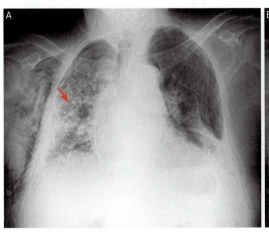
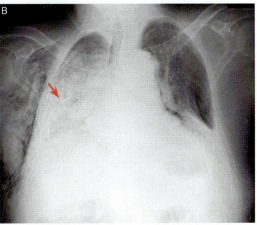

図1-3 胸部
吸気撮影（A）と呼気撮影（B）．カテーテルも確認できる（→）．

が，得られる情報量の違いから，可能なかぎり立位か坐位で撮影する．必要に応じて側面から撮影する（図1-4）．

また，チューブやカテーテルの位置確認でも撮影される（図1-3）．

❷腹部単純X線写真

腹部単純X線写真（図1-5）は消化器や泌尿器疾患で撮影される画像である．腸管内の便やガスの状態，結石やチューブ，医療用クリップなどの有無や位置確認ができ，排便コントロールや体位変換など看護ケアでその情報を活かすことができる．撮影は呼気で行い，撮影体位は立位と臥位の両方を撮影することが多い（図1-6）．

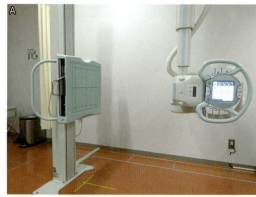
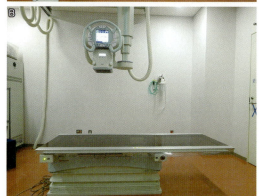

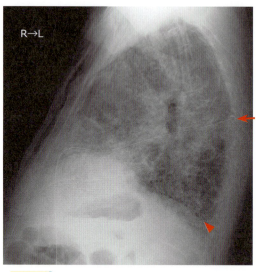

図1-4 胸部
側面像．カテーテルの位置（→）や肺底部（▶）がわかる．

図1-6 立位撮影台（A）と臥位撮影台（B）

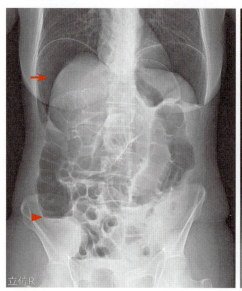
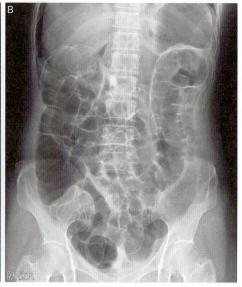

図1-5 腹部
A：立位像，B：臥位像．
立位像で，フリーエアー（遊離ガス，→）やニボー（鏡面像，▶）が，臥位像で拡張した大腸が認められる．

❸ 骨・関節単純X線写真

骨・関節単純X線写真は全身の骨や関節の骨折，脱臼，変形，骨癒合の過程を観察できる画像である．また，骨以外にも軟部組織の異常や異物を観察できる．

撮影方向は正面・側面など最低2方向から行う（図1-7）．また，撮影体位は撮影部位ごとに決まっている．前屈・後屈位や立位撮影，痛みが伴う体位や脱臼しやすい体位もある．

小児では骨端線を骨折と間違えやすいので，左右比較のため健側を撮影することもある（図1-7, 8）．

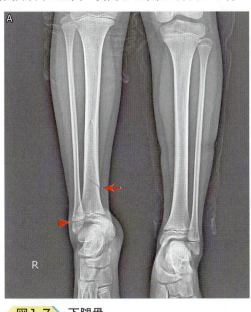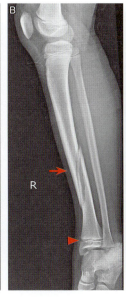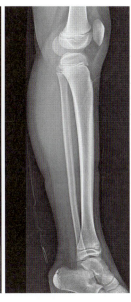

図1-7　下腿骨
7歳．A：正面像，B：側面像．
右足患側骨折あり（→）．左足健側骨端線（▶）．2方向撮影．健側と比較することで骨折がわかる．

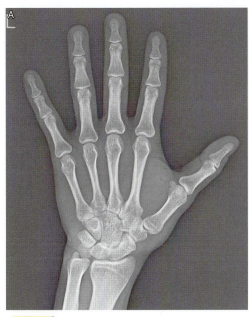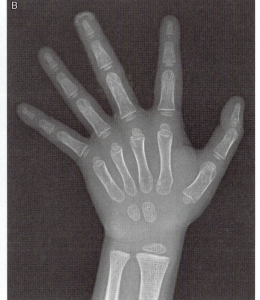

図1-8　左手
正面像．A：40歳，B：4歳．
成人と小児では骨の形状が異なることがわかる．

3 単純X線検査の実際

呼吸，動きなどでブレている画像，撮影範囲に金属，プラスチックなどがあり診断できない画像（図1-9）は撮り直しとなる．

患者が撮影体位を保持できない場合は，プロテクター（図1-10）を装着して撮影補助をすることもある．

また，痛みが強いなどのために撮影ができない場合は，撮影中止となることもある．

乳幼児の撮影では，専用の固定撮影台を使用し，安全に撮影する（図1-11）．

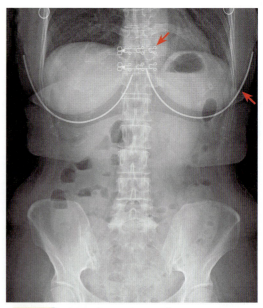

図1-9 撮り直しとなる画像
下着の金属がうつる（→）．

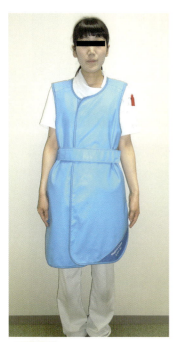

図1-10 プロテクター

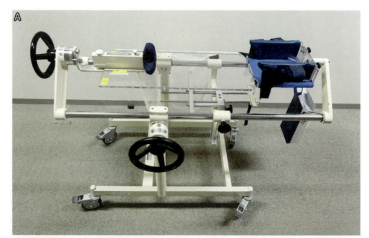

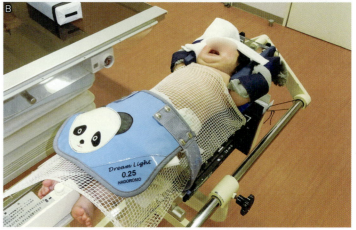

図1-11 乳幼児専用の固定撮影台（A）と撮影風景（B）

4 単純X線検査の手順

❶ 検査前の準備

- 本人確認を受付票やリストバンドで照合し、さらに本人に氏名と生年月日を言ってもらい確認する(図1-12)．
- 患者が女性の場合は，妊娠の有無を確認する．
- 撮影する部位の確認を行う(四肢の場合は左右の確認も行う)．また，痛みの部位と痛みの種類などのヒアリングを行い，撮影依頼と撮影部位，左右が適切かを確認する．
- 撮影範囲にヘアピン，メガネ，ピアス，補聴器，ネックレス，ボタン，金属付きの下着，湿布薬，カイロなどがある場合ははずす．
- 撮影範囲の衣類にプリント，プラスチック，ボタン，チャックなどがある場合は，患者は検査着に着替える(図1-13)．

❷ 検査中

- 検査の指示と患者の状態に応じて立位，坐位，臥位を選択し撮影する．
- 痛みの軽減などのため，必要に応じて撮影補助具(図1-14)やタオルなどを用いて撮影する．
- 手術後や点滴，チューブが挿入されている患者の体位変換には注意する．
- 撮影体位には，痛みの伴う体位や脱臼しやすい体位がある(図1-15, 16)．

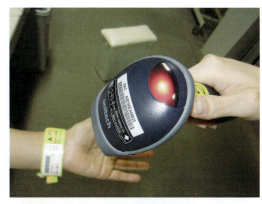

図1-12　リストバンドでの照合

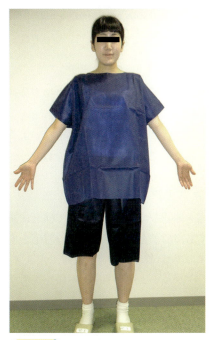

図1-13　検査着

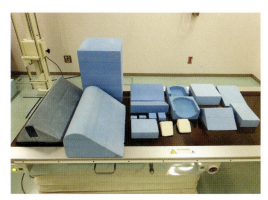

図1-14　撮影補助具

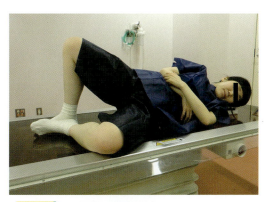

図1-15　股関節の撮影体位

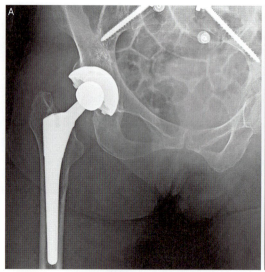 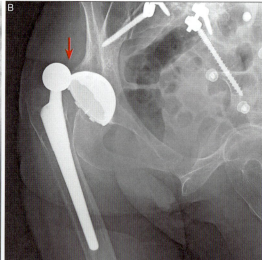

図1-16 人工股関節
A:正常, B:脱臼(→).

- 撮影部位, 患者の体格に応じて撮影条件を選択し撮影する.
- 小児の場合は, 検査台から落ちないように目を離さない.

❸検査終了後

- 状態を確認して, 患者が徒歩で検査に来たとしても車椅子を準備するなどの対応をする.
- 画像の調整(濃淡, 画質, 位置, 大きさ)を行い, ダブルチェックの後, 画像を送信する.

> 📖 略語
> ◆ CT
> コンピュータ断層撮影:computed tomography
> ◆ MRI
> 磁気共鳴画像診断:magnetic resonance imaging

2 マンモグラフィ

1 マンモグラフィとは

マンモグラフィとは，乳房のX線検査のことである．

検診（screening）マンモグラフィと診断（diagnostic）マンモグラフィの2つに分けられ，検診では無症状の受診者を対象とし，診断では有症状者あるいは検診で精密検査が必要とされた方に対する診断を目的としている．

ごく小さな腫瘤（しこりとして触知する前）の有無，大きさ，形，また，石灰化（乳腺内にできるカルシウムの沈着物のこと）の有無やその広がり具合などを白い影として映し出すことができ，乳がんの早期発見に大きな成果をあげている．

2 マンモグラフィの特徴

乳房は比較的柔らかい組織でできているため，胸部X線検査とは仕組みが大きく異なり，専用のX線装置を使って撮影している（図2-1）．

また近年では，トモシンセシス撮影を同時にできる装置もあり，画像の再構成によって，さらに乳腺の重なりの少ない，見やすい画像が得られるようになった．

❶ マンモグラフィの利点

- 手で触れることができないしこりを発見できる．
- 微細石灰化の描出に優れる．
- 以前に撮影したマンモグラフィとの比較が容易にできる．

> **用語解説**
> ◆ トモシンセシス（Tomosynthesis）
> 多方向から撮影し，画像再構成によって高解像度の断層画像を作成すること．

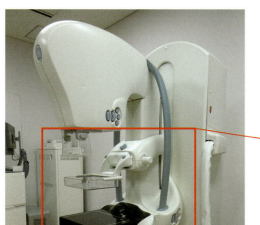
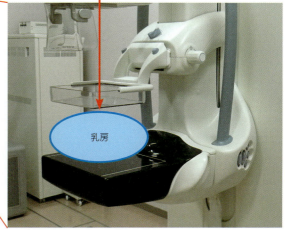

図2-1 マンモグラフィ装置

基本の撮影風景

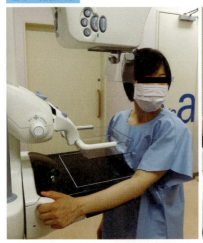
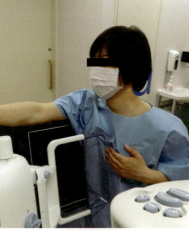

◆CC
頭尾方向：cranio-caudal
◆MLO
内外斜位方向：
medio-lateral oblique

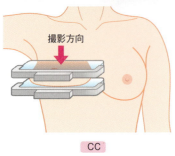
CC

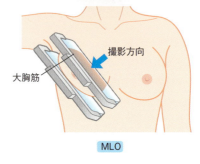
MLO

図2-2　マンモグラフィ撮影

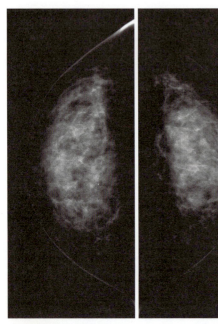

図2-3　CC画像

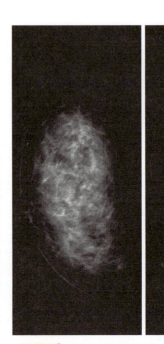

図2-4　MLO画像

❷ マンモグラフィの欠点

- 妊娠中は基本的に検査を受けることができない．
- 若い女性は腫瘤（しこり）と乳腺の区別がつきにくい．

3 マンモグラフィの実際

❶ 検査方法・時間

マンモグラフィは，撮影台と透明なプラスチックの板（圧迫板）のあいだに乳房をはさんで撮影するため，痛みを伴う（図2-1）．はさんでいる時間は1回10秒程度であり，検査室に入ってから検査が終わって検査室を出るまでは10〜15分程度である．圧迫する強さは，受診者が「耐えられる最大限の圧迫」すなわち過大な苦痛を感じない程度とする．

❷ 方向

頭尾方向撮影（CC）と内外斜位方向撮影（MLO）が基本の撮影2方向となっている（図2-2〜4）．

❸ 被ばく量

マンモグラフィはX線検査のため被ばくを伴うが，1枚あたり0.05〜0.15mSv程度である．

日本からサンフランシスコまで飛行機で移動するあいだに受ける自然放射線は0.038mSvというデータがあり，また，日常生活においてわれわれは，年間約2.40mSvの自然放射線を浴びているため，決して多いとはいえない．

> **乳房をはさんで検査を行う理由**
> - 立体的な乳房をはさむことにより，乳腺の重なりが減り，より病変を見やすくできる（図2-5）．
> - はさむことにより，動きによるブレがなくなる．
> - はさんで乳房が薄くなることにより，被ばくの量が減る（10mm薄くなると50%減る）．

4 マンモグラフィの手順

❶ 検査前の準備

- 事前の食止めなどは行わない．
- 妊娠・授乳の有無を確認する．
- 髪は後ろで束ねてもらい，髪が短い人には検査帽子でまとめてもらう．
- アクセサリー類ははずし，上半身裸になって専用の検査着に着替えてもらう（もしくはタオルなどを肩からかけてもらう）．
- 制汗剤は拭き取ってもらう．
- 本人確認のため，氏名や生年月日を名乗ってもらい，患者認識用リストバンドも確認する．

❷ 検査中

- 基本は立位で撮影を行い，場合によって坐位で撮影を行う（図2-6）．
- 患者の様子を見ながら，乳房を片方ずつ圧迫板にはさんで撮影し，方向を変えて2回，計4回撮影する（図2-2〜4）．
- 依頼医から追加の指示がなく，画像が4枚問題なく撮れていれば検査は終わりとなる．

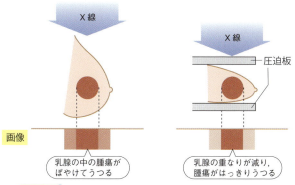

図2-5　乳房を圧迫する理由

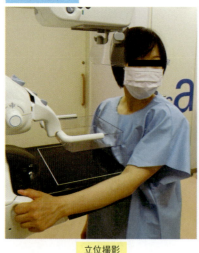

図2-6 マンモグラフィ撮影
立位と坐位／立位撮影／坐位撮影

❸ 検査終了後

・乳房をはさむので多少皮膚が赤くなるが，すぐに元に戻るので問題ない．
・着替えてもらい，結果は主治医から聞いてもらう．

5 ケアのポイント

・撮影は立位または坐位で行うため，体位保持が必須である．
・妊娠中は基本的に検査を受けることができない．
・授乳中は乳腺が発達しているため，通常より痛みを伴うので，十分な検査ができない場合があることを理解してもらう．
・男性でも検査でき，胸が小さくても検査可能である．
・はさんで撮影するため，痛みが伴うことを患者に理解してもらう．
・月経前は一般的にホルモンの影響で胸が張る傾向があるため，月経1〜2週間前の検査は，可能であれば避けた方がよい．
・圧迫に伴い皮下血腫ができる可能性があるので，あざができやすい人は注意が必要であり，事前に申し出てもらう．
・豊胸術後やポート，ペースメーカーなどの医療機器を装着している人はそれらが破損するおそれがあるため，基本的にマンモグラフィは受けられない．

引用・参考文献

1) Mammography Consulting Services Ltd. https://mammography.com/より2018年10月30日検索
2) 乳がん検診Info−検診から確定診断まで，デヴィコア メディカル ジャパン株式会社 http://www.devicormedicaljapan.jp/mmt/exam/mmg.htmlより2019年4月30日検索

3 消化管造影

1 消化管造影とは

　X線TV室やX線透視室といわれる検査室で行われる検査である(図3-1).X線一般撮影室と異なり，X線を出し続けて検査することができる(透視).

　検査担当者は，遠隔操作で検査することも，検査室内で操作することもできる.検査室内に入る場合は，プロテクターを着用する.寝台を立位や臥位に動かし，それを利用して検査することができる(図3-1，2).

　上部(食道，胃，十二指腸)，小腸，下部(大腸)に分けられ，造影剤を利用して行う検査である.健康診断の胃バリウム検査もこれに含まれる.上部の検査はBa-meal(バリウムミール)やupper GI，下部の検査はBa-enema(バリウムエネマ)や注腸検査ともよばれる.

2 消化管造影の特徴

　消化管造影は，基本的には食事制限や下剤の服用など，前処置が必要となる.検査では，造影剤を用いて通過障害や病変がないかを確認する.

　小腸造影ゾンデ法は，鼻から十二指腸の方までガイドワイヤーを経てチューブを入れるため，患者にとって少々負担のある検査である.

3 消化管造影の実際

❶ 使用する造影剤

　造影剤は，硫酸バリウム(通称：バリウム)や水溶性消化管造影剤〔アミドトリゾ酸ナトリウムメグルミン液(ガストログラフィン®)〕を使用する(図3-3).通過障害が疑われる場合は，バリウムは詰まる可能性があるため，ガストログラフィン®を使用する.

❷ 前処置について

　食物の胃通過が不良なときや下部消化管造影の場合，食物残渣や便として撮影画像に写り，

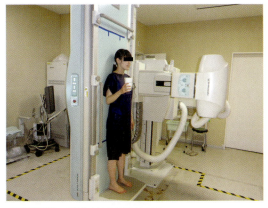

図3-1　消化管造影(立位)

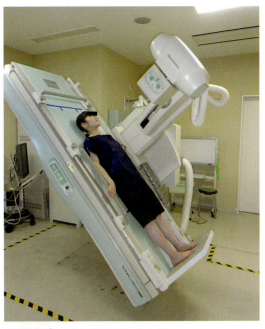

図3-2　消化管造影(半立位)

壁不整の疑いと混同することがあり，前処置は必須である．通過障害のチェックの目的で検査を行う場合は，前処置の適応は慎重に行う．

❸ 下部消化管造影の適応

　下部消化管造影は，内視鏡検査の発展とともに検査自体が減少傾向にあるが，腸の長い患者（過腸症）や，腸管の癒着が疑われる，また，内視鏡検査が禁忌の可能性がある患者の大腸検査の第一選択は，下部消化管造影やCTコロノグラフィである．

> 📖 **略語**
> ◆CT
> コンピュータ断層撮影：
> computed tomography

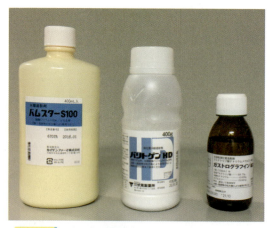

図3-3　各種の造影剤
バリウムは沈殿するので，直前までシェーカーで撹拌しておく．

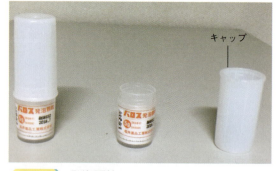

図3-4　発泡顆粒
X線診断二重造影用発泡剤．キャップ部分に水を入れることができる．

4　消化管造影の手順

❶ 上部消化管造影

①検査前の準備

　前日の21時頃から絶食とする．脱水に注意しながら，検査当日も飲水は最低限にしてもらう．

　氏名，生年月日，患者認識用リストバンド確認，持病の確認をしたら，時計，金属，アクセサリー，家庭用磁気治療機器（ピップエレキバン®）などをはずし，検査着に着替える．

　検査直前にブチルスコポラミン臭化物（ブスコパン®，禁忌：不整脈，前立腺肥大，緑内障など）やグルカゴン（禁忌：糖尿病）を筋肉注射し，腸管の蠕動運動を抑制する．筋肉注射後，5分程度で検査を開始する．

②検査中

　発泡顆粒〔X線診断二重造影用発泡剤：炭酸水素ナトリウム・酒石酸配合剤（バロス発泡顆粒）〕を少量の水で飲み，胃を膨らませる．発泡剤のキャップ部分に水を入れることができるので，あらかじめ準備しておく（図3-4）．ゲップにより胃が縮んで観察できなくなってしまうので，できるだけ我慢してもらう．発泡剤服用後に迷走神経反射が起こり意識消失することがあるので注意が必要である．

　はじめはバリウムを飲みながら食道の撮影をする．その後，胃が充満するくらいバリウムを飲み続ける（約200mL）．寝台を倒し，胃の粘膜にバリウムを十分付着させるため，患者に右回りで何回か回ってもらう（ローリング）．バリウムを小腸に流さずに胃の壁につけたいため，できるだけ早く，上半身を起こさないようにローリングするように促す．

　その後，寝台を立てたり倒したり，体位を変換するなどして胃のさまざまな部位の撮影をする．頭低位にする撮影もあるので転落事故を起こさないよう，とくに気をつけなければならない（図3-5）．

　最後に圧迫筒を使用し，胃をまんべんなく押

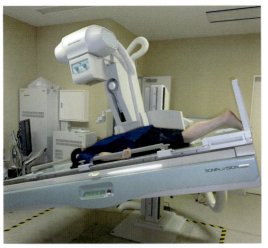

図3-5 上部消化管造影(頭低位)

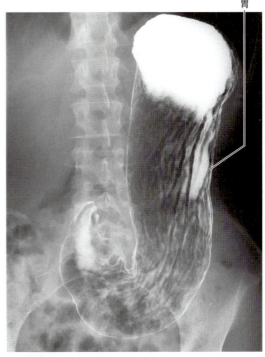

図3-6 上部消化管造影画像

して病変の有無を確認する．肋骨と胃が近い位置にある場合は，肋骨を圧迫しないよう注意する（図3-6）．

③検査終了後

　口腔内がバリウムで白くなっているので，うがいをする．胃が落ち着いていたら食事をしてもよい．バリウムは消化しないため，患者の日常の排便状況を確認し，それに準じた下剤をすぐに服用し，水分も励行する．白い便が排出されるまで排便時に確認してもらう．排便しない場合は下剤を追加投与，もしくは医師に相談するように説明する．

❷下部消化管造影

①検査前の準備

　前日から低残渣食（図3-7）にする．前日夜に塩類下剤〔クエン酸マグネシウム散（マグコロール®P）〕と大腸刺激性下剤〔ピコスルファートナトリウム水和物（ラキソベロン®）〕の服用，当日には下剤の坐剤〔炭酸水素ナトリウム・無水リン酸二水素ナトリウム配合剤（新レシカルボン®坐剤）〕を使用して排便反射を促し，腸内に便が残らないようにする．

　前日の21時以降は絶飲食だが，糖分や脂肪分の入っていない水分は少量であれば摂取可であるため，持病薬の有無や体調を考慮しながら対

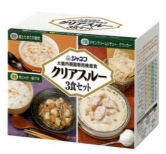

図3-7 低残渣食
（画像提供：キユーピー株式会社）

応する．浣腸は，バリウムを使用する場合は，大腸の壁にバリウムが付着しづらくなるため，適切ではない．

　上部消化管造影と同様，検査着に着替えるが，下着はつけずに検査用ズボンを履く．肛門からチューブを入れるための穴が開いているので，穴が後ろにくるように履いてもらう．

②検査中

　ブスコパン®またはグルカゴンの筋肉注射の後，左側臥位または腹臥位でバルーンつきのチューブを直腸に挿入する（図3-8, 9）．チュー

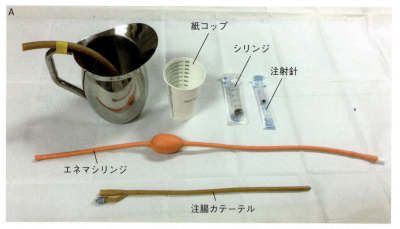

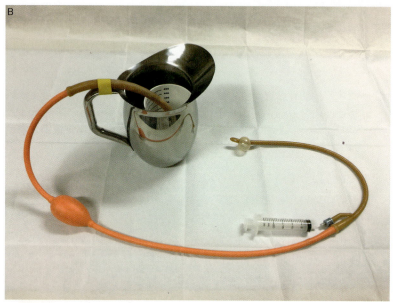

図3-8 下部消化管造影で使用する物品
A：使用する物品．B：物品のセットアップ例．バルーンは空気で膨らませる．

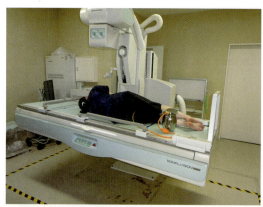

図3-9 左側臥位で直腸にバルーンつきのチューブを挿入したところ

ブの先端10cmほどに潤滑剤のゼリーをまんべんなくつけ，痛みや違和感の緩和に努める．われわれの施設では，オレンジ色のエネマシリンジのゴム球を握ることにより，バリウムを注入する．空気を入れたいときは尻弁側に液体が浸っていなければよい．

大腸の長さは個人差があるため，造影剤の注入量は同量ではないが，大腸の脾彎曲のあたりまで注入することが多い．注入後はローリングをするが，ローリングの方向はS状結腸の状態で決め，ゆっくり動いてもらう．

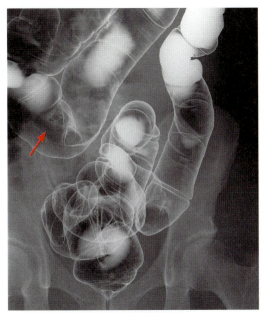

図3-10 下部消化管造影画像
残渣の疑い(➡)がある．

バルーンから空気を注入し，そのまま造影剤を上行結腸の方まで進め，腸を膨らませて撮影を開始する．腹部膨満感が患者の負担になるため，患者と会話しながら空気を入れる量を調整する．あとは体位変換しながらバリウムを移動させ，直腸→S状結腸→下行結腸→横行結腸→上行結腸・盲腸・虫垂・バウヒン弁の順に，さまざまな方向から撮影する（図3-10）．

最後に空気を入れてチューブを抜き，肛門近くの直腸を観察するため，もう一度直腸を撮影する．できるだけ排ガスを我慢してもらう．

③検査終了後

下部消化管造影後は基本的には下剤は服用しない．腹部膨満感を取り除くため，検査終了後に検査室内にあるトイレに入り，排便・排ガスを促す．日常の排便が不良で，バリウムの排出がむずかしい場合は医師に報告し，下剤の服用の有無を確認する．

検査当日は水分を多めに摂るようにし，検査直後の食事は消化のよいものを摂取するよう説明する．

5 看護のポイント

ブスコパン®やグルカゴンはそれぞれに禁忌があるため，確認を怠ってはいけない．グルカゴンを使用する患者で糖尿病を持病にもつ場合，食事，下剤の指示は主治医に確認する．また，ブスコパン®の副作用として，口渇感，心悸亢進，眼の調節障害があげられる．症状は徐々に落ち着いてくるが，検査後の車の運転は危険があるため，控えてもらう．

上部消化管造影時に発泡剤を服用する際は，迷走神経反射により意識消失が起こり転倒する可能性があるので注意を要する．バリウムは，最近はバニラなどの味や匂いがついていたりするが，粘度があるなど独特の食感があるため飲みづらい．発泡剤で胃を膨らませたあとに一気に飲むため，吐気を訴えることがあるので適宜対応する．

下部消化管造影前に摂取する低残渣食はいくつかの市販品もあるが，レシピもインターネットで公開されているのでそれらを使用してもよい．

前処置の下剤服用後の便の状態は，大腸内視鏡検査と同様，排出物が透明に近い液体であることが望ましいが，下剤により固形の便がほとんど排出されたと患者が感じられるようなときは検査を行う．そうでない場合は検査を開始するか，医師に相談する．

バリウムは消化されないので，上部消化管造影や下部消化管造影でバリウムを使用した場合は白い便となって排出される．検査後数日は水分を多く摂り，便の色の確認を指示する．検査翌日にも白い便が出ない場合は，市販の下剤を追加服用，もしくは主治医に連絡してもらう．食事の量が少ない場合は便の排出が遅れることもあるのでその旨も説明する．

4 超音波検査

1 超音波検査とは

　人が聞き取ることのできる音(20〜20,000Hz)を超えた周波数の音波(3.5〜20MHz)を体内に入射し、臓器などからの反射を受信することで波形または画像を形成する検査法である。

2 超音波検査の特徴

❶長所

- 非侵襲的：単純X線写真や透視検査、血管造影、X線CTと異なり、被ばくがない。
- 一部の特殊検査を除き、プローブを皮膚に当てるだけであるため、苦痛が少ない。
- 装置はCTやMRIに比べて安価である。
- 小型軽量のため、装置の持ち運びができる。
- プローブの位置を変えることで多方向からの観察ができる。
- ほぼリアルタイムの画像が得られる。
- 甲状腺や乳腺などの身体の浅い部位の臓器では、高い空間分解能で検査ができる。
- 超音波造影剤は、ヨードやガドリニウムアレルギーの患者でも使用できる。また、腎機能に与える影響が少ない[1]。

❷短所

- 見たい部位の前に骨や空気があると描出できず、肥満などで脂肪が厚いと画像が不良になる。
- 検査を行う人の熟達度に影響される。
- 所見の再現性、客観性にやや乏しい(病変の経過を追う場合などに、プローブを当てる角度などでみかけの大きさが変わってしまい、客観性に欠けることがある)。

❸検査部位による特徴

①頸部

- 甲状腺や唾液腺、表在リンパ節、頸動脈などの評価ができる。
- 体表臓器のため、高解像度で描出が可能。
- 表在のため、骨や空気による影響を受けない。
- とくに甲状腺については画像診断の第一選択となる[2]。

②心臓

- Bモードに加え、Mモードを使用する(76頁、図4-3参照)。
- 心臓の壁や弁の動きをリアルタイムでみることができる。
- カラードプラにより血流の評価ができる(76頁、図4-4参照)。

③乳腺

- 頸部と同様に表在臓器であり、高解像度での評価が可能。
- 表在のため、骨や空気などの影響を受けない。
- 超音波検査は、マンモグラフィでは描出しにくい比較的若年者の乳腺組織に埋もれた小結節の検出に有効であり、逆にマンモグラフィが得意とする微細石灰化については、超音波検査では評価しにくい[3]。
- マンモグラフィと異なり、X線による被ばくがない。
- マンモグラフィは乳腺全体を描出するために乳房を平たく圧迫する必要があり、場合によっては痛みを生じることがあるが、超音波検査では強い圧迫は不要。

④上腹部

- 肝臓、胆嚢、膵臓、脾臓、腎臓、副腎、腸管、腹部の大血管などの評価が可能。疾患によっては超音波で特徴的な所見が得られ診断に有用である。
- 基本的に吸気、場合によっては呼気での息止

めが必要.
- 著しい肥満の場合には描出が不良になる.
- 腸管内のガスにより目的臓器が見えないことがある.

3 超音波検査の実際

❶ 超音波検査の種類

超音波検査の種類として,腹部超音波検査,心臓超音波検査,表在超音波検査(甲状腺,乳腺,頸動脈など)などがあり,そのほかの特殊なものとして,内視鏡超音波(消化器,気管支など),婦人科領域(経腟エコー),眼科領域などがある.

❷ プローブの種類

それぞれの検査の種類により,最適のプローブを使用する(図4-1).一般的に使用されるプローブは,リニア型,コンベックス型,セクタ型の3種類である.このほかに内視鏡超音波などがある.

①リニア型
接触面が平らなプローブで,表在臓器で使用される.周波数は7〜10MHzである.周波数が高いため,空間分解能の高い検査ができる.

②コンベックス型
接触面が凸になったプローブで,主に腹部などの深部臓器の検査で使用される.周波数は3.5〜5MHzである.周波数を低めに設定してあるため,深部まで描出できる.

③セクタ型
細い棒状の,先端が凸になったプローブで,

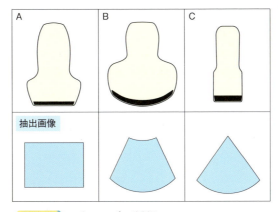

図4-1 プローブの種類
A:リニア型,B:コンベックス型,C:セクタ型.

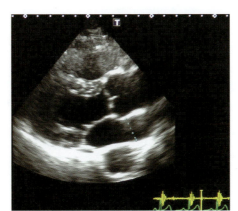
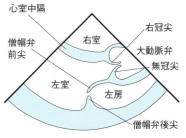

図4-2 セクタ型プローブによる超音波検査画像

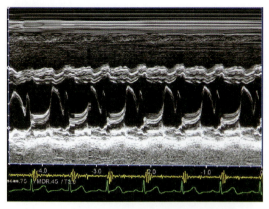

図4-3 Mモードによる超音波検査画像

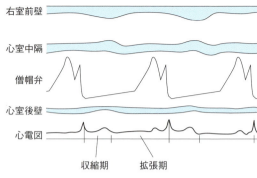

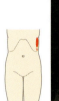

図4-4 カラードプラによる超音波検査画像

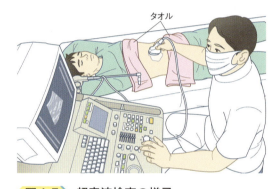

図4-5 超音波検査の様子

心臓超音波検査(図4-2),婦人科領域で用いられる.

❸ 表示法

①Bモード
平面の断層像を表示する.

②Mモード
一直線上の輝度の変化を,横軸を時間軸として表示する(図4-3).

③カラードプラ
血流を表示する(図4-4).

❹ 超音波検査室の概要

電源や操作,画像処理などを行う本体,直接患者に当てるプローブ,画像を確認するモニターからなる.そのほかに,電動リクライニング式の検査台,体位保持のためのクッション,ゼリー,タオルなどが準備されている(図4-5).

4 超音波検査の手順

❶ 検査前の準備

患者の入室,入院患者は状態に合った搬送方法,申し送りをする.

①患者への説明
検査時間は15〜30分程度で,痛みはほとんどないが,場合によっては少し強くプローブを当てる場合もあることを説明する.

②腹部検査の場合
4時間前から絶食(胃のガスを少なくし,かつ,胆嚢の収縮を避けるため),腹部以外の検査では,とくに食事止めは不要である.

③膀胱・前立腺の検査の場合

1〜2時間前より水分を摂り，その後，排尿はせずに膀胱内に尿をためておく．膀胱内バルーンがある場合にはクランプをしておく．

❷検査中

- 入院患者は患者認識用リストバンド，外来患者は外来票で確認し，さらに患者本人に生年月日，氏名を言ってもらう．
- 検査部位，検査目的の確認をする．
- 装置への患者登録をする．
- 患者を検査台へ移動させる(腹部検査では半坐位または仰臥位，図4-5)．
- 検査部の皮膚を露出させる．衣服が汚れないよう必要に応じてタオルで覆う．
- 検査部へのゼリーの塗布．
- 検査中は必要に応じて息止めや体位変換を行ってもらう．

❸検査終了後

- 身体に付着したゼリーをティッシュペーパーやタオルで拭き取る．
- 専用のウェットティッシュなどでプローブを清掃する．

5 看護のポイント

- 検査時間は15〜30分ぐらいである．この間の安静が可能か確認するとともに，自分で体位変換が困難な患者にはクッションなどにより補助する．また，点滴中の患者であれば残量などを考慮する．
- 衣服にゼリーが付着すると不快であるため，腹部検査では，上半身は脱衣するかタオルで覆う．また，ゼリーは保温器で事前に温めておき，最小限の量を使用する．
- 検査室の空調はやや高めに設定する．
- 患者の息止めは，例えば「腹式呼吸で」といっても理解されにくいことが多いため，「お腹を膨らませながら息を吸って」というように具体的な指示を出す．

引用・参考文献

1) European Society of Urogenital Radiology : ESUR Guidelines on Contrast Media
http://www.esur.org/guidelines/jp/index.phpより2019年4月30日検索
2) Ishigaki S et al : Multi-slice CT of thyroid nodules : comparison with ultrasonography. Radiation Medicine 22 (5) : 346-353, 2004
3) Kolb TM et al : Comparison of the performance of screening mammography, physical examination, and breast US and evaluation of factors that influence them : an analysis of 27, 825 patient evaluations. Radiology 225 (1) : 165-175, 2002

5 超音波内視鏡（EUS）

1 EUSとは

　超音波内視鏡を口または肛門から消化管内へ挿入し，消化管・縦隔・腹腔内の臓器や病変を調べる検査で，通常の検査室において外来でも施行可能である．

2 EUSの特徴

　消化管ガスや肋骨などの影響を受けずに詳細な観察が可能なため，とくに膵臓・胆道疾患の画像検査として普及している．通常の内視鏡検査では難しい粘膜下腫瘍の質的診断や消化管がんの深達度診断に優れており，治療方針を選択する際にも有用な情報である．

3 EUSの実際

　内視鏡の先端に振動子が配置された専用機と，通常内視鏡の鉗子孔から挿入する細径プローブがある．

❶通常観察

　専用機には，超音波ビームがスコープの軸に対して垂直・360度方向に放射されるラジアル走査式と，同軸・水平方向に放射されるコンベックス走査式がある（図5-1）．低周波数で広く深く観察することができるため，進行がんの深達度や膵臓・胆道・リンパ節など，ほかの臓器・組織を観察するのに用いる（図5-2A）．細径プローブは，高周波数で表層を詳しく観察できるので，消化管の早期がんの診断に用いることが多い．

❷超音波内視鏡ガイド下穿刺吸引

　超音波内視鏡ガイド下穿刺吸引（EUS-FNA）の適応は，治療方針を決定するうえで組織採取が必要な場合で，腫瘍性病変の鑑別診断・病理診断，がんの進展度診断が主な目的である．コンベックス走査式の専用機を用い，穿刺経路上に血管や他臓器がないことを確認のうえ，穿刺して組織を採取する（図5-2B）．

❸合併症

　主な合併症は，通常の消化管内視鏡検査と同様に，咽喉頭や消化管粘膜の損傷・穿孔，皮下または縦隔気腫，誤嚥性肺炎などである．EUS-FNAでは，穿刺した病変・臓器や穿刺経路上の消化管壁からの出血や感染症を合併したり，膵臓の病変を穿刺した場合には急性膵炎を合併することもある．

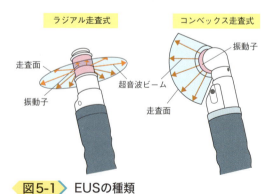

図5-1　EUSの種類

略語
◆EUS
超音波内視鏡検査：endoscopic ultrasonograpy
◆EUS-FNA
超音波内視鏡ガイド下穿刺吸引：endoscopic ultrasonograpy-guided fine needle aspiration

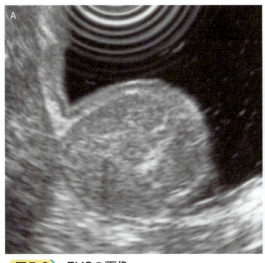
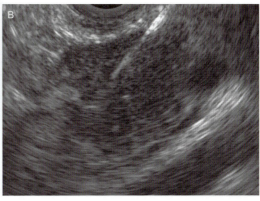

図5-2 EUSの画像
A:通常観察(胃粘膜下腫瘍), B:EUS-FNA(膵腫瘍).

4 EUSの手順と看護のポイント

❶検査前の準備

　患者が検査の目的，内容，注意事項について理解していることを確認する．検査当日は，食事を摂取すると検査視野が悪くなったり，誤嚥性肺炎などの合併症のリスクも高くなるため，検査終了まで食事ができないことを患者に説明する．内服薬の制限については医師に確認する．そのほか，咽頭麻酔薬などに対するアレルギーの有無を確認する．

❷検査当日・検査中

①検査当日

　食事を摂取していないことを確認する．
　鎮静下で行う場合は，検査終了後の安静時間や帰宅後も注意が必要なため，患者の検査後の予定を確認しておく．また，向精神薬や睡眠薬の使用の有無を確認し，鎮静剤拮抗薬の使用の可否について医師に相談する．
　検査直前は，患者の不安に配慮し，必要に応じて説明を補足する．

②検査中

　通常の消化管内視鏡検査と同様に，粘液除去や咽頭麻酔といった前処置を行い，検査中は自動血圧計・酸素飽和度モニターでバイタルサインを測定・記録する．患者の安全保持と，医師が検査に集中できるよう介助する．モニター結果を検査医に伝えるだけでなく，フィジカルアセスメントを行い，酸素投与や鎮静薬の追加が必要か医師と相談し実施する．呼吸状態の評価のため，呼吸回数や呼吸の深さといったフィジカルアセスメントも重要である．また，検査終了直後はベッドからの転落にも注意する．

❸検査後

　鎮静下で行った場合は覚醒したことを確認し，外来安静室あるいは病室へ車椅子またはストレッチャーで移動後，バイタルサインに注意しながら1時間ほど経過観察する．その後，外来患者は覚醒状況を確認して問題がなければ帰宅させるが，鎮静薬はその排泄に24時間ほどかかるため，帰宅後もふらつきや急な眠気といった諸症状に注意してもらう．また，患者が苦痛を伴う検査を乗り越えたことをねぎらう配慮も重要である．

6 内視鏡的逆行性胆道膵管造影(ERCP)

1 ERCPとは

内視鏡を口から十二指腸まで進め，内視鏡先端部からカテーテルを十二指腸乳頭経由で胆管や膵管に挿入し，造影剤を注入してX線画像で胆道や膵管を調べる検査である(図6-1)．通常は入院して行う検査であり，X線透視検査室で行う．

2 ERCPの特徴

診断と治療を行うことができる．診断としては，胆道および膵管などの先天異常などの形態異常，結石などの良性疾患の詳細，がんなどの腫瘍性病変を評価できる．胆汁や膵液を採取して細胞診を行ったり，組織の生検を行って病理検査をすることもできる．治療としては，専用の器材を用いて結石を除去したり，胆道・膵管のドレナージやステント留置を行う．

3 ERCP以外の手技

造影検査以外の代表的な手技を下記に示す．

❶ 内視鏡的乳頭処置

①内視鏡的乳頭括約筋切開術(EST)

十二指腸乳頭をパピロトミーナイフと高周波電流を用いて切開し，開口部を広げる．さらなる治療手技が可能となる(図6-2A)．

②内視鏡的乳頭バルーン拡張術(EPBD)

十二指腸乳頭の開口部を，拡張用バルーンカテーテルを用いて拡張する．さらなる治療手技が可能となる(図6-2B)．

❷ 結石除去術

胆管結石・膵管結石などをバルーンカテーテルやバスケットカテーテルを使って排石する(図6-3)．

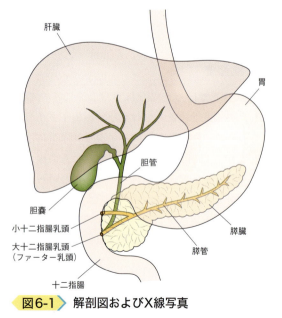
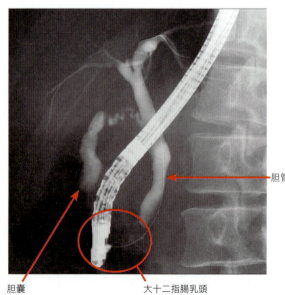

図6-1 解剖図およびX線写真

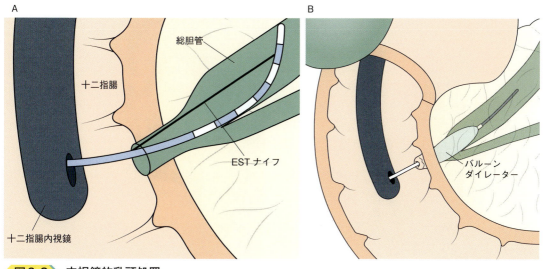

図6-2 内視鏡的乳頭処置
A：EST，B：EPBD．

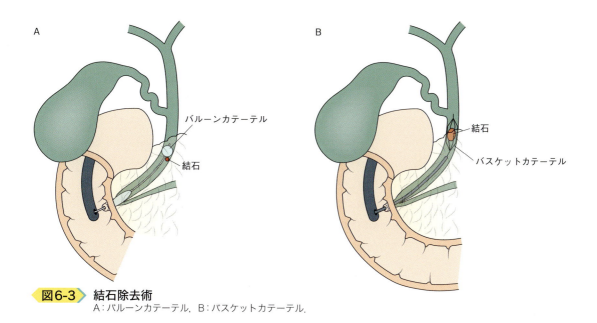

図6-3 結石除去術
A：バルーンカテーテル，B：バスケットカテーテル．

❸ドレナージ

①内視鏡的経鼻胆道ドレナージ（ENBD）

胆汁の流れが不良なときにドレナージチューブを胆管へ留置する．チューブの対側端を鼻腔に通し，体外に留置することで胆汁を排液できる（図6-4A）．

②内視鏡的胆管ドレナージ（EBD）

胆管狭窄に対してプラスチックステントや金属ステントを留置して，胆汁の通過を改善する（図6-4B）．

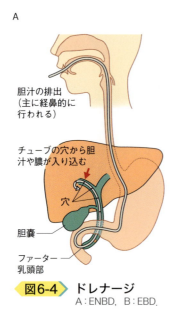
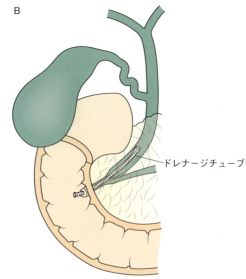

図6-4 ドレナージ
A：ENBD，B：EBD．

4 ERCPの手順

❶検査前の準備

①検査の説明
　医師が説明用紙を使用し，検査の目的や方法，合併症について説明を行い，患者および家族に同意書に自筆で署名をしてもらう．説明内容の理解度を確認し，検査に対する不安や疑問などがあれば，わかりやすい言葉で説明を補足し，不安の軽減を図る．

②検査前の準備・確認
①既往歴の確認をする．
・心疾患・緑内障・前立腺肥大・糖尿病・透析など．
・検査の際に，消化管の蠕動運動を抑えるためにアトロピン硫酸塩水和物やブチルスコポラミン臭化物を使用することがあるが，副作用として頻脈や不整脈が出現する可能性があるほか，前立腺肥大症では尿閉を起こし，緑内障では眼圧を高くするため禁忌である．
・この2剤を使用できない場合は，グルカゴンを使用することもある．グルカゴンは褐色細胞腫の患者では急激な血圧上昇を起こすことがあるため禁忌であり，二次性の低血糖を生じたり，糖尿病患者では血糖コントロールに影響を及ぼす可能性があるため，注意が必要である．

②血管確保をする．
・できるかぎり，上肢を曲げたり動かしたりしても安全な部位を選択する．静脈穿刺後，輸液を施行する．

③病棟での前投薬と検査室への持参薬の確認をする．
・鎮痛目的：塩酸ペンタゾシン（ソセゴン®），ペチジン酸塩酸塩注射液（タケダ）など．
・疼痛緩和，抗コリン作用目的：アトロピン硫酸塩水和物（アトロピン硫酸塩）．
・鎮痙，消化管運動抑制，胃液分泌抑制目的：ブチルスコポラミン臭化物（ブスコパン®），グルカゴン（グルカゴンGノボ）．
・鎮静目的：ベンゾジアゼピン系睡眠薬（ドルミカム®，サイレース®など）．
・中枢性呼吸刺激薬，鎮静薬拮抗薬：フルマゼニル（アネキセート®）．

④絶飲食の確認をする．
・食物残渣による検査視野の欠如，嘔吐による誤飲・窒息予防のため．

⑤内服薬の確認をする．

・抗血栓剤使用中は処置後，出血しやすいため．
⑥同意書（検査・鎮静薬）の確認をする．
・日付・医師および患者自署の確認をする．
⑦病歴，感染症の有無，アレルギーの有無，体重（鎮静薬投与量の目安），ペースメーカー挿入の有無（誤作動の可能性）の確認をする．
⑧義歯（誤飲と紛失防止），貴金属，湿布など（通電によるやけど）の除去を確認する．
⑨ボタン・金属のない検査着の着用を確認する．
・透視下で映し出されるため．
⑩検査室への申し送りの準備をする．
・チェックリストなどに患者情報を記入する．

❷ ERCP検査室への入室・申し送り

①入室時，患者確認をする．
・患者識別バンドで照合，氏名と生年月日を名乗ってもらう，など．
・患者が不安にならないように，担当者は挨拶をする．
・その後，病棟からの申し送りを聞く．
②病棟持参薬，同意書の確認をする．
・鎮静薬は必ず同時に二者でみて，指さし確認（ダブルチェック）を行う．
・薬品管理簿に日時・個数を記入し，両者でサインをする．
③チェックリスト内容と患者の状態とを照合し確認する．

❸ 検査中

①前処置から検査中

①消化管内の泡をなくすため，ガスコン®水を内服する．
・ジメチコン（ガスコン®）：胃内有泡性粘液除去剤
②咽頭麻酔を行う（キシロカイン®ビスカスの含嗽など）．
・リドカイン塩酸塩（キシロカイン®ビスカス）：局所麻酔薬
③点滴やチューブ類に注意しながら腹臥位へ体位を整える．
④自動血圧計・酸素飽和度モニターを上肢または下肢に装着する．
⑤マウスピースをくわえてもらい，ネーザルカニュラを装着して酸素投与の準備をする．
⑥左側臥位または腹臥位の体位をとったあと，鎮静薬を静脈注射し，鎮静状態になったことを確認してから検査を開始する．
・呼吸抑制，バイタルサインの変動に注意する．
⑦内視鏡挿入時，患者が刺激で顔を動かすことがあるため，患者の頭部と右頬部に手を添えて介助する．
⑧内視鏡が十二指腸乳頭部に到達後，カテーテルなどを用いて目的に合わせた検査・処置が施行される．
・検査の進行を把握しながら，モニターを観察する．
・造影剤：アミドトリゾ酸ナトリウムメグルミン（ウログラフィン®）と生理食塩水はあらかじめ，カラーシリンジに準備する．
・検査医・介助者が使用する．
⑨アレルギーの出現や穿孔出血などの合併症が発生したときは，急変時の対応をする．

②検査直後・検査室にて

①鎮静の解除のために，鎮静薬拮抗薬を静脈注射する．
②検査体位から体位変換の介助をする．
・検査後に仰臥位で透視撮影をする場合もある．
③検査後，ENBDなどでドレナージチューブの留置が必要な場合は医師の介助をする．
・口を開けて顔を動かさないように声をかけながら，顔を押さえる．
・チューブが抜けないように，鼻と頬にテープで固定する．

❹ 検査終了後

①呼吸・意識・全身状態の確認，悪心・腹痛の確認をする．
②覚醒状態に合わせて移動，介助や転倒・転落防止に努める．
③チューブ類の抜去防止に努める．
・流出物の性状・出血の観察をする．
④採血結果，食事・内服の開始を確認する．

5 看護におけるケアのポイント

❶検査前

患者が医師からの説明（検査の目的・内容・合併症など）を理解できたかなどを確認する．不安や説明不足な点はわかりやすく補足し，患者を支援する．また，検査が安全・安楽に行えるように準備を行う．

❷検査中

入室時より患者の不安の軽減に努め，安全・安楽な体位を保持し，検査が安全でスムーズに行われるように医師の介助を行う．また，患者の苦痛を取り除くため，鎮静薬を使用する．鎮静薬による呼吸抑制・血圧低下などに注意してモニターを観察し，異常の早期発見に努め，適宜報告し対応できるようにする．

❸検査後

鎮静薬の影響による転倒・転落を防止するとともに，検査後の悪心・腹痛・発熱などに注意する．ドレナージを留置した場合，チューブの抜去防止に努め，流出物の観察を行う．

ERCP後膵炎を発症することがあるため，検査後の腹痛にも注意する．

❹検査後〜翌日

前述のように，合併症として膵炎，胆管炎を起こすことがあるため，検査当日は絶飲食とし，採血を行う．引き続き，発熱，悪心，腹痛，採血結果などに留意して観察を行っていく．

📖 略語

◆**EBD**
内視鏡的胆管ドレナージ：endoscopic biliary drainage
◆**ENBD**
内視鏡的経鼻胆道ドレナージ：endoscopic nasobiliary drainage
◆**EPBD**
内視鏡的乳頭バルーン拡張術：endoscopic papillary balloon dilation
◆**ERCP**
内視鏡的逆行性胆道膵管造影検査：endoscopic retrograde cholangiopancreatography
◆**EST**
内視鏡的乳頭括約筋切開術：endoscopic sphincterotomy

7 超音波ガイド下の観血的手技

1 超音波ガイド下の観血的手技の特徴

❶適応できる臓器

　超音波ガイド下の観血的手技は，広範な臓器や疾患の対象となる．後述のCTガイド下の観血的手技は肺や骨を対象としても行えるが，超音波検査は空気や骨に対して適応できないことがほとんどで，それ以外の生検や細胞診，ドレナージなどで利用される．

❷頻度が多く見られる生検・細胞診など

　比較的の頻度が多いものを列挙すると，頸部リンパ節生検・細胞診，甲状腺生検・細胞診，胸水穿刺，膿胸のドレナージ，肝生検，肝膿瘍ドレナージ，腎生検，乳腺腫瘍生検・細胞診，腹腔や後腹膜腔の膿瘍ドレナージなどである．整形外科領域でも，軟部に発生した結節・腫瘤の生検・細胞診はよく行われている．

2 超音波ガイド下の観血的手技の実際

　穿刺針は超音波で先端がみやすい形状のものを利用する．具体的にはギザギザの加工を施してあったり，空気を部分的に含有するようにし，超音波検査で高輝度に描出され，もっとも重要な穿刺針の先端がどこに位置にするかを正確に把握できるように工夫されている．

> 📖 **略語**
> ◆ADL
> 日常生活動作：activities of daily living
> ◆CT
> コンピュータ断層撮影：computed tomography

　生検や細胞診は組織を採取後，すぐにホルマリンに入れ変性する前に固定できるように，ホルマリンを入れた容器を検査室に準備しておくことが必要である．膿瘍のドレナージは透視室で行うことが多く，超音波ガイド下で穿刺針を刺入し，内套と抜いて外套からガイドワイヤーを挿入し，その後は透視下で手技を行う．ドレーンの挿入部位の確認に造影剤を注入することも多い．

　また最近，中心静脈カテーテルの挿入にも，透視室にて超音波ガイド下で穿刺針を挿入することが標準化されてきた．穿刺針を内頸静脈や鎖骨下静脈に安全に刺入するためである．

　これらの手技中は，患者の急変に備え，必ず末梢血管を確保したうえで行う必要がある．

3 超音波ガイド下の観血的手技の手順

❶超音波ガイド下観血的手技前の準備

①検査の説明
・超音波をあてながら，針を刺す検査であることを説明する．

②注意事項の説明
・検査中は身体を動かさないことや，動かしたくなった場合は医療者に声をかけることを説明する．
・医師の指示のもと，検査前は食事止めとなることを説明する．

③検査前の準備・確認
1. 検査室での準備
　必要物品の準備を行う（ドレナージチューブ，生検針など，図7-1）．
2. 病棟での準備
・必要書類の準備をする（検査・治療同意書）．

- 検査指示の確認をする(鎮静・鎮痛薬,食事止め,内服薬の有無).
  - ＊降圧薬や心臓病薬は必ず服用する.
  - ＊抗凝固薬を内服している場合は休薬の確認をする.
- アレルギー既往の有無の確認をする(消毒薬,テープ類).
- 上肢挙上できるか,同一体位の維持が可能かADLの確認をする.

④検査室入室から検査中

- 患者に名乗ってもらい患者認識用リストバンドで確認する.
  - ＊入室前に排尿をすませてもらう.
- 検査台の上で生検部位に合わせた適切な体位(腹臥位・側臥位・仰臥位)をとる.
  - ＊検査中は体動できないため,はじめに安楽な体勢をとる.
  - ＊身体を動かしたい場合は声をかけるよう事前に説明する.
- モニター管理を行い,前投薬を開始する.
- 穿刺部位を露出し超音波検査の準備をする.
  - ＊超音波を当てる際,身体にゼリーを塗るため患者が驚かないよう声をかけてから行う.
- 位置が決定したら油性ペンで印をつけ,消毒後,清潔布をかける.
  - ＊顔を覆う場合は,息苦しくならないよう離被架などで工夫する.
- 医師が局所麻酔を行う.
  - ＊リドカイン塩酸塩(キシロカイン®)によるショックやアレルギー症状(血圧低下や冷汗など)がないか観察を行う.
  - ＊バイタルサインの急激な変動や意識レベルの低下,肺の場合は血痰などないか注意する.
- 医師が穿刺後,生検針やガイドワイヤーなどを挿入する.
- 生検の場合,医師が組織を採取したら20％ホルマリン液に入れる.
  - ＊組織を採取する際,生検針を操作する「バチン」という大きな音がすることをあらかじめ説明しておく.
  - ＊生検針抜去後,ガーゼ圧迫をしてテープで固定する.
- ドレナージの場合,ドレナージチューブを留置し,皮膚と縫合する.
  - ＊排液の色や性状の観察を行う.また,チューブが屈曲・抜去しないよう固定方法を工夫する.
- 挿入位置をマーキング後,穿刺部位をガーゼ

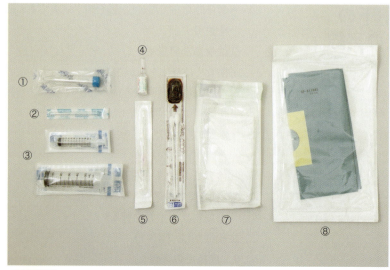

①滅菌スピッツ
②カテラン針(23G)
③シリンジ(10mL,50mL)
④局所麻酔
⑤穿刺針(クランプキャス)
⑥消毒
⑦滅菌ガーゼ
⑧丸穴布

図7-1 必要物品

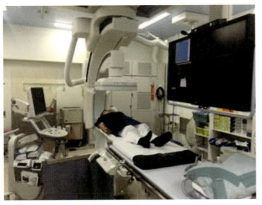

図7-2　患者を寝台に寝かせる

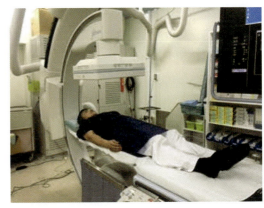

図7-3　穿刺・ドレナージする箇所の確認

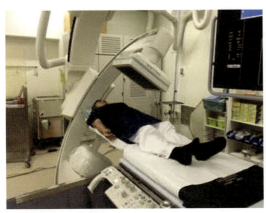

図7-4　回転撮影

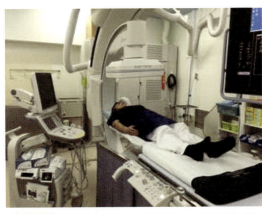

図7-5　穿刺・ドレナージチューブの挿入前

で保護し，テープで固定する．

⑤**手技の手順**
- Cアームを頭入れの状態にする．患者を寝台に寝かせる（図7-2）．
- 超音波および透視で穿刺・ドレナージする箇所を確認する（図7-3）．
- 穿刺・ドレナージチューブ挿入方向決定のための回転撮影を行う（図7-4）．
- 回転撮影した画像は専用のワークステーションに転送され，その画像をもとに医師が穿刺・ドレナージチューブの挿入方向を決定する．
- 穿刺方向はアンギオ装置に登録され，診療放射線技師は穿刺方向にCアームを動かす作業を行う．
- Cアームを動かすときは周りのものにぶつからないよう注意をはらう．
- Cアームが登録した角度になったら，超音波・透視で確認しながら穿刺・ドレナージチューブの挿入を行う（図7-5）．
- 最後に，目的部位に正しく穿刺・ドレナージチューブ挿入できているか，回転撮影を行って確認する．
- 回転撮影をした画像はワークステーションに

自動転送され，診療放射線技師が矢状断像，冠状断像，横断像の画像を作成し，画像サーバーへ転送する．

⑥検査後から病棟帰室後
- 絶対安静のため，ストレッチャーで移動する．
- バイタルサインを測定し，痛みや気分不快の有無を観察する．
- 医師に安静度を確認し，病棟に申し送りを行う．
    * ドレナージチューブを挿入した場合はチューブの固定位置を申し送りの看護師と確認する．
    * 安静時間は検査内容により異なるため医師に確認する．

4 看護のポイント

- 超音波ガイド下の場合はX線を使用しないため，患者の側で声をかけたり，寄り添うことが可能である．
- 痛みを我慢すると，迷走神経反射が起こり血圧低下や徐脈となるため，患者の側で観察を行う．
- 呼吸により臓器が動き，マーキング位置がずれてしまうため，穿刺時は呼吸を止めてもらう場合もある．看護師の声かけに患者が返答することで位置がずれてしまうことがあるため，不用意な声かけは控える．

引用・参考文献
1) 栗林幸夫監：IVRナビゲーション，p.70-73, p.177-178, 医学書院，2010
2) 山田彰悟, 高橋昭喜監：改訂版 IVR-手技, 合併症とその対策, p.378-391, メジカルビュー社, 2005
3) 坂本力監：ナースのためのIVRの実際と看護, p.224-227, 京滋IVR懇話会, 2007

8 CT

1 造影CTの手順

CTには単純CTと造影CTがある．ここでは，造影CTについて述べる．

❶CT検査前の準備

①検査の説明
医師が検査説明書を使用し，検査の目的・内容・造影剤使用について説明を行い，同意書にサインをしてもらう．説明後，検査の内容の理解度を確認し，検査に対する不安や疑問などがあれば，わかりやすい言葉で再度説明を行い，不安の軽減を図る．

②検査前の確認
造影剤の同意書(図8-1)・チェックリスト(図8-2)に沿って確認を行う．

看護師が下記の項目①〜⑤に沿って確認していく．造影CTにおいては，重篤な副作用に対する備えが必要である．

とくにアレルギー体質であったり，家族にヨード造影剤でショックを起こした人がいる場合は，重篤な副作用を起こす可能性があるため，問診を行うことは大切である．

また，以前問題なかった場合であっても，副作用が出ることもあるため，そのつど再確認が必要である．

> ①重篤な副作用を起こす可能性があるか
>   ①ヨード造影剤使用の既往・副作用の有無(副作用があった場合，造影剤の種類，副作用の症状を確認する．必要時，医師の指示により前投薬の投与を行う)
>   ②食物・薬物のアレルギーの有無
>   ③喘息の有無
>   ④血縁者の造影剤アレルギーの有無
>
> ②よりよい画像を得るための準備
>   ①体内金属の有無・ペースメーカー・ICD・CRTDの有無(手帳の持参を確認する)
>   ②体重の確認(適切な薬液の量を使用するため)
>   ③金属類やシップ・カイロの装着・貼付の有無
>   ④水分制限の有無(絶飲食や医師の指示で1日の飲水量が決められているかを確認する)と検査直前の飲水(消化管の描出をしやすくするため)の可否
>
> ③造影剤の身体への影響はないか
>   ①腎機能データの確認(6か月以内のeGFR・クレアチニン値を確認する)
>   ②肝障害・心疾患・カルシウム代謝異常・甲状腺疾患・糖尿病(ビグアナイドの内服は，前後48時間は休薬を確認する)の有無
>
> ④重篤な副作用が起こったときのための準備
>   ①検査前は3時間前から絶飲食になっているか確認(嘔吐，誤飲，窒息の予防)
>   ②ペースメーカーなどの機器担当者は検査室に待機できているか(設定確認できる)
>   ③(検査室の準備として)救急カート・生体観察モニター・酸素吸入・吸引の整備と管理
>
> ⑤その他
>   感染症の有無(院内感染対策室のマニュアルに従って対応する)

❷CT検査室への入室から検査中

①入室・案内・移動
・検査受付時と入室時に患者識別用リストバンドで照合(入院患者の場合)を行い，氏名，生

図8-1 同意書
（資料提供：東京女子医科大学病院）

図8-2 チェックリスト
（資料提供：東京女子医科大学病院）

> **略語**
> ◆CRTD
> 両室ペーシング機能付き植え込み型除細動器：
> cardiac resyncronization therapy defibrillator
> ◆eGFR
> 推定糸球体濾過量：estimate glomerular filtration rate
> ◆ICD
> 植え込み型除細動器：implantable cardioverter defibrillator

年月日を言ってもらい入室を行う（外来患者の場合，診察券で確認後，氏名を名乗る）．
・検査台に移動する際，ドレーンや点滴類に注意をはらい，患者に合わせた移動方法を選択し，安全に介助する．
・撮影部位により体位が異なるが，安楽な体位（図8-3）で撮影が行えるように，バスタオルや安楽枕などを使用してポジションを工夫する（頸部撮影時，義歯ははずす）．

②造影剤投与のための静脈穿刺
・アルコール綿やテープかぶれの有無を確認後，造影剤投与が可能な太さの留置針（20～22G）を挿入し，生理食塩水で逆血を確認後，スリルの確認をする（乳腺疾患やシャント肢

の確認を行い，反対側に挿入する）．造影剤は，インジェクター（自動注入器）を使用し，100～150mLを35～40秒前後で，高速注入するため，専用の耐圧チューブを使用する．また，高速注入することにより，血管外漏出を起こす可能性が高い．
・末梢ラインを挿入して来室した場合は，刺入部の発赤・腫脹・疼痛の確認を行う．また，造影用耐圧チューブの接続部のゆるみがないか確認を行う．

③撮影
・撮影中は頭や身体を動かさないように，適時声かけを行う．
・安静保持がむずかしい場合や，意識障害のある患者は状態に合わせて転落防止用ベルトを使用する．体動が激しい場合は鎮静を行うこともある（プロテクターを着用し，介助につくこともある）．
・造影剤注入時は身体が熱く感じるが一過性であるため，頭・身体を動かさないように説明

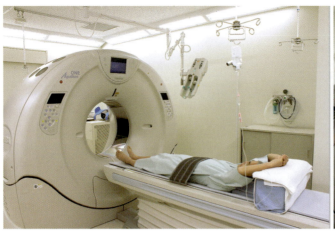
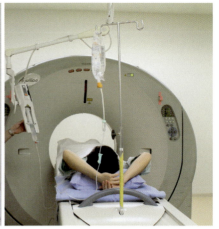

図8-3 バスタオルや安楽枕などを使用したポジションの工夫

する.
・造影剤をインジェクターにセットし注入する.
・疾患によっては造影剤注入時デュアルラインを使用する(生理食塩水で後押しする,図8-4).
・心電図同期(心電図モニター装着)を行う場合もある.

④トラブル発生時の対応
・造影剤注入中,穿刺部の痛みや違和感がないか確認を行い,腫脹や異常があれば注入をただちに中止し,医師に報告を行う.
・造影剤の血管外漏出時,医師は診察にてマッサージをしたり,穿刺部位から薬液をしぼり出したりする.看護師は患部を心臓より上に挙上し,冷罨法を行う.患者が心地よいと感じる温度(20℃前後)で実施し,冷やしすぎに注意する.また,水分が直接皮膚に触れると浸軟を引き起こし,障害が悪化する可能性がある.皮膚障害が強い場合や,神経障害の発症時,皮膚科または形成外科を受診することもある(図8-5).
・副作用は造影剤注入から5〜30分以内に現れる.咽頭違和感・くしゃみ・咳嗽・熱感・じん麻疹・瘙痒感・悪心・嘔吐・動悸があれば,ただちに医師に報告を行う(表8-1).
・造影剤の副作用のなかでも,早急に対応の必要な副作用にアナフィラキシー症状がある.

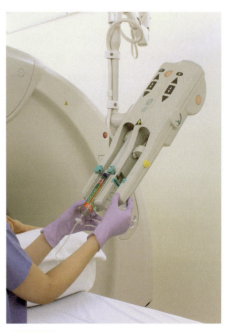

図8-4 デュアルタイプの注入装置
造影剤と生理食塩水のシリンジをセットできる.

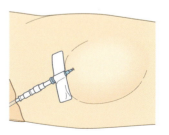

図8-5 血管外漏出

表8-1 造影剤副作用の重症度分類

重症	中等症	軽症
・低血圧性ショック ・肺水腫 ・呼吸停止 ・心停止 ・けいれん	・一過性意識消失 ・嘔吐 ・じん麻疹 ・顔面浮腫 ・喉頭浮腫 ・気管支けいれん	・悪心・嘔吐(1回) ・じん麻疹(一過性) ・かゆみ ・紅潮 ・発汗

表8-2 造影剤副作用への対処に必要な薬剤

①輸液製剤	生理食塩水, 乳酸リンゲル液, 酢酸リンゲル液	
②抗ヒスタミン薬	マレイン酸クロルフェニラミン(ポララミン®)	
③アナフィラキシー初期治療薬	エピネフリン(ボスミン®)	
④β2作動薬	サルブタモール(サルタノール®, ベネトリン®)	
⑤昇圧剤	ステロイド(ソル・コーテフ®, ソル・メドロール®など)	

かゆみ・じん麻疹・顔面浮腫・喉頭浮腫などが現れたときは, 造影剤の注入をただちに中止し, 末梢ラインは抜かない. 生体観察モニターを装着し, 脈拍・血圧・呼吸・意識などの全身状態の観察を行い, 医師に報告する. 急変時の対応に準じた処置・記録を行う. 緊急コールとして, 院内の専門医師や看護師に救護を求める(表8-2).

❸CT終了後

・副作用の有無を問診し, 観察しながら, 検査台を動かし体位を戻す.
・末梢ラインを抜き, 止血の有無を確認する(抗凝固薬の内服中は後出血に注意する).
・急激に立ち上がると起立性低血圧が起こる危険性があるため, 一度坐位をとり, 嘔吐・めまいなどがないことを確認してから検査台から移動する.
・造影剤による副作用の出現を軽減させるため, 検査後には食事開始可能であること, 水分を十分に摂取するよう説明する(水分制限が必要な患者を除く).
・副作用は検査終了後1時間後~3日後に現れることもある(遅発性アレルギー). 検査終了後に倦怠感, 浮腫, 湿疹, 瘙痒感などの症状が出た場合は, すみやかに受診するよう説明する.
・授乳中の患者には, 造影剤注入後48時間あけて, 授乳することを説明する(授乳の前には搾乳し捨てることも説明する).

2 看護のポイント

❶検査前

検査が安全に行われるために, わかりやすく検査の説明をする. 患者の理解度と反応を確認し, 不安, 不明点が軽減できるように支援する. 検査前の食事止め・内服薬・前投薬の指示の確認と実施内容を安全に実施できるように支援する.

❷検査中

異常の早期発見に努め, 造影剤によるアナフィラキシー症状の観察と出現時の対応を心がけて事前に準備しておく. 検査中の患者の不安や苦痛の訴えに対応し, 安全で安楽な体位で撮影が行えるよう介助する.

❸検査後

遅発性アレルギーの出現についての説明, 水分摂取の必要性や食事の説明をわかりやすく行う.

引用・参考文献

1) 東京女子医科大学病院看護部編著:Primary Nurse Seriesよ~くわかる臨床検査の看護ー疾患別検査と前・中・後のケア, p.61-64, 中央法規, 2009
2) 福田国彦:臨床放射線医学 (系統看護学講座 別巻), 医学書院, 2016
3) 東京女子医科大学病院 医療安全対策室ホームページ:アナフィラキシーへの対応マニュアル. 2019年3月2日検索
4) 東京女子医科大学病院 医療安全対策室 医薬品安全管理責任者 薬剤部:薬剤(抗悪性腫瘍薬を除く)の血管外漏出の予防及び対応マニュアル. 2019年4月28日検索

9 CTガイド下の観血的手技

1 CTガイド下の観血的手技の特徴と実際

　CTガイド下の観血的手技は「第3章-7超音波ガイド下の観血的手技」に比べて，CT室を一定時間占拠することや手技による患者や医療従事者の被ばくの問題がある．肺生検（図9-1）や胸腔ドレナージなどは超音波ガイド下では行えないことが多く，CTガイド下で行われることが多い．骨盤腔の病変も骨に囲まれたスペースであるため，CTガイド下で穿刺やドレナージが行われることが多い．

　また，超音波では骨は描出されず，病変部位の同定が困難であるため，骨の生検はCTガイド下で行うことが多い．そして，緩和ケアにおける疼痛緩和の目的で，腹腔神経叢のブロックを行うことがあるが，この場合も透視下やCTガイド下で穿刺針を刺入する．

2 CTガイド下の観血的手技の手順

1 検査前の準備

①検査の説明
　CTガイド下の観血的手技はCT装置で身体の断面像を見ながら病変部に針を刺す検査であり，以下の手順で行うことを説明する．
- 針を刺す部分周辺のCT画像を撮影する．
- 目的部位が写ったCT画像を参照し，針を刺す最善の経路を画面から決定する．
- CT画像を見ながら，呼吸停止下のもと針を刺す．

②注意事項の説明
- 検査中は身体を動かせないことや，動かしたくなった場合は医療者に声をかけるよう説明する．
- 医師の指示のもと，検査前は食事止めとなることを説明する．

③検査室での準備
　必要物品の準備を行う（図9-2）．

④病棟での準備
- 必要書類の準備をする（検査・治療同意書）．
- 検査指示の確認をする（鎮静・鎮痛薬，食事止め，内服薬の有無）．
  ＊降圧薬や心臓病薬は必ず服用する．
  ＊抗凝固薬を内服している場合は休薬する．
- アレルギーの既往の有無を確認する（消毒薬，造影剤，テープ類）．
- 上肢挙上できるか，同一体位の維持が可能かADLの確認を行う．

2 検査室入室から検査中

- 患者に名乗ってもらい患者認識用リストバンドで確認する．
  ＊入室前に排尿をすませてもらう．
- CT検査台の上で生検部位に合わせた適切な体位（腹臥位・側臥位・仰臥位）をとる．
- モニター管理を行い，前投薬を開始する．
- 穿刺部位を露出し消毒の準備を行う．

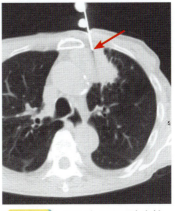

図9-1　CTガイド下肺生検
胸骨左側から肺腫瘍に生検針が刺入されている（→）．

- 穿刺位置を決定するため，皮膚にCTガイド用表面マーカーを貼り，CT撮影を行う．
- CT撮影で位置が決定したら油性ペンで印をつけ，消毒後，清潔布をかける．
  * 顔を覆う場合は，息苦しくならないよう離被架などで工夫する．
- 医師が局所麻酔を行う．
  * リドカイン塩酸塩（キシロカイン®）によるショックやアレルギー症状（血圧低下や冷汗など）がないか観察を行う．
  * バイタルサインの急激な変動や意識レベルの低下，また肺生検の場合は血痰や呼吸苦がないか注意する．
- 医師が穿刺後，生検針やガイドワイヤーなどを挿入する（図9-3）．
  * 痛みを我慢すると，迷走神経反射が起こり血圧低下や徐脈となるため，患者の側で観察を行う．
- 生検の場合，医師が組織を採取したら20％ホルマリン液に入れる．
  * 組織を採取する際，生検針を操作する「バチン」という大きな音がすることをあらかじめ説明しておく．
  * 生検針抜去後，ガーゼ圧迫をしてテープで固定する．
  * 出血があり止血が必要な場合は，塞栓物質（血管内塞栓促進用補綴材）を使用することがある．
- ドレナージの場合，ドレナージチューブを留置し，皮膚と縫合する．
  * 排液の色や性状の観察を行う．また，チューブが屈曲・抜去されないよう固定方法を工夫する．
- 挿入位置をマーキング後，穿刺部位をガーゼで保護し，テープで固定する．

❸ 検査終了から病棟帰室後

- 絶対安静のため，ストレッチャーで移動する．
- バイタルサインを測定し，痛みや気分不快の有無を観察する．
- 医師に安静度を確認し，病棟に申し送りを行う．
  * ドレナージチューブを挿入した場合はチューブの固定位置を申し送りする看護師と確認する（図9-4）．
  * 安静時間は検査内容により異なるため医師に確認する．
  * 安静中は，ガーゼ上での出血や腫脹の観察を行う．
  * 肺生検の場合，激しい咳や深呼吸は避けるよう説明する．

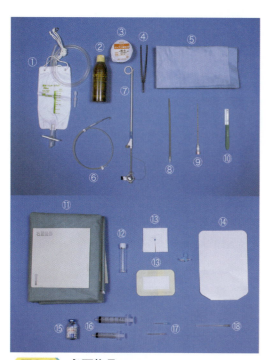

図9-2 必要物品
①排液バッグ，②消毒液（Jヨード®液10％），③綿球，④鑷子，⑤滅菌シート，⑥ガイドワイヤー，⑦ドレナージカテーテル，⑧ダイレーター，⑨穿刺針，⑩メス，⑪穴あき滅菌ドレープ，⑫検体容器，⑬固定用テープ，⑭フィルムドレッシング材，⑮リドカイン塩酸塩（キシロカイン®注射液1％），⑯シリンジ（10mL，20mL），⑰注射針（18G，23G），⑱カテラン針（22G）．

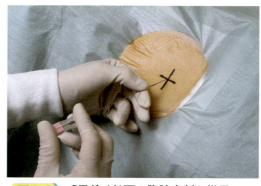

図9-3 CTガイド下の腹腔穿刺の様子

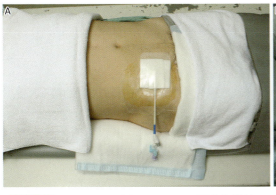 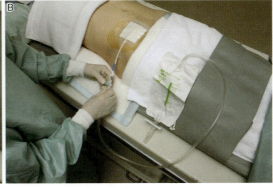

図9-4 ドレナージカテーテルの固定と排液バッグへの接続
A：刺入部の固定・保護，B：ドレナージカテーテルを排液バッグに接続する．

3 看護のポイント

❶ 看護師自身のポイント

CTガイド下の場合，X線を使用するため，看護師自身の被ばく防護を意識して看護を行う．

❷ 患者に向けたポイント

検査中は体動できないため，はじめに安楽な体勢をとる．また，検査中に身体を動かしたい場合は声をかけるよう事前に説明する．

呼吸により臓器が動きマーキング位置がずれてしまうため，穿刺時は呼吸を止める場合もあることを伝える．看護師の声かけに患者が返答することで位置がずれてしまうことがあるため，不用意な声かけは控える．

引用・参考文献

1）栗林幸夫監：IVRナビゲーション，p.70-73，p.177-178，医学書院，2010
2）山田彰悟ほか監：改訂版 IVR—手技，合併症とその対策．p.378-391．メジカルビュー社，2005
3）坂本力監：ナースのためのIVRの実際と看護．p.224-227，京滋IVR懇話会，2007
4）真船健一編：消化器ビジュアルナーシング．学研メディカル秀潤社，2015

略語

◆CT
コンピュータ断層撮影：computed tomography

10 MRI

1 MRIとは

　MRIは生体(患者)を強い磁場の中に置き,電磁波を照射することにより体内の水素原子から出される反響信号を画像化したものである.

❶原理

　自然状態では,体内の水素原子核はそれぞれバラバラな方向を向いている.そこに強力な磁場を与えると,水素原子核は一斉に同じ方向を向く.さらに電磁波(RFパルス)を当てると水素原子核が一斉に,電磁波の強さによりある特定の方向を向く(磁気共鳴現象).そして,電磁波を切ると,水素原子核は強力な磁場を与えられた状態に戻る.このときの水素原子核の戻り方の緩急によって生じる受信電波の強弱により画像コントラストをつけ,疾患の形態を表す.また,このときの急激な磁場変化により,かなり大きな音が生じる.

❷MRIに使用されている磁石

　主に永久磁石(低磁場オープン型MRI装置)と超伝導磁石(高磁場MRI装置)の2種類である.超伝導磁石は検査していないときでも常に高磁場が発生しているため,入室の際は検査時と同様の注意が必要である.MRI装置を図10-1に示す.

2 MRIの特徴

　MRIの特徴には以下のようなものがある.
・X線を使用しないため,被ばくがない.
・非常に高い分解能で,局所解剖,病態変化,動態などをみることができる.
・急激に磁場を変化させるため,大きな音(工事現場のような音)が出る.
・横断像のみでなく,任意の断面が得られる.
・撮像法には,基本的なT1/T2強調画像,ガドリニウム化合物を用いた造影剤増強像などがあり,さまざまなコントラストの画像が取得できる(第4章5参照).
・強力な磁場が発生しているため,金属製品の持ち込みはできない.医療機器も持ち込みに制限がある.
・検査時間が長い(約30〜60分).
・円筒状の装置内に入るため,狭く圧迫感がある.

3 MRIの実際

　強力な磁場が発生しているため,金属製品はすべて取り除き,検査室には持ち込まない.金属製品の持ち込みは吸引や吸着を招き,事故の原因となる.医師,看護師,検査スタッフも同様に持ち込み禁止である.とくに体内金属については,熱傷や移動のリスクがあるため注意が必要である.そのため,体内金属の有無が不明な場合,MRIは実施するべきではない.しかし,

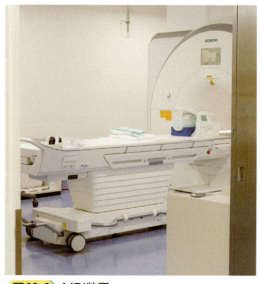

図10-1 MRI装置

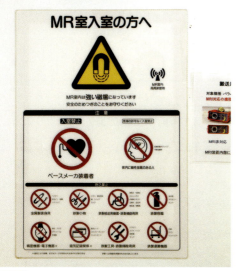

図10-2 検査室扉の注意事項

体内金属の材質によっては，検査可能なものもある．ただし，検査が可能であっても画像への影響は考慮しなければならない（図10-2）．

4 MRIの造影剤について

造影剤は画像のコントラストを変化させ，より情報を増やすために使用される．MRI用造影剤には，静脈内投与されるガドリニウム造影剤（Gdキレート剤，肝特異性造影剤）および経口消化管造影剤〔ボースデル®（塩化マンガン四水和物内用液）〕がある．ガドリニウム造影剤は通常0.2mL/kgで投与され，24時間以内にその約90％以上が尿中に排泄される．

また，肝特異性造影剤は0.1mL/kgで投与され，4日目までに約60％が尿中に，約40％が糞便中に排泄される．造影剤は，そのほとんどが尿中に排泄されるため，腎機能低下のある場合は使用できないことがある．

〈造影剤使用にあたり注意すべき患者〉
① 重篤な腎機能障害がある患者
　腎性全身性線維症・急性腎不全の発現リスクがある．
② 以前にガドリニウム造影剤を使用し副作用・アレルギー症状があった患者
③ 気管支喘息の患者
　喘息発作を誘発する．
④ 重篤な肝機能障害がある患者
　肝機能へ影響を及ぼす可能性がある．
⑤ 全身状態の不良な患者

5 MRIの手順

❶ 検査前の準備

①検査の説明

検査説明書（図10-3）を使用し，MRIの概要・目的・内容・注意事項（当日の食事，内服薬など）について説明する．造影検査の場合は，造影剤についても説明する．説明後，検査内容を理解しているか確認し，検査に対する不安に配慮し，必要に応じて説明を補足する．

②注意事項の説明

- 検査中は大きな音がするため，耳栓やヘッドフォンを使用し，狭い筒状のところに約30～60分横になっていなければならないことなどを説明する．
- 金属製品はすべて取り除いて検査することを説明する．
- 造影剤を使用する場合は，腎機能障害の有無，造影剤による副作用の既往の有無，気管支喘息，アレルギー体質，薬物過敏症について確認する．
- 検査前の食事・飲水制限，内服については，医師の指示による．検査前一食は，絶食となる場合と飲水のみ可能である場合がある．
- ガドリニウム造影剤は，尿路血管用ヨード造

MRIを受けられる方へ

登録番号：
患者氏名：　　　　　　　　　　　　　　　　　（生年月日　　　　　性別　　　　）
予約日時：

> 来院時間：予約時間の**30分前**までに，下記の受付にお越しください．
> ※遅れた場合，開始時間の変更または検査取り消しになることがあります．
> ※当日の緊急検査により，検査開始が予約時刻よりかなり遅れる場合があります．
> 検査場所：予約票 or 基本スケジュールに印字されているMRI検査室
> ※造影剤使用の場合は同意書に署名のうえ，検査当日に持参してください．

【検査時の注意事項】
◆以下の方は検査ができない場合があります．事前に主治医とご相談ください．
　①体内金属がある方（心臓ペースメーカー，植込み型除細動器，人工内耳，人工関節，脳/内視鏡クリップなど）
　※特に型名や材質が不明な場合，クリップの装着時期などによりキャンセルとさせていただく場合があります．
　②閉所恐怖症の方
　③妊娠中または妊娠の可能性がある方
◆食事：A. 造影検査および腹部・骨盤検査（造影検査の有無にかかわらず）
　　　　→食事は予約3時間前までに済ませてください．
　　　　飲水は予約30分前まで（MRCPは原則3時間前）から控えてください．
　　　B. 上記A以外→制限はありません．
◆内服薬：主治医の指示がない限り，通常どおり服用してください．
◆検査時間：部位や目的により異なりますが，通常30〜60分前後です．
◆検査前に問診を行います．検査部位に限らず，手術歴・体内金属の有無をお知らせください．
◆検査部位に限らず以下のものを外し，必要に応じて検査着に着替えていただきます．
　（例）アクセサリー類，金具の付いた下着類，保温下着，ヒートテック素材，カラーコンタクト，義歯，化粧など
　※化粧品は画像不良や熱傷を引き起こす可能性があります．違和感がある場合はお申し出ください．
◆貼付剤（ノルスパンテープ・ニトロダーム・ニコチネルパッチ・湿布・エレキバンなど）や創傷保護剤は剥がしていただく場合があります．取替え用をご持参ください．検査室では用意できませんのでご注意ください．
◆授乳中で造影検査をされる方は，造影剤使用後48時間は授乳できません．事前に搾乳などの準備をお願いします．
　また，造影剤使用後48時間以内の母乳は捨ててください．

（本文の内容の一部は院内マニュアルより転載）

（外来）
・予約の変更と取り消し
予約センター　●●-●●●●-●●●●
受付時間　月〜金 9：00〜16：00
　　　　　土　　9：00〜12：00
・その他お問合せ
総合外来センター各階ケアルーム
代表　●●-●●●●-●●●●

（入院）
・各病棟

図10-3 東京女子医科大学病院で用いられている検査説明書

影剤と比べて投与量が少ないため，腎機能に対する影響は少ないとされている．
・患者が女性の場合は，あらかじめ妊娠の有無を確認し，検査前に主治医に報告する．妊娠中の場合は検査できないことがある．
・造影剤は母乳中にも排泄されるため，造影剤使用後48時間は授乳を中止し，その間の母乳は廃棄する．また，必要に応じて，事前に搾乳などの準備が必要となる．

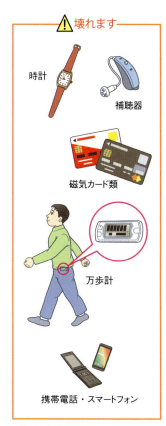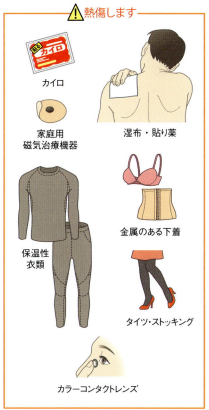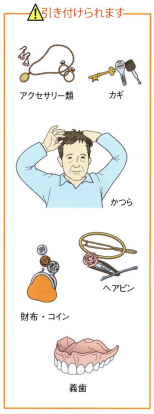

図10-4 MRI前にはずすもの

〈取り除く金属製品の例〉
　補聴器，アクセサリー類，時計，眼鏡，ヘアピン，義歯，カイロ，家庭用磁気治療機器（ピップエレキバンなど），カラーコンタクトレンズ，携帯電話，磁気カード類，金属がついた衣服，保温性衣類など．

　使用している医療機器類のうち，金属製のものを確認し取りはずす．はずせないものがある場合は医師に確認する．義眼，入れ墨，化粧品（眉墨，アイライン），一部の貼付剤などは熱傷の原因となる．また，金属はノイズとなり，検査の障害，装置故障の原因につながる（図10-4）．

〈取りはずし可能な医療機器や医療材料〉
　輸液ポンプ，人工呼吸器，心電図モニター送信機/電極，血圧計，血糖測定器など（図10-5）．

〈体内に埋め込まれている医療用金属材質〉
　ペースメーカー，埋め込み型除細動器，人工内耳，人工関節，ステント，脳動脈瘤クリップ，コイル，避妊リング，一部の心臓人工弁など（図10-6）．

③検査前の確認
・造影検査の場合，腎機能，食事・飲水制限ができていることを確認する．
　＊重症腎機能障害患者に対するガドリニウム造影剤使用によって，腎性全身性線維症の発現のリスクが上昇することが報告されている[1)～3)]．
・患者情報（感染症の有無，意識障害・麻痺の有

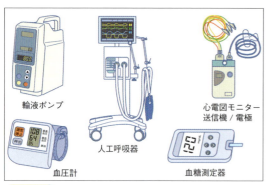

図10-5 持ち込み不可の医療機器

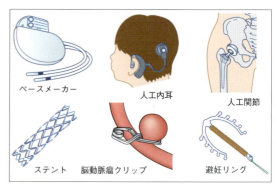

図10-6 持ち込み注意の体内インプラント

無，手術歴，妊娠中および妊娠の可能性の有無，入れ墨の有無，閉所恐怖症の有無など）を確認する．
- 排尿を済ませてもらう．
- MRIチェックリスト（図10-7）を用いて，金属製品がすべてはずされているか確認する．
- 検査着に着替えてもらう．
- アレルギー問診の内容，MRI造影剤の説明書・同意書（図10-8）の確認を行う．
- 耐圧性能の高い点滴ルートを使用する．

❷検査室入室から検査中

①検査室入室

- 患者の状態に合わせた移送方法を選択する．
  - ＊その際，MRI用車椅子，MRI用ストレッチャーなど，MRI専用のものを使用する．
  - ＊また，点滴スタンドやパルスオキシメータ（図10-9）などの機器を使用している場合も，同様にMRI専用のものに取り替える．
- 患者氏名をフルネームで確認する（指さし呼称確認）．
  - ＊患者に氏名，生年月日を言ってもらう．
  - ＊入院患者は，患者認識用リストバンドで確認する．
  - ＊外来患者は，診察券と受付票の登録番号で確認する．
- MRIチェックリストの内容確認，問診，カルテ・画像を参照し，金属製品の確認を行う．
  - ＊介助する医療スタッフ自身が身につけているものも最終確認を行う．

- 酸素ボンベ使用時は検査室外ではずし，検査室内のセントラルの酸素に接続する．

②検査中

- 検査台へ移動する．その際，転倒しないようゆっくり注意深く介助する．
  - ＊急な動作は起立性低血圧などを起こす可能性があるため注意する．
  - ＊安楽な体位で検査が行えるようポジションを工夫する．
- 意識状態が悪い患者や鎮静薬を使用しての検査では，必要なモニターを装着し，経過を記録しながら患者観察を行う．
  - ＊とくに小児の鎮静においては呼吸終末二酸化炭素モニター（カプノメータ）による換気の持続的な監視が望ましい[4]．
- 検査を開始していくうえでの注意事項を説明する．
  - ＊撮影中は身体を動かさない（手足を組まないなど）ようにする．
  - ＊造影剤注入後に気分不快がある場合には，すぐに知らせるよう伝える．
    例：アレルギー反応（くしゃみ，咳嗽，熱感，瘙痒感，嘔気・嘔吐，動悸など）
  - ＊注射部位に急激な痛みや違和感が生じた場合にはすぐに知らせるように伝える．
- 検査に必要なコイルをセッティングする（図10-10）．検査時間が長いことを考慮し，無理な姿勢にならないよう工夫し確認する．
- 検査中は患者の状態を観察する．
  - ＊造影剤使用時は投薬後に，血管痛の有無や

MRIチェックリスト

使用ロッカー　No. ＿＿＿＿＿

検査部位　＿＿＿＿＿
造影　　　　無・有・一任
身長　　　cm　体重　　　kg
患者さん待機場所　廊下・更衣室

氏名　＿＿＿＿＿
予約日時　＿＿＿＿＿

患者さん情報(同意書確認□)	
外来(受付表)	無・有
入院(認識バンド)	手(右・左)　足(右・左)
移動方法	歩行・車椅子・ストレッチャー　補助・全介助
意識障害	無・有
麻酔部位	無・有　部位(　　　　　　　　　　)
MRI検査歴	無・有
手術歴	無・有　部位(　　　　　　　　　　)
妊娠中(14週以内)または妊娠の可能性	無・有
心臓ペースメーカーなどの電子機器の装着	無・有
感染症	無・有・未検
造影剤同意の取得	済・不要
検査の同意	無・有
閉所恐怖症	無・有
入れ墨・眉墨	無・有　部位(　　　　　　　　　　)
歯磁性体アタッチメント	無・有　　　　　　　　　時期(　　　　)
脳室シャントバルブ	無・有
人工内耳	無・有　　　　　　　　　時期(　　　　)
内視鏡クリップ(カプセル内視鏡含む)	無・有
体内金属	無・有　部位(　　　　　　　　　　)

除去が必要な貼付剤(あればチェック時に外し，持ち帰ってもらう)	
ノルスパンテープ　フェントステープ　ケトプロフェンテープ	下記は検査可
ニトロダームTTS　バソレーターテープ	デュロテップMTパッチ
ミリステープ　ホクナリンテープ	無・有　ユーパッチテープ(ペンレステープ)
ニコチネルTTS　メノエイドコンビパッチ	硝酸イソソルビドテープ(フランドルテープ)
ネオキシテープ　エストラーナテープ	※医療者が　イクセロンパッチ
ドレニゾンテープ　パッチテストテープ	除去する　ビソノテープ
ニュープロパッチ　ツロブテロールテープ	ワンデュロパッチ

検査後注意を要するもの		
授乳	無・有	(造影剤使用後48時間，授乳禁止を説明)

体内金属の有無		
心臓人工弁	無・有	時期(　　　　)
脳動脈瘤クリップ	無・有	時期(　　　　)
人工関節	無・有	時期(　　　　)
固定用プレート	無・有	時期(　　　　)

留置後経過時間によって検査不可なもの		
下大静脈フィルタ(禁忌な種類あり)	無・有	時期(　　　　)
血栓コイル	無・有	時期(　　　　)
止血クリップ(禁忌な種類あり)	無・有	時期(　　　　)
ステント(禁忌な種類あり)	無・有	時期(　　　　)
歯科矯正	無・有	時期(　　　　)
避妊リング	無・有	時期(　　　　)

造影検査(同意書確認□)	
経静脈投与	右・左　どちらでも　ラインあり
アルコール綿使用	可・不可
テープかぶれ	無・有
金属アレルギー	無・有

入室前確認
ヘアピン　ピアス　ネックレス　ブラジャー　ベルト　カラーコンタクト
補聴器　時計　財布　磁気カード　携帯電話　カギ　ライター　万歩計
インプラント(人工歯根)　エレキバン　シップ　カイロ　つけまつげ
ヒートテック様素材品　保温下着　遠赤外線下着　タイツ　ストッキング

検査室内ではずすもの
義歯　かつら　メガネ　マスク　装具　コルセット

チェック年月日　＿＿＿＿＿　確認者(　　　　　　)(　　　　　　)

20●●.●.●●作成

図10-7 東京女子医科大学病院で用いられているMRIチェックリスト

第3章　画像診断とケア

MRI造影剤の説明書・同意書

登録番号：　　　　　　　　　　　　検査日：
氏名：　　　　　　　　　　　　　　（複数の検査で用いる場合は，上記に最後の検査の年月日を記載）
（生年月日　　　　　　性別　　　　　　）　　　※本同意書は上記の最新の日付から3か月間
　　　　　　　説明医師：　　　　　　氏名＿＿＿＿＿＿＿＿＿＿＿PHS

（造影MRI 検査を受ける場合は下記事項を確認のうえ記入し，検査時に必ず持参してください）

造影剤とは，画像を見やすくし病気の診断を正確に行うための薬です．健康な方では静脈内に注射後24時間で大半が腎臓から尿として排泄されます．造影剤を使用した場合，下記のような副作用が出る可能性があります．造影検査の必要性がこのリスクを上回る場合に造影剤を使用することになります．

- 0.05～0.5%未満の割合で吐き気，嘔吐，気分不快，じんま疹，かゆみなど軽度の副作用．
- 0.1%未満の割合で血圧低下によるショック，のどの粘膜の腫れによる呼吸困難などの重い副作用，ごくまれに死亡例も報告されています．
- 授乳中の方は造影剤注射後48時間は授乳できません．事前に搾乳など準備してください．
- 高度腎機能低下（eGFR30未満）や透析中の方は造影剤使用により腎性全身性線維症（NSF）という重篤な副作用のリスクがあるため使用できません．必ず主治医にお申し出ください．

現在のところ，副作用の発生を正確に予知する手段がありません．以前の検査で副作用があった場合やぜんそく，アレルギーがある方は，造影剤使用時に副作用発生の頻度が高くなります．下記の項目で（有）がある場合は，造影剤が使用できなかったり，使用に制限が加わることがあります．もし副作用が起きた場合には適切に対応します．

①MRI造影剤使用の既往　　　　　　（有・無・不明）　副作用(有・無)
　　副作用の内容（　　　　　　　　　　　　　　　　　　　　　　　　　　　　　　　）
②CT造影剤（ヨード造影剤）使用の既往　（有・無・不明）　副作用(有・無)
　　副作用の内容（　　　　　　　　　　　　　　　　　　　　　　　　　　　　　　　）
③薬や食物のアレルギー　　　　　　（有・無）
　　有の内容（　　　　　　　　　　　　　　　　　　　　　　　　　　　　　　　　　）
④ぜんそく　　　　　　　　　　　　（有・無）
　　服薬・吸入(有・無)　　有の内容(最終発作日：　　　　　　　　　　)
⑤腎臓病　　　　　　　　　　　　　（有・無）
　　有の内容（　　　　　　　　　　　　　　　　　　　　　　　　　　　　　　　　　）
⑥てんかん・けいれん　　　　　　　（有・無）
　　有の内容(最終発作日：　　　　　　　　　　)
⑦病歴・治療中の疾患　　　　　　　（有・無）
　　有の内容（　　　　　　　　　　　　　　　　　　　　　　　　　　　　　　　　　）
⑧血縁者の，造影剤による重篤な副作用　（有・無・不明）

私はMRI造影剤の説明を受け，副作用の可能性を理解しましたので，造影検査を受けることに同意します．

●●病院長殿　　　　　　　　　　　　　　　　　　　　　　年　　　月　　　日
　　　患　者　氏名＿＿＿＿＿＿＿＿＿＿＿＿＿＿＿＿＿＿＿＿＿
　　　家　族　氏名＿＿＿＿＿＿＿＿＿＿＿＿＿＿＿＿＿＿＿＿＿（続柄）
　　　法定代理人　氏名＿＿＿＿＿＿＿＿＿＿＿＿＿＿＿＿＿＿＿（続柄）

副作用と思われる症状がみられた場合，下記にご相談ください．
　　●●病院　●●-●●●●-●●●●　（昼間）受診科外来または放射線検査室受付
　　　　　　　　　　　　　　　　　（休日・夜間）救急外来

図10-8 東京女子医科大学病院で用いられているMRI造影剤の説明書・同意書

気分不快がないかなどを観察する．
＊MRI検査では検査時間が長いこと，持ち込み可能な医療機器に制限があるため患者観察が困難なことを十分理解し，患者観察に細心の注意を払う必要がある．

❸MRI終了後

- 患者の状態に合わせた移送方法で退室する．
- 造影剤使用の場合は，アレルギー症状や気分不快などが出現していないか観察と確認を行う．

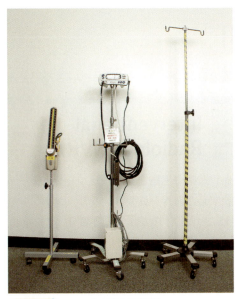

図10-9 MRI専用医療機器

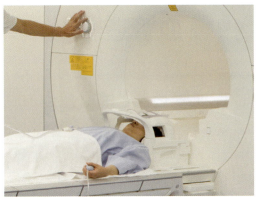

図10-10 検査台に患者とコイルをセッティング

＊遅発性アレルギーについても説明する．
・水分制限が必要な患者を除き，水分を十分摂取するよう説明する．
　＊造影剤の排出遅延により，腎機能障害が出現する可能性があるためである．
・酸素使用時は，検査室外でセントラルの酸素から酸素ボンベに交換する．

6 看護のポイント

❶持ち込む物品・装着されている医療機器

検査室内には強い磁場が発生しているため安全管理が重要となる．心臓ペースメーカー，人工内耳，体内電子装置が挿入されている患者は検査禁忌である．患者の持ち物である携帯電話，クレジットカードなどが持ち込まれると故障してしまう．酸素ボンベ，点滴台，ストレッチャー，はさみなどの磁性体の持ち込みはできない．
化粧品，カラーコンタクトレンズ，入れ墨など，酸化鉄を成分として含むものは熱傷の原因となる．以上のような金属や金属を含む可能性のあるものは物品自体の故障・破損，MRI装置の破損

を招くほか，患者に危険が及ぶ可能性がある．

❷検査前の問診や準備

胎児の安全性が確立されていないため，妊娠14週目未満の妊婦は検査を避けるべきである．以上のことをふまえて，検査前の問診や準備を行っていく必要がある．

❸造影剤を使用する際

アレルギー症状の出現に注意することとアナフィラキシーショックなどの緊急時には，検査室へ持ち込めるものが限られるため，患者を検査室から移動させて対応することが最優先となる．

📖 **略語**

◆MRI
磁気共鳴画像診断：magnetic resonance imaging
◆NSF
腎性全身性線維症：nephrogenic systemic fibrosis
◆RFパルス
pulsed radio frequency

引用・参考文献

1) Grobner T : Gadolinium: a specific trigger for the development of nephrogenic fibrosing dermmopathy and nephrogenic systemic fibrosis? Nephrology Dialysis Transplantation, 2006
2) Marckmann P, et al : Nephrogenic systemic fibrosis: suspected causative role of gadodiaminide used for contrast-enhanced magnetic resonance imaging. Journal of the American Society of Nephrology 17：2359-2362, 2006
3) Thomsen HS : Nephrogenic systemic fibrosis: a serious late adverse reaction to gadodiamide. European Radiology 16：2619-2621, 2006
4) 日本小児科学会ほか：MRI検査時の鎮静に関する共同提言，2013
5) 日本磁気共鳴医学会・安全性評価委員会監：MRI安全性の考え方，第2版（日本磁気共鳴医学会安全性評価委員会監），p.248, 学研メディカル秀潤社，2014
6) 東京女子医科大学病院看護部：よ〜くわかる臨床検査の看護ー疾患別検査と前・中・後のケア，p.311-329，中央法規出版，2009
7) 高木康：新訂版看護に生かす検査マニュアル，第2版，p.95-97，サイオ出版，2016
8) 福田国彦：系統看護学講座 別巻 臨床放射線医学，第9版，p.83-84，医学書院，2016

11 血管造影

1 血管造影とは

　血管造影とは，動脈や静脈の中にカテーテルといわれる細い管を入れ，造影剤により血管を映す検査である．過去には大動脈解離や動脈瘤，閉塞性動脈硬化症(ASO)や肝細胞がん，腎細胞がんなどの診断にも用いられていたが，近年CTやMRIの診断能の進歩により，これら疾患の診断目的では行われることがほとんどなくなり，治療の目的で行われることが多くなった．

2 Interventional Radiology (IVR)

　血管造影の手技として，バルーンカテーテルで狭窄した血管を拡張させたり，ステントを留置したり，肝腫瘍に肝動脈化学塞栓療法(TACE)を行ったり，消化管出血で経動脈的塞栓術を施行したり，原発性アルドステロン症疑い患者の副腎静脈サンプリングを行ったりすることを血管性IVRとよんでいる．

3 血管造影の実際

❶検査

　定時の検査の場合，検査前日に，入室予定時間，穿刺部位，それに伴う準備，患者の意識レベル，ADLなどの必要な情報を確認し，当日の検査がスムーズに進行し，患者に不安を与えないように病棟と連絡をとっておく．

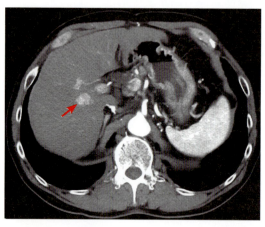

図11-1 肝細胞がんに対する肝動脈化学塞栓術(TACE)
腹部CT動脈相．肝右葉に濃染する結節がみられ，肝細胞がんの所見である(➡)．

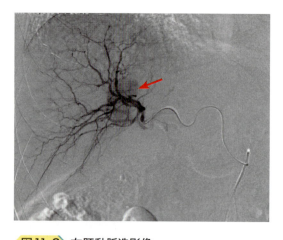

図11-2 右肝動脈造影像
CTで描出された結節に一致して，肝右葉に動脈相で腫瘍濃染がみられる(➡)．

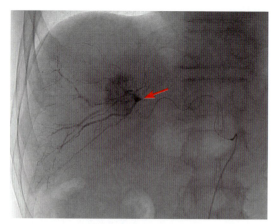

図11-3 TACE後の撮影
血管造影で濃染を示した肝細胞がんにリピオドールの沈着がみられる(➡)．

❷治療

血管造影を用いた代表的な治療例として，肝動脈化学塞栓術の画像（図11-1〜3）を示す．がん組織に栄養を与える血管の血液を遮断する治療で，肝臓がんにおいては，腫瘍数が多く，肝切除やRFAが困難な場合に適応となることが多い（第4章6-3参照）．

4 血管造影の手順

ここでは，血管造影における検査の手順について解説する．

❶検査前

以下の事項をチェックし準備する．

①食事
- 造影剤の副作用による嘔吐の誤嚥防止のため以下の対応をする．
  * 午前検査予定：朝食遅食
  * 午後検査予定：昼食遅食

②検査着
- 上腕動脈穿刺：上下甚平型検査着．
- 大腿動脈穿刺：プラスチックボタン付多目的検査着．

③静脈ルート確保
- 右側上肢は穿刺部位もしくは，術者の立ち位置側となるため，左側が好ましい．
- 緊急薬品がすぐ使用できるよう三方活栓を使用する．
- ルートの長さは検査室の状況に合わせ，使いやすい長さに調整しておく．

④尿道カテーテル
- 大腿動脈穿刺の場合，検査後安静臥床時間があるため，患者と相談し，尿道カテーテルかピストールを使用する．
- 上腕動脈穿刺の場合，尿道カテーテルを入れる必要がないので出棟前に排尿をすませる．

⑤除毛
- 大腿動脈穿刺の場合，原則両側除毛を行う．

  * 穿刺部位が変更になる場合や圧迫テープの除去時の疼痛を考慮し行う．

⑥その他
- 動脈触知の確認，マーキング，内服薬の確認，糖尿病薬や抗凝固薬の中止・継続の指示の確認，金属の取り外しを行う．

❷入室時

患者の入室の際には以下の点を確認する．

①申し送り
- 患者確認
- 同意書
- 現病歴，既往歴
- アレルギーの有無
- 意識レベル，ADL，MMT
- 検査データ（Cr，e-GFR，Plt，Hb，CRP，感染症，血液型）
- 注意すべき患者情報（身体的，知能的，精神的特筆事項）
- 末梢ルート（留置部位，留置ゲージ，点滴量）
- 尿道カテーテル留置の有無
- 内服状況（糖尿病薬，抗凝固薬，降圧薬など）
- 持参薬の確認
- 金属取り外しの確認

②入室からドレーピング
- 患者確認
- 静脈ルート確認（滴下は大丈夫か，腫脹や痛みがないか）
- 排尿，排便は済ませているか
- ADL，MMT，意識レベル

  検査中安静が保てるか，抑制が必要か，患者の緊張度合い，検査前後での変化，をみる必要がある．

❸検査中

局所麻酔から止血まで以下の手順で行う．

①局所麻酔
- 動脈穿刺部位を1％リドカイン塩酸塩（キシロカイン®）にて局所麻酔をする．
  * 緊張や痛みによって迷走神経反射を起こすことがある．

* 患者が安心できるよう，検査の流れの説明や声掛けを行う．
* 局所麻酔をしても，触られてる感覚や押される感覚は残ることを説明する．

②穿刺

- 4〜9Frのシースを挿入する（検査・治療により異なる）．

③造影

- ワイヤー，カテーテルを目標血管へ進め，造影する．
  * 観察事項：熱感，悪心，頭痛，めまい，しびれ，咽頭浮腫，発汗，蕁麻疹，顔面蒼白，紅潮．
  * アナフィラキシーショックがみられた場合はアドレナリン筋肉注射または静脈注射，点滴全開，酸素投与，気道確保をする．
  * 造影剤使用歴，アレルギーの有無は必ず確認する．
  * 撮影時は医療従事者の被ばくを避けるため，撮影の合間をみて患者に声掛けをする．

④治療（ヘパリン化を行う場合）

- ACTを測定する．250〜300秒になるよう，ヘパリン化（血栓予防）を行う．体重10kgあたり1,000U（1mL），ヘパリンを投与する．1時間ごとに医師へ報告する．
  * バイタルサインの変動や意識レベルの変化，医師の手技の進行に注意しておく．
  * ワイヤー操作などによる血栓・塞栓，血管損傷の防止に留意する．
  * 治療としてステント留置を行う場合，留置後の過灌流症候群，徐脈・低血圧などに注意して観察する．

⑤止血

- 穿刺部血腫，出血は圧迫止血を行う．
- 静脈圧迫により局所疼痛，冷感，皮膚色が悪化することがあるので，圧迫調整を行う．
- 穿刺部位の安静を保つように説明し，安静中のADLの介助を行う．

❹退出時

退出の際に以下の事項を確認する．

- 検査（治療）部位，内容，結果を確認する．
- バイタルサイン，一般状態，IN/OUTバランス，動脈触知の有無，止血状態，造影剤（使用薬剤名，使用量）
- 放射線量の確認をする．
  * 長時間放射線被ばくをした場合，後から皮膚障害を起こす可能性があるため，病棟へ経過フォローを依頼する．
- 術中使用薬剤，合併症の有無，術後指示を申し送る．

❺検査終了後

以下の点に注意する．

- 一般状態，バイタルサイン，止血状態に注意する．
- 止血部位より末梢側四肢を観察する．
  * 動脈触知，皮膚色，しびれ，疼痛，冷感，腫脹など．
- 合併症の有無を確認する．
- 輸液管理をする．
  * 尿の量・性状，IN/OUTバランス，造影剤腎症の有無の確認．
  * 安静時間内のADLの介助，疼痛コントロール，造影剤遅発性副作用の観察．

5 看護のポイント

　血管造影は動脈や静脈の中にカテーテルを入れ，造影剤により血管を映す検査であるため，CT・MRIと比較して患者への侵襲度が高い検査である．患者の身体に造影剤を注入することによる影響を考慮し，事前準備や患者観察をしっかり行うことが重要である．

📖 略語

◆ **ACT**
活性化凝固時間：activated clotting time

◆ **ADL**
日常生活動作：activities of daily living

◆ **ASO**
閉塞性動脈硬化症：arteriosclerosis obliterans

◆ **CT**
コンピュータ断層撮影：computed tomography

◆ **IVR**
画像下治療：interventional radiology

◆ **MMT**
徒手筋力検査：manual muscle testing

◆ **MRI**
磁気共鳴画像診断：magnetic resonance imaging

◆ **TACE**
肝動脈化学塞栓療法：
transcatheter arterial chemoembolization

◆ **RFA**
経皮的ラジオ波焼灼法：radiofrequency ablation

引用・参考文献

1）田口芳雄監：脳・神経ビジュアルナーシング，学研メディカル秀潤社，2014

12 心臓カテーテル検査

1 心臓カテーテル検査とは

心臓カテーテル検査とは，カテーテルという中空の管を用いて行う心臓検査の総称である．

主に右心カテーテル検査と左心カテーテル検査に分けられる．

心臓カテーテル検査はX線撮影装置が据え付けてある検査室で行う（図12-1）．

2 カテーテルの種類

造影用カテーテルには，使用目的に応じて適切にカテーテルを選択できるように，先端形状や太さ（径），および左右冠動脈用として数多くの種類がある（図12-2）．左心室造影用では，主にピッグテール（Pigtail）カテーテルが使用される．左または右冠動脈造影用カテーテルでは，ジャドキンス（Judkins）やアンプラッツ（Amplatz）などのカテーテルが使用される．

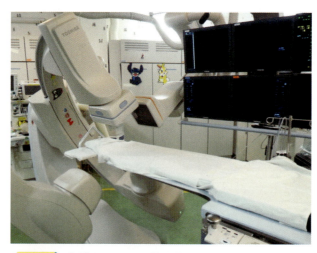

図12-1 心臓カテーテル検査室

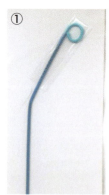 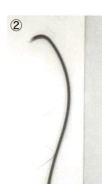 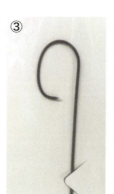 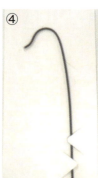 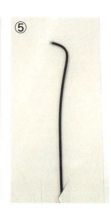

図12-2 各種のカテーテル
①ピッグテール（Pigtail）カテーテル：左心室造影用
②ジャドキンス（Judkins）カテーテル：右冠動脈用（JR）
③ジャドキンス（Judkins）カテーテル：左冠動脈用（JL）
④左アンプラッツ（Amplatz）：左冠動脈用（AL1）
⑤右アンプラッツ（Amplatz）：右冠動脈用（AR1）

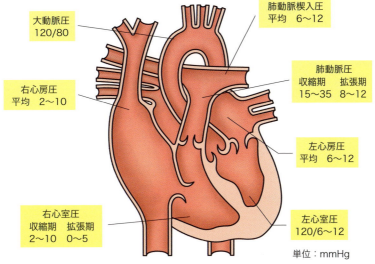

図12-3 右心カテーテル測定圧と測定値

〔中川義久：日本血管造影・インターベンション専門診療放射線技師認定機構第9回認定講習会 心臓疾患(成人)の解剖と診断，2016を参考に作成〕

3 心臓カテーテル検査の実際

❶右心カテーテル検査

右心カテーテル検査では，心臓内の圧測定および心拍出量の測定が行われる．

①**カテーテル穿刺部位**
大腿静脈，内頸静脈，肘静脈
②**麻酔**
穿刺部位に局所麻酔を施行後，静脈内にスワンガンツカテーテルを挿入する．
③**カテーテルの走行**
・大腿静脈→下大静脈→右心房→右心室→肺動脈→肺動脈楔入圧(PCWP)
・内頸静脈→上大静脈→右心房→右心室→肺動脈→肺動脈楔入圧(PCWP)
④**正常値**
右心カテーテル検査による正常値を図12-3に示す．

❷左心カテーテル検査

左心カテーテル検査では，左心室造影と冠動脈造影が行われる．

①**カテーテル穿刺部位**
大腿動脈，上腕動脈，橈骨動脈
②**麻酔**
穿刺部位に局所麻酔を施行後，動脈内に造影カテーテルを挿入する．
③**カテーテルの走行**
・大腿動脈→下行大動脈→大動脈弓→上行大動脈→左心室
・橈骨動脈，上腕動脈→右鎖骨下動脈→腕頭動脈→上行大動脈→左心室

左心室造影(LVG)
ピッグテール(Pigtail)カテーテル(図12-2①)から造影剤を注入する．

冠動脈造影(CAG)
ジャドキンス(Judkins)カテーテル(図12-2②，③)から造影剤を注入する．

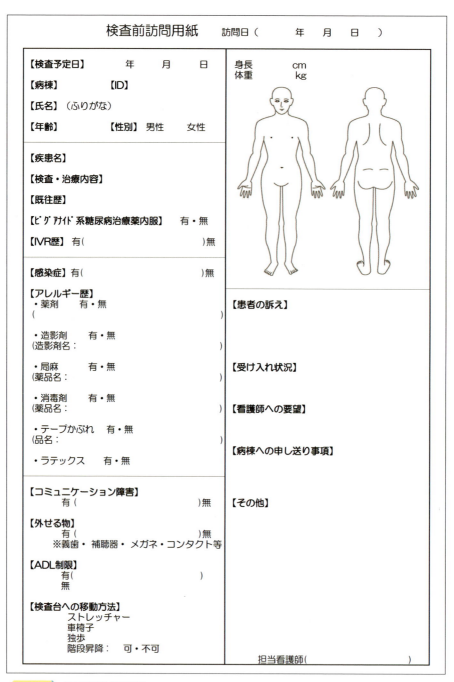

図12-4 検査前訪問用紙

4 心臓カテーテル検査の手順

❶検査前

①検査前訪問

現病歴，既往歴，検査治療内容，これまでのカテーテル歴をもとに，検査前訪問を実施する（図12-4）．

②説明（カテーテル未経験の患者）

カテーテル検査の流れや注意点を説明する．

③説明（カテーテル歴のある患者）

これまでのカテーテルでの不安や苦痛の有無について情報収集し，検査治療中に対応する．

④情報共有

検査前訪問の結果を医師，診療放射線技師，臨床工学技士と情報共有する(視覚障害，難聴，四肢の麻痺，透析シャントの部位など)．

⑤急変時の準備

臨床工学技士と協働し，除細動器・大動脈バルーンパンピング・経皮的心肺補助装置などがすみやかに使用できるようにし，ノルアドレナリンやアトロピン硫酸塩水加物などの薬剤を医師の指示のもと準備しておく．

❷検査中

①患者観察

他部位の血管造影検査と同様に，薬剤によるアレルギー反応や疼痛による迷走神経反射の観察を行い，症状出現時には対処する．

②言葉かけ

心臓カテーテル検査では，患者へ不用意な言葉をかけると，呼吸性変動によりカテーテルやガイドワイヤーの位置が動き，冠動脈穿孔や心タンポナーデなどの合併症を引き起こす可能性があるので細心の注意が必要である．また，看護師自身の不必要な被ばくにもなるため，術者がカテーテルを入れ替えているときや撮影画像の確認で手技が一時止まっているときに患者へ言葉をかける．

③バイタルサイン

検査中は，心電図やバイタルサインの観察を実施し，変化があった際は術者へ報告し，対応する．

❸検査後

①バイタルサイン

圧迫止血による疼痛や検査治療が終了した安心感から，迷走神経反射を起こす可能性があるため，検査後も患者の状態やバイタルサインの観察を継続して行う．

②申し送り

病棟看護師へカテーテル検査治療の結果，術中の患者の状態，造影剤の使用量などを申し送りする．また，高線量被ばく(当院では3Gy以上)となった際はその旨も申し送り，病棟帰室後や退院後の外来で継続した観察を行う．

5 看護のポイント

❶心臓カテーテル検査

循環器系の検査のなかでは侵襲度の高い検査であり，患者は不安を感じ緊張していることが多い．入室時には，検査前に収集した情報をもとに，患者への声かけを行い，不安や緊張をやわらげる．

❷心臓カテーテル治療

手技時間が長時間になることによる同一体位での苦痛の軽減を図るために，鎮痛薬の調整を行う．また，手技が円滑に進行するよう，事前に必要物品，薬剤の準備，室内の環境を整えておくことが重要である．

引用・参考文献
1) 小島一義：心臓カテーテル検査と放射線の基礎知識．小児看護 36(13):1705-1715, 2013
2) 百村伸一監：循環器ビジュアルナーシング．学研メディカル秀潤社, 2014
3) 落合慈之監：循環器疾患ビジュアルブック第2版．学研メディカル秀潤社, 2017
4) 中川義久編：確実に身につく心臓カテーテル検査の基本とコツ．羊土社, 2009
5) 南都伸介編：確実に身につくPCIの基本とコツ．羊土社, 2008
6) 鈴木紳：目でみる循環器シリーズ―心臓カテーテル．メジカルビュー社, 1993

📖 **略語**
◆CAG
冠動脈造影：coronary angiography
◆LVG
左心室造影：left ventriculography
◆PCWP
肺動脈楔入圧：pulmonary capillary wedge pressure

13 特殊造影

1 ミエログラフィー（脊髄腔造影）

❶ ミエログラフィーとは

ミエログラフィー（脊髄腔造影）とは，脊髄腔の形状，交通性を診断するための検査である．腰椎から造影剤を注入し，X線でその流れの様子を透視し，撮影を行う．近年では，患者に負担の少ないCTやMRIなどの画像診断に変わりつつある．

❷ ミエログラフィーの特徴

脊柱管狭窄症，椎間板ヘルニア，脊髄腫瘍によって神経の圧迫，しびれ，痛みなどが出る．その病態を詳細にみて，今後の治療，手術の方針を決めるための参考に行われる．体内に金属が埋め込まれている患者や閉所恐怖症などのためにMRIが不可能な患者において有用な検査である．

❸ ミエログラフィーの実際

患者の背中に針を刺し，非イオン性ヨード造影剤を脊髄腔に注入し，X線透視像の観察・撮影を行うことで脊髄腔の形状や交通性を評価する（図13-1）．

造影剤の交通性が途切れている場合は，画像でその箇所が狭くなっていることがわかり，脊髄の圧迫の可能性を評価することが可能である．侵襲性のある検査であるが，細かい神経根を明瞭に描出し，脊柱管の周囲の圧迫状態を体位変化（前向き・横向き・前屈・後屈など）することで観察が可能となる．また，普段の生活でどのように脊髄が圧迫されているかを動態的に把握できる利点がある．

❹ ミエログラフィーの手順

①検査の準備

- 検査は，腰椎穿刺をするため消毒が必要となり，衣服が汚れるので検査着に着替える．
- そのときに眼鏡，時計などの金属類，下着などははずす．
- 検査直前に血管確保を行う必要がある．これは造影剤を使用して副作用が発生した場合，すぐに処置を施すためである．
- 検査室に入室して透視台に移動する．患者の体位は背中を丸めるようにして横向きにさせる（図13-2）．

②検査中

- 穿刺のために消毒を行う．
- 穿刺部位にリドカイン塩酸塩（キシロカイン®1%）で局所麻酔を行う．

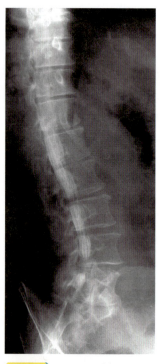

図13-1 ミエログラフィー
〔石井靖人ほか：整形外科ビジュアルナーシング（畑田みゆき編），p.69，学研メディカル秀潤社，2015〕

- X線透視像を確認しながら針を腰に刺し，硬膜内まで針を進める（図13-3）．
- 穿刺後，脊髄腔内に達すると脳脊髄液の流出を確認することができる．また，穿刺したところより脳脊髄液を採取する場合がある．採取した髄液は滅菌スピッツに入れる．
- 透視台を30度挙上して，ヨード造影剤を透視で確認しながら注入する．このとき，患者の状態を十分に観察する．
- このとき，脊髄腔造影用に認められた特別なヨード造影剤を用いる．
- 造影剤注入後，抜針して穿刺部位をガーゼまたはカットバンなどで保護する．
- 続いて，患者の体位を正面・側面・斜位・前屈・後屈などに変えてX線撮影を行う．撮影が終わると検査終了になる．
- 検査時間は，脊椎の変形などによって針が入りにくい場合は，1時間近くかかることがある．
- ミエログラフィー終了後，透視台からストレッチャーに移動する．ここで注意することはストレッチャーに移動の際，頭を上げた状態にする．頭を下げてしまうと，比重の違いから頭蓋内へ造影剤が流れ出して頭痛を起こすことがあるためである（図13-4）．
- 続いてCT室へ移動して，ミエログラフィー後のCT撮影を行う．
- ミエログラフィー後のCT撮影を行うことで，MRIでは描出困難な神経根近位の描出ができ，また，圧迫を伴う病変の評価にも役立つ（図13-5）．

③検査終了後

- 前述のように，検査後，頭を下げると造影剤が頭蓋内に流れていき頭痛の原因になるので，少し頭を上げた状態での安静が必要になる（検査後約3時間頭部を30度挙上した床上安静）．
- 造影剤を早期に排出させるため，水分の摂取を促す．
- ヨード造影剤を使用したことで，検査直後から数日後に，ごくまれに発疹・発赤・嘔吐・息苦しさが起こることがあるので注意が必要である．

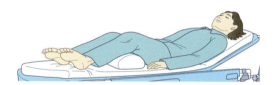

図13-4 ストレッチャー移動時の体位

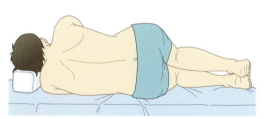

図13-2 ミエログラフィー時の体位

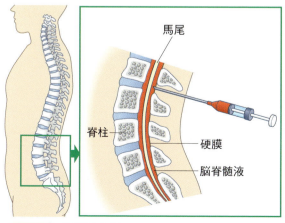

図13-3 脊髄腔穿刺

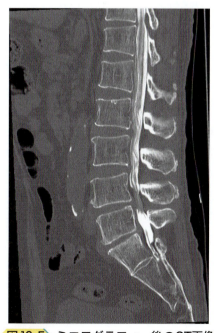

図13-5 ミエログラフィー後のCT画像

〔石井靖人ほか：整形外科ビジュアルナーシング（畑田みゆき編），p.69，学研メディカル秀潤社，2015〕

2 アルトログラフィー（関節造影）

❶アルトログラフィーとは

アルトログラフィー（関節造影）とは，関節内に造影剤や空気を注入してX線撮影やCT撮影，MRI撮像を行い，関節内の異常を調べる検査である．

❷アルトログラフィーの実際

膝・肩・手などの関節内の異常をみるために，関節内に直接造影剤や空気を注入してX線撮影・CT撮影・MRI撮像を行う．造影剤を入れることによって，普通のX線撮影では写らない関節腔内の形状や広がりがわかり，滑膜の増殖や関節面の不整，靱帯損傷における造影剤の漏出などを評価する．また，肩関節では，造影剤を入れた直後にMRIを撮像することにより，関節の内腔の輪郭が詳しくわかり，関節内の損傷を明瞭に描出することができる（図13-6）．

❸アルトログラフィーの手順

①検査の準備
- 検査する関節の消毒を行う．
- 造影剤を注入する関節にリドカイン塩酸塩（キシロカイン®1％）で局所麻酔を行う．
- 目的とする関節内に造影剤を注入する．

②検査中
- 目的とする関節内に造影剤を注入して，靱帯損傷や関節の不安定性をみるために，曲げ伸ばしをしながら（ストレスをかけて）X線撮影を行う．
- また，肩関節などはCT撮影・MRI撮像などを行う場合がある．

③検査終了後
- ヨード造影剤・ガドリニウム造影剤を使用しているため，検査直後から数日後に，ごくまれに発疹・発赤・嘔吐・息苦しさが起こることがあるので注意が必要である．

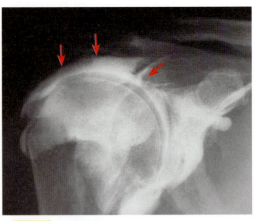

図13-6 腱板断裂
肩関節造影像．

略語
◆CT
コンピュータ断層撮影：computed tomography

◆MRI
磁気共鳴画像診断：magnetic resonance imaging

引用・参考文献
1）KOMPAS 慶応大学病院医療・健康情報サイト 脊髄造影（ミエログラフィー）
http://kompas.hosp.keio.ac.jp/contents/000383.htmlより2019年4月10日検索
2）KOMPAS 慶応大学病院医療・健康情報サイト 関節造影検査（アルトログラフィー）
http://kompas.hosp.keio.ac.jp/contents/000384.htmlより2019年4月10日検索
3）看護用語辞典ナースpedia 看護roo!
https://www.kango-roo.com/より2019年4月10日検索
4）東京女子医科大学病院看護部編著：よ〜くわかる臨床検査の看護—疾患別検査の前・中・後のケア，中央法規出版，2009

14 SPECT

1 SPECTとは

RIという放射線を出す物質を含んだ放射性医薬品を患者に投与して行う検査である．体内の薬剤から放出されたγ線を，SPECTまたはガンマカメラ，シンチレーションカメラ(シンチカメラ)とよばれる装置によって測定して，薬剤の分布を画像化する(図14-1)．

2 SPECTの特徴

ごくわずかに放射線を出す放射性医薬品を経口投与または静脈注射で投与する．薬剤の投与は，核医学検査室の管理区域内で行われる．投与薬剤の種類によって体内動態(代謝，沈着，移動，排泄など)が異なる．骨に集まったり，心臓に集まったりと特定の組織や臓器などに集まる性質があり，検査の目的によって使い分ける．

特定の臓器をシンチカメラで撮像するので，骨の場合は骨シンチ，甲状腺は甲状腺シンチなどと○○シンチともよばれる．

放射性物質を体内に取り込むが，放出される放射線は，半減期が数時間～数日程度の比較的短い時間で減衰する核種が使用されており，同時に薬剤も体外に排泄されていくことから，被ばく線量はきわめて少ない検査である．

検査をした患者のおむつなどの医療廃棄物の取り扱いは，管理の対象となる検査や回収する方法が施設によって異なるので，核医学検査室の管理者に問い合わせて適切な処理が必要である．

撮像の特徴は，身体から放出される微量の放射線を計測して画像を作成することである．カメラを回転させ撮像することでCTやMRIと同様な断層画像が得られる．この断層撮像のことをSPECT撮像という(図14-2)．

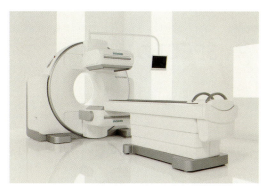

図14-1 SPECT装置(Symbia Intevo)
(資料提供：シーメンスヘルスケア株式会社)

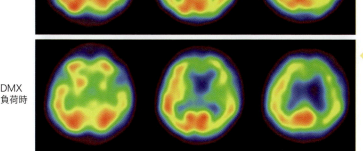

安静時

DMX負荷時

図14-2 SPECT撮像
左内頸動脈狭窄(70代男性)，^{99m}Tc-ECD脳血流SPECT．安静時で軽度の左大脳半球の血流低下がみられ，ダイアモックス®(DMX)負荷で左右差がより明瞭となっている(第4章7-1より再掲)．

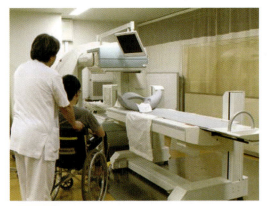

図14-3 骨シンチグラフィ

骨シンチグラフィ（図14-3, 4）やGa（ガリウム）シンチグラフィでは，頭頂から足先まで全身を撮像するホールボディスキャンも行われる．この撮像法は，患者の前後方向に検出器またはベッドを移動させて検査する．

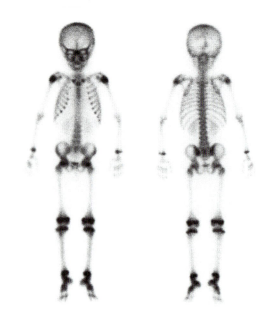

図14-4 ホールボディスキャン（WB）の画像
正常例（7歳男児），プラナー前後像．上腕骨近位，橈尺骨遠位，大腿骨近位および遠位，脛腓骨近位および遠位，足根骨に生理的集積亢進を認める（第4章7-1より再掲）．

3 SPECTの手順

❶検査前の準備

①検査の説明

- 説明用紙を使用し，検査の目的・内容について患者・家族へ説明する．
- 来院時間と検査にかかる時間を説明する．
- 食事・飲水の制限や内服薬について説明する．
- 検査によっては撮影が長時間となる場合もあるため，同一体位による腰背部痛がないか確認する．
- 心筋シンチグラフィでは薬剤負荷検査時，喘息は症状を悪化させるため必ず確認する．

②注意事項の説明

- 放射性医薬品を使用するため，妊娠中・授乳中の女性は検査を受けることが望ましくないので，妊娠中・授乳中か否かを確認する．
- 撮影時，検査機器が身体に接近するため，閉所恐怖症はないか確認する．
- 放射性医薬品を使用するが，副作用はきわめて少ないことを説明する．
- 被ばく量は胸部，腹部の単純X線撮影検査と同程度であることを説明する．

③検査前の準備・確認と説明

SPECT前に行う準備・確認と説明について，表14-1にまとめた．

表14-1 SPECT前の準備・確認と説明

	骨シンチグラフィ	脳血流シンチグラフィ	心筋シンチグラフィ
同意書確認	あり	薬負荷のみあり	あり
排尿	撮影前にすませる	入室前にすませる	入室前にすませる
金属物・貼付剤の除去	除去する	肩から上の金属類除去	除去する
食事止め	なし	なし	朝食止め カフェイン・牛乳中止

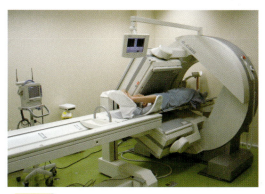

図14-5 心筋シンチグラフィ

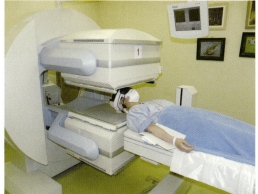

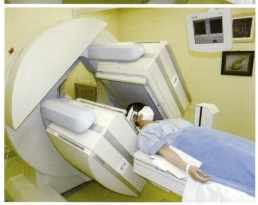

図14-6 脳血流シンチグラフィ

❷検査中

- 患者に氏名と生年月日を言ってもらい患者認識用リストバンドで本人確認をする．
- 静脈より放射性医薬品を投与する．
  * 心筋シンチグラフィ(図14-5)においては，撮影前に薬物もしくは運動で心筋負荷を実施した際に，放射性医薬品を投与する．
  * 脳血流シンチグラフィにおいては，臥位・閉眼しアイマスクを着用，会話も控え安静にしたうえで放射性医薬品を投与する．
- 転倒・転落に注意し，撮影台へ移動する．
- 撮影中，苦痛の有無や異常がないか声かけする．脳血流シンチグラフィの場合は，体動による画像のブレを予防するため会話は控える．
- 撮影時は支障のないかぎり安楽な体位をとる．

①撮影時間と安静について

SPECTの撮影時間と安静のとり方について，表14-2にまとめた．

❸検査終了後

- 検査台からの転落や起立性低血圧に注意し，移動する前に気分不快や胸苦の有無の観察を行い，移動の介助を行う．
- 検査終了後，食事や飲水の制限はないことを説明する．
- 膀胱部の被ばくを軽減させるため，飲水を促し排尿させる．

表14-2 SPECTの撮影時間と撮影までの過ごし方・撮影体位

	骨シンチグラフィ	脳血流シンチグラフィ	心筋シンチグラフィ
放射性医薬品投与から撮影までの時間	3〜4時間後	薬品の種類により，投与直後〜3時間後とさまざま	1回目：1時間後 2時間後2回目の放射性医薬品投与 2回目：3時間後
撮影時間	30分	約30〜40分	約15分
撮影までの過ごし方（安静について）	制限なし	臥位・閉眼・安静	軽食をとり待機 歩行可能
撮影体位	仰臥位	仰臥位，頭部固定	腹臥位

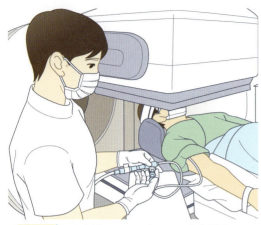

図14-7 脳血流シンチグラフィ薬剤投与

略語
◆CT
コンピュータ断層撮影：computed tomography
◆MRI
磁気共鳴画像診断：magnetic resonance imaging
◆RI
放射性同位元素：radioisotope
◆SPECT
単一光子放射型コンピュータ断層撮影：
single photon emission computed tomography

4 看護のポイント

- 心筋負荷台は高く，撮影装置の検査台の幅は狭いので，検査時の転倒・転落に注意する．
- 心筋負荷検査中に不整脈や狭心症発作を起こす可能性もあるため，急変時の対応ができるように十分な準備をしておく．
- 脳血流シンチグラフィ（図14-6，7）は撮影時間が30〜40分と長く，途中での体動を避けるため排尿をすませ，仰臥位で安楽な体位をとる．
- 放射性医薬品は尿，便から排泄されるため，蓄尿は避ける．
- 採血，検尿などの検体検査は放射性医薬品投与前に行う．

引用・参考文献

1）日本原子力開発機構：用語解説
https://www.jaea.go.jp/02/press2011/p11081801/03.html
より2019年2月9日検索
2）後藤宏顕：がんのきほん，骨シンチグラフィー検査，2016
http://www.gan-info.com/kensa-sindan/born.htmlより2019年2月9日検索
3）萩原誠久ほか：病気が見えるvol.2 循環器，第3版（医療情報科学研究所編），p.78，p.87，メディックメディア，2010
4）日本核医学会・日本核医学技術学会編：核医学Q&A なぜ核医学検査を受けるの？ p.2-7，p.14-15，日本核医学会，2015
5）東京女子医科大学病院看護部：よ〜くわかる臨床検査の看護—疾患別検査と前・中・後のケア，p.261-275，中央法規出版，2009

15 PET

1 PETとは

PET検査とは,陽電子放出核種(positron)を含む放射性医薬品を用いて断層撮影(tomography)を行う検査である.

核種より放出された陽電子が近傍の陰電子と結合し,その場所で511keVのエネルギーの放射線が互いに反対方向へ放出する現象を,専用の装置を用いて撮影する.

近年,PETのみを行う装置は少なくなり,全身撮影用の装置においては,吸収補正と重ね合わせの画像を得るためのX線CTと組み合わせた「PET-CT」が主流である(図15-1).

PET-CTでは,PETの集積によって解剖学的位置を同定し,同時に撮影したCTと重ね合わせ(fusion)をすることにより,PETのみよりも診断能がより向上している(図15-2).

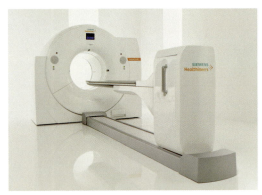

図15-1 PET-CT装置の一例(Biograph mCT)
(写真提供:シーメンスヘルスケア株式会社)

2 PETの特徴

核医学検査に用いられる放射性医薬品とは,放射線を出す物質(核種)を薬理的に人体の特定の場所に集積する物質に結合(標識)させたものをいい,そこから出てくる放射線を「目印」として,集積が存在する位置や範囲を知ることが可能となる.

腫瘍の検出や広がりの把握,病期診断などに,FDGおよびメチオニンが用いられている.

FDGは,グルコース(ブドウ糖)類似物質に放射性のフッ素-18(^{18}F)を標識した「^{18}F-FDG」である.正常細胞と比較して,腫瘍は細胞増殖時に多量のブトウ糖を細胞内に取り込むため,その類似物質のFDGの細胞内の取り込みの亢進を画像化することにより,腫瘍の位置や活動度を評価することが可能となる.^{18}Fの半減期(放射能が半分になるのにかかる時間)は,110分である.

メチオニンは,必須アミノ酸の1つであり,アミノ酸トランスポーターにより血液-脳関門を通過し,タンパク質合成によりアミノ酸代謝に応じて細胞に取り込まれる.

脳腫瘍などは,FDGが生理学的に集まりやすい部位であり,壊死か再発の判断がむずかしい場合があるため,正常脳組織はアミノ酸代謝が低く,腫瘍細胞への集積のコントラストが非常によいメチオニンを用いることにより,その鑑別の手助けになる情報を得ることができる.臨床では放射性医薬品として炭素-11(^{11}C)を標識した「^{11}C-メチオニン」が使用される.^{11}Cの半減期は,20分である.

3 PETの手順①

検査の手順を大まかに分けると,以下のようになる.

❶前処置

①FDG-PET

心サルコイドーシスに対する心臓FDG-PET時の炭水化物制限を図15-3に示す.
①身体にブドウ糖が取り込まれやすくするため,検査前は5時間以上の絶食としている.

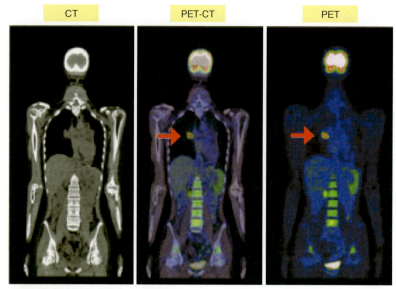

図15-2 PET-CT

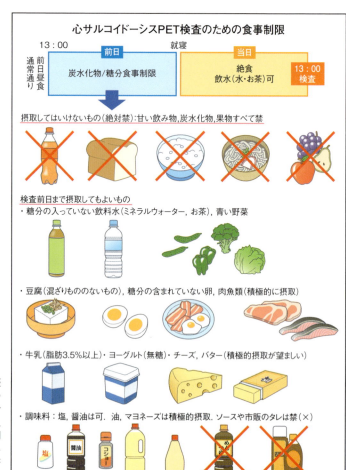

図15-3 心サルコイドーシスPET検査のための食事制限
基本24時間の食事制限があり，当日は午後からの検査になる．前日の13時まで通常の食事は摂取できる．それ以降は，糖分の含まれる飲み物，炭水化物の含まれる食事（ライス，パン），人工甘味料も摂取できない（食事制限のパンフレットを配布している）．また，検査説明書・承諾書の署名をお願いしている．
（資料提供：東京女子医科大学病院）

②ブドウ糖を含まない飲み物は可であるが，原則として水またはお茶のみとする．
③筋肉へのFDGの取り込みが亢進するため，検査前は過度な運動は行わないよう指示する．
④点滴がある場合，ブドウ糖を含んだものに関しては，食事と同等に扱う．

②メチオニンPET
食事・運動などの制限はとくにない．

❷放射性医薬品投与・待機(FDGのみ)

①FDG-PET
①専用の部屋で注射により体内に投与する．
②投与後，身体に定着および腫瘍への医薬品のコントラストを上げるため，専用の部屋で1時間程度待機させる．
③待機時の会話や運動は，筋肉中へのFDGの取り込みが増える可能性があるためできるだけ控え，安静を保つよう伝える．
④待機時，随時飲水と排尿を行ってもらい，検査開始直前にも排尿を促す．

②メチオニンPET
専用の部屋で注射により投与し，投与後すみやかに撮影室へ移動する．

❸撮影
自然呼吸下で，体動による偽像（アーチファクト）が起こらないようにするため，身体を動かさないよう指示をする．

①撮影の手順(PET-CTの場合)
①患者入室
②検査寝台に寝かせ，撮影するためのポジショニングを行う
③撮影位置決め用画像の撮影
　・FDG全身では頭頂～大腿近位部，メチオニンでは頭部を撮影（約30秒）．
④撮影範囲の決定
　・③の画像を用い，PETの撮影範囲を決定する．
　・同時に，吸収補正・重ね合わせ用のCTの撮影範囲も自動的に決定される（約1分）．
⑤CT
　・④で決定された範囲を撮影する（約30秒）．
⑥PET
　・④で決定された範囲をPET撮影する（FDG：1bedあたり90または120秒・8bedで約15～25分/メチオニン（脳）：1bedあたり10～20分）．
⑦患者を寝台から降ろす
⑧患者退室

❹撮影終了後

①FDG-PET
①検査後の確認を含め30分待機後，施設内で排尿後，退室をお願いする．
②腸管集積が病変と判別しがたい場合，後期像を30分～1時間後に撮影する場合がある．

①メチオニンPET
撮影画像確認後，できるだけ排尿をすませてから退室してもらう．

4 PETの手順②

❶検査前の準備(検査予約時)
①「PETに関する説明および同意書」の有無を確認する．
②検査の所要時間や検査の注意事項について説明する（表15-1）．

❷検査中(検査当日)
①患者確認を行う（氏名と生年月日を言ってもらい，患者認識用リストバンドで確認する）．
②検査目的や手順についてのDVDを視聴する．
③検査着に着替えてもらう．
④医師が問診を行う．
⑤放射線医薬品の注射を医師が行う．
⑥注射後安静室へ移動する．
⑦待機時間中の注意事項について説明する（表15-2）．
⑧撮影前の注意事項について説明する．
　・撮影部位の金属類（ネックレス，イヤリング，義歯，湿布など）ははずす（金属類が画像に影響を及ぼし，正確な画像が描出でき

表 15-1 PETの所要時間や検査の注意事項

	FDG-PETの場合	メチオニンPETの場合
(1) 食事制限	・検査前5～6時間は絶食とし，糖分を含んだ飲み物は禁止 ・糖尿病の患者は空腹時血糖200mg/dL以上は検査不可 ・当日，糖分を含まない飲料水を持参する	・制限なし
(2) 運動制限	・検査前日から激しい運動は不可	・制限なし
(3) 被ばく	・妊娠の可能性がある場合は不可 ・検査終了後2時間は乳幼児や妊産婦との接触は避ける	・妊娠の可能性がある場合は不可 ・乳幼児，妊産婦へ接触は問題なし
(4) 検査の所要時間	・予約時刻の30分前に来院 ・所要時間は2時間 ・撮影時間は30分を要する	・予約時刻の30分前に来院 ・所要時間は1時間 ・撮影時間は20分を要する

表 15-2 PET待機時間中の注意事項

	FDG-PETの場合	メチオニンPETの場合
安静時間の過ごし方	・放射線医薬品注射後，1時間の安静が必要 ・読書，会話は禁止 ・FDGは，尿から排泄されるため水分摂取を促す ・トイレの場所と「トイレは自由に行ってよい」ことを説明する ・注射後は医療者との直接対応ができないため，医師・診療放射線技師から順次マイクをとおして説明がある ・待合室内で用事がある場合はよぶよう説明する	・放射線医薬品注射後，5分程度の安静が必要
撮影前の排尿	・撮影前に尿を排泄してもらう 　＊排尿することで余分なFDGが排泄され鮮明な画像が得られるため	・なし
撮影後待機時間	・20分待合室で待機後，退室する	・撮影後帰宅

ないため）．
・撮影中は身体を動かさないよう説明する．
⑨検査室内の室温設定は低いため，毛布などで保温に努める．
⑩安静体位の保持が可能か確認し，安楽な体位の工夫をする．

❸ 検査終了後

①待合室での待機時間について再度確認する．
②検査終了後2時間は妊産婦や乳幼児との接触は避けることを説明する．
③困ったことや不安などないか確認し対応する．

5 PETにおける患者対応時の注意点

　PET検査に用いられる核種は，骨シンチグラフィなどのほかの核医学検査と比較して，半減期が短いため，検査開始時間に合わせて薬剤を用意する必要がある．

　とくにメチオニン検査は，半減期が短く，薬剤製造後ただちに投与する必要があり，決められた時間に開始できるよう，事前に検査説明や投与準備をすませておくことが重要である．

そして，通常検査中は，撮影室には患者のみとなるため，検査の手順や内容，所要時間など，放射性医薬品の投与前に十分に時間をかけて説明する必要がある．

当院では，外来患者検査時，検査前に当日のタイムスケジュールを渡し，当日検査前に待機する部屋で説明ビデオを用いて検査に対する理解を深めている．

また，検査投与時の放射性医薬品からの放射線による被ばくにも注意が必要である．患者からの直接線が被ばくの大部分を占め，放出される放射線（γ線）のエネルギーが高いことから，遮へいのみで被ばくを低下させるのはむずかしい．

たとえば511keVのγ線の強さを半分にするために必要な鉛の厚さは約4mmであり，強さを1,000分の1にするには，10半価層＝40mmの厚さが必要である．

患者および周囲の被ばくは，使用する核種の半減期が短いため，検査翌日（24時間後）には^{18}Fで$1/2^{12}$（＝1/4,096）となるが，作業に従事する者にとっては，投与直後の線量の高い状態で接するため，被ばくのことを考慮する必要がある．

そのため，放射性医薬品投与直後は，患者との距離をとることや，接近する時間はできるだけ短くすることが重要となる．

略語
◆PET
陽電子放出断層撮影：positron emission tomography
◆FDG
フルオロデオキシグルコース：fluolodeoxy glucose

6 看護のポイント

- 放射性医薬品を使用するため，患者が「被ばく」に対して過度の不安を抱くことがないよう，患者の理解度や反応を確認し，納得したうえで検査を受けられるよう支援する．
- 放射性医薬品は減衰時間があるため，有効な検査を行うためには検査予定時間に開始する必要がある．来院時間を厳守するよう検査説明時に伝える．
- 使用する放射性医薬品によって注意事項が異なるため，わかりやすく説明する．
- 待機時間中は安静が必要であることを理解できるように説明する．
  * ^{18}F-FDGは筋肉内に集積する．筋肉を動かすことで正確な結果が得られないため安静が必要である．
- 安静体位が30分保持できない場合，家族へ介助を依頼することがあるため，事前に患者家族への説明が必要となる．
- 保険適用の場合，3割負担で3万円前後かかる検査である．

引用・参考文献
1) 平成16年度厚生労働省科学研究費補助金医療技術評価総合研究事業　PET検査施設における放射線安全の確保に関する研究班編：FDG-PET検査における安全確保に関するガイドライン，2005
2) 東京女子医科大学病院看護部：よ〜くわかる臨床検査の看護－疾患別検査と前・中・後のケア，p.281-291，中央法規出版，2009

16 骨密度測定

1 骨密度測定とは

骨密度は，骨の強さを評価するための指標の1つであり，骨密度測定は，骨密度を測定することで骨粗鬆症を診断する検査方法の1つである．

骨粗鬆症とは，骨の内部がスカスカになり，骨がもろくなって骨折のリスクが高まる疾患である（図16-1）．超高齢社会を背景に，骨粗鬆症による骨折で日常生活が制限される患者は少なくなく，寝たきりの原因にもなっているため，骨密度測定は，骨粗鬆症の早期の予防と治療を行っていくうえで重要となる．

2 骨密度測定の特徴

骨密度の測定法には，手部のX線写真の骨濃度を測定する方法（RA法），X線CT装置を用いる方法（QCT法）および低周波の超音波を利用した方法（QUS法）などがある．そして，現在広く普及しているのが二重エネルギーX線吸収測定法（DEXA法）である．また，日本骨粗鬆症学会などによる『骨粗鬆症の予防と治療ガイドライン2015年版』の診断基準においても，DEXA法による腰椎と大腿骨近位部の両者を測定することが望ましいとされている．

3 骨密度測定の実際

DEXA法による骨密度測定は，専用のDEXA装置により，腰椎・大腿骨近位部・前腕骨の測定が行われている（図16-2）．基本的には腰椎や大腿骨近位部の測定を行うが，測定または評価が不可能な患者に対しては，前腕骨による評価を行う．

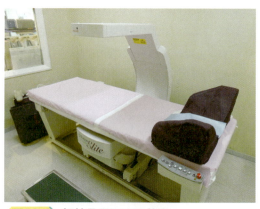

図16-2 躯幹骨用DEXA装置

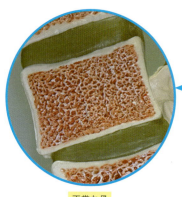
正常な骨

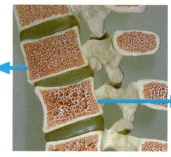

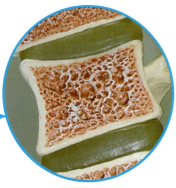
骨粗鬆症の骨

図16-1 正常な骨と骨粗鬆症の骨との比較

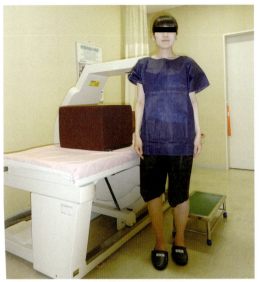

図16-3 検査着に着替えた状態

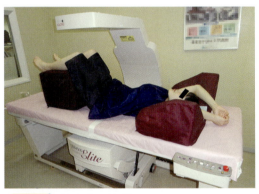

図16-4 検査中の姿勢

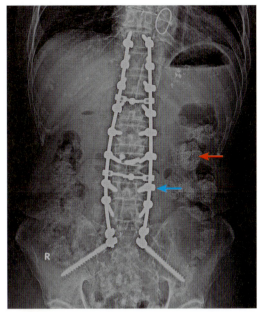

図16-5 骨密度測定が適応外となる例
→：ホスレノール®を服用した消化管
→：取りはずし不可能な金属の入った腰椎

4 骨密度測定の手順

❶検査前の準備

・身長・体重を聞く．
・骨密度測定は，測定部位により検査着に着替えてもらう．
・腰椎を測定する場合は，上半身にボタンやファスナーなど金属，プラスチック類のない状態になってもらう．スカート，ズボンなどは少し下げてもらえれば検査は可能である．
・股関節の測定では，スカート，ズボンなどを脱いで検査着に着替えてもらう（図16-3）．

・検査台に移り，仰向けになってもらう（図16-4）．

❷検査中

検査中は息止めなどの制限はなく，5分程度のあいだ身体を動かさないようにしてもらう．

❸検査終了

終了後，測定結果を解析して検査終了となる．

5 看護のポイント

骨密度測定では看護師が立ち会って検査を行うことはほとんどないため，看護におけるケアのポイントとして重要になってくることは，患者の疑問や不安に思っていることに対して適切な検査の説明ができることである．

❶検査適応外となる患者

・検査部位に取りはずし不可能な金属類がある（図16-5）．

- 透析を行っている患者は，高リン血症治療剤である炭酸ランタン水和物(ホスレノール®)を服用している．ホスレノール®は溶けにくく消化管に残りやすいため，正確な測定値を得られなくなってしまうためである(図16-5)．
- 骨密度測定前にバリウム検査，造影MRI，造影CT，核医学検査を行っている．
- 図16-4の姿勢の保持が不可能である．

❷ 事前説明

- 検査当日は食事の制限はない．
- 検査時は必要に応じて検査着へ着替えてもらう(図16-3)．
- 検査時間は，入室から退室までおよそ15〜20分である．
- 被ばく線量は，装置や患者の体型などによって個人差があるが，その平均値は胸部の直接X線検査と同程度か，それ以下である．骨密度測定による放射線の影響は，まったく問題とならない．

引用・参考文献

1) 骨粗鬆症の予防と治療ガイドライン作成委員会編：骨粗鬆症の予防と治療ガイドライン　2015版，p.26，ライフサイエンス出版，2015
2) 小塚隆弘：診療放射線技術(上巻)，改訂第13版，p.381，南江堂，2015
3) 福永仁夫：図説DXAによる骨量測定―腰椎と大腿骨近位部―，p.19，ライフサイエンス出版，2013

略語

◆DEXA
二重エネルギーX線吸収測定法：
dual-energy X-ray absorptiometry
◆QCT
定量的コンピュータ断層撮影法：
quantitative computed tomography
◆QUS
定量的超音波測定法：
quantitative ultrasound
◆RA
X線吸収測定法：
radiographic absorptiometry

17 患者の状況に合わせた移送(車椅子，ベッド)

身体機能の低下，疾患による行動制限がある患者だけでなく，検査・治療によって安静を保つ必要がある患者は，車椅子,ストレッチャーで移動する．このことを準備の段階から患者に十分に説明し，理解を得ることが重要である．

また，患者は不安，緊張のために心理的に通常と異なる状況にあり，患者本人も予測できない転倒などに十分に注意する必要がある．コミュニケーションをとりながら協力を得るとともに，患者の立場に立って常に援助できる体勢で見守り，必要な介助を行う．

1 移送の準備

❶必要物品の準備

患者の状態に合わせてプライバシーに配慮し，必要物品を準備する．

①車椅子移動の場合

車椅子のほか，掛け物，安楽枕(患者の状態による)，固定用ベルト(帯)，ガウンや上着，三角巾またはアームホルダー，点滴棒など．

②ストレッチャー移動の場合

ストレッチャーのほか，スライディングボードやスライディングシートなどの移乗補助具，掛け物，必要に応じて点滴棒など．

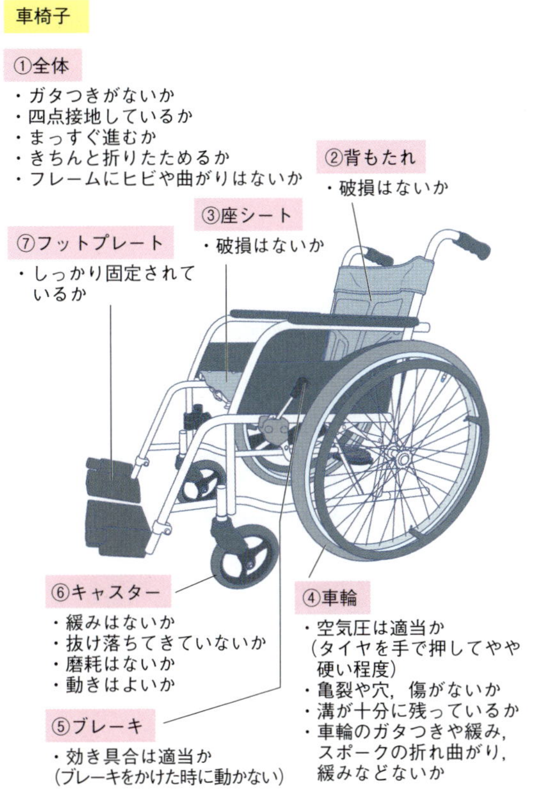

車椅子点検チェック表　※写真を見ながらチェックする　(毎週　曜日)

月　日　点検者(　)										
車椅子番号	No1	No2	No3	No4	No5	No6	No7	No8	No9	No10
①全体	□	□	□	□	□	□	□	□	□	□
②背もたれ	□	□	□	□	□	□	□	□	□	□
③座シート	□	□	□	□	□	□	□	□	□	□
④車輪	□	□	□	□	□	□	□	□	□	□
⑤ブレーキ	□	□	□	□	□	□	□	□	□	□
⑥キャスター	□	□	□	□	□	□	□	□	□	□
⑦フットプレート	□	□	□	□	□	□	□	□	□	□
備考 高頻度接触部位を、手順に沿って1日1回以上拭く	□	□	□	□	□	□	□	□	□	□

月　日　点検者(　)										
車椅子番号	No1	No2	No3	No4	No5	No6	No7	No8	No9	No10
①全体	□	□	□	□	□	□	□	□	□	□
②背もたれ	□	□	□	□	□	□	□	□	□	□
③座シート	□	□	□	□	□	□	□	□	□	□
④車輪	□	□	□	□	□	□	□	□	□	□
⑤ブレーキ	□	□	□	□	□	□	□	□	□	□
⑥キャスター	□	□	□	□	□	□	□	□	□	□
⑦フットプレート	□	□	□	□	□	□	□	□	□	□
備考 高頻度接触部位を、手順に沿って1日1回以上拭く	□	□	□	□	□	□	□	□	□	□

月　日　点検者(　)										
車椅子番号	No1	No2	No3	No4	No5	No6	No7	No8	No9	No10
①全体	□	□	□	□	□	□	□	□	□	□
②背もたれ	□	□	□	□	□	□	□	□	□	□
③座シート	□	□	□	□	□	□	□	□	□	□
④車輪	□	□	□	□	□	□	□	□	□	□
⑤ブレーキ	□	□	□	□	□	□	□	□	□	□
⑥キャスター	□	□	□	□	□	□	□	□	□	□
⑦フットプレート	□	□	□	□	□	□	□	□	□	□
備考 高頻度接触部位を、手順に沿って1日1回以上拭く	□	□	□	□	□	□	□	□	□	□

不具合を見つけた場合は赤字で状況を記入し、速やかに管理者へ報告する
チェックリストは3か月間保管する

東京女子医科大学病院　看護部作成　2014年12月改訂

図17-1 東京女子医科大学病院で用いられている車椅子の点検チェック表

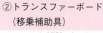
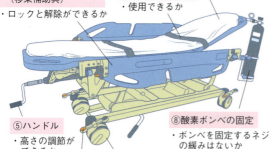

図 17-2 東京女子医科大学病院で用いられているストレッチャーの点検チェック表

- 車椅子，ストレッチャーは定期的に点検し，整備しておく（図17-1，2）．
- 車椅子，ストレッチャーの各パーツに異常がないか確認する（図17-1，2）．
- ＊万が一異常があった場合は，部署の管理者に報告し，使用してはならない．
- MRI検査室内へは専用(非磁性体)の車椅子，ストレッチャー以外入室できないので指示に従う．

❷ 必要物品をベッドサイドに運ぶ

ベッド周囲を整え，移乗に際し適当なスペースを確保する．
＊患者確認および手指衛生，個人防護具の着用は手順に従い，必要に応じて行う．

❸ 患者を観察し準備を整える

- 病態，意識レベル，呼吸状態，麻痺の有無，バイタルサイン，尿意・便意の有無を確認する．
- 必要に応じて，歩行・足踏みができるか，立位保持できるか，立ち上がり動作や坐位保持ができるか確認する．
- 安静度および自立の程度を確認し，移乗の援助について判断する．
- 点滴，ドレーンなどチューブ類を整える．
- ＊膀胱内留置カテーテルが挿入されている場合は尿を処理する．

❹ 患者説明

患者に移動の目的を説明し，同意を得る．

2 ベッドから車椅子，ストレッチャーへの移乗

❶ ベッドから車椅子への移乗

①実施前

①患者確認をする．
- 氏名，生年月日を言ってもらい，患者認識用リストバンドで確認する．

②移送の準備をする．

②実施

① 車椅子の位置が決まったら，必ずブレーキをかけ固定する（図17-3）．
　＊フットレストは上げておく．
② ベッドの高さを調節する．
　・足底全体が床につき，膝が90度になる高さに調整する．
③ ベッドに端坐位になってもらう（図17-4）．
　・患者自身が後方に両手をつき，上半身を安定させた姿勢をとる．
　＊すぐに支えられる位置で見守り，目を離さない．
　＊患者の足底がしっかり床についていることを確認する．
④ 患者の膝を深く曲げ，かかとをベッド側に引き寄せる．
　・膝を90度に曲げたまま立ち上がることはむずかしいため，自然な姿勢で立ち上がるようにする．
⑤ 看護師は車椅子の置いてある側と反対側の足を患者の両足間に前に踏み出すように入れ，重心を低くして立つ（図17-5）．
⑥ 立ち上がりを介助する．
　・患者に立位になるよう伝え，屈曲相を保ち前傾姿勢をとりながら腰を引き寄せるように一緒に立ち上がる．
　＊ふらつき，起立性低血圧に注意する．
　・患者の足底がしっかり着いていることを確認し，患者の両足間に入れた看護師の足を車椅子の方向へ回旋させ，ゆっくり腰を下ろす．
　＊体位や方向の急速な変換は支持基底面が不安定になるため，声をかけながら行う．
⑦ 車椅子へ移動し，患者自身に車椅子のアームレストを握ってもらい，ゆっくり腰かけてもらう．
⑧ 両足をフットレストに乗せてもらい，フットレストからずり落ちないことを確認する．
　・立ち上がり動作が困難な場合や端坐位保持ができない場合などは，無理をせず2人以上の介助が望ましい．

③実施後

① 患者の状態を観察し整える．
　・患者の状態（顔色，気分不快の有無）を観察する．
　・チューブ・ドレーン類の閉塞，屈曲および位置を確認する．
　・患者の姿勢，寝衣を整え，掛け物をかける．

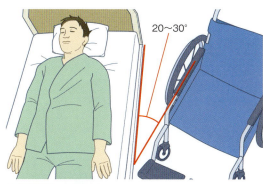

図17-3 環境設定
看護師が介助できるスペースを確保し，ベッドに対し20〜30度角度をつける．

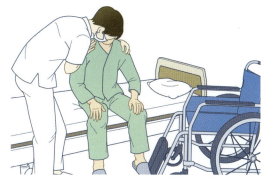

図17-4 ベッドに座る
膝90度，端坐位．

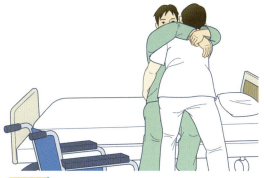

図17-5 ベッドから立ち上がる

❷ベッドからストレッチャーへの移乗（移乗補助具を使用して移乗する場合）

①実施
①患者に移動の準備をすることを伝え，協力を得られるようにする．
②看護師がベッドの両側に立てるスペースをつくれるようベッドを移動し，ブレーキをかけたあと柵を下ろす．
　＊患者の状態に合わせ，必要な人員で移動する．
③患者をストレッチャーと反対側の方へ側臥位にする．
　・状態により横シーツを使用して転落しないよう支え，側臥位にする．
④患者の背部に，体に沿わせて移乗補助具（スライディングボードなど）を差し込むように敷く（図17-6）．
⑤移乗補助具の上で患者を側臥位から仰臥位にする．
　・患者の両腕を胸の上で組むか腹部の上に載せる体勢をとる．
⑥ストレッチャーをベッドに寄せ，ブレーキをかけたあと，柵を下ろす．
　・ライン・チューブ類が挟まれたり，引っぱられない位置であることを確認する．
⑦ストレッチャーをベッドと同じ高さに調節する．
　・看護師はそれぞれベッドとストレッチャーの両側に立つ．
　＊隙間や高さがあると患者の苦痛を伴うため，平行に並べて隙間をなくし高さをそろえるように調整する．
⑧患者に移動することを伝え，ストレッチャーへ移乗する（図17-7）．
　・ベッド側の看護師が，患者の身体をストレッチャー側へ押すよう移動させる．
　・看護師は移乗時，患者の顔色を観察し，気分不快や疼痛などがないか，患者に声かけをして確認する．
⑨患者がストレッチャーに移乗したらストレッチャーを動かし，看護師はストレッチャーの両側に立つ．
⑩患者を横シーツで側臥位とし，一方の看護師が移乗補助具を持って取りはずす．
⑪ストレッチャーの柵を上げる．
⑫転落を予防するためにベルトで止めることを患者に説明し，固定する．

②実施後
①患者の状態を観察し，整える．
　・患者の状態（顔色，気分不快や疼痛の有無）を観察する．

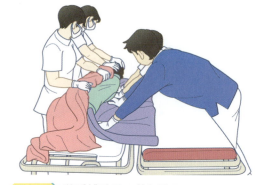

図17-6　移乗補助具の差し込み

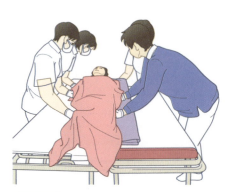
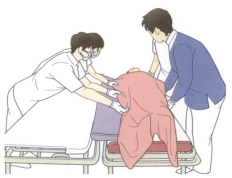

図17-7　ストレッチャーへの移乗

- 点滴, ドレーン類, 膀胱留置カテーテルが挟まったり屈曲していないか, または, 高さは適切かなどの位置を確認する.
- 患者の体位, 寝衣を整えて, 掛け物をかける.
- スタンダードプリコーションに基づき手指消毒を行う.
- ＊ストレッチャーで移動をする際, スライディングシートおよびスライディングボードを患者の身体の下に敷いた状態で移動はしない(傾斜のあるとき, すべる危険性がある).

3 車椅子, ストレッチャーから検査台への移乗

　放射線装置の検査台は高さがあり, 面が固く, 手すりがないなど, 病床ベッドとは形状, 機能が異なる. 移乗介助で検査台に上がれない場合は, 無理をせず事前に調整する. 検査台に移乗後も急な体動ですべり落ちる, わずかな隙間に挟まれるなどの危険性があるため, 介助が必要である.

　また, 機器装置付近には照射装置が配置されていることが多く, 気づかずに透視スイッチを踏んだり, 押したりする危険性がある. 必ず許可を得て入室し, 車椅子, ストレッチャーの固定位置を確認する. 入室後の移乗は多職種共同で行い, 気づいたことは躊躇せず声をかけ合い, コミュニケーションエラーを起こさないよう十分に注意する.

❶ 検査台への移乗

①実施前準備
①患者確認を行う.
- 氏名, 生年月日を言ってもらい, 患者認識用リストバンドで確認する.
- 送り手, 受け手双方で患者情報, 指示確認をする.

②患者を観察し準備を整える(移乗の準備).
- 移乗方法, 介助必要人数を選択する.
- 事前に情報収集し, 担当看護師と調整しておくことが望ましい.

③位置が決まったら, 必ずブレーキをかけて固定する.
- ストレッチャーは高さを調整する.

④患者にこれから検査台(図17-8)へ移ることを説明し, 同意を得る.

❷ 車椅子から検査台への移乗(図17-9)

①実施
①患者の状態, 検査台の向き, 高さによって移乗しやすい位置まで移動し, ブレーキをかけて固定する.

②移乗の妨げにならないよう, ラインやチューブ類を整理する.

③これから検査台に腰かけ, 臥位になるなど一連の動作について患者に説明する.

④自力で検査台に移乗可能な場合, 介助者は患者の両側, 背後などで常に援助しやすい体勢をとる.

②実施後
①患者の状態を観察し整える.
- 患者の状態(顔色, 気分不快の有無)を観察する.
- チューブ・ドレーン類の閉塞, 屈曲および位置を確認する.
- 患者の姿勢, 寝衣を整える.

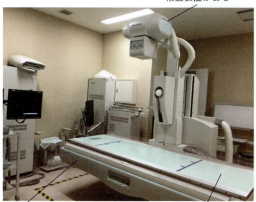

図17-8 検査台と周辺の装置, モニター類

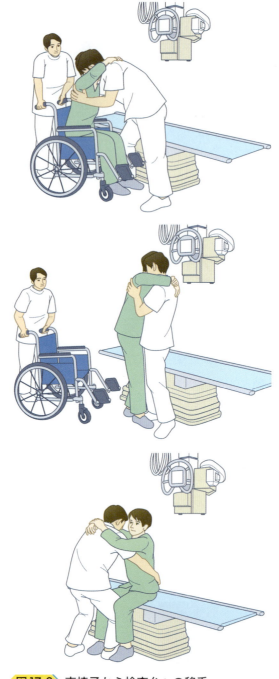

図17-9 車椅子から検査台への移乗

❸ストレッチャーから検査台への移乗
①実施
①ストレッチャーと検査台の高さを調整し，ブレーキをかけて固定する．
②ストレッチャーの柵を下ろし，介助者は患者の両側に立つ．
③患者を検査台と反対の側臥位にし，移乗補助具を患者の身体の1/3程度に平行に差し込んで仰臥位にする．
④ストレッチャー側の介助者は患者の身体を検査台へ押し，反対側の介助者は移乗補助具を引き寄せる．

⑤患者の身体に手を添えたままストレッチャーを移動し，介助者は検査台の両側へ立つ．
⑥移乗補助具を持って取りはずす．
⑦患者に声をかけながら，検査，治療に合った体位，体勢をとる．
・必ずベルトなどで保護し，転落を防止する．

❷実施後

① 患者の状態を観察し整える．
・患者の状態(顔色，気分不快の有無)を観察する．
・ライン・チューブ類の閉塞，屈曲および位置を確認する．
・患者の姿勢，寝衣を整える．

❹ 検査台からの移乗

　長時間の同一体位などによる全身的苦痛や止血といった局所の圧迫を受けている患者は，検査，治療が終了しても疲労，不安を感じていることが少なくない．遅発性の造影剤アレルギー症状の出現などバイタルサイン，状態の変化がないかを常に観察し，ねぎらうことも忘れず，帰室まで安全に移送する．患者の状態，安静指示により移送方法を選択する．

注意事項
① 圧迫止血をしている部位は安静を保ち，屈曲，加重を避ける．
② 安静指示を守る．
③ 急激な体位変換，方向転換を避ける．

引用・参考文献
1) 渡部敦子ほか：移乗，整形外科ビジュアルナーシング(近藤泰児監)，p.197-199, 学研メディカル秀潤社，2015
2) 佐々木かほるほか監：Q&Aでわかる 根拠がみつかる看護技術のなぜ？ ガイドブック，第2版，p.214-234, 医学芸術社，2006
3) 任和子ほか：系統看護学講座 専門分野Ⅰ 基礎看護学(3)基礎看護技術Ⅱ，第16版，p.104-115, 医学書院，2013
4) 志自岐康子ほか編：ナーシング・グラフィカ基礎看護学③基礎看護技術，第5版，p.208-215, メディカ出版，2014
5) 川島みどり監：ビジュアル基礎看護技術ガイド，p.28-50, 照林社，2009
6) 東京女子医科大学病院看護部：看護用具点検チェック表，2014

第4章 検査画像の見方

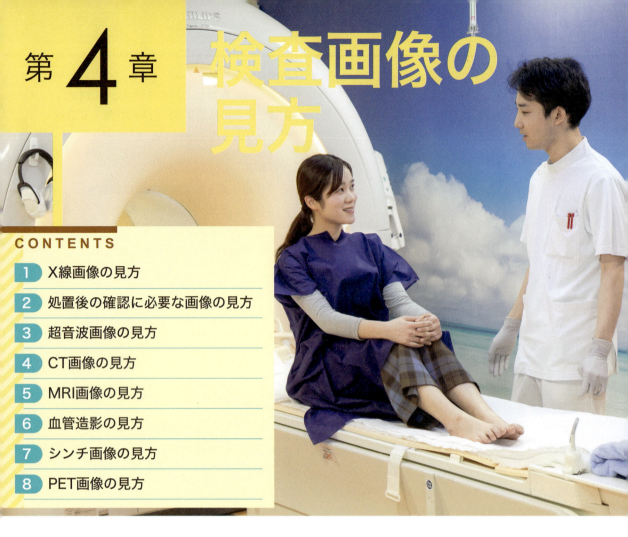

CONTENTS

1. X線画像の見方
2. 処置後の確認に必要な画像の見方
3. 超音波画像の見方
4. CT画像の見方
5. MRI画像の見方
6. 血管造影の見方
7. シンチ画像の見方
8. PET画像の見方

1 X線画像の見方　①頭部

　頭部X線撮影における基本的な撮影は正面像（図1-1-1）および側面像である（図1-1-2）。また，後頭骨を観察する場合にはタウン（Towne）法とよばれる撮影を行う（図1-1-3）．
　現在では多くの病院にCT装置があり，CT撮影により脳実質だけではなく，頭蓋骨の情報を得ることができるため，被ばく低減の観点からも頭部X線撮影の必要性は低くなっている．

1 読影のチェックポイント

　読影のチェックポイントを以下に示す．
①頭蓋の大きさ・形状
　頭蓋内圧亢進，末端肥大症，小頭症，頭蓋縫合早期癒合症，骨折（図1-1-4）などの有無をチェックする．
②骨濃度〔透亮像（図1-1-5），硬化像，石灰化の有無〕
　骨腫瘍，骨髄炎，結節性硬化症や脳腫瘍などによる石灰化などの有無をチェックする．

第4章 検査画像の見方

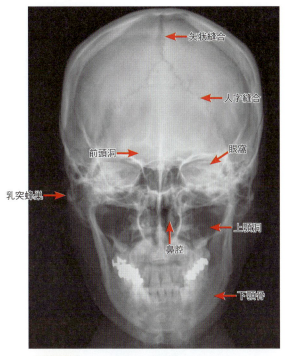

図1-1-1　正常頭部X線画像（正面像）

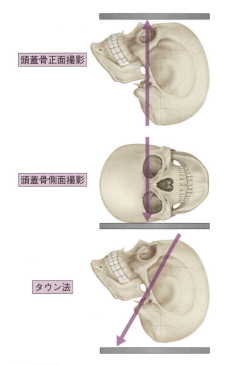

図1-1-3　頭部X線撮影法

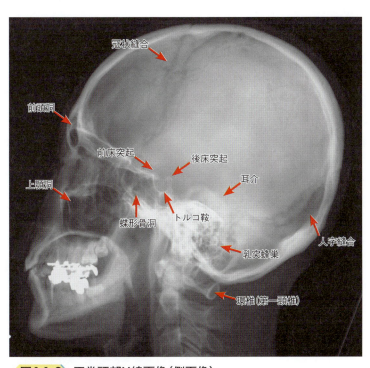

図1-1-2　正常頭部X線画像（側面像）

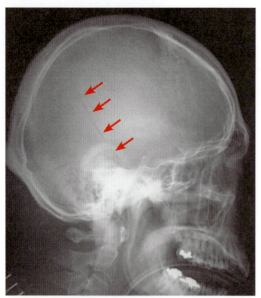

図1-1-4 頭部X線画像（側面像）
転倒後．右側頭骨から頭頂骨に骨折線を認める（➡）．

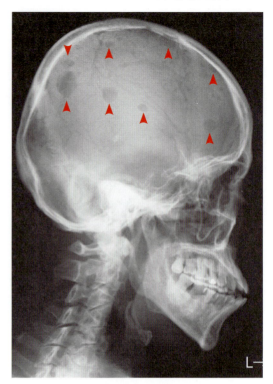

図1-1-5 頭部X線画像（側面像）
多発性骨髄腫．頭蓋冠に多数の透亮像（▶），punched out lesionを認める．

③トルコ鞍の大きさ・形状
　下垂体腫瘍，鞍上部腫瘍によるトルコ鞍の拡大，変形などの有無をチェックする．
④副鼻腔の含気の状態
　副鼻腔炎，副鼻腔内の腫瘍などの有無をチェックする．
⑤上咽頭や頸部などの軟部組織の厚さ
　腫瘍，膿瘍，アデノイドなどの有無をチェックする．
⑥頭蓋頸接合部の変形の有無
⑦術後変化
　動脈瘤へのクリップ，コイル，シャントチューブの有無，位置などをチェックする．

2 注意すべき正常構造と正常変異

　画像診断上，注意すべき正常構造と正常変異を以下に示す．
①くも膜顆粒（図1-1-6①）
②生理的石灰化〔松果体（図1-1-7），大脳鎌化骨（図1-1-6②）など〕
③板間静脈の溝（図1-1-6③，図1-1-7）
④中年以降の女性に多い前頭骨内板（図1-1-6④）の肥厚（図1-1-8）
⑤動脈壁の石灰化：血管の走行に沿ってみられる（図1-1-7）．

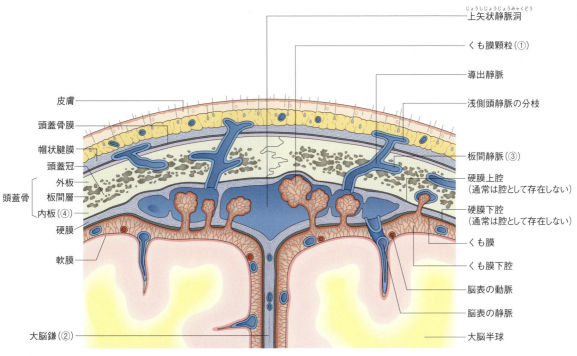

図1-1-6 頭蓋骨および髄膜とその間隙

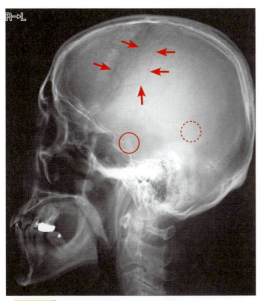

図1-1-7 頭部X線写真(側面像)
松果体の生理的石灰化(⬮), 板間静脈の溝(➡),
動脈壁の石灰化(○).

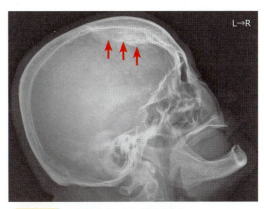

図1-1-8 頭部X線写真(側面像)
前頭骨内板の肥厚(➡).

1 X線画像の見方 ②頭頸部

頭頸部のX線撮影には，観察対象によりさまざまな撮影法がある．

1 副鼻腔の観察

ウォーターズ(Waters)撮影(図1-2-1，表1-2-1)とコールドウェル(Caldwell)撮影(表1-2-1)がある．ウォーターズ撮影は，フィルムとドイツ水平面(眼窩下縁と外耳道上縁を結ぶ線)が45°になる頭位で撮影する方法で，上顎洞，前頭洞，篩骨洞の観察に適している．コールドウェル撮影は，ドイツ水平面とフィルムがほぼ垂直になる頭位で撮影する方法で，前頭洞，篩骨洞の観察に適している．

副鼻腔炎や外傷による顔面骨骨折を評価する際に撮影されるが，CT・MRIでより詳細な所見を評価することが可能であることから，近年では精査ではなくスクリーニング目的で撮影されることが多い．

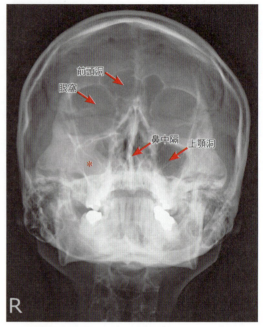

図1-2-1　ウォーターズ撮影
右上顎洞炎の症例．炎症による粘膜肥厚，液体貯留により，右上顎洞の透過性が低下している(＊)．

表1-2-1　鼻のX線撮影法

撮影方法	撮影方向	
	側面	頭頂面
occipitomental (Waters撮影)	90°	90°
occipitofrontal (Caldwell撮影)	90°	90°

(喜多村健ほか：New耳鼻咽喉科・頭頸部外科，改訂第2版，p.108，南江堂，2007および森満　保：イラスト耳鼻咽喉科，第3版，p.151，文光堂，2004を参考に作成)

2 喉頭・咽頭領域の観察

この領域においても，CT・MRI検査が画像診断の中心であり，単純X線撮影を行うことはあまりない．しかし，撮影時間が短いという利点から，小児におけるアデノイド(口蓋扁桃)(図1-2-2)のサイズの評価(図1-2-3)，クループや急性喉頭蓋炎の診断のほか，異物検出のスクリーニング(図1-2-4)などで撮影されることもある．

この領域のX線撮影は体動による影響を少なくするために一般的に臥位で撮影を行うが，急性喉頭蓋炎では，気道閉塞症状が著明であり，仰臥位により呼吸困難の増悪，気道確保といった救命処置が必要になる可能性があるため，安易に仰臥位にしてはいけない．

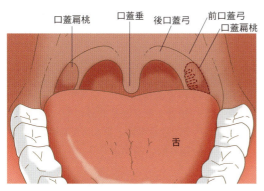

図1-2-2 扁桃各部の名称

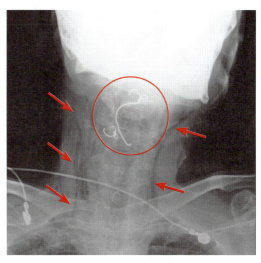

図1-2-4 頸部X線画像(正面像)
咽頭異物(義歯の誤飲)．頸部に義歯に使用されている金属を認める(○)．また，頸部から胸部にかけての皮下の透亮像は，皮下気腫の所見である(→)．

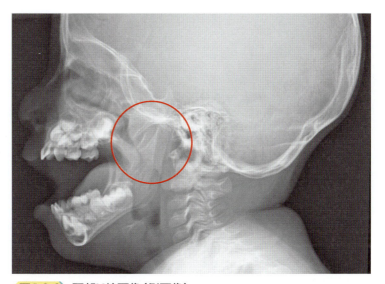

図1-2-3 頸部X線画像(側面像)
上咽頭の軟部濃度(○)は，肥大したアデノイドである．肥大したアデノイドにより気道の狭窄を認める．

1 X線画像の見方 ③ 胸部（肺，縦隔）

　胸部単純X線撮影はスクリーニングのためにルーチンで吸気の立位正面像を撮影することが多い．十分な吸気により，肺が拡張し，肺野の評価に有用な検査となる．場合によっては，側面像を撮像することで，情報が付加されることがある．

1 正面像（図1-3-1）

　正常の肺は解剖学的に右側で3葉，左側で2葉からなる．ただし，単純X線撮影の撮像では正面像では各肺葉が重なっている．肺野の部位は，肺尖部，上肺野，中肺野，下肺野に分けて表現する．

　いわゆる肺野とよばれている領域以外の，横隔膜や心陰影・縦隔に重なっている部分にも肺の一部が存在するため，これらの部分に関しても注意を払うことは重要となる．

　両側の肺野の間には縦隔影とよばれる領域がみられる．気管および気管支は縦隔に重なって描出される．含気の豊富な肺や脂肪織，心臓や血管などの軟部組織が接触し，X線の照射する方向に接線を形成するとき，さまざまな縦隔線として確認できるようになる．

> **肺野**
> ・肺尖部：鎖骨より上方
> ・上肺野：鎖骨と第2肋骨前縁の間
> ・中肺野：第2肋骨前縁と第4肋骨前縁の間
> ・下肺野：第4肋骨前縁より下方

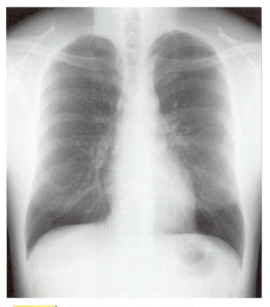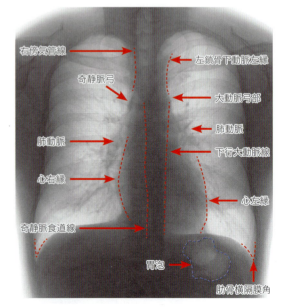

図1-3-1 ▶ 胸部単純X線撮影正面像

2 側面像（図1-3-2）

　縦隔は正確にはCTにて正確な区域を判別するが，胸部単純X線撮影の側面像では図1-3-3のような縦隔区分が用いられる．

　胸部側面像は，肺尖部や，縦隔と重なる領域で，肺野の病変検出が困難となることがある．正常であれば軟部組織の構造の重なりが少なく，比較的透過性の高い領域で透過性低下がみられたときに，病変を指摘できることがある．胸骨背側のretrosternal space，心陰影背側のretrocardiac spaceがあげられる．

　また，右肺動脈，右上肺静脈の背側と左下肺動脈の腹側の間も大きな血管が比較的乏しく，inferior hilar windowとよばれる透過性の亢進した領域を形成する．

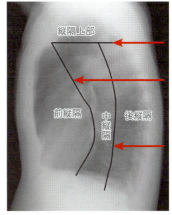

図1-3-3 縦隔区分
縦隔上部：胸骨上縁〜左腕頭静脈が気管正中と交叉する高さまで
前縦隔：胸骨後縁〜気管前縁から心後縁を結ぶ線まで
中縦隔：気管前縁から心後縁を結ぶ線〜椎体前縁から1cm後方まで
後縦隔：椎体前縁から1cm後方から背側

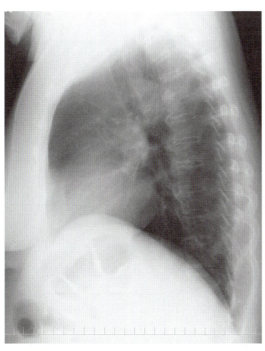

図1-3-2 胸部単純X線撮影側面像

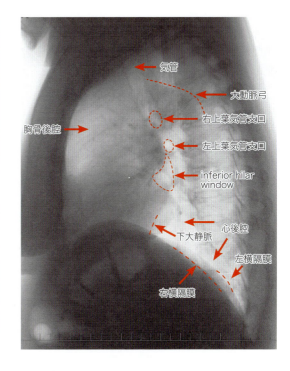

3 結節影・腫瘤影（図1-3-4）

　肺野に生じた類円形の孤立性肺病変で3cm未満を結節影，3cm以上は腫瘤影とよぶ．3cmを超える病変に関しては肺がんの頻度が高い．ただし，小さくても悪性腫瘍の可能性を否定できない．原発性肺がん以外にも，転移性肺腫瘍，過誤腫などの腫瘍性病変，肺結核，肺化膿症，サルコイドーシスといった炎症性疾患，肉芽腫性疾患や，動静脈奇形など血管病変が，結節影・腫瘤影の形態をとりうる．石灰化影の有無や，周囲の散布影の有無，空洞の有無やスピキュラの有無といった詳細な形態評価に加え，経時的な変化の様子などの情報が診断に有用となる．

　ただし，病変前後の構造や肺外の構造も重なって描出される胸部X線写真での形態評価には限界があるため，CTでの詳細な形態評価が必要となる．

　肺の結節性病変と紛らわしい結節様の陰影として，肋軟骨，特に肋骨との移行部でみられる化骨性変化，肋骨の骨島，乳頭，胸膜の石灰化プラークなどがある．

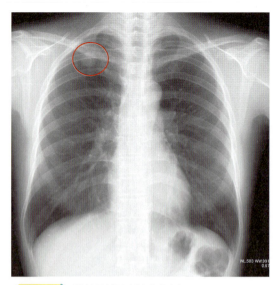

図1-3-4　結節影（肺がん）症例
右上肺野の鎖骨下縁付近に結節影を認める（○）．

4 浸潤影（図1-3-5）

　通常は空気の存在する肺胞腔内に，炎症細胞の浸潤や液体貯留などが起こって含気が低下することで生じる．肺胞性病変の所見としてみられることが多い．含気の消失に伴い肺野の透過性が低下し，肺野内の血管影が不明瞭となる．

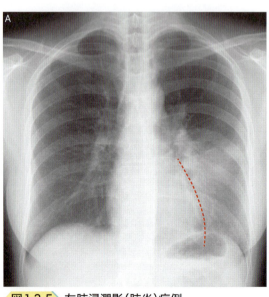
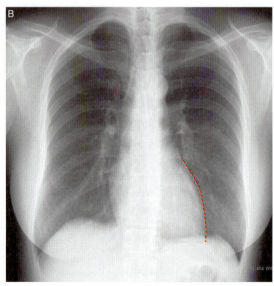

図1-3-5　左肺浸潤影（肺炎）症例
A：治療前．B：治療後．
左中肺野から下肺野にかけて浸潤影を認める．治療後に確認できる心陰影（点線）が治療前では不明瞭となっている．病変が縦隔影，心陰影に接して生じた場合，接した部分の正常な境界線が消失する．シルエットサイン陽性とよばれる所見となる．

病変内に含気の保たれている気管支が描出される気管支透亮像がみられることがある．

浸潤影が生じる病変，病態として，肺炎や肺水腫，肺胞出血，肺胞タンパク症などがあげられる．

また，肺がんや悪性リンパ腫といった腫瘍性病変でも浸潤影が生じる場合があるため，CTでの詳細な評価が必要となる．

5 胸水貯留（図1-3-6）

胸壁の内側から肺の表面は胸膜で覆われる．胸膜は胸壁の壁側胸膜と肺側の臓側胸膜で胸膜腔を形成する．胸水はこの胸膜腔に貯留した液体である．胸水はその成因から滲出性と漏出性に分けられる．

滲出性胸水は悪性腫瘍の胸膜播種，胸膜中皮腫，結核性胸膜炎などにより起こり，漏出性胸水はうっ血性心不全，肝硬変，ネフローゼ症候群など，静水圧の上昇，血管内膠質浸透圧の低下により起こる．

立位のX線写真では，空気を含む肺の下方に胸水が貯留していく．肺の葉間（小葉間裂）に胸水がみられることもあり，vanishing tumorとよばれる境界明瞭な腫瘤様陰影を形成することがある．

6 気胸（図1-3-7）

肺野には通常，肺内の細かい血管による軽微な網目状構造がみられ，肺紋理とよばれる．気胸では，胸膜腔に空気が漏れ出すため，肺が部分的に虚脱して胸腔内に肺の広がってない無血管野が生じる．立位胸部X線写真では，胸腔のなかに肺の存在しない無血管野が生じ，肺紋理が消失した領域，および胸腔から離れた肺の輪郭が確認できるようになる．

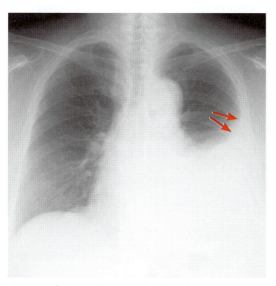

図1-3-6 胸水貯留症例（悪性中皮腫）
含気の保たれている左肺の下方に液体貯留があり，側方に向かって円弧状の境界線がみられる．

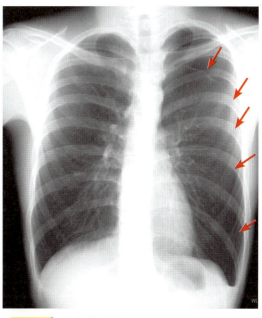

図1-3-7 左気胸症例
左胸腔の輪郭内の内側に肺野の血管影がみられない領域がありその内側に胸腔から離れた肺の境界線が確認できる（→）．

7 縦隔・肺門部病変（図1-3-8）

縦隔・肺門に病変が生じた場合には，図1-3-5のシルエットサインと同様に，病変と縦隔・肺門との位置関係，接触の有無により，正常でみられる縦隔線が消失する場合と消失しない場合がある．

縦隔に突出がみられ心陰影の拡大と紛らわしいことがある．この際に，突出部の辺縁1cmより内側に重なって肺血管影が認められる場合，突出した病変が心拡大ではなく，肺門から離れた前縦隔または後縦隔由来であることが示唆される．この所見を肺門重畳徴候（hilum overlay sign）陽性とよぶ．

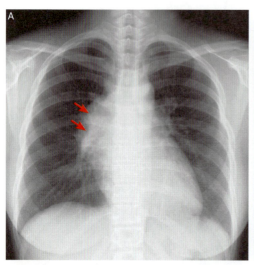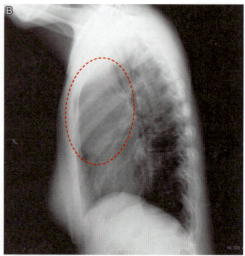

図1-3-8 前縦隔腫瘍（悪性リンパ腫）症例
A：縦隔の右側に突出する構造を認め，その陰影に重なって右肺動脈が透見できる（→）．
B：側面像では胸骨後腔の透過性が低下している（⬭）こともあわせ，前縦隔病変であることが示唆される．

引用・参考文献

1) 三角茂樹ほか：胸部. 単純X線写真の読み方・使い方（黒崎喜久編），p43-191, 医学書院, 2013
2) 田中信幸：胸部単純X線. 胸部画像解剖 徹頭徹尾（松永尚文編），p2-19, メジカルビュー社, p2-41, 2012
3) 藤澤英文ほか：胸部X線写真読影のサインや所見とその特徴. 胸部X線写真の読影（櫛橋民生編），p91-145, 医学書院, 2013
4) 梁川雅弘ほか：縦隔. 胸部単純X線診断をきわめる（酒井文和編），p201-228, 秀潤社, 2007
1) 三角茂樹ほか：単純X線写真の読み方・使い方（黒崎喜久編），p.43-191, 医学書院, 2013
2) 田中信幸：胸部画像解剖徹頭徹尾（松永尚文編），p2-41, メジカルビュー社, 2012
3) 櫛橋民生編：胸部X線写真の読影, p.91-145, 医学書院, 2013
4) 梁川雅弘ほか：縦隔. 画像診断27：201-228, 2007

1 X線画像の見方　④乳腺撮影

1 マンモグラフィの読影と報告書の記載方法

マンモグラフィの読影と報告書の記載方法として，米国放射線学会(ACR)が作成したBI-RADS (Brest Imaging Reporting and Data System)が普及している．

日本ではBI-RADSをもとに『マンモグラフィガイドライン』[1]が出版され，5段階のカテゴリー分類が用いられている(表1-4-1)．カテゴリー1，2は精密検査不要，カテゴリー3以上は要精密検査と判定される[2]．

表1-4-1　マンモグラフィのカテゴリー分類

カテゴリー1	異常なし
カテゴリー2	良性
カテゴリー3	良性，しかし悪性を否定できず
カテゴリー4	悪性疑い
カテゴリー5	悪性

2 マンモグラフィ読影の基本

まず，乳房の構成を評価する．乳腺実質の量と分布を脂肪性，乳腺散在性，不均一高濃度，高濃度に分類する．不均一高濃度や高濃度乳腺では，病変が正常乳腺に隠される可能性があることを示す．

全体を眺め，濃度，量，輪郭の左右の非対称性，腫瘤の有無を評価し，その後，腫瘤の性状，石灰化，その他の所見，リンパ節の詳細を診断する．微細な石灰化があれば拡大し，前回画像があれば比較する．

❶腫瘤

「腫瘤」とは2方向撮影にて認められる占拠性病変で，1方向でしか認められない場合は「陰影」という．腫瘤は形状，辺縁，濃度を評価する(図1-4-1, 2)．

①形状

円形，楕円形，多角形，分葉形，不整形(図1-4-3)．

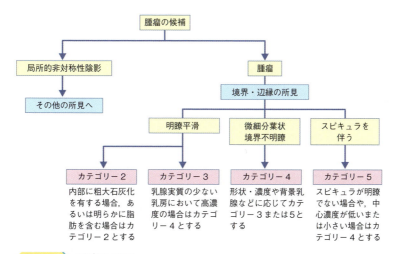

図1-4-1　腫瘤の診断
(日本医学放射線学会ほか編：マンモグラフィガイドライン, 第3版増補版, p.69, 医学書院, 2014)

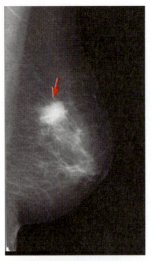

図1-4-2 腫瘤
楕円形で微細分葉状の腫瘤を認める(→).

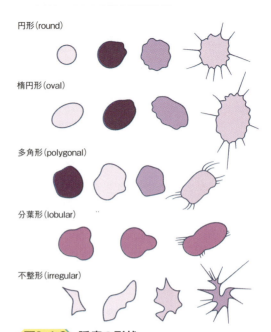

図1-4-3 腫瘤の形状
(日本医学放射線学会ほか編：マンモグラフィガイドライン，第3版増補版, p.40, 医学書院, 2014)

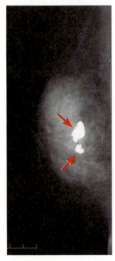

図1-4-4 明らかな良性石灰化
粗大な石灰化を認める(→).

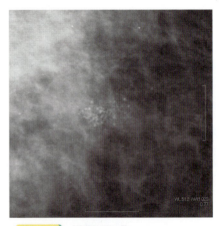

図1-4-5 微細石灰化
集簇性の多形性石灰化を認める.

②辺縁

境界明瞭，微細分葉状，境界不明瞭，スピキュラ，評価困難.

③濃度

低濃度，等濃度，高濃度(脂肪濃度を含む).

❷石灰化

石灰化は明らかな良性石灰化(図1-4-4)と良悪性の鑑別を必要とする石灰化に分けられる．明らかに良性と診断できるものの多くは粗大で，皮膚や血管の石灰化，線維腺腫や乳管拡張症に伴う石灰化，円形石灰化，中心透亮性石灰化，石灰乳石灰化，縫合部石灰化，異栄養性石灰化などである．

良悪性の鑑別を必要とする石灰化は微細で，詳しく観察するためには拡大鏡の使用が必要である(図1-4-5)．形態と分布で評価され，その組み合わせにより各カテゴリーに分類される(図1-4-6)．

石灰化の形態は微小円形，淡く不明瞭，多形

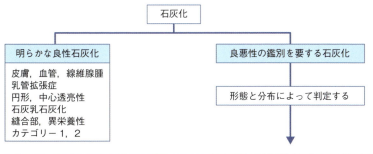

図1-4-6 石灰化の診断
(日本医学放射線学会ほか編：マンモグラフィガイドライン，第3版増補版，p.72，医学書院，2014)

性不均一，微細線状/微細分枝状に分けられ，石灰化の分布はびまん性，領域性，集簇性，線状，区域性に分けられる．

❸ その他の所見

乳腺実質の所見や皮膚所見，リンパ節の所見を付随する．乳腺実質の所見としては正常バリエーションである非対称性乳房組織や良性と判断できない非対称性乳房組織，乳腺構築がゆがんでいる構築の乱れなどがあり，皮膚陥凹，皮膚肥厚，乳頭陥凹などの皮膚所見，腋窩リンパ節腫大，乳房内リンパ節などのリンパ節所見がある．

引用・参考文献

1) 日本医学放射線学会ほか編：マンモグラフィガイドライン，第3版増補版，医学書院，2014
2) 日本乳癌学会：科学的根拠に基づく乳癌診療ガイドライン 2 疫学・診断編2015年版(第3版)，p.155-156，金原出版，2015

📖 **略語**

◆ACR
米国放射線学会：
American College of Radiology

1 X線画像の見方⑤ 腹部（食道，胃腸，十二指腸，腎尿路）

1 各検査の見方

❶ 食道造影で診断すべき疾患

食道造影検査は，バリウムを患者に嚥下させて行う検査である（図1-5-1）．椎体と食道が重ならないように右前斜位（第一斜位）で撮影することが多い．食道でみられる病変として，憩室，食道裂孔ヘルニア，食道静脈瘤，食道腫瘍，食道潰瘍，アカラシアなどである．図1-5-2に食道がんの画像を示す．

❷ 胃・十二指腸造影で診断すべき疾患

胃造影検査は，バリウムを胃内にまんべんなく行きわたらせるため，患者に体位変換をしてもらいながら撮影する．臥位では，正面像，第一・二斜位像，前壁像，右側臥位，半立位ではシャッキー像や前壁像，立位では第一斜位や正面像が撮影される．それぞれの撮影で観察すべき胃の部位が異なる．背臥位では後壁の評価を行い，腹臥位で撮影する前壁像では前壁の評価を行う．半立位や立位では，穹窿部から胃体上部の観察を行う．さらに，圧迫筒を用いて脊椎と圧迫筒で胃の前後壁を圧迫して撮影も追加する．陥凹性病変はバリウムが溜まり，隆起性病変はバリウムの欠損を生じる．図1-5-3, 4に胃二重造影像（バリウムが白く映り，炭酸ガスが黒く映る）を示す．また，図1-5-5に穹窿部から，噴門部，胃体上部を観察するためのシャッキー像を示す．

胃でみられる病変として，潰瘍，びらん，胃がん，粘膜下腫瘍，異所性膵，憩室，慢性胃炎などがある．図1-5-6～8に病変が確認できる

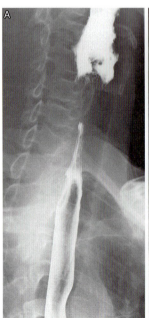

図1-5-1 食道造影
A：上部食道　B：下部食道
バリウムを嚥下させて，食道をバリウムが通過しているタイミングで撮影を行う．

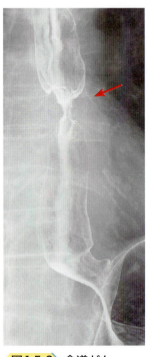

図1-5-2 食道がん
胸部中部食道に全周性の狭窄がある（→）．進行性食道がんの所見である．

画像を示している．

十二指腸（図1-5-9）でみられる病変としては，憩室，潰瘍，ブルネル腺腫，粘膜下腫瘍，膵頭部がんの浸潤などがある．

❸ 下部消化管造影で診断すべき疾患

結腸がん，直腸がん，粘膜下腫瘍，潰瘍性大腸炎，クローン病，憩室などがある．正常像を図1-5-10に，結腸がんによる狭窄を図1-5-11に示す．

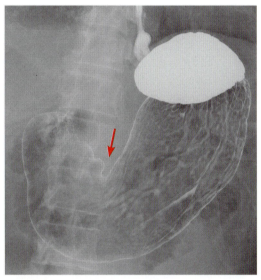

図1-5-3 胃二重造影（正面像）
背臥位で撮影を行う．正面とは胃の正面のことであり，胃角（→）の描出が最良の体位で撮影する．

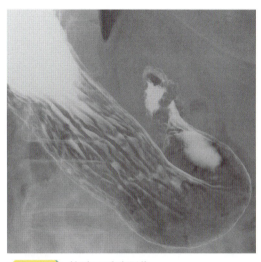

図1-5-4 前壁二重造影像
腹臥位で撮影する．右腰を少し浮かせて，左前斜位（第二斜位）で前庭部から胃角部の前壁が広く二重造影像として描出されることが必要である．

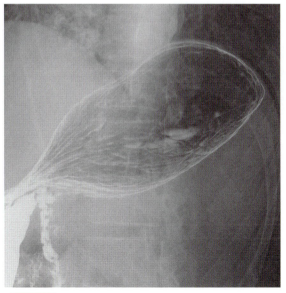

図1-5-5 シャツキー像
透視台を半立位として，左前斜位（第二斜位）にて撮影を行う．

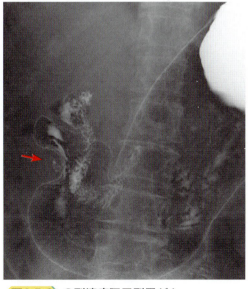

図1-5-6 2型潰瘍限局型胃がん
幽門近くの大彎側に潰瘍を伴う隆起性病変がみられる（→）．

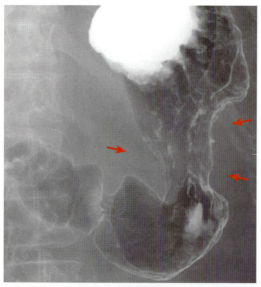

図1-5-7　4型びまん浸潤型胃がん
中部に全周性の狭窄（→）があり，胃壁の伸展は不良である．とくに小彎では病変の境界が不明瞭である．

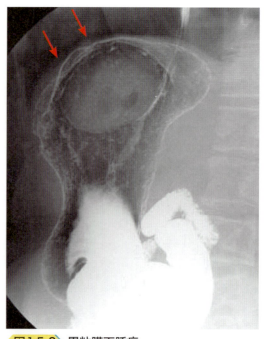

図1-5-8　胃粘膜下腫瘍
上部に大きな隆起性病変がみられる（→）．

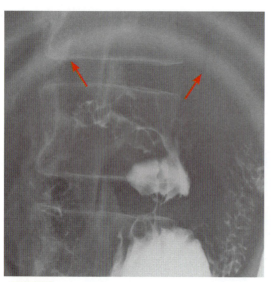

図1-5-9　十二指腸球部圧迫像
画像上部に描出される円形の陰影（→）が圧迫筒の辺縁のマークである．椎体と圧迫筒の間で，圧迫したい消化管の部分を圧迫する．

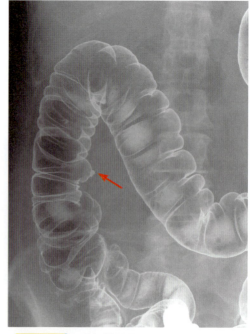

図1-5-10　逆行性注腸二重造影像
上行結腸から横行結腸の右半分および回盲部が描出されている．上行結腸に憩室がみられる（→）．

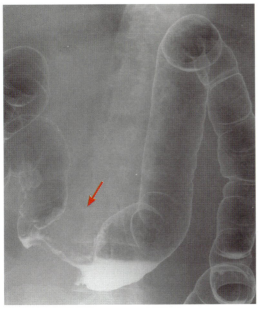

図1-5-11 結腸がん
横行結腸に全周性の狭窄があり、いわゆるアップルコアサイン(apple-core sign：➡)を認める。

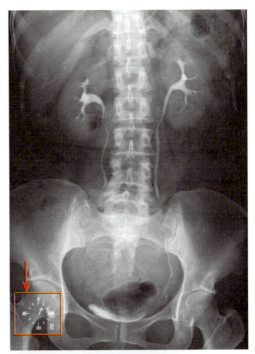

図1-5-12 排泄性尿路造影
両側腎、尿管、膀胱が含まれるように撮影する。尿管は蠕動するため、必ずしも全体が描出されるとは限らない。向かって左下にあるマーク(➡)は造影剤注射後からの時間や右側(R)を表している。

2 排泄性尿路造影

　排泄性尿路造影は、ヨード造影剤が用いられる。静注を行い、静注後30分までの間に複数回腎臓・尿管・膀胱を撮影するという方法が一般的である[1]。近年は超音波検査の発達で行われる機会が減少傾向にある。また排泄性尿路造影に代わりに、造影CTの後に臥位腹部・骨盤撮影を行うこともある。正常像を図1-5-12に、水腎症例を図1-5-13に示す。

> 📖 **用語解説**
> ◆ ヨード造影剤
> ヨードを含むX線透過性の低い陽性造影剤。単純撮影やCTでは高濃度(白色)に描出される。時としてアナフィラキシーショックなどの合併症が生じうる

> 📖 **略語**
> ◆ MDL
> X線上部消化管造影検査：Magen dürch Leuchtung
> ◆ BM
> barium enema

引用・参考文献

1) 落合慈之監：腎・泌尿器疾患ビジュアルブック第2版, p.90, 学研メディカル秀潤社, 2017

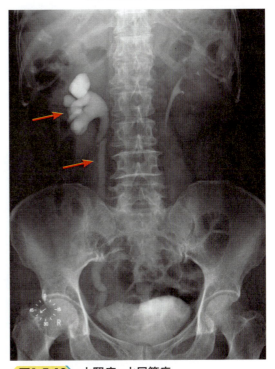

図1-5-13 水腎症・水尿管症
右腎盂、腎杯と尿管の拡張がみられる(➡)。撮影時間も、造影剤注射後40分とかなり遅いタイミングでの撮影であることがわかる。

1　X線画像の見方　⑥骨盤(子宮，膀胱)

1　子宮卵管造影

子宮卵管造影(HSG)は，X線に反応して白く写る造影剤を子宮の中に注入して行う放射線の検査で，下記の状態などがわかる．

- 子宮内腔の状態(子宮奇形，内膜ポリープ，Asherman症候群)
- 卵管の疎通性(通りがよいか)
- 卵管周囲の癒着の推測

❶利点

正常では子宮内腔，両側卵管内に造影剤が流入し，白い構造として描出される．造影剤をある程度の量，注入すると腹腔内に流れる像が確認される(図1-6-1)．

子宮卵管造影では子宮の内腔の形態がはっきりと描出され，どのタイプの奇形かはっきりさせることができる(図1-6-2)．

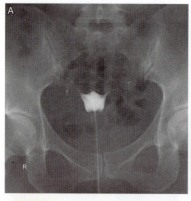
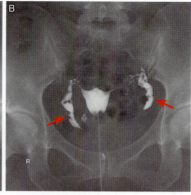

図1-6-1　子宮卵管造影(正常X線)
A：子宮内腔の形態は異常なく，両側卵管は正常に描出され，閉塞はない．
B：腹腔内への造影剤流出も確認できる(→)．

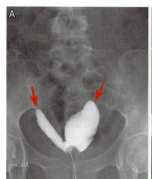
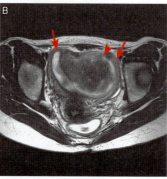
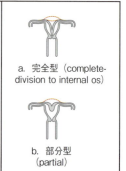

図1-6-2　子宮卵管造影(双角子宮X線)
A：HSG，B：MRI T2強調画像．
子宮体部の内腔が個別に2個描出されており，体部が2つある状態で，双角子宮である(A：→)．このように内腔が明瞭に描出可能で，子宮奇形の評価に有用である．MRIのT2強調画像で子宮内膜が2つ確認でき(B：→)，双角子宮である．左側筋層内に筋腫を疑う腫瘤がある(B：▶)．

双角子宮 (bicornuate uterus)
a. 完全型 (complete-division to internal os)
b. 部分型 (partial)

(The American Fertility Society : Classifications of adnexal adhesions, distal tubal occlusion, tubal occlusion secondary to tubal ligation, tubal pregnancies, Müllerian anomalies and intrauterine adhesions. Fertil Steril, 49 : 944-955, 1988を元に作成)

習慣性流産や不育症の場合，子宮奇形の率がやや高くなるので，特に重要である．卵管采の先端で造影剤がたまって袋状に見え，造影剤が卵管采から腹腔内に流れなければその卵管は閉塞していると考える(図1-6-3).

❷欠点

①造影剤の流れ方の問題

卵管の片方が狭くて，もう片方が正常であった場合，造影剤が圧の低い方により多く流れて，片方に造影剤が流れていかずに「片方が閉塞している」と診断されることもある．このような場合は圧を強くかけたり，日数をおいて再検査すると造影剤が流れることもある．

②手技の問題

造影剤を注入する管のセッティングが悪く，造影剤が腟の方へ漏れてしまい十分な圧力で卵管の方へ入っていかない場合，一見卵管の疎通性が悪いと判断されることもある．

❸検査を行うタイミング

実際には，月経が終わり出血のない日で排卵前(月経開始から7〜15日目頃)に行う．全体で15分程度の検査である．

❹造影剤の種類

油性の造影剤(リピオドール®など)と水性の造影剤(イソビスト®など)があるが，それぞれ利点と欠点がある．造影能力や刺激性の少なさでは油性の方が優れ，造影剤の吸収の早さでは水性の方が優れている．

子宮卵管造影後に一般的に妊娠率が上がるといわれているが，これは卵管内に液体を注入することで疎通性が高まるためとされる．

❺副作用

ごくまれに，油性造影剤が血管内に入り込んで細い血管をふさいでしまう(塞栓症)ことがある(水性では吸収が早いのでほとんどない)．

また，狭い卵管に液体を注入するので，ある程度の圧力をかける必要があり，痛みを伴う．注入

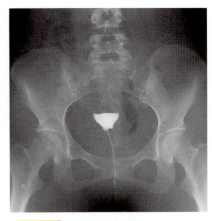

図1-6-3 子宮卵管造影（左卵管の閉塞）
右卵管切除後で，右卵管は描出されないが，左卵管も描出されず，閉塞を疑う．子宮内腔の形態は異常ない．

の際の痛みの程度は重要な情報となることがあり，卵管が完全に閉塞していたり，狭窄や卵管周囲の癒着がある時は，特に痛みが強いといわれる．

2 尿路造影

膀胱造影(CG)には主に逆行性膀胱造影と逆行性排尿時膀胱尿道造影(VCUG)の2つがある．

❶逆行性膀胱造影

膀胱を造影剤で満たし，膀胱の変形，欠損像などをみる．膀胱憩室，腫瘍，外傷，膀胱瘻などの診断に用いる(図1-6-4)．

❷逆行性排尿時膀胱尿道造影

膀胱尿管逆流の有無と尿道括約筋の機能などをみる．膀胱尿管逆流，神経因性膀胱，溢流性尿失禁，膀胱頸部硬化などの診断に用いる(図1-6-5，6)．

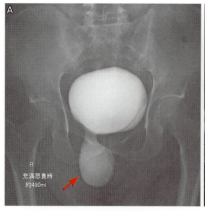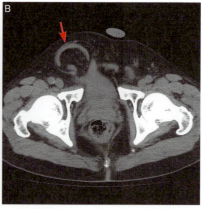

図1-6-4 逆行性膀胱造影
A：鼠径ヘルニアへの膀胱脱出．造影剤の膀胱充満時，膀胱の形態が異常で，右下方への突出がある（→）．
B：CTで右鼠径ヘルニアがあり，ヘルニア囊内への膀胱脱出が描出された（→）．

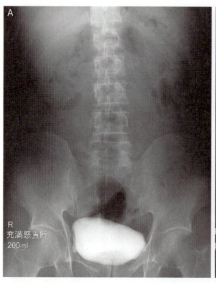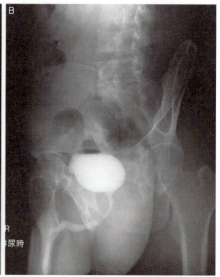

図1-6-5 逆行性排尿時膀胱尿道造影（正常）
膀胱尿管逆流を疑って検査したが，充満時（A），排尿時（B）ともに逆流はなく，正常であった．

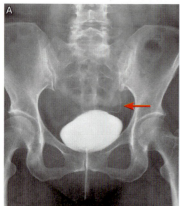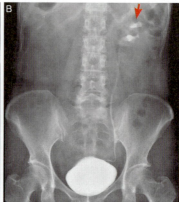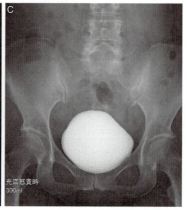

図1-6-6 逆行性排尿時膀胱尿道造影
A，B：治療前．造影剤70mL注入して，左側尿管への逆流あり，膀胱尿管逆流と考える（A：→）．腎盂も逆流により描出されている（B：→）．
C：治療後．逆流は消失した．

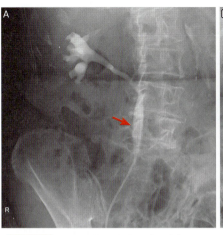
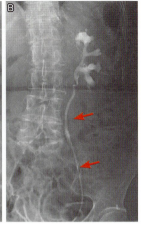

図1-6-7　逆行性腎盂造影（正常）
A：右，B：左．
膀胱から逆行性に両側尿管が造影されている．右上部・中部尿管に軽度拡張があるが，両側尿管に欠損はない．

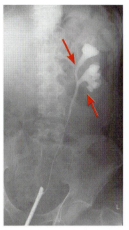

図1-6-8　逆行性腎盂造影（左重複腎盂尿管）
左の逆行性腎盂造影において，腎盂から上部尿管が2つある（→）．重複腎盂尿管という正常変異である．

❸ 腎盂造影検査

腎盂造影検査には，造影剤を注射する排泄性腎盂造影検査（IP）と，尿道からカテーテルを入れて造影剤を注入する逆行性腎盂造影検査（RP）とがある．

①排泄性腎盂造影検査
静脈に造影剤を注射してX線撮影する．

②逆行性腎盂造影検査
膀胱内視鏡とカテーテルを用いて造影検査をする．

腎盂造影検査では，腎・腎盂腎杯・尿管の形態や位置確認，出血の原因，結石や腫瘍などの観察をする（図1-6-7〜9）．

造影剤はX線を透過させないので，腎盂や尿管，膀胱が，形どおりに白く写り，結石があるとその部分が抜けて見える．また，膀胱腫瘍では，腫瘤状の欠損（黒い塊）が写る．

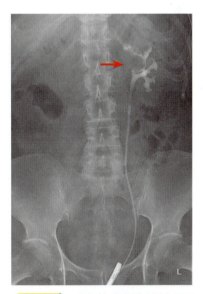

図1-6-9　逆行性腎盂造影（左腎盂がん）
左の逆行性腎盂造影において，左腎上極の腎盂腎杯に欠損（→）があり，腫瘍（腎盂がん）を疑う所見である．

📖 **略語**

◆HSG
子宮卵管造影：hysterosalpingography
◆CG
膀胱造影：cystography
◆VCVG
逆行性排尿時膀胱尿道造影：voiding cystourethrography

◆IP
排泄性腎盂造影検査：intravenous pyelography
◆RP
逆行性腎盂造影検査：retrograde pyelography

1 X線画像の見方　⑦脊椎

1 脊椎の解剖と略号

脊椎は多数の分節状の骨から構成されていて，上から頸椎（cervical vertebrae）7個，胸椎（thoracic spine）12個，腰椎（lumbar spine）5個，仙椎（sacrum）5個からなる（図1-7-1）．脊椎の番号を示すときは，例えば第4胸椎であればTh4，第1腰椎であればL1，第2腰椎と第3腰椎の間の椎間板であればL2/3などの略号を用いて表記する．本書においては，脊椎のCT，脊椎のMRIも同様に記載する．

いずれの脊椎にも共通する解剖学的特徴としては，前半分が椎体とよばれる骨で構成されて体重を支え，後半分は体軸方向に連続する脊柱管とよばれる脊髄が通過する管を形成し，その周囲は椎弓とよばれる円弧状の骨で囲まれていることである．椎弓の付け根には，椎体間に脊髄から分かれた神経根が出る椎間孔が存在する．

X線写真では，個々の脊椎の形態を評価するとともに，全体の彎曲の状態を知ることも重要である．脊椎は生理的に頸椎と腰仙椎が前彎し，胸椎は後彎している．これらの生理的な彎曲が失われたり，側彎を呈したりする場合には，脊柱管の狭窄や椎間孔の狭小化を生じ，そこを通過する脊髄や神経根に圧迫を生じることがある．

2 部位ごとの診断目的

X線撮影は，後述するCTやMRIと違い体位の自由度が高く，複数の姿勢で撮影できることがメリットである．同じ姿勢を維持することが難しい高齢者や重症の外傷患者でも短時間で撮影することができ，汎用性が高い．撮影する脊椎のX線写真は，脊椎の部位や検査目的により異なるが，基本となる正面と側面の2方向は必ず撮影する（図1-7-2）．

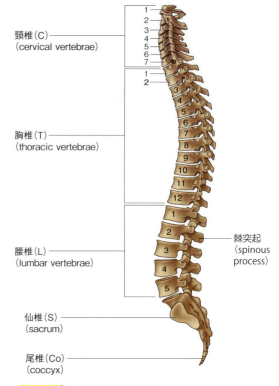

図1-7-1 全脊椎の側面像
脊椎は頸椎7個，胸椎12個，腰椎5個，仙椎数個からなる．

❶頸椎

加齢などによる変形性脊椎症（図1-7-3），交通事故などの高エネルギー外傷による頸椎損傷の撮影が多い．歯突起の観察のための特殊な撮影方法として開口位正面像がある．また，加齢などにより後縦靱帯が肥厚し石灰化を生じることもある（図1-7-4）．

❷腰椎・胸椎

変形性脊椎症による脊柱管狭窄，骨粗鬆症（図1-7-5）や骨腫瘍による圧迫骨折などが多い．

❸椎間孔・椎弓根

椎間孔および椎弓根の評価のために，正面から左右それぞれに10～15°傾けた斜位を加えることがある．

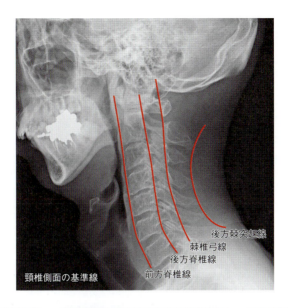

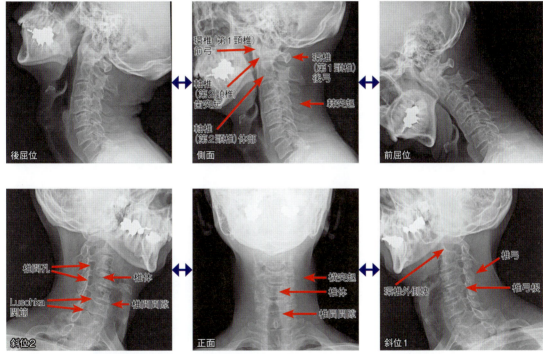

図1-7-2 正常な頸椎
上段：側面像
中段：後屈位，側面像，前屈位
下段：斜位（2方向），正面像

❹椎間孔・脊柱管

関節の可動性や姿勢を変えたときに椎間孔や脊柱管が狭くならないかを確認するために，前後に曲げた前屈位と後屈位を加えることがある．

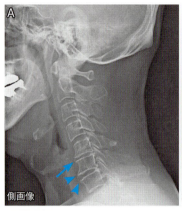 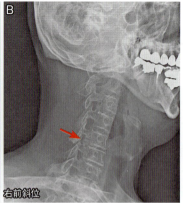 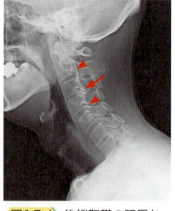

図1-7-3 変形性頸椎症による椎間孔の狭小化の症例
側面像では，変形性変化により頸椎全体のアライメント(配列)が直線化し，生理的な前彎が消失している．C5/6椎間間隙が狭小化している（▶）が，側面像では椎間孔の状態は確認できない．右前斜位像ではC5/6椎間孔が他と比較して狭小化していることがはっきりと確認できる（▶）．同じく変形性変化により，C6，C7椎体の前縁に骨棘の形成を認める（▶）．

図1-7-4 後縦靱帯の肥厚および石灰化
C2〜4にかけて，後縦靱帯が肥厚して石灰化している（▶）．特にC3/4椎間のレベルで石灰化の後方への突出が強く，脊柱管の狭窄を生じていると考えられる（▶）．後縦靱帯の肥厚も加齢などによって生じる変形性変化の一種である．

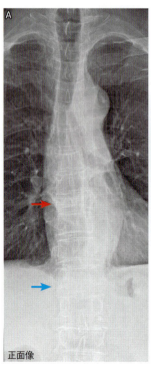 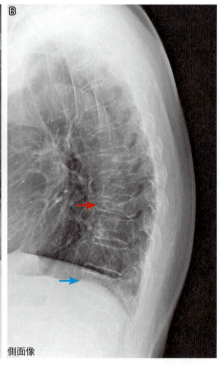

図1-7-5 胸椎圧迫骨折
骨粗鬆症によるTh9椎体の圧迫骨折（▶）．椎体の後壁は保たれており，脊柱管狭窄はない．骨粗鬆症などの退行性の圧迫骨折の特徴であるが，必要に応じてCTやMRIによる転移性腫瘍との鑑別が重要(第4章5-7参照)．Th12椎体の前部の高さが減少しており，軽度の圧迫骨折の所見である（▶）．

1 X線画像の見方　⑧四肢骨(肩, 手, 股関節, 膝, 足)

1 四肢骨の画像検査

四肢骨の画像検査でまず行うのは，X線撮影である．X線検査の利点は迅速な撮影が可能であり救急への対応が容易であること，病変の全体像をとらえやすいことである．また，画像の解像度が高いため，骨の微細な変化をとらえることができる．

検査の適応は，①骨折，②関節疾患，③先天性

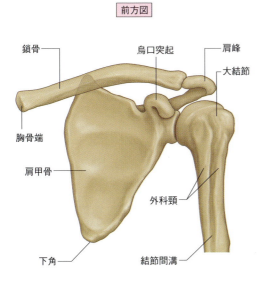

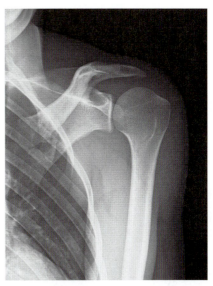

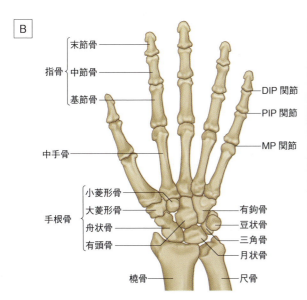

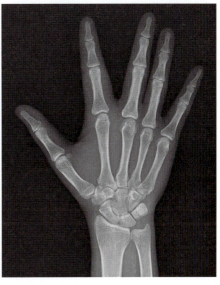

図1-8-1 四肢骨の正常画像
A：肩，B：手，C：股関節(骨盤部)，D：膝(側面像)，E：膝(正面像)，F：足．

疾患，④代謝性疾患，⑤骨腫瘍と多岐にわたる．

X線撮影は直行する2方向の撮影を基本とするが，部位や目的によりさまざまな方法がある．また，病変の描出のために負荷を加えて撮影を行うこともある．片側のみの症状であっても比較のため，対側も併せて撮影することがある．「症状がない側もなぜ撮影するのか」などの患者や家族の質問に答えられるようにする．

❶ 正常画像（シェーマと画像）

四肢骨の正常画像を図1-8-1に示す．

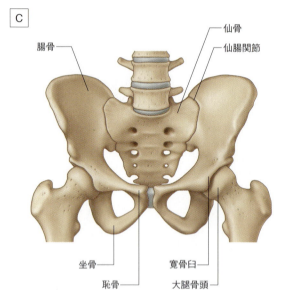
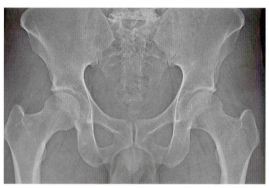
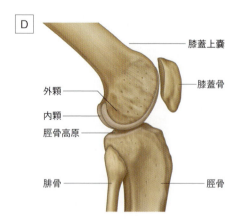
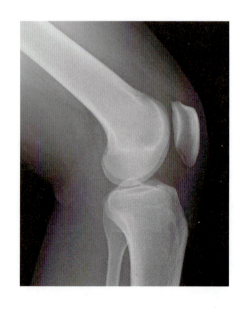

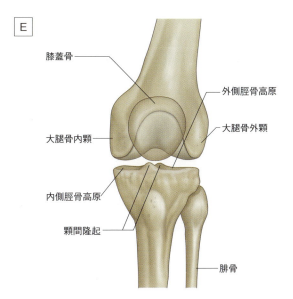
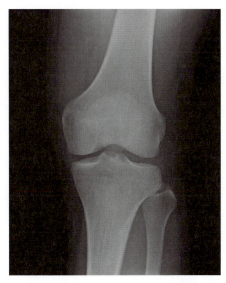

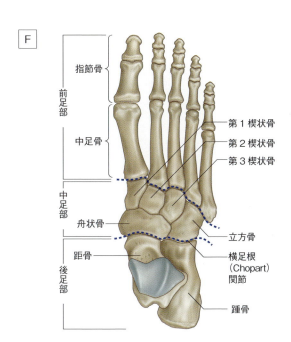
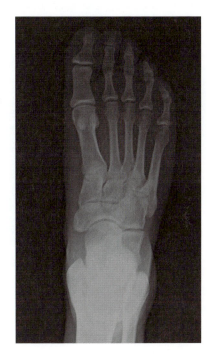

❷X線画像診断

骨折の診断では，骨折の部位，形態，骨片の転移・変形などの評価を行う（図1-8-2）．

骨腫瘍の診断では，病変の局在，侵襲性の評価（骨破壊のパターン，辺縁の性状，骨膜反応）を行う（図1-8-3）．

関節はABCs, A=alignment（配列），B=bone density（骨濃度），C=cartilage（軟骨），S=soft tissue（軟部組織）に沿って評価する（図1-8-4）．

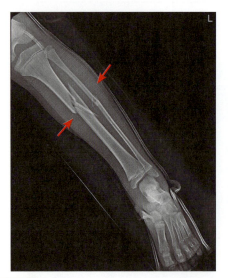

図1-8-2 骨折
10歳の小児．骨幹部骨折．左足はシーネで固定された状態である．左脛骨と左腓骨の骨幹部に完全骨折を認め，転位がある(→)．

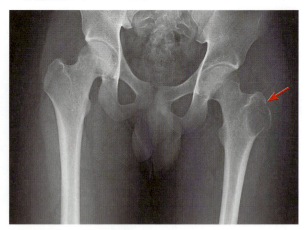

図1-8-3 骨巨細胞腫
左大腿骨大転子に透亮像を認める(→)．骨皮質は菲薄化している．硬化像はない．

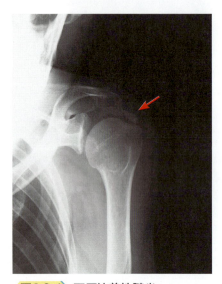

図1-8-4 石灰沈着性腱炎

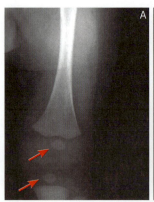

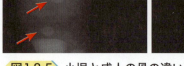

図1-8-5 小児と成人の骨の違い
A：生後1か月の小児．骨端部はほぼ軟骨でX線上は描出されないが，大腿骨，脛骨の骨端には円形の骨化がみられる．
B：成人．成長板は癒合している．

2 小児と成人の骨の違い

　四肢管状骨の骨端は生下時にはほぼ軟骨であり，成長に従って中心に骨化が出現して骨を形成する．骨端が閉鎖するまでは成長板という軟骨が骨端に残存し，成長板はX線画像では骨端と骨幹端の間隙に帯状に認められる（図1-8-5）．

引用・参考文献

1) 福田国彦編：できる！画像診断入門シリーズ骨軟部画像診断のここが鑑別ポイント，改訂版，羊土社，2012
2) 飯田寛和監：正常像と比べてナットク！整形外科疾患別画像の見かた読みかた．整形外科看護2011年秋季増刊(200)：18-25，2011

2 処置後の確認に必要な画像の見方

　カテーテル，チューブ類の留置位置の確認と合併症の有無を評価するために，X線撮影，とくにポータブルX線撮影が頻用される．

　通常の胸部X線撮影はPA撮影される（患者背側からX線が照射される）のに対し，ポータブルX線撮影ではAP撮影される（患者腹側からX線が照射される）ため，X線写真の見え方が異なる．

　カテーテル，チューブ類は重症患者の病態回復・生命維持のために使用されており，これらを確認することはきわめて重要である．

　カテーテル，チューブ類の機能と，留置されるべき正しい位置，起こりうる合併症を説明する．

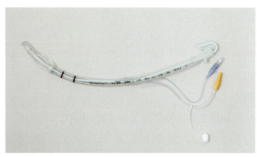

図2-1 気管チューブ

1 気管チューブ

❶機能

　気管チューブは，気道確保のために口または鼻から喉頭を経由して，気管内に挿入される（図2-1）．

❷位置

　挿入後はチューブについている目盛りで深さを確認し，換気をすることで胸郭の動きや呼吸音を確認する．気管チューブはとくに適切な位置に留置されることが重要なため，必ず胸部X線写真でも位置の確認をする．

　大人の場合，気管チューブの先端を気管分岐部より5cm上に留置することが望ましいとされている（図2-2）．これは首を曲げ伸ばしすることで2cm程度は気管チューブが頭尾方向に移動するため，片肺換気などを防ぐためである．

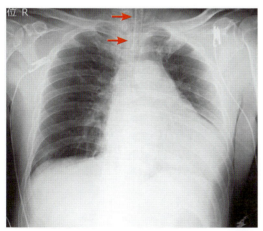

図2-2 気管チューブ例①
気管チューブ（→）の先端は気管分岐部の6cm上であり，大動脈弓の上にある．

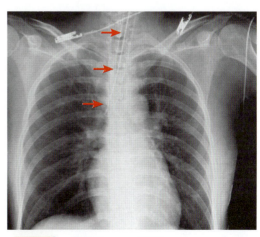

図2-3 気管チューブ例②
気管チューブ（→）の先端は右気管支内にあり（片肺換気），右肺は軽度過膨張している．

❸ 起こりうる合併症

気管分岐部が見づらい場合は，気管チューブの先端が大動脈弓のすぐ上(声帯と気管分岐部の中間)にあれば問題はない[1]．気管チューブを奥に入れすぎると，右主気管支の方がより深い斜めの角度であるため，通常は右主気管支に入り，右肺の過膨張や左肺の虚脱を起こす(図2-3)．気管ではなく，誤って食道に留置してしまうことがあり，食道や胃が空気によって拡張する．

よって，人工換気中は，呼吸管を定期的に確認する必要がある．

2 経鼻胃管

❶ 機能

経鼻胃管は，鼻から咽頭，食道を経て胃に留置されるチューブである．英語ではnasogastric tube，ドイツ語ではMagensondeといい，NGチューブやマーゲンチューブとよばれることが多い．流動食の投与や胃内容物のドレナージに使用される(図2-4)．

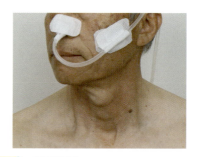

▶図2-4 経鼻胃管

❷ 位置

経鼻胃管の先端を，食道胃接合部から10cm以上先に留置する(図2-5)．正常では食道の一部が横隔膜より尾側に存在し，また，経鼻胃管の先端から5〜10cmには側孔が開いているため，側孔が食道内に留置されないようにするためである．鼻孔からの距離は，成人の場合，45〜55cmとされる．

❸ 起こりうる合併症

咽頭や食道内で，管が反転してしまうことがよくある．浅い挿入は食道逆流による誤嚥の原因になりうる(図2-6)．また，誤って気管に留置されてしまうこともあり，重篤な肺炎をきたすことがある．

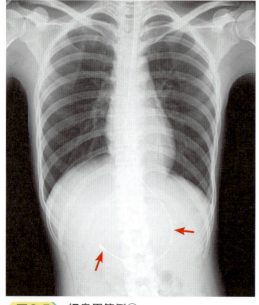

▶図2-5 経鼻胃管例①
経鼻胃管(➡)の先端は胃幽門部にある．

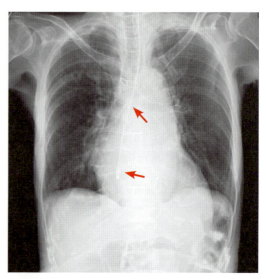

▶図2-6 経鼻胃管例②
経鼻胃管(➡)が食道内にあり，位置の修正が必要である．

3 中心静脈カテーテル

❶機能

中心静脈に留置されるカテーテルは，高カロリー輸液，抗がん剤投与，中心静脈圧（右心房圧）の測定などに使用される．英語ではcentral venous catheterといい，CVカテーテルとよばれることが多い．

❷位置

中心静脈は，解剖学的に上大静脈と下大静脈をさす．内頸静脈，鎖骨下静脈，大腿静脈などから挿入され，カテーテル先端の位置は右心房に入る直前の中心静脈がもっともよいとされる（図2-7）．

❸起こりうる合併症

カテーテル先端の位置が上大静脈上方1/3では，下方1/3より血栓が16倍できやすいとの報告がある[2]．挿入後は，定期的にX線写真でカテーテル先端の位置やカテーテルの屈曲，閉塞に注意する．

①不整脈
カテーテル先端が右心房内にあると，不整脈を引き起こす危険性がある．

②迷入
鎖骨下静脈穿刺では，内頸静脈，内頸静脈穿刺では鎖骨下静脈，大腿静脈穿刺では腰静脈にカテーテルが迷入してしまうことがある（図2-8）．
カテーテル先端の屈曲は，分岐の血管内であったり，血管壁に押しつけられていたりと，誤った部位への挿入が示唆される．

③動脈内への留置
誤って動脈を穿刺し，通常は逆血の勢いから静脈ではないことに気づくが，そのまま動脈内にカテーテルを留置してしまうことがある．

④気胸
鎖骨下静脈，内頸静脈を穿刺するときに，誤って肺を穿刺し，気胸を合併することがある．穿刺困難な例に多く，たとえ左側にカテーテルを留置したとしても，その前に右側も穿刺したのであれば，右肺の気胸も見逃さないようにする．

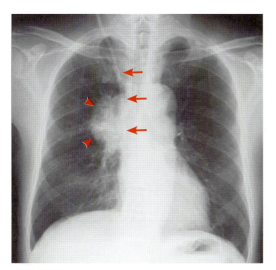

図2-7 中心静脈カテーテル例①
右肺門部肺がん（▶）を認める．化学療法目的に中心静脈カテーテルを留置（→）．右内頸静脈から挿入された中心静脈カテーテルの先端は上大静脈の下1/3である．

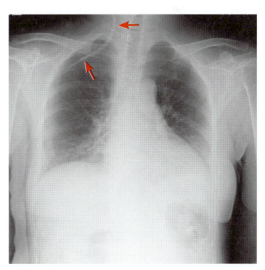

図2-8 中心静脈カテーテル例②
腎不全患者であり，透析用に中心静脈カテーテルを留置（ポータブル単純X線撮影）．右内頸静脈から挿入された中心静脈カテーテル（→）は右鎖骨下静脈に迷入している．

4 心臓ペースメーカー

❶機能

心臓ペースメーカーは，徐脈性不整脈の治療のために恒久的，一時的に用いられる．心臓ペースメーカーは本体と導線（リード）で構成されており，通常，本体は鎖骨下の皮下に埋め込む．導線は1～2本であり，鎖骨下静脈から目的部位まで挿入される（図2-9）．

❷位置

導線先端の正しい留置部位は心房の導線が右心耳，心室の導線が右心室心尖部である（図2-10,11）．X線写真では導線の先端が移動していないか，導線が断線や屈曲していないかを確認する．とくに心電図で異常がみられた場合は注意する．

❸起こりうる合併症

心臓ペースメーカーには，放射線照射によってセンシング不全などが生じることがある．そのような機種では，X線検査後に心電図の変化や自覚症状に注意する必要がある．

心臓ペースメーカーは電子機器であるため，心臓ペースメーカーを埋め込んだ患者は通常MRI検査を受けることができない．しかし，最近ではMRI対応の心臓ペースメーカーが発売されており，安全に検査をするためのさまざまな条件（製造元や施設によって異なる）を満たせば，MRI検査を受けることができる．

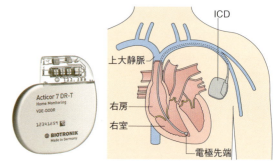

図2-9 植込型除細動器
〔写真提供：バイオトロニックジャパン株式会社〕

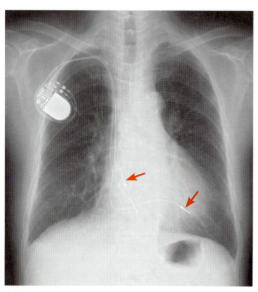

図2-10 心臓ペースメーカー例①
60代男性，完全房室ブロックに対してペースメーカー埋め込み．右前胸部に本体があり，心房内と心室内にそれぞれ導線が1本ずつ留置されている（➡）．

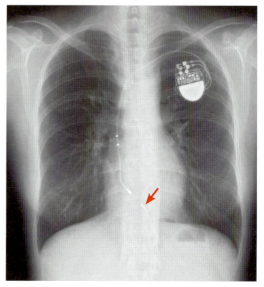

図2-11 心臓ペースメーカー例②
40代女性，完全房室ブロックに対してペースメーカー埋め込み．左前胸部に本体があり，心房内に導線が1本留置されている（➡）．

5 胸腔ドレナージチューブ

❶機能

胸腔ドレナージチューブは，気胸のドレナージもしくは胸水のドレナージを行うために胸腔内に留置される(図2-12)．目的によって理想的なチューブ先端の位置は異なり，気胸の場合は肺尖部近くの前上方(図2-13)，胸水では後ろ下方が最適とされる(図2-14)．

❷位置

正しい位置の把握は正面，側面の2方向が必要となるが，立てない患者ではポータブルX線写真の正面だけになることが多い．この場合は，たとえチューブが皮下にあっても，認識するのが困難なことがあるため，注意する．

❸起こりうる合併症

①皮下気腫

X線写真では難しいが，先端だけではなく，側孔すべてが胸腔内に入っていることを確認する．側孔が胸壁内にあれば，皮下気腫を生じる．

②迷入

チューブ先端が葉間内や軟部組織内にある場合は，ドレナージ効果が不十分になる．刺入部から直線的に肺門方向に向かう場合は，チュー

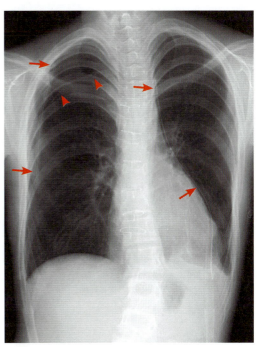

図2-13 胸腔ドレナージ例①
両側気胸のため，両側肺尖部にドレナージチューブが挿入されている(→)．気胸は左側ではほぼ消失，右側ではまだ残存している(▶)．

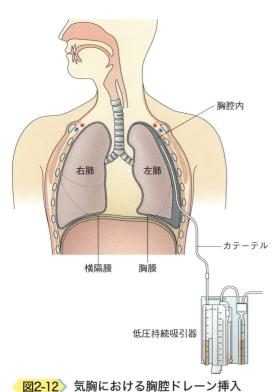

図2-12 気胸における胸腔ドレーン挿入

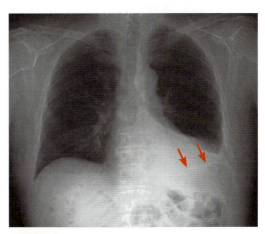

図2-14 胸腔ドレナージ例②
左血胸．左胸腔液貯留に対して，左側胸部よりドレナージチューブが挿入されている(→)．

ブが葉間内に入っていることが多い．そのほかに，胸壁内や肺実質内，腹腔内に先端があることがある．ドレナージ効果が不十分な場合は再度X線写真を確認する必要がある（図2-15, 16）．胸水治療ではチューブが葉間内でもある程度は機能するが，最善ではない[3]．

③再膨張性肺水腫

挿入後に急速にドレナージを行うと，患側肺に肺水腫をきたすことがある．

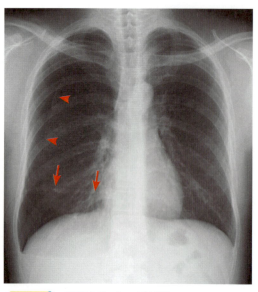

図2-15 胸腔ドレナージ例③
右自然気胸に対し挿入された．ドレナージチューブは葉間内にある（→）．気胸腔は残存しており（▶），位置の修正が必要と思われる．

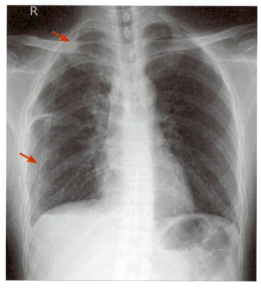

図2-16 胸腔ドレナージ例④
図2-15と同一患者．翌日，位置を右肺尖部に修正し（→），気胸は消失した．

6 大動脈内バルーンパンピング装置

❶機能

大動脈バルーンパンピング（IABP）装置は，バルーン付きカテーテルを胸部下行大動脈に挿入し，心拍に合わせてバルーンの拡張，収縮をさせることにより，拡張期に血流増大，冠血流量の増加，収縮期に後負荷の減少を得る補助循環法の1つである（図2-17）．

IABP装置の適応は，重症心不全が代表的である．低心機能症例での心臓手術術前などでも使用される．

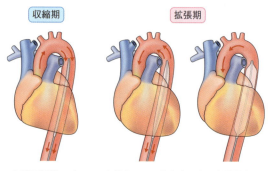

心臓収縮期：バルーンを縮ませて，左心室からの血液駆出を容易にし仕事量を軽減させる．
心臓拡張期：バルーンを膨らませて，拡張期圧を上昇させ，冠血流量を増加させる．

図2-17 IABP

❷位置

カテーテル先端の正しい位置は左鎖骨動脈分岐部の2cm尾側の大動脈弓部直下である（図2-18）．バルーンは長軸方向に約25cmある．

❸起こりうる合併症

挿入時に大動脈解離を引き起こすことがある．カテーテル先端が上行大動脈や左鎖骨下動脈に入ると，脳梗塞の危険性が生じる．カテーテル先端が腹部大動脈に留まると，腹部の主要分枝を閉塞させる．大動脈の蛇行が強い場合は，IABP装置が正しく機能しない場合がある．

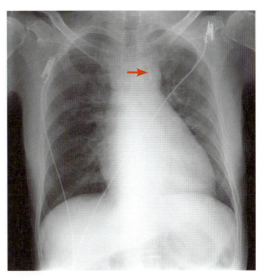

図2-18 大動脈内バルーンパンピング装置例
バルーン付きカテーテルの先端は大動脈弓部直下にある（→）．

7　経皮的心肺補助装置

❶機能

経皮的心肺補助（PCPS）装置は，静脈内に留置したカテーテルから脱血した血液を，高速で回るポンプを通じて人工肺に送り，酸素化したうえで，動脈に留置したカテーテルから送血することで，心肺の補助を行う体外補助循環法の1つである（図2-19）．

PCPS装置の適応は，IABP装置同様に重症心不全が代表的であり，カテコラミン治療やIABP装置が無効な症例に用いられる．しかし，心肺蘇生後や重篤なショックに陥った症例では初めから使用されることがある．

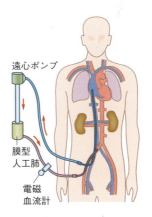

図2-19 PCPSのシェーマ

❷位置

通常は大腿静脈より挿入し，右心房に先端を留置したカテーテルから脱血し，大腿動脈より挿入し，先端を腸骨動脈に留置したカテーテルから送血する（図2-20）．挿入後はカテーテルの先端が移動していないかを確認する．

❸起こりうる合併症

PCPS中は，左室に対する前負荷は軽減するものの，後負荷が増大するため，著しく左室機能の不良な症例では左房圧が上昇し，肺水腫をきたすことがある．

8　大動脈ステント

❶機能

大動脈瘤を治療する方法の1つとして，血管内治療であるステントグラフト内挿術がある（図2-21）．ステントとは管腔構造物の内腔を確保するものの総称であり，人工血管（グラフト）

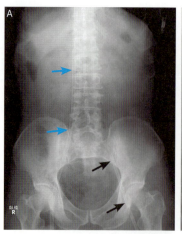
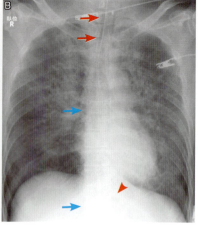

図2-20 経皮的心肺補助装置例
脱血用カテーテルは右大腿静脈から挿入され，先端が右心房付近にある（→）．送血用カテーテルは左大腿動脈から挿入され，先端は左腸骨動脈内にある（→）．その他に気管チューブ（→），胃管（▶）が挿入されている．胃管の先端は噴門部にあり，位置の修正が必要である．

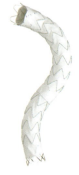

図2-22 大動脈ステントグラフト
（提供：Cook medical, Bloomington, Indiana）

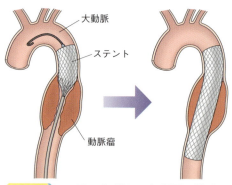

図2-21 ステントグラフト留置の模式図

にステントである金網を縫い合わせたものである（図2-22）．

　検査後は造影CTによる評価が中心となるが，X線写真は，ステントグラフトの移動と変形を見るのに役立つ．変形については正面に加え，側面からの観察も有用である（図2-23）．

9 尿管ステント

❶機能

　尿管ステントは，尿路結石，腫瘍，外傷などにより狭窄した尿管に対し，尿流を確保することで腎機能低下や炎症を防ぐために経尿道的に

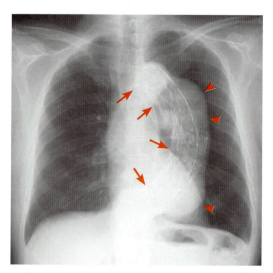

図2-23 大動脈ステント例
胸部下行大動脈瘤（▶）の治療後で，胸部下行大動脈にステントグラフトが留置されている（→）．

留置するカテーテルのことである．

尿流確保のためには，尿管ステント留置と経皮的腎瘻造設術が代表的である．経皮的腎瘻造設術は局所麻酔下にて施行できる利点があるが，水腎症が軽度の場合や体位を保持できない場合には施行しにくい．出血の合併症もある．一方，尿管ステント留置は男性であれば，腰椎麻酔の必要性が生じる．

体外衝撃波結石破砕術後の破石片による尿管閉塞の予防や，内視鏡下尿管切開術後の創治癒促進などにも用いられる．

❷位置

尿管ステントには，通常double-J型とよばれる両端がpig-tail（ブタの尻尾のように先端が回転している）の形をしたカテーテルが用いられる．このカテーテルは，DJステントとよばれることが多い（図2-24）．両端はそれぞれ腎盂内，膀胱内に置かれ，完全な内瘻となる．挿入後は，単純X線撮影でカテーテルが移動していないかを確認する（図2-25）．

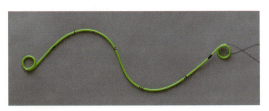

図2-24 尿管ステント
バード インレイオプティマ ステント セット
（提供：株式会社メディコン）

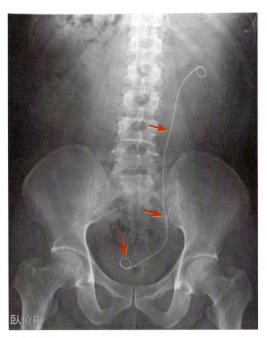

図2-25 尿管ステント例
左腎盂と膀胱のあいだにDJステントが留置されている（➡）．

📖略語
◆**IABP**
大動脈バルーンパンピング：
intra-aortic balloon pumping
◆**PCPS**
経皮的心肺補助：percutaneous cardiopulmonary support

引用・参考文献

1) Hunter TB et al: Medical devices of the chest. Radiographics 24(6): 1725-1746, 2004
2) Cadman A et al: To clot or not to clot? That is the question in central venous catheters. Clinical Radiology 59(4):349-355, 2004
3) ジェラルド ドゥ レイシーほか：シェーマでわかる胸部単純X線写真 パーフェクトガイド(栗原泰之訳), p.174-193, メディカル・サイエンス・インターナショナル, 2012

3 超音波画像の見方　①表在（頸部, 乳房）

1 超音波画像の所見用語

❶形状

腫瘤像全体から受ける形の印象である．「円形/楕円形」，「多角形」，「分葉形」，「不整形」に分類される（第4章1-4参照）．

❷境界

腫瘤と非腫瘤部の接する面をさしており，「明瞭平滑」，「明瞭粗糙」，「不明瞭」と表される．

❸内部エコー

腫瘤内部からのエコーレベル，均質性（均一性）を評価する．エコーレベルは「無エコー」，「極低エコー」，「低エコー」，「等エコー」，「高エコー」と表し，均質性は「均質/均一」，「不均質/不均一」と表す．低エコーは黒く，高エコーは白く表示される．

❹後方エコー

腫瘤の後方に認められるエコーで，同じ深さに存在する周囲のエコーレベルと比較し，「増強」，

「不変」，「減衰」，「消失」の4段階に分けられる．

2 頸部超音波画像

甲状腺疾患の診断に用いられる画像診断には，超音波，CT（MR），シンチグラフィなどがあげられる．超音波検査はもっとも簡便で非侵襲性であり，結節性病変の良悪性の診断にも第一に選択される画像検査法である．

❶診断方法

甲状腺は気管の前面と左右にあり，右葉，左葉，峡部からなる（図3-1-1）．
頸部超音波にて甲状腺の計測は坐位や仰臥位など頸部を伸展させた体位で行う（図3-1-2）．

> **びまん性甲状腺腫の簡易診断基準**
> ・最大横径が20mm以上
> ・最大縦径が15mm以上
> ・峡部が4mm以上
> ・長径×短径×厚み/2 > 25mL（男性），18mL（女性）

上記基準の1つでも満たせば，びまん性甲状腺腫と診断する[1]．

サイズの計測を行ったら，内部エコーの評価，腫瘤性病変の有無，頸部リンパ節腫大の有無，唾

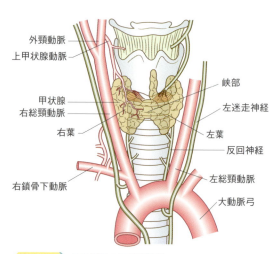

図3-1-1　甲状腺の正常解剖

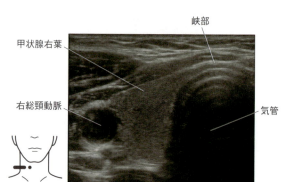

図3-1-2　甲状腺の正常超音波像

液腺疾患の有無などを評価する．症例によっては，ドプラモードによる血流評価を行う．

❷ 甲状腺のびまん性疾患

①バセドウ病

自己免疫性疾患で，甲状腺機能亢進症状（頻脈，体重減少，手指振戦，発汗増加など）を呈する．甲状腺は腫大し，無痛性で柔らかい．超音波では甲状腺のびまん性腫大とカラードプラでの血流増加を認める（図3-1-3）．

②慢性甲状腺炎（橋本病）

中高年の女性に多い自己免疫性疾患で，甲状腺ホルモンの合成・分泌障害をきたし，無気力，易疲労感，眼瞼浮腫，寒がり，体重増加，動作緩慢，嗜眠，記憶力低下，便秘，嗄声などの症状を呈する．超音波検査では比較的甲状腺全体の硬い腫大や辺縁の結節状変化，内部エコーレベルの不均一な低下がみられる．

❸ 結節性甲状腺疾患

①腺腫様甲状腺腫

腺腫様甲状腺腫は結節性病変のなかでもっとも頻度が高く，10～20人に1人の割合で存在する．組織学的には腫瘍ではなく，過形成である．超音波検査では甲状腺内に大小多数の結節が多発し，壊死，出血，石灰化，嚢胞を呈する（図3-1-4）．

病変が単発である場合は，嚢胞やほかの腺腫との鑑別が難しいことがある．甲状腺がんの合併率が高いため，定期的に経過観察を行い，必要があれば穿刺吸引細胞診を行う必要がある．

②濾胞腺腫

発生頻度が高く，中高年の女性に多い．被膜を有する単発の病変で，超音波検査では境界明瞭で辺縁平滑，内部は充実性だが嚢胞変性や石灰化を伴うこともある．辺縁には「ハロー(halo)」とよばれる薄い低エコー帯を伴うことが多い．

③甲状腺がん

甲状腺がんは乳頭がんが圧倒的に多く，続いて濾胞がん，髄様がん，未分化がん，悪性リンパ腫，その他の順である．2004年の統計によると，乳頭がん92.5％，濾胞がん4.8％，髄様がん1.3％，未分化がん1.4％であった[2]．

乳頭がんや濾胞がんは増殖速度が遅く，予後が比較的良好な腫瘍である．未分化がんは増殖速度が非常に速く，予後も著しく不良である．

甲状腺がんの超音波では，微細石灰化，境界不整，内部低エコー，充実性結節，haloの欠如，縦横比≧1，さらにドプラエコーでは結節内血流増加があげられる（表3-1-1）[3]．

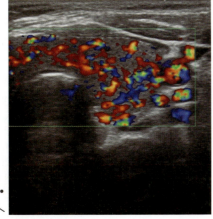

図3-1-3 バセドウ病
バセドウ病のカラードプラでは全体的に血流増加を認める．

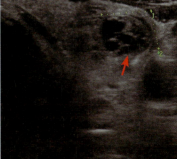

図3-1-4 腺腫様甲状腺腫
腺腫様甲状腺腫では内部に嚢胞変性を認める（→）．

表3-1-1 甲状腺腫瘍の超音波所見による良悪の鑑別

エコー所見	感度(%)	特異度(%)
微細石灰化	52 (26〜73)	83 (69〜96)
haloの欠如	66 (46〜100)	54 (30〜72)
境界不整	55 (17〜77)	79 (63〜85)
内部低エコー	81 (49〜90)	53 (36〜66)
結節内血流増加	67 (57〜74)	81 (49〜89)
縦横比≧1	84	82

(日本内分泌外科学会ほか:甲状腺腫瘍診療ガイドライン2010年版, 金原出版, 2010)

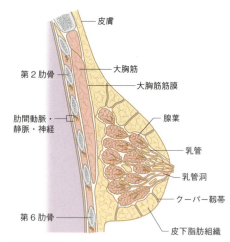

図3-1-5 乳房の矢状断面

3 乳腺超音波画像

乳房の検査として視触診, マンモグラフィー, 超音波, MRIなどが行われる. 現在, 乳がん検診としては視触診とマンモグラフィーが広く行われているが, とくに高濃度乳房や石灰化を伴っていない腫瘍など, マンモグラフィーで検出できない腫瘍が超音波検査で検出できることがあり, 乳がんの検出手段として有用である[4].

❶乳房の解剖と正常超音波画像

乳房は, 皮膚・脂肪組織・乳腺組織・結合組織からなる. 乳腺は腺葉が15〜20個集まって乳頭から放射状に存在し, 乳頭には乳管が開口する(図3-1-5).

超音波画像では, 皮膚, 皮下脂肪組織, 浅在筋膜浅層, 乳腺, 浅在筋膜深層, 乳腺後脂肪組織, 大胸筋, 肋骨が確認できる(図3-1-6). 乳腺は脂肪組織より高エコーに描出され, 内部に乳管や小葉が豹紋状や斑点状の低エコー域としてみられる[5].

❷表示方法

乳房の超音波は仰臥位で行い, 乳房をA(内上部), B(内下部), C(外上部), C'(腋窩部), D(外下部), E(乳輪部), E'(乳頭部)と区分して病変の位置を記載し(図3-1-7), サイズは最大断面に直行する面で「縦×横×高さ」で表示する. 腫瘍の場合は乳頭腫瘍間距離(NT)を計測する.

腫瘍は形状, 大きさ, 位置を記載し, 境界や内部エコー, 音響所見, 随伴所見, 縦横比などを用いて良悪性を評価する(表3-1-2)[6].

また, 乳腺とその周囲組織と接している部分を境界線といい, 皮下脂肪織側を前方境界線, 筋膜方向を後方境界線という. 病変によって境界線の連続性が途絶している状態を断裂と表し, 悪性を疑う所見である.

❸乳腺疾患の診断

超音波所見から乳腺疾患の診断を行う場合, 組織の性状を推定し鑑別疾患をあげていく(表3-1-2, 3)[6]. 腫瘍の例を図3-1-8, 9に示す.

非腫瘍性の場合, 拡張や乳管内病変などの乳管の異常, 構築の乱れ, 小囊胞集簇, 点状高エコー(微細石灰化)の有無などから診断を行う.

> 📖 略語
> ◆NT
> 乳頭腫瘍間距離:nipple tumor distance

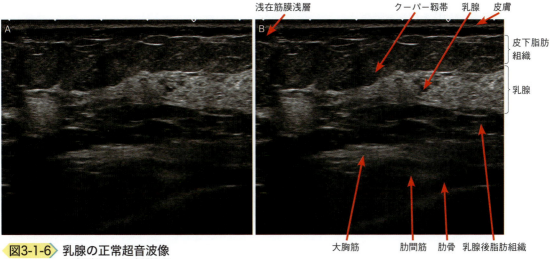

図3-1-6 乳腺の正常超音波像
A：解説なし，B：解説あり．

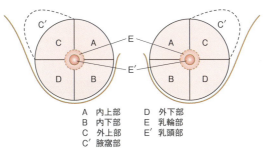

A　内上部　　D　外下部
B　内下部　　E　乳輪部
C　外上部　　E'　乳頭部
C'　腋窩部

図3-1-7 乳房内病変の位置

表3-1-2 超音波所見と良悪性

超音波所見		良性 ←―――――――――→ 悪性	
形状		円・楕円形/分葉形	
		多角形	
			不整形
境界	明瞭性	明瞭	不明瞭
	性状	平滑	粗ぞう
ハロー		なし	あり
乳腺境界線の断裂		なし	あり
内部エコー	均質性	均質	不均質
	高エコースポット	粗大	微細
硬さ		軟	硬
縦横比		小	大
バスキュラリティ		無～低	高

(田中幸子ほか：乳腺疾患超音波診断のためのガイドラインー腫瘤像形成病変について．Japanese Journal of Medical Ultrasonics 32(6)：590, 2005)

表3-1-3 組織性状と超音波画像

		良性	悪性
後方エコー	増強	嚢胞, 線維腺腫, 乳管内乳頭腫, 葉状腫瘍	充実腺管がん, 粘液がん, 髄様がん, 乳頭がん, 悪性リンパ腫, 扁平上皮がん
	不変	線維腺腫, 硬化性腺症, 脂肪腫	乳頭腺管がん, 管状がん
	減弱/欠損	陳旧性線維腺腫, 濃縮嚢胞, 瘢痕, 硬化性腺症, シリコン肉芽腫, 脂肪壊死	硬がん, 浸潤性小葉がん
内部エコー	無	嚢胞	髄様がん, 悪性リンパ腫
	極低	硬化性腺症	髄様がん, 悪性リンパ腫, 硬がん, 充実腺管がん
	低	線維腺腫, 乳頭腫	乳頭腺管がん
	等	乳頭腫, 線維腺腫	乳頭腺管がん, 粘液がん
	高	脂肪腫, 脂肪織炎	粘液がん

(田中幸子ほか:乳腺疾患超音波診断のためのガイドラインー腫瘤像形成病変について. Japanese Journal of Medical Ultrasonics 32(6):591, 2005)

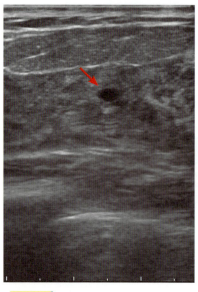

図3-1-8 嚢胞
境界明瞭平滑な楕円形の小さな腫瘤を認める(→). 内部は無エコーで, 嚢胞の典型像である.

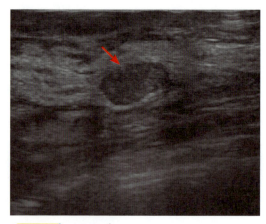

図3-1-9 線維腺腫
境界明瞭平滑な楕円形の腫瘤を認める(→). 内部エコーはやや不均一だが線維腺腫として典型的である.

引用・参考文献

1) 岩田政広ほか:甲状腺・頸部の超音波診断, 第3版, 金芳堂, 2012
2) 日本癌治療学会:甲状腺腫瘍診療ガイドライン. がん診療ガイドライン, 2010
   http://www.jsccpg.jp/guideline/20.html より2019年4月20日検索.
3) 日本内分泌外科学会 ほか:甲状腺腫瘍診療ガイドライン2010年版, 金原出版, 2010
4) 日本乳癌学会編:科学的根拠に基づく乳癌診療ガイドライン2 疫学・診断編2015年版(第3版), p.186-187, 金原出版, 2015
5) 佐久間浩:乳房アトラス三訂版(第3版), p.40-41, ベクトルコア, 2015
6) 田中幸子ほか:乳腺疾患超音波診断のためのガイドラインー腫瘤像形成病変について. Japanese Journal of Medical Ultrasonics 32(6):590-591, 2005

3 超音波画像の見方 ②深部（肝，胆道，腎）

1 正常解剖

異常所見を検出するためには，正常所見を十分に把握しておくことが重要である．まずは，各臓器の三次元的な位置関係をしっかり把握しておく（図3-2-1）．それぞれの臓器を走査するにあたり，目標となる構造物を知っておくと探しやすい．

2 正常超音波像

❶肝臓

肝臓は肝鎌状間膜により，解剖学的右葉と左葉に分けられる．また，胆囊窩と下大静脈を結ぶCantlie（カントリー）線により，機能的右葉と左葉に分けられる（図3-2-2）．

肝の区域分類は，Couinaud（クイノー）の8区域分類が一般的である（図3-2-3）．各区域の中心を肝動脈と門脈が走行し，区域の境界を肝静脈が走行する．したがって，区域を同定するにあたりその境界となる肝静脈が目印となる（図3-2-3）[1]．

正常の肝実質エコーは，均一かつ微細な点状エコーで腎皮質とほぼ同等かわずかに高エコーである．

大きさは，左葉外側区域矢状断面の頭尾方向の長さが8.8±2.1cm，同様に右葉は12.4±1.8cmである（図3-2-4）．

肝の走査は，主に季肋部と右肋間走査になる（図3-2-5，6）．

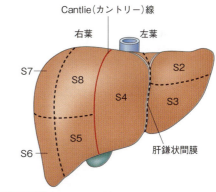

図3-2-2 肝の区域分類

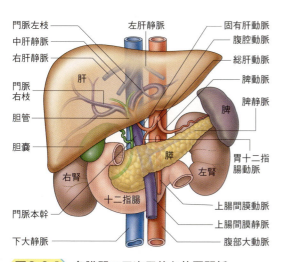

図3-2-1 各臓器の三次元的な位置関係

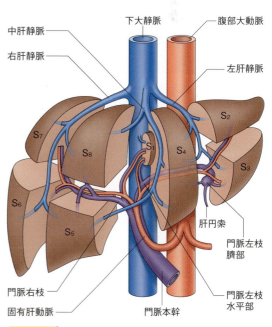

図3-2-3 Couinaudの8区域分類

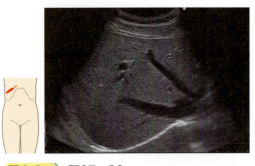 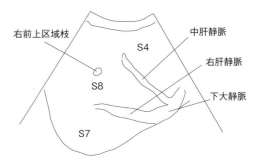

> **図3-2-4** 肝S7, S8
> 下大静脈から右, 中肝静脈が分枝しており, それぞれ, 肝S7とS8, S8とS4を分けている.

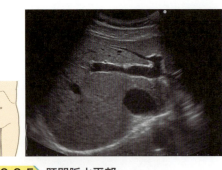 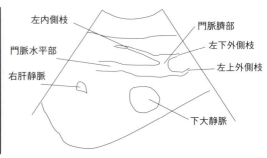

> **図3-2-5** 肝門脈水平部
> 肋弓下走査, 肝門部から少し頭側で門脈は左右に分かれ, さらに左枝は水平部から臍部に移行しその間に左上外側枝, 左下外側枝, 左内側枝を分枝する.

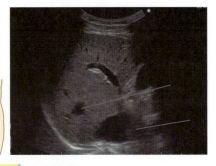 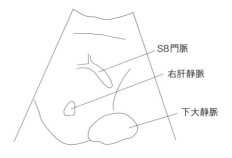

> **図3-2-6** 肋間走査
> 肋間走査, 門脈前区域枝から, 前上区域枝, 右肝静脈を認める.

❷胆道

胆嚢は長径6〜8cmの茄子形で, 壁の厚さは3mm以下である. 頸部, 体部, 底部に三等分される(図3-2-7, 8)[2].

胆管は肝内胆管が合流して左右肝管, これらが合流して総肝管, 胆嚢管と合流後, 総胆管となる[2](図3-2-8).

胆嚢の位置は人によりさまざまであるが, 胆嚢窩(胆嚢が収まる肝臓下面の部位)が目印になる.

超音波では胆嚢管は通常描出されないため, 左右肝管合流部から総胆管の膵上縁までを二分しそれぞれ上部, 中部胆管, 膵部を下部胆管と称する[2](図3-2-8).

なお, 総胆管の径は6mm以下である.

肝門部レベルの水平断面で門脈の右上と左上にそれぞれ肝外胆管と総肝動脈の輪切りが認められ, 有名なネズミキャラクターの顔が門脈, 右耳が総肝管, 左耳が固有肝動脈とすると覚えやすい(図3-2-9).

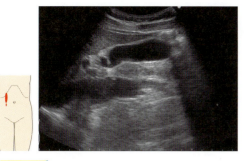
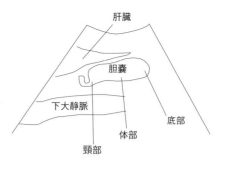

図3-2-7 胆嚢
右肋弓下走査，胆嚢長軸像，茄子型の無エコー域として描出される．

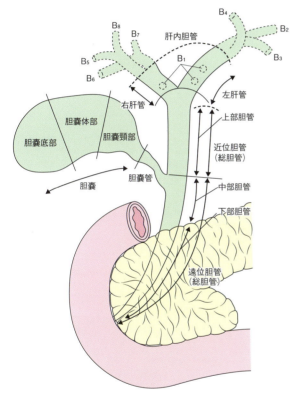

❸ 膵臓

膵臓は，頭部，体部，尾部の三部位からなる．頭部は上腸間膜静脈の左縁，十二指腸の内側縁で囲まれた部位である．大動脈左縁より左を尾部，その間を体部とする[3]（図3-2-10）．

膵臓は脾静脈の腹側に沿って存在する．このため脾静脈を目標にすると描出しやすい（図3-2-11，12）．

膵実質のエコーレベルは肝と同程度，加齢による脂肪沈着によりエコーレベルが上昇する．

主膵管の径は2mm以下，加齢によりやや拡張する．

❹ 脾臓

左肋間走査でほぼ三角形の臓器として描写される．内部エコーは肝臓とほぼ等エコーである（図3-2-13）．

大きさは上記の三角の面積で，約20cm^{2}以下である．

副脾を認めることがあり脾臓と等エコーである．

図3-2-8 胆道系の区分
B番号はCouinaud分類に相当する．
（日本肝癌研究会編：臨床・病理 原発性肝癌取扱い規約, 第6版[補訂版], p.12, 金原出版, 2019を改変）

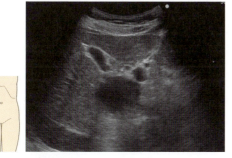
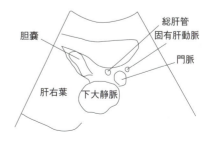

図3-2-9 肝門部
肋弓下走査，門脈の左腹側に固有肝動脈，右腹側に総胆管の横断面が認められる．

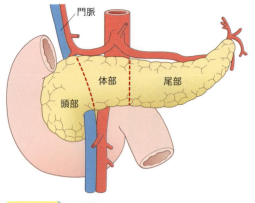

>図3-2-10 膵臓の構造

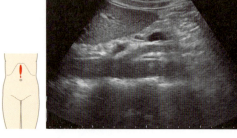 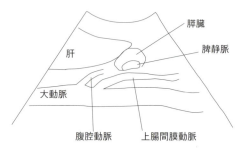

>図3-2-11 膵矢状断像
心窩部正中走査．膵臓は脾静脈頭腹側に接して認められる．大動脈から腹腔動脈，上腸間膜動脈の分枝が認められ，膵臓は上腸間膜動脈の腹側に位置する．

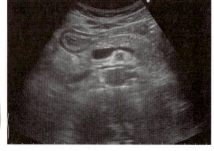 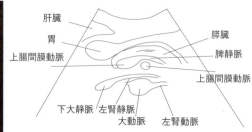

>図3-2-12 膵水平走査
心窩部水平走査．脾静脈腹側に沿って膵臓を認める．

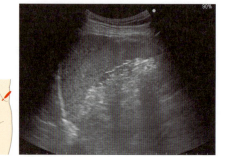 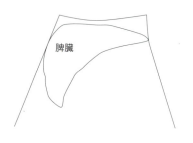

>図3-2-13 脾臓
左肋弓下走査．

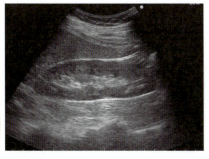 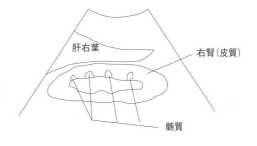

図3-2-14 右腎
皮質よりやや低エコーの髄質が一定間隔で並んで認められる．中心部は高エコーで，中心部高エコー（CEC）という．

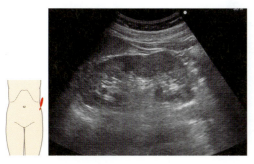 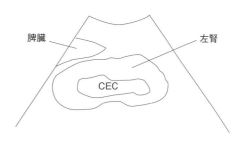

図3-2-15 左腎
左側腹部走査．

⑤腎臓

空豆型の臓器で大きさは長径10～12cm，短径4～5cmである．

実質は肝臓とほぼ等エコーの皮質と，それよりやや低エコーの髄質からなる．中心部には腎洞の脂肪や動静脈，腎盂などが融合した高エコー域があり，これを中心部高エコー（CEC）という（図3-2-14, 15）．

腎髄質はとくに若年者では低エコーを示すことが多く，ときに腎囊胞と区別しにくいことがある．髄質は皮質より腎門部側に規則正しく並んでいるので，鑑別の助けになる．

3 異常所見

異常所見を発見したときには，まず，アーチファクトを除外する．必ず二方向以上で評価する．異常所見と確定した場合，頭のなかで診断を進めながら鑑別に必要な所見を拾っていくようにする．

❶肝臓

①脂肪肝

肝臓に過剰の脂肪がたまった状態．肝のエコーレベルが脂肪により上昇し，腎臓とのコントラストが強くなる（図3-2-16）．また，脂肪により超音波が減衰するため深部が暗く描出される（後方エコー減衰，図3-2-17）．限局性脂肪肝（focal fatty liver）は腫瘍と紛らわしいことがある[4]．

②肝硬変

肝臓の線維化が進むと肝硬変になる．肝の線維化では肝縁鈍化，粗糙な実質パターン，表面凹凸不整がみられる．

③囊胞

一層の上皮細胞でできた袋のなかに水がたまった良性病変である．内部が水のため超音波の反射がなく無エコーで，後方に音響増強を認める（図3-2-18）．

④肝血管腫

肝臓でもっとも多い充実性良性腫瘍である．

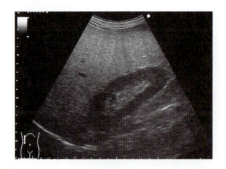
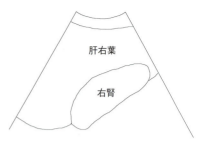

図3-2-16 肝腎コントラスト
肝臓内部が全体に高エコーになり，右腎実質とのエコーレベルの差が大きくなっている．

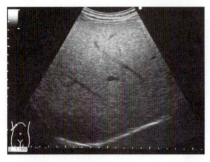
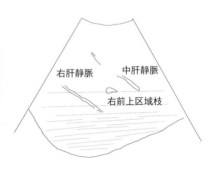

図3-2-17 後方エコー減衰
肝臓の浅い部分は高エコー，深部に行くに従って減衰し，低エコーになる．

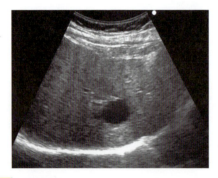
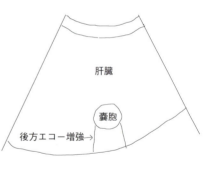

図3-2-18 肝嚢胞
境界明瞭な無エコー域，後方に音響増強による高エコーを認める．

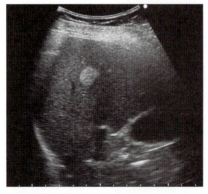
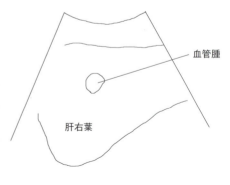

図3-2-19 肝血管腫
境界明瞭で，内部は全体に高エコー．

肝臓の血管腫は海綿状血管腫がほとんどで，境界明瞭な類円形の腫瘤である．全体が高エコーのことが多く（図3-2-19），そのほかに辺縁のみ高エコー（marginal strong echo）のものもある．体位変換によりエコーレベルが変化することがあり，これを「カメレオンサイン」という．転移性肝腫瘍や肝細胞がんでも高エコーの場合があり，鑑別を要する．

⑤転移性肝腫瘍

肝臓悪性腫瘍としてはもっとも多い．原発巣の種類によりさまざまな所見を示す．特徴的な所見としていわゆるbull's eye signまたはtarget signがみられるが，頻度は高くはない（図3-2-20）．その他，クラスターサイン（cluster sign）がある（図3-2-21）．大腸がんの転移では，腫瘤内部に石灰化による高エコーと音響陰影がみられる頻度が高い．

⑥肝細胞がん

原発性肝臓がんのなかでもっとも頻度が高い．ほとんどが慢性肝疾患に続発して発生する．前がん状態から古典的肝がんまでさまざまな段階の病変があるが，古典的肝がんの特徴として，「モザイクパターン（nodule in nodule）」，「辺縁低エコー帯（halo）」がある（図3-2-22）．門脈腫瘍塞栓を伴うことがある．

⑦肝内胆管がん

肝内胆管の上皮より発生するがんである．境界不明瞭な腫瘤像と肝内胆管の拡張を認める（図3-2-23）．腫瘍内を血管が貫くことがある．

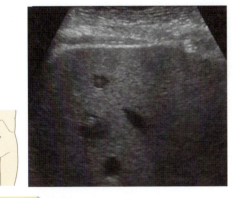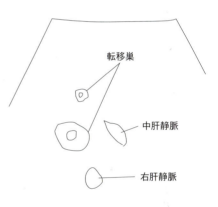

図3-2-20 bull's eye sign
中〜高エコー域が幅の広い低エコー帯で囲まれている．

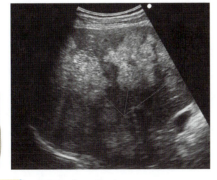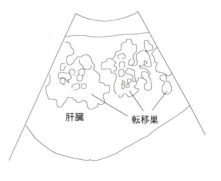

図3-2-21 クラスターサイン
多数の高エコーの小結節が集合したように認められる．

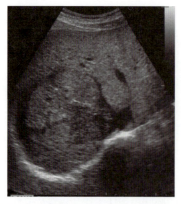
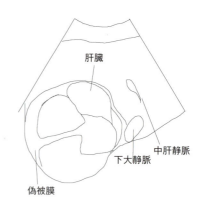

図3-2-22 肝細胞がん
腫瘍辺縁は低エコー帯(偽被膜)で囲まれ,内部はエコーレベルの異なる複数のブロックに分かれている(モザイクパターン).

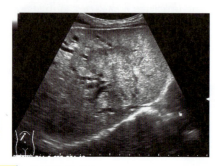
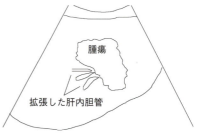

図3-2-23 肝内胆管がん
輪郭不整で,境界不明瞭な腫瘤を認める.腫瘤により肝内胆管が狭窄し,末梢の胆管が拡張している.

❷胆嚢,胆管

①急性胆嚢炎
多くの場合,胆嚢結石が原因となる.胆嚢は腫大し,壁は肥厚する.肥厚した壁には三層構造がみられることもある(図3-2-24).内腔には胆泥がみられる.

②慢性胆嚢炎
胆嚢壁のびまん性肥厚を認める(図3-2-25).胆嚢萎縮,胆嚢結石を伴うこともある.特殊な型として黄色肉芽腫性胆嚢炎がある.

③胆嚢結石
胆嚢内部の円弧状あるいは半月状の高エコーと音響陰影がみられる(図3-2-26).体位変換により胆嚢内での病変の移動が認められる.胆嚢の細かい結石や泥状のものは仰向けになってから時間が経つと背側に薄く広がって検出しにくくなることがある.

④胆嚢ポリープ
胆嚢壁から内腔に隆起するやや高エコーの病変である.胆嚢結石と異なり体位変換による移動は認めない.また,音響陰影も認めないことが多い(図3-2-27).大きさが1cm以上になると,悪性の可能性が出てくる[5].

⑤胆嚢腺筋症
①底部型,②分節型,③びまん型の3タイプに分けられる.このうち分節型がもっとも多く,限局した壁肥厚が特徴になる.その他の所見としてコメットサイン(図3-2-28)やロキタンスキー・アショフ洞(RAS)の拡張を認める(図3-2-29).

⑥胆嚢がん
①乳頭型,②結節型,③平坦型,④充満型,⑤塊状型,⑥その他,に分類される(図3-2-30).内腔にポリープ状に発育したものは良性のポリープと区別しにくいが,直径1cmを超えると悪性の可能性があり[5],胆嚢壁に不整な肥厚がある場合は悪性を疑う.

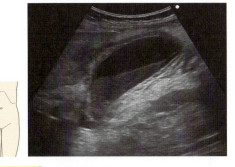
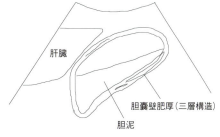

▶図3-2-24 急性胆嚢炎
胆嚢壁はびまん性に肥厚．一部三層構造を示している．内部には胆泥が貯留している．

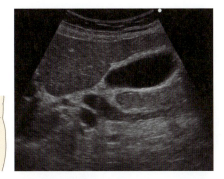
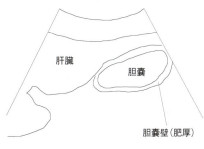

▶図3-2-25 慢性胆嚢炎
びまん性の壁肥厚を認める．

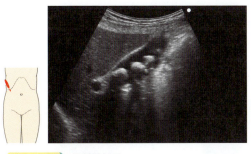
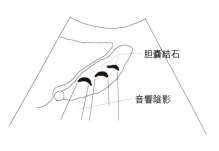

▶図3-2-26 胆嚢結石
超音波は胆石表面で強く反射され弧状の高エコーとなり，後方に音響陰影を伴う．

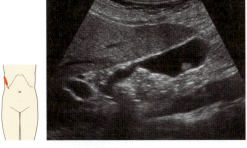
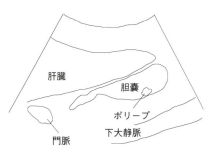

▶図3-2-27 胆嚢ポリープ
コレステロールポリープ．壁から内腔に突出するやや高エコーの桑実状の腫瘤を認める．

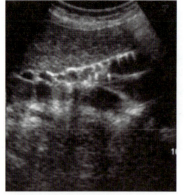
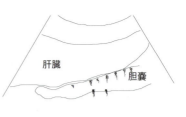

図3-2-28 コメットサイン
胆嚢壁から背側に「氷柱」状の高エコーを認める．

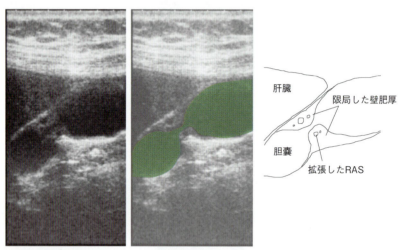

図3-2-29 胆嚢腺筋症
胆嚢体部に限局した壁肥厚があり，その内部にRAS拡張による無エコー域を認める．

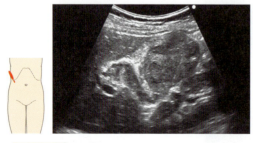
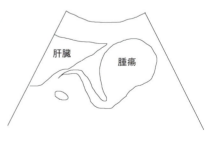

図3-2-30 胆嚢がん
胆嚢がん（充満型）．胆嚢内は腫大．不均一な内部エコーの腫瘍で充満しており，内腔が消失している．

❸ 膵臓

①急性膵炎
腫大，実質エコーレベルの低下，境界不明瞭化，周囲に液体貯留を認める（図3-2-31）．

②慢性膵炎
萎縮，輪郭の不整，主膵管の不整な拡張，石灰化を認める（図3-2-32）．

③膵臓がん（浸潤性膵管がん）
不整形で，低エコーの腫瘤と膵尾側の主膵管の拡張を認める（図3-2-33）．

❹ 腎臓

①腎結石
90%がシュウ酸カルシウム結石である．点状，円弧状の強エコーと後方の音響陰影を認める（図3-2-34）．

②水腎症
腎盂・腎杯が拡張することにより，CEC内部に無エコー域を生じる．進行度はEllenbogenにより

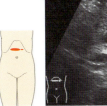
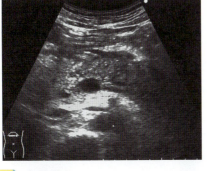
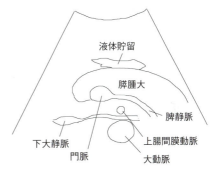

図3-2-31 急性膵炎
膵臓は腫大し内部は低エコーである．腹側に液体貯留による無エコー域を認める．

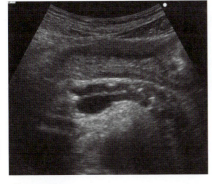
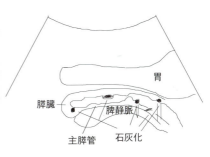

図3-2-32 慢性膵炎
不整な主膵管の拡張と多発石灰化を認める．

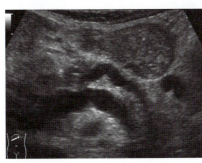
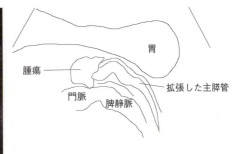

図3-2-33 膵臓がん
膵頭部に不整形の低エコーの腫瘤があり，尾側の主膵管の拡張を認める．

グレード0～3に分類される．

グレード0	正常
グレード1	CEC内に卵円形または紡錘形の無エコー域を認める
グレード2	CEC内にさらに拡張した円形の無エコー域
グレード3	腎の大部分が嚢状の無エコー域に置き換えられる．

CEC全体に広がった傍腎盂嚢胞と紛らわしい場合があるが，水腎症は尿管に連続している（図3-2-35）．

③腎嚢胞

腎実質から発生した嚢胞である．境界明瞭な円形または類円形の無エコー域と後方エコー増強を示す（図3-2-36）．腎外に突出することもある．壁が厚くみられる場合は悪性を疑う．

④傍腎盂嚢胞

CEC内から発生した嚢胞である．内部は無エコーで後方エコー増強を認める．

⑤血管筋脂肪腫

過誤腫であり，良性の疾患である．名前のとおり血管，筋肉，脂肪で構成される．脂肪を多く含むことから，境界明瞭な高エコーの腫瘤として描出される（図3-2-37）．結節性硬化症では多発する．まれに脂肪の少ない腫瘤があり，ほかの充実性の腎腫瘍との鑑別が必要になる．

⑥腎細胞がん

ある程度の大きさになると内部は不均一になる．特徴として偽被膜をもつことが多く，辺縁低エコー帯として認められる（図3-2-38）[6]．ある程度進行すると，腎静脈から下大静脈に腫瘍塞栓を形成する．

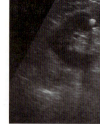
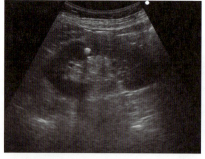
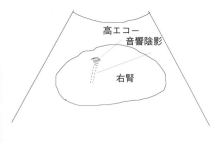

図3-2-34　腎結石
超音波は結石表面で強く反射され弧状の高エコーとなり，後方に音響陰影による低エコー帯を伴う．

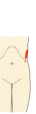
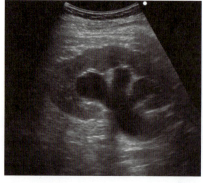
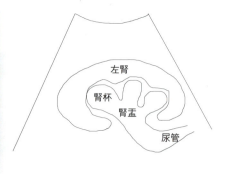

図3-2-35　水腎症
CEC内部に拡張した腎盂・腎杯による無エコー域を認める．拡張した尿管に連続していることから傍腎盂嚢胞と鑑別できる．

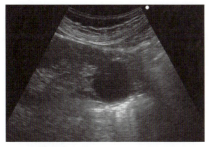
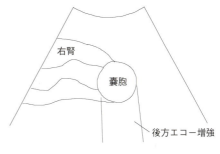

図3-2-36 腎嚢胞
嚢胞内部は無エコー，後方に音響増強による高エコーを認める．

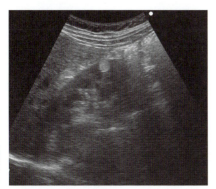
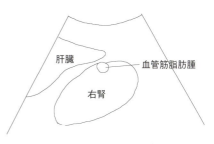

図3-2-37 腎血管筋脂肪腫
境界明瞭で内部は脂肪の含有による高エコーを示す．

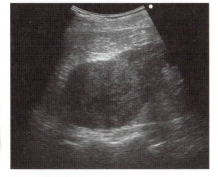
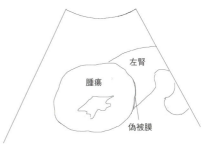

図3-2-38 腎細胞がん
境界明瞭な腫瘤があり，中心部には壊死による低エコーを認める．腎との境界にごく細い低エコー帯があり，偽被膜と考えられる．

略語

◆CEC
中心部高エコー：central echo complex
◆RAS
ロキタンスキー・アショフ洞：Rokitansky-Aschoff sinus

引用・参考文献

1）竹原靖明監：〈日本医師会生涯教育シリーズ〉腹部エコーのABC，第2版，医学書院，2004
2）日本肝癌研究会編：臨床・病理 原発性肝癌取扱い規約，第6版，p.12，金原出版，2015
3）日本膵臓学会編：膵癌取扱い規約，第7版，p.12，金原出版，2016
4）Okka WH et al：Fatty liver：imaging patterns and pitfalls. RadioGraphics 26（6）：1637-1653，2006 http://pubs.rsna.org/doi/full/10.1148/rg.266065004より2019年4月7日検索
5）Koga A et al：Diagnosis and operative indications for polypoid lesions of the gallbladder. Arch Surg 123（1）：26-29，1988
6）Yamashita Y et al：Hyperechoic renal tumors：anechoic rim and intratumoral cysts in US differentiation of renal cell carcinoma from angiomyolipoma. Radiology 188（1）：179-182，1993

3 超音波画像の見方　③心・大血管

心臓超音波検査は循環器画像診断においてもっとも多く普及しており，経胸壁でのアプローチはベッドサイドや外来レベルで簡便に，かつ繰り返し行うことができる．心機能や弁膜疾患などの評価に優れ，侵襲度がほかの画像検査よりも低い．また，鎮静を要するためやや侵襲性が増すが，経食道心臓超音波も僧帽弁・大動脈弁や左心房などの評価に優れている．

経胸壁と経食道では，互いに胸壁外および縦隔内という真逆の方向からアプローチするため描出が良好となる領域も相対する．

1 経胸壁心臓超音波

経胸壁超音波はもっとも簡便に行える検査の1つで，被検者は上半身を露出し左側臥位となる（図3-3-1）．通常の検査項目（心機能，弁評価）であれば，20～30分程度で終了する．胸壁に近い左室前壁心尖部がもっとも手前に描出され，左室壁運動評価や動脈弁の評価に適している．問題点としては，肋骨や胸骨の隙間からの臓器描出のため，術者の技量や被検者の体格・体位や協力の程度などに影響される点があげられる．

得られる検査画像は主に短軸像，長軸像など心形態や壁運動評価などに用いられる．また，房室弁，動脈弁の動きを評価する手法も非常によく用いられる．

❶代表的な評価手法

以下に，代表的な評価手法と画像を列記する．

①形態評価

左室長軸・短軸断面像から形態評価を行い，局所壁運動異常や壁菲薄・壁肥厚を評価する．弁形態も評価できる（図3-3-2）．

②心機能・サイズ解析

Mモード，Bモードで距離計測を行う．計測点に時間情報が加わることによる体積変化から左室機能などを数値化できる（図3-3-3）．

③弁膜症の評価

弁の逆流や狭窄によるジェットなどは，ドプラ法で評価・計測する（図3-3-4）．

④拡張能

心疾患の重要な指標は収縮能のみでなく，近年は拡張障害などが心不全の原因となりうる．拡張能は，左室流入を僧帽弁の動きや逆流の程度から評価する（図3-3-5）．

⑤その他（冠動脈血流，心筋ストレイン解析）

冠動脈血流の計測も可能で，血管拡張負荷を併用することで血流予備能の評価も可能である．また，近年は心筋性状と壁運動のかかわりが重要視されており，組織ドプラ法やスペクト

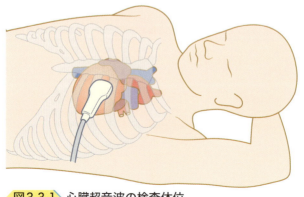

図3-3-1　心臓超音波の検査体位

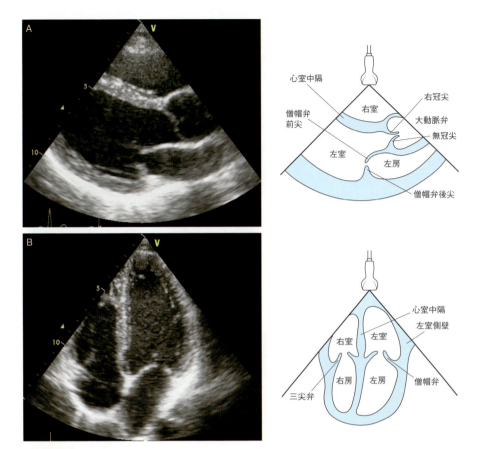

図 3-3-2　形態評価
A：左室長軸断面像，B：長軸四腔像．
Aは胸骨脇からプローブをあて，心臓を観察している．手前に右室の一部が描出され，右側に大動脈，その背側に僧帽弁が見える．左側には左室が同定される．

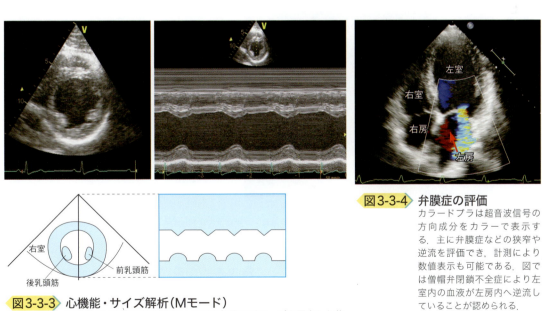

図 3-3-3　心機能・サイズ解析（Mモード）
Mモードは左室短軸像において測定位置でプローブを固定した後，エコーの撮像モードに時間経過での心内膜などの動きを表示する．弁などを時間上の動きを評価可能である．

図 3-3-4　弁膜症の評価
カラードプラは超音波信号の方向成分をカラーで表示する．主に弁膜症などの狭窄や逆流を評価でき，計測により数値表示も可能である．図では僧帽弁閉鎖不全症により左室内の血液が左房内へ逆流していることが認められる．

図3-3-5 拡張能
拡張能は拡張期に左房から左室へ血液が流入する様子をパルスドプラで評価する（E波=拡張早期最大血流・A波=心房収縮期最大血流）．健常であれば拡張早期の血液流入が良好でE＞Aとなるが，拡張障害があると拡張早期の血液流入が不十分となりE＜Aに逆転し，さらに進行すると偽正常化する．

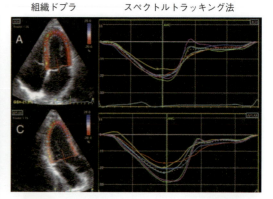

図3-3-6 2Dトラッキングによる心筋ストレイン解析
2Dトラッキングでは局所の壁運動評価について心内腔を中心とした内膜に対して垂直，あるいは水平方向の壁運動を追跡解析を行う．これにより従来の壁運動の距離や壁厚率のみでなく，収縮拡張のベクトルや同期性も評価できる．

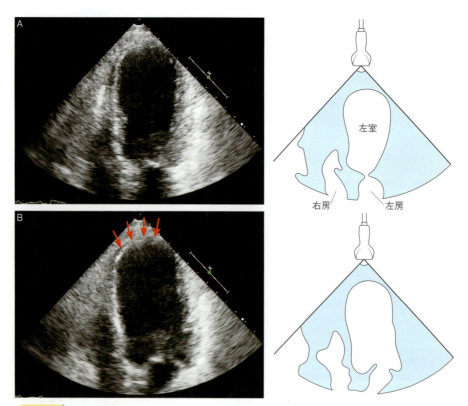

図3-3-7 心筋梗塞
前壁の急性心筋梗塞症例．前壁の心筋梗塞では左前下行枝領域の心尖部に高度壁運動低下が起こり，瘤状拡張する．

ルトラッキング法などを用いて心筋の収縮・拡張方向を評価し，より詳細な心筋運動を描出できる（図3-3-6）．

❷ 代表的疾患

次に，よく遭遇する代表的な疾患を示す．

①心筋梗塞

前壁の急性心筋梗塞症例（図3-3-7）．左前下

> **略語**
> ◆ASH
> 非対称性中隔肥厚：
> asymmetric septal hypertrophy

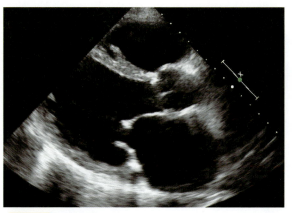
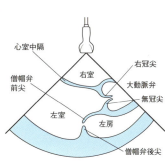

図3-3-8 拡張型心筋症
拡張型心筋症では心室は拡大し全周性に壁運動低下が出現する．

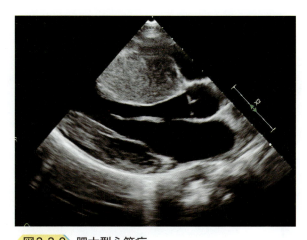
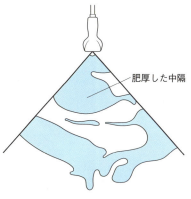

図3-3-9 肥大型心筋症
非対称性中隔肥厚（ASH）が顕著な例．肥大型心筋症ではさまざまな肥厚形態があり，タイプにもよるが，典型例は中隔が肥厚し非対称性中隔肥厚（ASH）を呈する．中隔基部の肥厚により左室流出路狭窄をきたす場合もある．

行枝領域に相当する心尖部が瘤化（ballooning）し，高度な壁運動低下を認める．

②拡張型心筋症
さまざまな要因あるいは原因不明で，心拡大および心収縮能のびまん性低下を呈する疾患である（図3-3-8）．

③肥大型心筋症
さまざまな形態で左室肥大（非均等型左室壁肥厚）を呈する疾患である．胸部症状や失神などの症状を呈し，重症例では突然死のリスクも高い（図3-3-9）．

2 経食道心臓超音波

経食道アプローチでは，心臓を背側から観察することになるため左房内がもっとも手前に大きく描出され，僧帽弁，左室後壁などの評価に非常に優れている．大動脈弁基部，僧帽弁逆流・逸脱の詳細な評価や，血栓・疣贅などの同定に有用である．経胸壁よりも心臓に近い位置，また，背側から観察できるので心臓手術の術中評価に用いることも多い．

問題としては，経胸壁と同じく術者の技量に影響される点と鎮静が必要なため経胸壁ほど簡便

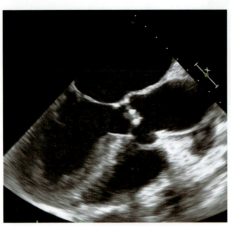

図3-3-10 経食道超音波画像

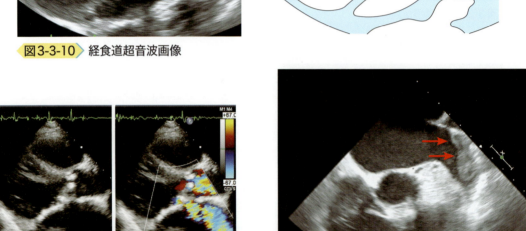

図3-3-11 弁置換後のバルブリーク
僧帽弁修復後においてカラードプラで収縮期に左房内への逆流が認められる．

図3-3-12 左房内血栓
経食道超音波では左心耳内の評価が可能で，左心耳内の外側に塊状の構造物を認める．左心耳血栓の所見である．

ではない点があげられる．

❶経食道超音波画像の例

①経食道超音波画像
経食道超音波画像は，図3-3-10のようになる．

②弁置換後のバルブリーク
ドプラ法を併用することで，弁置換後の異常血流を評価できる(図3-3-11)．

③左房内血栓
心房細動症例などでは左心耳内に血栓を生じることがあり，経胸壁超音波では検出が困難なことが多い．経食道超音波では左房と食道が接しており，近接距離での評価が可能である(図3-3-12)．

3 心臓超音波検査のメリット

心臓超音波検査はベッドサイドで行える非侵襲的な画像検査で，心筋の形態・動態評価が可能である．さまざまな解析・評価手法があり，技術進歩の助けもあり循環器診療では必須の画像診断法である．

4 CT画像の見方　①脳

1 頭部CT画像の特徴

　頭部CT撮影はX線を用いた撮影法であり，頭蓋内のみならず骨や皮下軟部を含めた多くの情報を短時間で得ることができる．とくに，急性期の出血や微細な骨折の診断に優れており，頭部救急疾患を診断する場合には，第一選択に行われる画像診断法である．

　CTでは，X線の吸収値の違いを示すものとしてCT値が設定されている．単位はハンスフィールド単位（HU）であり，水の吸収値＝0HU，空気の吸収値＝−1,000HUとし，相対値で表示する．通常，CTは目的とする臓器に合わせてウィンドウレベル（WL：表示されるCT値の範囲の中心となる値），ウィンドウ幅（WW：表示するCT値の範囲）があり，脳実質を評価する場合，骨病変を評価する際には，それぞれ適切なWL, WWに設定しなければならない．

　また，近年では，多列検出器をCTの普及により，多くの施設で短時間に薄いスライス厚での撮影による3D表示（図4-1-2B参照）や冠状断や矢状断など，自由に画像を再構成することも可能である．さらに，ヨード造影剤を静脈から急速注入して撮影することにより，動静脈の3D画像（図4-3B参照）も作成することが可能である．

2 正常像（図4-1-1）

　脳実質は，大脳，小脳，脳幹（中脳，橋，延髄）からなり，ほぼ左右対称である．

　脳実質周囲には，脳を保護し，栄養の供給，老廃物の排出などを行っている脳脊髄液があり，CTでは低吸収域として描出される．

略語
◆HU
ハンスフィールド単位：Hounsfield unit

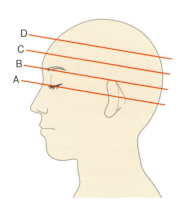
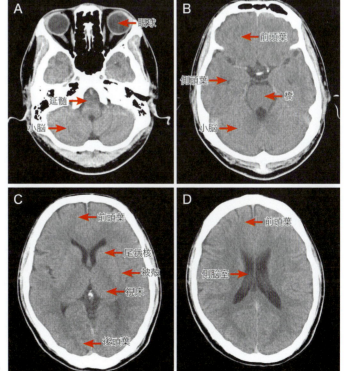

図4-1-1　正常の頭部CT画像（A〜D）

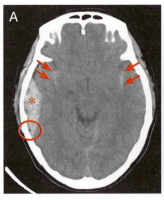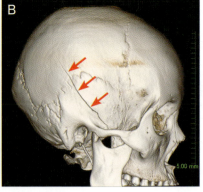

図4-1-2 外傷
A：頭部CT．右側頭部に凸レンズ状の高吸収域を示す急性硬膜外血腫を認める（＊）．近傍には小さな気泡があり骨折を疑う（丸囲み）．また，少量のくも膜下出血も認められる（→）．
B：頭蓋骨CT．右側頭部に明瞭な骨折線を認める（→）．

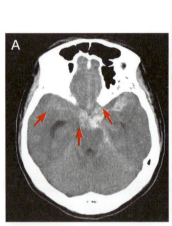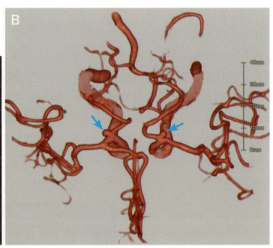

図4-1-3 くも膜下出血
A：頭部CT．くも膜下腔は高吸収を呈している（→）．
B：脳血管3D-CT血管造影．両側内頸動脈–後交通動脈分岐部に囊状動脈瘤を認め（→），動脈瘤破裂によるくも膜下出血と疑う．

3 異常像

❶出血（図4-1-3）

急性期の出血は高吸収域として描出され，時間の経過とともに吸収値が低下する．出血巣の局在により，脳内出血，くも膜下出血，急性または慢性硬膜下血腫，急性硬膜外血腫に分けられ，出血の原因となる疾患や重症度の度合いも異なる．

❷外傷（図4-1-2）

脳挫傷，急性硬膜下血腫，急性硬膜外血腫，外傷性くも膜下出血や骨折の有無などについて評価する．頭蓋骨骨折があった場合には，急性硬膜外血腫を伴っている頻度が高い．また，外傷の程度によっては，初回CTでは脳挫傷，急性硬膜下血腫，また急性硬膜外血腫の程度が軽い場合でも，血腫の増大に伴う急激な意識レベルの低下，緊急手術が必要になる場合があるため注意深い観察が必要である．

❸ 脳梗塞（図4-1-4）

急性期脳梗塞では，閉塞した動脈が血栓により高吸収を呈することもあるが，基本的に発症直後に異常所見はみられない．脳梗塞の範囲，程度により検出可能な時間は異なるが，多くは血管性浮腫を呈した発症6時間以降より梗塞巣が低吸収域となる．発症数日後では，浮腫の増悪や出血性梗塞の合併の有無の確認のためCT撮影が行われる．

❹ 脳腫瘍（図4-1-5）

腫瘍の性状により，腫瘍自体の吸収値，周囲との境界，浮腫の合併の有無など，さまざまな所見を呈する．また，造影剤の使用により腫瘍の局在・性質が明瞭になることもあるため，脳腫瘍を疑う所見がある場合には造影剤の適応となる．

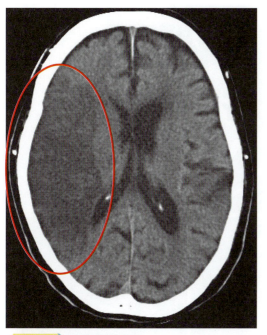

図4-1-4 急性期脳梗塞
右中大脳動脈領域に一致して低吸収域となり，腫脹を伴っている（◯）．

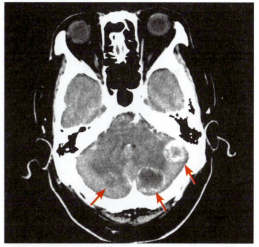

図4-1-5 多発脳転移（造影CT）
両側小脳半球にリング状に造影される腫瘤がみられる（→）．

4 CT画像の見方 ②頭頸部(咽頭,喉頭,唾液腺,リンパ節)

　頭頸部は解剖学的に複雑な構造をしている．しかし，多少の左右差，個人差はあるものの，基本的には頭部領域と同様に左右対称の構造である(図4-2-1)．

　頭頸部領域の画像診断において，CT・MRIは両者ともに優れているが，石灰化や唾石の評価(図4-2-2)，顔面骨骨折などの微細な骨の評価(図4-2-3)，広い範囲の撮影が必要となる頭頸部がんのリンパ節転移のスクリーニングや炎症の波及の評価(図4-2-4)などではCTを選択すべきである．

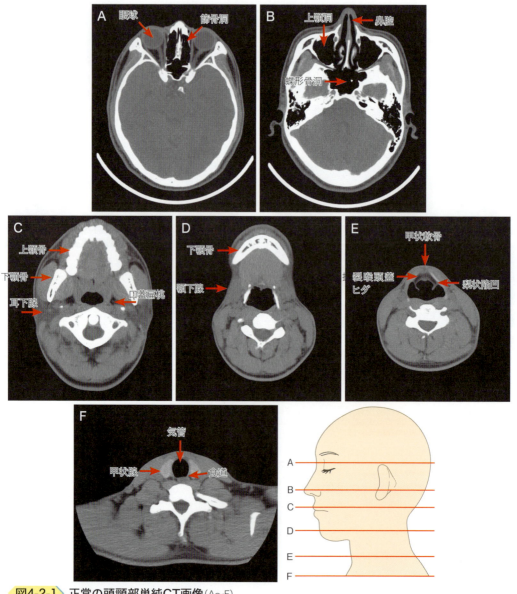

図4-2-1 正常の頭頸部単純CT画像(A〜F)

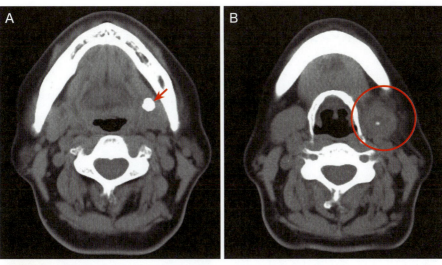

図4-2-2 唾石症(頸部単純CT)
A：左顎下腺に粗大な唾石を認める(➡)．B：左顎下腺の腫大を認める(◯)．

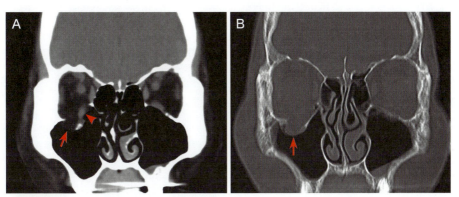

図4-2-3 吹き抜け骨折(眼窩底骨折)
A：頸部単純CT，軟部条件冠状断，B：頸部単純CT，骨条件冠状断．
A, B：右眼窩下壁骨折があり，眼窩内脂肪織の脱出(➡)，右下直筋の偏位(▶)を認める．

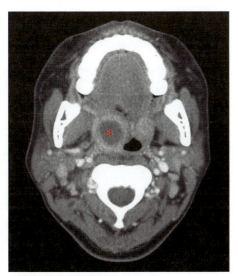

図4-2-4 扁桃膿瘍(造影CT)
右口蓋扁桃の腫大があり，内部にリング状の造影効果，膿瘍形成(＊)を認める．

4 CT画像の見方　③胸部(肺，縦隔，乳腺，食道)

1 胸部CTとは

❶肺条件のCT

　胸部CTでは主として肺をカバーするため，肺尖の頭側から肺底の尾側まで撮像する．CTは画像表示の際にCT値に応じて黒から白までのグレースケールに割り当て，その条件をウィンドウレベル(WL)，ウィンドウ幅(WW)で設定する．適切な条件を設定することにより，目的の構造が評価可能となる．肺の評価は，通常，WLを約−700〜−600HU，WWを1,500〜2,000HUに設定した肺条件を使用する(図4-3-1)．

❷軟部組織条件の単純CT

　一方で，縦隔や軟部組織などを評価する際には，WLを約30〜50HU，WWを約300〜400HUに設定した条件で評価する(図4-3-2)．胸水の有無も，この条件で評価する．
　右肺と左肺の間には縦隔と呼ばれる領域があり，胸膜腔との間は胸膜で境界されている．縦隔には胸腺や心臓，大血管，気管，食道，リンパ節が存在する．肺門部では，両側の主気管支とともに肺動静脈が走行している．これらの間にもリンパ節が存在し，周囲に少量の脂肪織がある．

❸軟部組織条件の造影CT

　リンパ節や肺門部腫瘤の評価の際に，単純CTでは近傍を走行する血管の輪郭と接し，輪郭の同定が困難となることがある．この場合には，造影CTで評価することにより，内腔の造影された血管と周囲の異常所見との判別が可能となる(図4-3-3)．

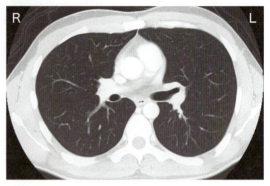

図4-3-1　肺条件のCT
肺内の細い血管構造を確認できる．しかし，縦隔や体壁の軟部組織，骨は全体的に白く描出されている．

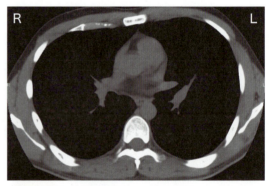

図4-3-2　軟部組織条件の単純CT
肺内の細かい血管は同定困難となっているが，縦隔や体壁の脂肪，軟部組織と骨の判別が可能となっている．ただし，血管と筋肉などの軟部組織もほぼ同様の吸収値となっている．

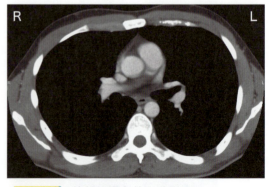

図4-3-3　軟部組織条件の造影CT
血管内に造影剤による吸収値上昇がみられ，他の軟部組織との判別も容易となっている．

2 高分解能CT（HRCT）

通常のCTはスライス厚5～10mmの画像を作成して評価することが多い．しかし，肺病変の詳細な評価には2mm以下の薄いスライスとエッジを強調させた高分解能CT（HRCT）という再構成方法で作成した画像を用いて評価する．これにより，微細な構造の評価，病変の分布の評価が可能となる．

肺を構成する構造の単位として，Millerの定義する二次小葉を確認することが，病変の分布について考慮するなど，読影するうえで重要となる．

Millerの二次小葉の中心には細気管支と肺動脈が伴走し，各小葉の間，小葉間隔壁には静脈が走行する．通常は小葉間隔壁の同定は困難であるが，肺水腫などで小葉間隔壁が顕在化すると，二次小葉の単位が確認できる（図4-3-4）．

❶ 多発性結節性病変

肺に多数の結節が生じる多発結節性病変は，この解剖学的な構造を念頭において分布を評価することで，鑑別診断の一助となる．

①リンパ行性分布
サルコイドーシス，がん性リンパ管症，リンパ腫，アミロイドーシス，軽鎖沈着症．

②ランダム分布
粟粒結核，粟粒真菌感染症，血行性転移．

③小葉中心性分布（図4-3-5）
結核など感染の気管支内進展，汎細気管支炎，過敏性肺炎，呼吸細気管支炎，転移性石灰化．

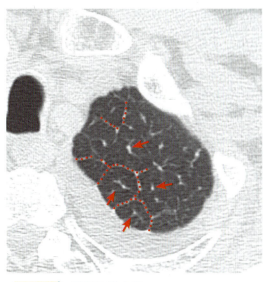

図4-3-4 間質性肺水腫
小葉間隔壁が顕在化している（点線）．
→：肺動脈．

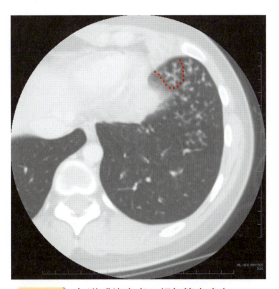

図4-3-5 気道感染患者の細気管支病変
二次小葉（点線）内にtree-in-budパターンといわれる病変を多数認める．tree-in-budパターンは小葉中心性病変との関連でみられ，多くが感染性の気道病変を意味するといわれる．

📖 略語
◆ HRCT
高分解能CT：high-resolution CT

3 肺病変

　正常の肺は肺胞内に空気があり，低吸収域として描出される．肺条件では，内部を走行する気管支，脈管が独特の紋様として描出される．病変が生じて腫瘍細胞，炎症細胞，出血などで肺胞内の含気が低下，消失することで，低吸収域の肺内に高吸収域の陰影が生じる．3cm以上の円形病変は腫瘤とよばれ，肺がんなどの悪性腫瘍である可能性が高いため，精査を要する（図4-3-6）．

❶ すりガラス病変

　肺に広範な陰影が生じた場合，背景の血管や気管支の辺縁が確認できる程度の吸収値の上昇をすりガラス病変とよぶ（図4-3-7, 8）．肺胞腔内の液体貯留，細胞浸潤などが少量で，残存する少量の含気と吸収値が平均されることで生じる．肺胞腔内のわずかな病変の浸出のほか，肺胞隔壁，間質の肥厚でも生じうる．すりガラス病変は，肺水腫，肺胞出血，肺炎，慢性間質性肺炎の急性増悪，びまん性肺胞障害などでみられる．

❷ コンソリデーション

　血管や気管支辺縁の同定が困難となるほどの吸収値の上昇はコンソリデーションとよばれる（図4-3-9）．肺胞腔内に液体貯留，細胞浸潤などが起こり，肺胞腔内の含気がこれらでほぼ置換された場合にコンソリデーションが生じる．コンソリデーションの鑑別となる疾患は，すりガラス影の鑑別疾患とも重なるものがある．細菌性，抗酸菌性，ウイルス性，真菌性などのさまざまな原因による感染性の肺炎や器質化肺炎，好酸球性肺炎といったさまざまな疾患があげられる．腫瘍性であれば，浸潤性粘液産生性腺がんやリンパ腫があげられる．

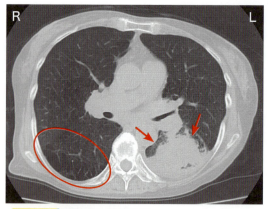

図4-3-6　肺がん（肺条件）
左肺下葉に腫瘤を認める（→）．右肺下葉には肺気腫を認める（○）．

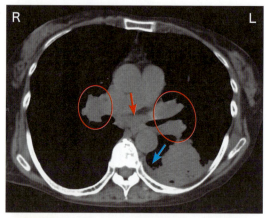

図4-3-7　肺がん（軟部組織条件，単純CT）
腫瘤のほか，気管分岐下に腫大リンパ節と考えられる軟部組織を認める（→）．両側肺門の腫大も疑われる（○）が，血管とも接し，正確な同定は困難である．少量の胸水貯留もみられる（→）．

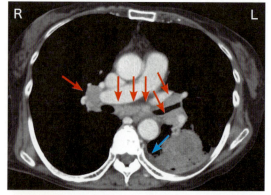

図4-3-8　肺がん（軟部組織条件，造影CT）
造影剤の使用により血管とリンパ節のコントラストが明瞭となり，気管分岐下に加え，両側にも複数の腫大リンパ節が確認できる（→）．少量の胸水貯留も単純CTより明瞭となっている（→）．

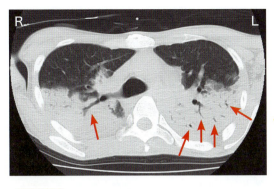

図4-3-9 誤嚥性肺炎
両肺背側にコンソリデーションがみられ，背景の血管は透見できない．コンソリデーション内部には含気の保たれている気管支が透亮像として描出されている（→）．

表4-3-1 縦隔の領域

縦隔上部（緑）	縦隔上縁（胸郭入口部）から左腕頭静脈が気管正中線と交差する高さまで．左腕頭静脈が気管正中線と交差する高さから横隔膜までの範囲をさらに前縦隔，中縦隔，後縦隔に区分する（図4-3-10）．
前縦隔（赤）（血管前領域）	前縁は前胸壁後面で境界され，後縁は左右により異なる．右側は上大静脈前縁，右上下肺静脈前縁，心臓後縁により境界され，左側は左腕頭静脈前縁，左鎖骨下動脈から大動脈弓後縁，肺動脈幹から左主肺動脈，左上下肺静脈後縁，心臓後縁により形成される（図4-3-11, 12）．
中縦隔（黄）（気管食道傍領域）	上大静脈，左腕頭静脈，心臓の後方，食道および気管，主気管支とその周囲からなる．椎体前縁から1cm後方を中縦隔の後縁とする（図4-3-11, 12）．
後縦隔（青）（椎体傍領域）	椎体前縁から1cm後方を前縁とし，脊椎横突起の外縁で胸壁に立てた垂線を後外側縁とする（図4-3-11, 12）．

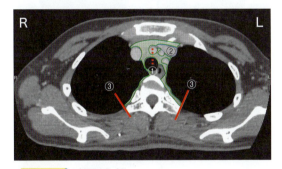

図4-3-10 縦隔上部
①気管正中線，②左腕頭静脈，③脊椎横突起の外側縁．緑線内：縦隔上部．

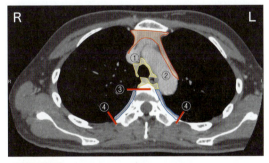

図4-3-11 前縦隔・中縦隔・後縦隔
①上大静脈，②大動脈弓，③椎体前縁から1cm後方，④脊椎横突起の外側縁．
赤線内：前縦隔，黄線内：中縦隔，青線内：後縦隔．

4 縦隔

縦隔に病変が存在した場合，基本的には表4-3-1のようにCT画像により縦隔のどの区分に病変が存在するかを同定する．

❶ 縦隔の区分による病変の鑑別

縦隔に発生する腫瘍は，その存在部位による鑑別をある程度絞ることができる．表4-3-2にその代表的な鑑別疾患を提示する．

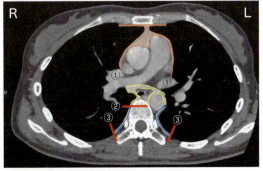

図4-3-12 前縦隔・中縦隔・後縦隔
①上肺静脈，②椎体前縁から1cm後方，③脊椎横突起の外側縁．
赤線内：前縦隔，黄線内：中縦隔，青線内：後縦隔．

表4-3-2 縦隔の区分による腫瘍の鑑別

前縦隔腫瘍	胸腺由来腫瘍〔胸腺嚢胞，胸腺腫（図4-3-13），胸腺がん，胸腺神経内分泌腫瘍，胸腺脂肪腫〕，胚細胞腫瘍（奇形腫，精上皮腫，胎児性がん，卵黄嚢腫瘍，絨毛がん，混合型胚細胞腫瘍），縦隔異所性副甲状腺腫，リンパ管腫，悪性リンパ腫
中縦隔腫瘍	前腸嚢胞（気管支原性嚢胞，食道嚢胞），心膜嚢胞，悪性リンパ腫
後縦隔腫瘍	神経原性腫瘍〔神経鞘腫（図4-3-14），神経線維腫，悪性末梢神経腫瘍，神経節細胞腫，神経節芽細胞腫，神経芽細胞腫，傍神経節腫〕，側方髄膜瘤

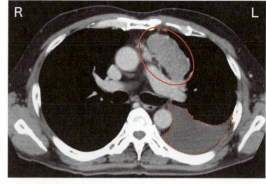

図4-3-13 胸腺腫（造影CT）
前縦隔に腫瘤を認める（○）．左胸腔には胸水貯留がみられる（点線内）．

5 乳腺

❶ 正常乳房

胸部CTにて乳腺は，両側前胸部の皮下脂肪織内に存在する軟部組織として描出される．乳腺は皮下脂肪織に囲まれて存在し，皮下から連続するクーパー靱帯に支えられている（図4-3-15）．乳腺組織には乳管，小葉，腺房とその周囲の膠原線維などが含まれ，一般的には加齢により乳腺組織の萎縮と，脂肪織の割合の上昇がみられる．

❷ 乳がん

乳腺に生じる代表的な疾患である乳がんの評価には，通常，マンモグラフィーや超音波検査が行われる．また，さらなる精査として造影MRIが主として用いられる．しかし，CTでも粗大な腫瘤を形成する乳がんを指摘できることは少なくない（図4-3-16）．他の部位を目的として施行されたCT検査の撮像範囲内に偶発的に乳房の病変を指摘することもある．病変が存在した場合に皮膚や胸筋など胸壁への腫瘍浸潤の評価がある程度可能となる．また，リンパ節転移や肺転移，骨転移などの検索，評価のためにCT検査が用いられることがある（図4-3-17, 18）．

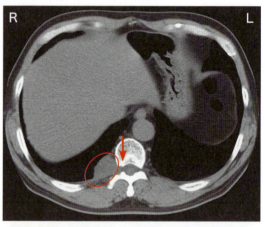

図4-3-14 神経鞘腫（単純CT）
後縦隔に腫瘤を認める（○）．椎間孔内にもわずかに腫瘤が連続している（➡）．

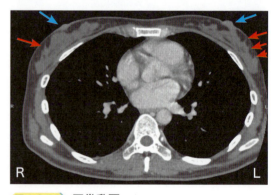

図4-3-15 正常乳房
乳頭（➡）があり，連続して乳腺組織がみられる．クーパー靱帯と考えられる細い線もみられる（➡）．

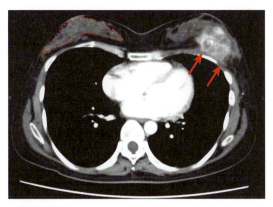

図4-3-16 左乳がん
右側は脂肪組織に囲まれた正常乳腺が描出されている（点線内）．左乳房には不均一に造影される腫瘤を認め，大胸筋への浸潤（→）が確認できる．

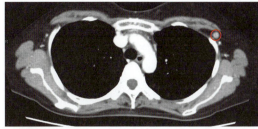

図4-3-17 左乳がん 腋窩リンパ節転移
左腋窩に腫大したリンパ節を認める（○）．

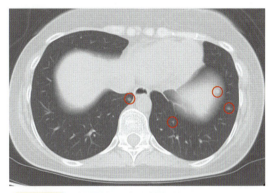

図4-3-18 左乳がん 多発肺転移
両肺下葉に小さな転移性肺腫瘍と考えられる小結節を複数認める（○）．

6 食道

❶食道の区分

食道は下咽頭から連続し，縦隔内を走行し，横隔膜を通過して胃へとつながる（図4-3-19）．下咽頭との境界は輪状軟骨下縁で，これより胸骨上縁までを頸部食道とする．胸骨上縁から，横隔膜の食道裂孔上縁までが胸部食道，さらに，食道裂孔上縁から食道胃接合部までを腹部食道とする．胸部食道はさらに3区分に分類され，気管分岐部下縁までを胸部上部食道，気管分岐部下縁から食道胃接合部までの上半分を胸部中部食道，その下から食道裂孔上縁までを胸部下部食道とする．

縦隔内では，気管の背側，椎体の前方に食道が位置し，大動脈弓部より下方のレベルでは下行大動脈の左側から腹側に食道が位置する．下部食道レベルでは，食道の前方に左房が位置する．

❷食道の検査

食道は正常では壁が約3mm以下と薄く，また，虚脱している．そのため，小さな病変の検出，評価は胸部CTでは時として困難で，内視鏡や超音波内視鏡が有用となる．一方，食道には漿膜がなく，壁外への浸潤を伴う腫瘍は予後不良となる．

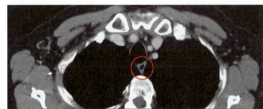

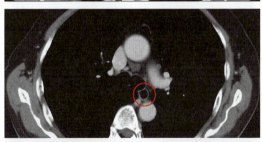

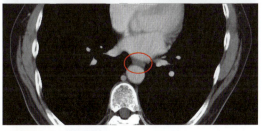

図4-3-19 正常食道
縦隔内を食道が走行していく（○）．内部にわずかに含気が確認できることもあるが，虚脱して周囲臓器に接し，輪郭が不明瞭となることもある．

粗大病変の周囲進展に関する評価や，病変の周囲臓器との関係の把握をする際に，CT検査を行うことにより情報が増える（図4-3-20, 21）．

❸ 腫瘍と紛らわしい所見

ときに腫瘍と紛らわしい所見をとる病態として食道裂孔ヘルニアがあげられる（図4-3-22, 23）．食道裂孔ヘルニアは，胃が食道裂孔を介して，さまざまな程度で縦隔側に脱出した病態である．一見，壁肥厚と似た状態となることもある．滑脱型の食道裂孔ヘルニアを食道胃接合部，胃噴門部付近がそのまま縦隔側へ移動する．傍食道型ヘルニアは食道胃接合部，胃噴門部の位置が移動せず，胃底部側が縦隔側に脱出し，食道の横に入り込む．このほか，混合型は食道胃接合部が縦隔側へ移動し，かつ，胃底部側が食道横にも入り込む，混合型の食道裂孔ヘルニアもある．

引用・参考文献

1) WR Webbほか：CT診断入門（荒木力訳），p.3-9，診断と治療社，2009
2) WR Webbほか：肺HRCT，原書5版（西村直樹ほか訳），p.108-142，丸善出版，2016
3) WR Webbほか：肺HRCT，原書5版（西村直樹ほか訳），p.143-167，丸善出版，2016
4) 原眞咲ほか：縦隔腫瘍取り扱い規約（日本胸腺研究会編），p.1-26，金原出版，2009
5) Strollo DC et al：Primary mediastinal tumors. Part 1: tumors of the anterior mediastinum. Chest 112（2）：511-522, 1997
6) Strollo DC et al：Primary mediastinal tumors. Part 1: tumors of the anterior mediastinum. Chest 112（5）：1344-1357, 1997
7) 高橋雅士監：新 乳房画像診断の勘ドコロ（角田博子），p.42-63，メジカルビュー社，2016
8) WR Webbほか：CT診断入門（荒木力訳），p.309-341，診断と治療社，2009

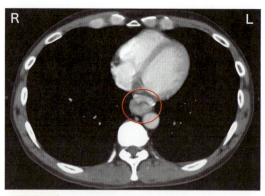

図4-3-20 食道がん（軸位断像）
下部食道に壁肥厚（○）を認める．

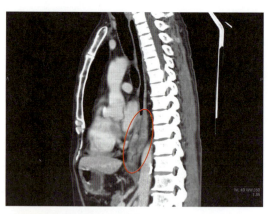

図4-3-21 食道がん（矢状断像）
下部食道の壁肥厚（○）の範囲がわかりやすい．口側の食道の軽度拡張もみられる．

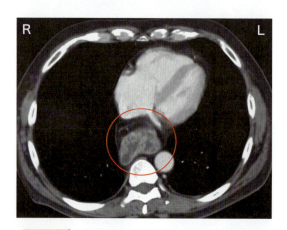

図4-3-22 食道裂孔ヘルニア（軸位断像）
食道のある位置に描出されている管腔構造（○）が，通常の食道よりも大きく描出されている．一見，壁の肥厚に似ているようにもみられるが，実際は胃の襞が描出されている．

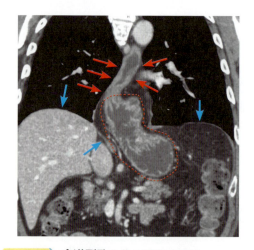

図4-3-23 食道裂孔ヘルニア（冠状断像）
横隔膜（➡）を越えて縦隔側に胃（点線内）が脱出している．胃の上方につながっているのが通常の食道（➡）である．

4　CT画像の見方　④心・大血管

1　CT検査のメリットと注意点

❶メリット

わが国では，64列以上の多列型CTの普及により，現在，年間40万件以上の冠動脈CT検査が実施されている．CT検査の大きなメリットは侵襲を要するカテーテル検査を実施することなく，冠動脈狭窄の有無が正確に診断できることである．

❷注意点

その際，冠動脈狭窄の程度と心筋虚血や機能的異常が必ずしも一致しないことがあり，不必要な血行再建術が増加する要因となる可能性がある．また，放射線被ばくがあるため，冠動脈疾患のリスクが低い若年者女性には慎重に実施すべきである．

冠動脈CT検査は，冠動脈疾患の中等度リスクの患者を対象に保存的治療あるいは侵襲的治療の選択を目的に行われるべきである（図4-4-1）．中等度の冠動脈疾患リスクをもつ患者への適応が推奨され，低リスクの若年者には被ばくの問題があり慎重に施行されるべきであり，高リスク患者には心臓カテーテル検査が優先されるべきである．

2　CT検査の適応となる疾患

冠動脈CT検査
　狭心症，心筋梗塞，先天性心疾患など．

大血管CT検査
　大動脈瘤，大動脈解離，高安動脈炎（大動脈炎症候群），閉塞性動脈硬化症（ASO）など．

3　撮影の実際

❶冠動脈CT検査

①前処置

心電図同期撮影を実施するため，心拍の安定が必要となる．脈拍数75以上の患者には，β遮断薬を検査前投与して脈拍数を低下させる．また，撮影直前に血管拡張を目的にニトログリセリンを舌下・口内スプレーで投与する．脈拍数や血圧の変動は検査前後で確認する必要がある．

②撮影のタイミング

冠動脈内の造影剤濃度が最高となるタイミングで撮影する必要がある．しかし，個人差があるため，撮影タイミングは本スキャン前のテストスキャンやボーラストラッキング法で上行大動脈の時間濃度曲線を把握し，決定する．

4　読影の実際

❶冠動脈評価

①狭窄・プラークの評価

アメリカ心臓協会（AHA）の17セグメントモ

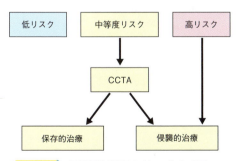

図4-4-1　冠動脈疾患のリスクとCT
CCTA：coronary CT angiography（冠動脈コンピュータ断層血管造影）．冠動脈CTは，中等度の冠動脈疾患リスクをもつ患者がよい適応とされている．低リスクの若年者には被ばくの問題があり，慎重に施行されるべきであり，高リスク患者には心臓カテーテル検査が優先されるべきである．

デルをもとに，セグメントごとに狭窄やプラークの有無を評価する（図4-4-2）．右冠動脈は右室，左室後下壁，左冠動脈前下行枝は左室前壁〜心尖，心室中隔，回旋枝は左室側壁〜後壁を供血する．左右冠動脈の分岐，灌流域には個人差があり，左右バランスについて把握すべきである．とくに後下壁については，右冠動脈が優位，回旋枝が優位な場合がある．冠動脈CT検査を契機として，先天的な冠動脈異常が発見される頻度が増加している（図4-4-3）．

②狭窄の評価

冠動脈の狭窄程度は，軽度，中等度，高度，閉塞などの大まかな記載とする．50％以上の狭窄が有意狭窄とされ，狭心症や心筋梗塞発症の原因となる．そのため，心筋血流シンチやカテーテル検査の追加検査を進める（表4-4-1）．冠動

> 📖 **略語**
> ◆AHA
> 米国心臓協会：American Heart Association
> ◆ASO
> 閉塞性動脈硬化症：arteriosclerosis obliterans

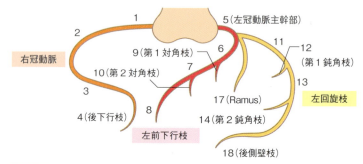

図4-4-2 AHAによる右冠動脈，左冠動脈前下行枝と回旋枝の17セグメント分類
セグメントごとに狭窄やプラークの有無を評価する．左右冠動脈の分岐，灌流域には個人差があり，左右バランスについて把握すべきである．
(Califf RM, et al：Prognostic value of a coronary artery jeopardy score. Journal of the American College of Cardiology 5 (5)：1055-1063, 1985)

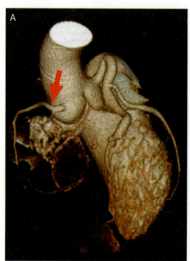 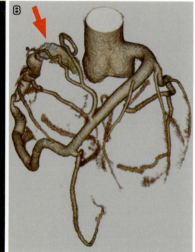

図4-4-3 先天性冠動脈疾患
左冠動脈右室瘻(A)：著明に拡張した左冠動脈が右室と瘻孔を形成する．血流の多い左冠動脈と低形成の右冠動脈でサイズに大きな差がみられる．
単冠動脈(B)：エコー検査で冠動脈が大きく，川崎病による冠動脈瘤が疑われた症例．CTでは拡張する左冠動脈1本が心臓全体を供血し，右室に瘻孔を形成している．右冠動脈は無形成である．

脈病変は，狭窄の部位・程度以外に，狭窄の長さ，動脈硬化性粥腫(プラーク)の有無を記載する(図4-4-4)．

③プラークの評価

CT検査は，血管内腔以外にプラークの性状を評価できる長所をもつ．

ポジティブリモデリングや低吸収プラークといった形態的特徴をもつ不安定プラークは，急性冠症候群(ACS)発症の原因となるので見落と

表4-4-1 米国心臓CT学会で推奨される冠動脈狭窄の重症度分類

0	正　　常：プラーク，内腔狭窄ともに認めない
1	軽　　微：25%未満の狭窄を伴うプラーク
2	軽　　度：25〜49%の狭窄
3	中等度：50〜69%の狭窄
4	重　　度：70〜99%の狭窄
5	閉　　塞

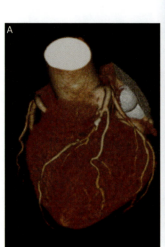
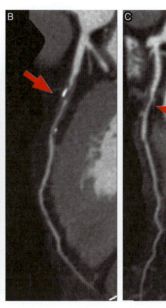
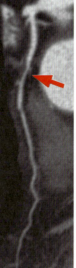

図4-4-4 冠動脈狭窄
A：ボリュームレンダリング，B, C：カーブドMPR．左前下行枝中間部に石灰化と低吸収プラークを伴う高度狭窄あり(B, →)．左回旋枝には中等度狭窄を認める(C, →)．冠動脈の閉塞病変は多枝に病変を認めることが少なくない．

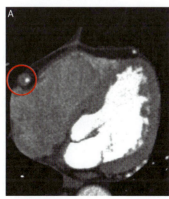
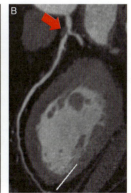

図4-4-5 不安定プラーク
A：水平断，B：カーブドMPR．右冠動脈中間部に，内腔の狭小化と血管外径を膨張させる(ポジティブリモデリング)低吸収プラークが認められる(A, ○)．左冠動脈主幹部に中等度狭窄と血管外径の膨張，低吸収プラークを認める(B, →)．左主幹部の閉塞病変は致命的になるので，緊急的に血行再建術が施行された．

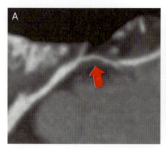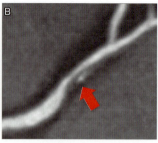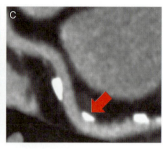

図4-4-6 冠動脈プラーク
冠動脈プラークは低吸収の不安定状態(A)から，動脈硬化の進行に伴い石灰化した安定状態(C)になる．両者が混在するタイプも多く存在する(B)．

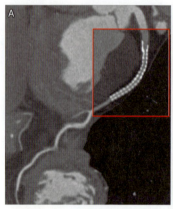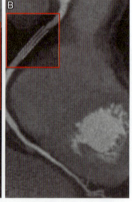

図4-4-7 冠動脈ステント
左前下行枝に薬剤性溶出ステント留置後，ステントは開存し内腔の造影は良好である(A)．右冠動脈に薬剤性溶出性ステント留置後，ステント内腔辺縁に血栓と思われる低吸収域があり，再狭窄と考えられる(B)．ベアメタルステントなど，素材により金属アーチファクトで内腔の造影能が評価できない場合もある．

しなく指摘する(図4-4-5)．冠動脈プラークには，低吸収プラークと石灰化があり両者が混在するパターンも多くみられる．

石灰化は，動脈硬化性変化の進行した状態である(図4-4-6)．透析患者や高齢者で冠動脈石灰化が高度の場合，冠動脈内の造影効果が判定できず狭窄の有無が評価できない．これは冠動脈CT検査の限界の1つである．

造影剤を使わない単純CT検査で冠動脈カルシウムスコアを算出し，冠動脈疾患リスクを層別化することも可能である．冠動脈ステント留置後や冠動脈バイパス術後のステントやバイパスの開存性の確認にも利用される(図4-4-7)．

❷大血管評価

冠動脈疾患と大動脈瘤，先天性心奇形と大血管病変が合併することは少なくない．心電図同期をかけ，通常の冠動脈CTよりも広い範囲で胸部領域を撮影することで冠動脈と同時に大血管病変も評価可能となる(図4-4-8, 9)．

高齢者に多い大動脈弁狭窄では，低侵襲の経カテーテル大動脈弁留置術が施行される頻度が増えている．術前の治療方針の決定には大動脈弁のサイズ，形態や冠動脈狭窄が同時に評価できるCTは必要不可欠となっている．

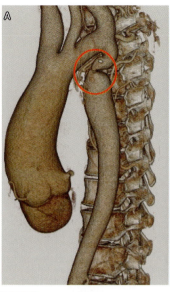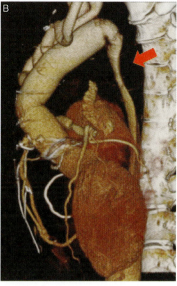

図4-4-8 大動脈疾患
大動脈閉鎖不全，大動脈基部拡張の術前CTで発見された大動脈縮窄症の例．60代であるがこれまで大動脈縮窄症の指摘はない．大動脈弓部遠位に高度狭窄あり（A：○），長年にわたる圧負荷が大動脈閉鎖不全と基部拡張の原因と考えられた．マルファン症候群の患者ですでに大動脈弓部置換，大動脈弁置換，冠動脈バイパス術が施行されている．下肢虚血症状があり施行されたCTでは，弓部遠位〜下行大動脈が後方からの圧排により高度扁平化している（B，➡）．弓部遠位より発生した大動脈解離により増大血栓化する偽腔に圧排された真腔と判明し，下肢の動脈血流低下が症状の原因と考えられた．

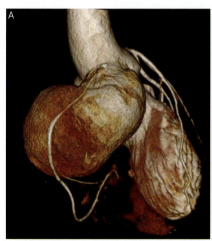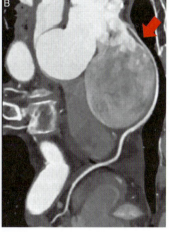

図4-4-9 Valsalva洞巨大動脈瘤
A：ボリュームレンダリング，B：カーブドMPR．右冠状動脈洞より発生した巨大嚢状動脈瘤の例．動脈瘤により右冠動脈近位は拍動性に圧排され，狭小化している（B，➡）．CTは動脈瘤と冠動脈の関連が理解しやすく外科的切除，冠動脈バイパス術に有用な情報となる．

4　CT画像の見方　⑤腹部（肝，膵，腎）

1　肝臓の見方

　肝臓は，横隔膜下から脊椎の前方に位置しており（図4-5-1, 2），中間静脈により右葉と左葉に分けられる．肝静脈は右肝静脈，中肝静脈，左肝静脈の3本が存在し，右肝静脈により前区域（S8, 5）と後区域（S7, 6）に，左肝静脈により外側区（S2, 3）と内側区（S4）に分けられる．残りは尾状葉（S1）で，下大静脈周囲に存在する（第4章3-2 図3-2-3参照）．一方，門脈，肝動脈と胆管は肝門部から肝内に分岐し，グリソン鞘を形成し，各々の区域の中央を走行する．単純CTでは健常な肝より肝静脈や門脈は低吸収（黒っぽく）に描出されるが，造影によりこれら血管は肝実質より高吸収（白っぽく）に描出される．近年肝の精査では，単純，動脈相，門脈相，平衡相と3～4回撮影することがほとんどで，各々の相での増強のパターンで読影が行われている．

2　肝臓の病変

　まず，慢性肝炎や肝硬変では，右葉が萎縮し外側区が肥大する慢性肝障害のパターンを示す．また，肝硬変では肝表面の凹凸不整が目立つようになる．結節としては，血管腫の頻度が高く，その増強のパターンから診断する（図4-5-3）．肝細胞がんは，分化度により増強のパターンは異なるが，典型的には動脈相で高吸収を示し，平衡相で周囲肝より低吸収を示すwashout patternを示す（図4-5-4）．

3　膵臓の見方

❶ 特徴

　膵臓は，腹腔動脈と上腸間膜動脈の間に位置し，背側を脾静脈が並走する．糖尿病患者などで膵が萎縮して同定がむずかしい場合も脾静脈を見つけることで膵の同定が可能となる．通常膵管はCTでは描出されない．膵管が拡張すると低吸収域の管状構造として描出される．

❷ 膵臓の病変

①急性膵炎

　急性膵炎では膵の腫大と周囲脂肪織の混濁がみられ，液の貯留を伴うことも多い（図4-5-5）．経過とともに仮性囊胞の形成もみられる．一方慢性膵炎では，膵の石灰化が特徴的である．

②囊胞性結節

　囊胞性結節では，膵管内乳頭粘液性腫瘍（IPMN）が有名であり，主膵管型では主膵管の拡張を伴い，分枝型では主膵管の拡張を伴わない．膵がんは周囲膵より増強の弱い領域として描出されることが多い（図4-5-6）．膵頭部がんでは胆管の狭窄・閉塞により胆管の拡張がみられる．膵尾部がんは早期では症状に乏しく，発見が遅れることがしばしばある．

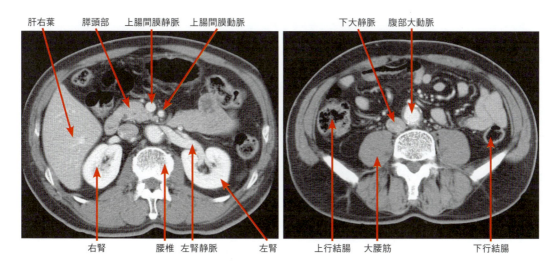

図4-5-1 腹部〜骨盤の正常像

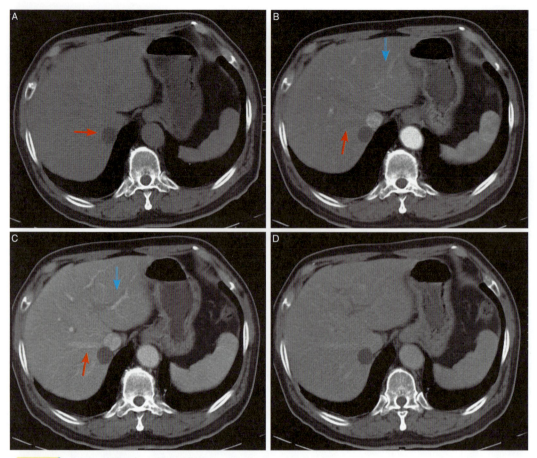

図4-5-2 正常な腹部CTの多相撮影
　肝腫瘍や膵腫瘍の精密検査として造影CTを行う場合，造影剤注入からの時間をずらして何度か撮影を行う．単純CTでは周囲正常組織との吸収値の違いを確認したり，石灰化や脂肪成分の有無をチェックする．動脈相，門脈相，平衡相でそれぞれ周囲正常組織とのコントラストを比較して，鑑別診断が行われる．
A：単純CT．肝右葉の囊胞があり，正常肝組織より低吸収（黒）であることがわかる（→）．
B：動脈相（造影剤注入開始後30秒）．大動脈が高吸収（白）で描出され，肝内の門脈が淡く増強されている（→）．肝静脈はまだ増強を受けていない（→）．
C：門脈相（造影剤注入開始後45秒）．大動脈の吸収値が低下し，門脈（→）と同様に肝静脈（→）が増強されている．
D：平衡相（造影剤注入開始後3〜4分）．大動脈，門脈，肝静脈の吸収値は等しく，肝臓の増強効果も等しい．

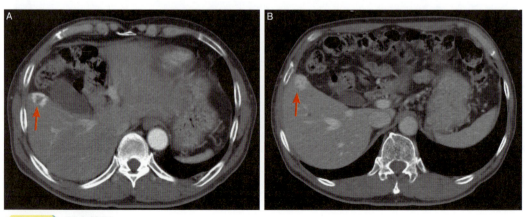

図4-5-3 肝血管腫
A：動脈相．肝右葉にリング状の増強効果を示す結節がみられる（→）．
B：平衡相．肝右葉の結節は，均一な増強効果を示す（→）．増強のパターンから血管腫と診断できる．

4 腎臓・副腎の見方

❶特徴

　腎臓は，腎周囲腔内にある後腹膜臓器であり，腎門部は内側に位置し，動脈，静脈，尿管が出入りする．造影CTでは動脈相で腎臓は強く増強される．遅延相では，腎盂は排泄された造影剤により高吸収を示す．

　右副腎は腎上方で，下大静脈から連続してみられ，下大静脈をオタマジャクシの頭とすると尻尾の部分が副腎に相当する．左副腎は左腎の上方で人の形をした構造物として描出される．

❷腎臓・副腎の病変

　囊胞が良く認められる．通常低吸収を示すが，出血や石灰化を伴うと高吸収を示す．腎細胞がんは動脈相で高吸収を示し，強い増強を示すことが多い．また，脂肪を含有する結節として筋血管脂肪腫もみられる．

　副腎の病変としては腺腫がみられることが多く，そのほとんどは無機能性である．褐色細胞腫や副腎がんも有名であるが，その頻度は低い．図4-5-7に腎細胞がん，図4-5-8に副腎腺腫の画像を示す．

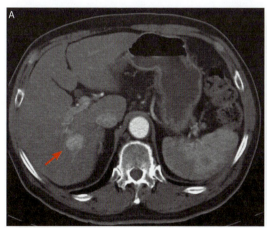
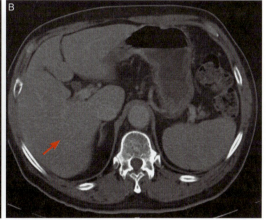

図4-5-4　肝細胞がん
A：動脈相．肝右葉に均一な増強効果を示す結節がみられる(→)．
B：平衡相．肝右葉の結節は周囲肝臓よりわずかに低吸収を示し，造影剤の洗い出しがある．肝細胞がんに特徴的な所見である(→)．

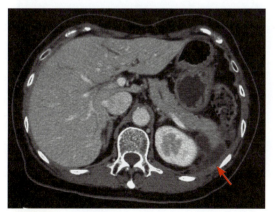

図4-5-5　急性膵炎
造影CT門脈相．膵尾部背側に限局性の液貯留がみられる(→)．

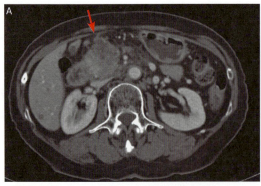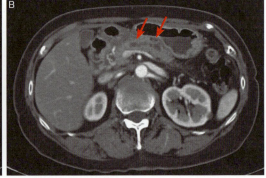

図4-5-6 膵頭部がん
A：造影CT門脈相．膵頭部に腫大があり，内部吸収値は不均一である（→）．
B：造影CT門脈相．膵体部から尾部の主膵管の拡張もみられる（→）．膵頭部がんの主膵管への浸潤により，末梢膵管の拡張がみられることが多い．

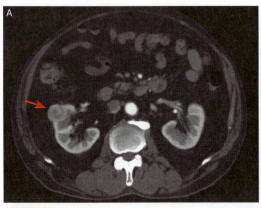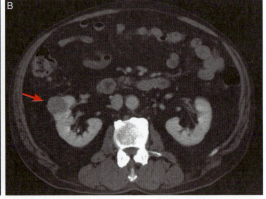

図4-5-7 腎細胞がん
A：早期相．右腎外側から突出する結節がみられる（→）．結節の増強効果は強い．
B：遅延相．右腎の結節は腎組織より増強効果は低く，低吸収を示している（→）．

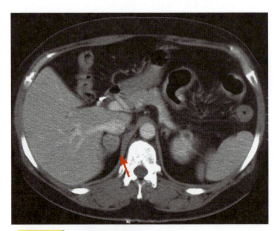

図4-5-8 右副腎腺腫
造影CT．下大静脈背側に，ほぼ均一な増強効果を示す結節がみられ，右副腎結節の所見である（→）．摘出により腺腫であることが確認された．

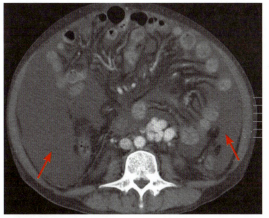

図4-5-9　腹水
造影CT．腹腔内に中等量の腹水がみられる（→）．
腹水により小腸が前方に集中している．

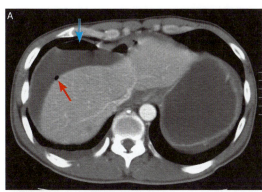
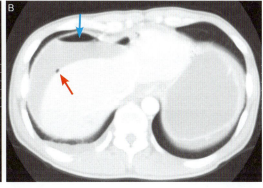

図4-5-10　腹腔内遊離ガス
A：腹部条件CT．肝表面に気泡が存在し（→），横隔膜と肝右葉の間に遊離ガスの存在が疑われる（→）．
B：肺条件CT．肝表面の気泡（→）と横隔膜と肝右葉の間に存在する遊離ガス（→）が明瞭に描出される．とくに少量の遊離ガスの検出には，肺条件のCTで観察することが必要である．

5　その他の所見

❶ 腹水

腹水（図4-5-9）は，多量に貯留すれば単純X線写真でもその存在を指摘することが可能となる．CTでは，腹腔内の腹水の分布を詳細に評価することができ，また腹水貯留の原因の推測に役立つ場合もある．CTなどの画像で腹水貯留の原因がはっきりしない場合は，診断のために腹水穿刺を行い，腹水の性状などをより詳細に検討する必要がある．

❷ 腹腔内遊離ガス

CTでは，消化管内や腹腔内に貯留するガスの確認もできる．図4-5-10に腹腔内における遊離ガスの状態を腹部条件CTと肺条件CTで示す．

> **略語**
> ◆CT
> コンピュータ断層撮影：computed tomography
> ◆IPMN
> 膵管内乳頭粘液性腫瘍：
> intraductal papillary mucinous neoplasm

4 CT画像の見方 ⑥骨盤内(直腸, 膀胱, 前立腺, 子宮, 卵巣)

1 はじめに

CTでみることができる骨盤内の主な構造物は, 男性では, 腸管, 膀胱, 前立腺, 精嚢など(図4-6-1), 女性では, 腸管, 膀胱, 子宮, 卵巣などである(図4-6-2).

❶腸管

腸管内にはガスが含まれており, CTでは高度の低吸収域(黒)として描出される. 腸管は長く連続している構造で, CTでも連続性を把握しながら同定することが重要である. とくに腸管か どうか, 小腸か大腸かなど, 直腸から連続性を追うと把握しやすい. 大腸にはよく憩室が多発するが, CTでは腸管から外側に突出する小構造が同定できる. 内部に空気や糞石などを有するため, 低吸収から高吸収の小構造が散在している(図4-6-3). 直腸がんでは不整に肥厚した直腸壁と造影CTでの造影効果がみられる(単純CTで白くない部分が, 造影CTで白くなる). 悪性腫瘍の場合は転移の検索に胸部から骨盤をまとめて撮像することも多い(図4-6-4).

❷膀胱

膀胱内には通常, 尿が貯まっており, CTでは

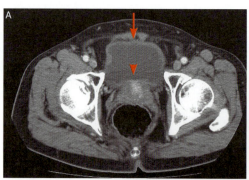
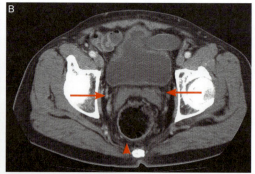
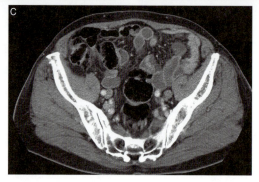

図4-6-1 正常CT (男性)
A: 内部が低吸収域の膀胱が骨盤内正中にある(→). 男性ではその背側に円形の前立腺がある(▼). 加齢とともに肥大するため, 大きくなる. また, 加齢に伴い前立腺内に石灰化がみられることがある.
B: 前立腺の上方背側, 左右に連続するような棍棒状構造があり, 精嚢である(→). 前立腺の背側正中, 骨盤内の後方に直腸がある(▲). 腸管内のガス(空気)は, CTでは強い低吸収域(黒)にみえる.
C: その他, 直腸と連続するS状結腸, 小腸, 尿管, 左右の外・内腸骨動静脈, 腸腰筋のような筋肉などが描出される. よくみられる異常所見としては, 尿管や膀胱の結石(高吸収域:白), 大腸の憩室や腫瘍などはCTで評価される. 前立腺や膀胱の腫瘍(がん)の評価にはMRIが有用である.

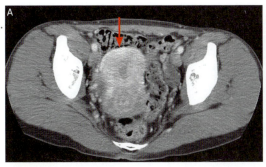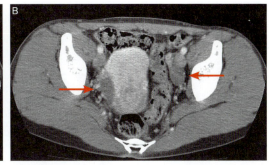

図4-6-2 正常CT（女性）
A：女性では、男性で前立腺がみえる部分（膀胱背側）に子宮がある（→）．
B：子宮の両側に卵巣がある（→）．
子宮筋腫や卵巣の奇形腫などにみられる石灰化はCTで強い高吸収域として描出され、診断に有用である．卵巣の奇形腫にみられる脂肪成分の同定も容易である．その他の子宮・卵巣の評価はCTではむずかしく、MRIが用いられる．腸管や膀胱の解剖は男性と同様である（図4-6-1参照）．

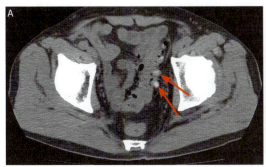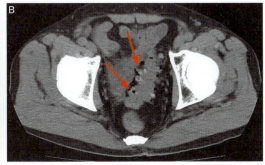

図4-6-3 多発結腸憩室
A、B：S状結腸に多数の小突出構造があり、憩室と考えられる．

水を示す低吸収（CT値0〜10HU程度）としてみられる．造影CTで用いられるヨード造影剤は尿として排泄されるため、造影後（排泄相）には膀胱内に造影剤が強い高吸収域（白）として描出される．膀胱や尿管の結石は石灰化を呈し、CTで高吸収域として描出される（図4-6-5）．尿管結石の嵌頓により上流の尿管拡張や腎盂腎杯拡張（水腎症）があると、それも描出可能である．

❸ 前立腺・精嚢

前立腺や精嚢内部の正常構造はCTでは同定できないが、加齢に伴う石灰化が描出されたり、前立腺腫大（横径5cm以上）をみることは可能である（図4-6-6）．前立腺がんの評価にはMRIが有用である．

❹ 子宮

子宮は通常、骨盤内正中にある．CTはコントラスト分解能が低いため、子宮の内部構造を明瞭に描出できず、局所の病巣を検出するための有用性は低い．子宮に石灰化があれば、石灰化した子宮筋腫を疑うことはできる（図4-6-7）．卵巣は可動性が大きいため思わぬ部位まで移動していることがあるが、たいていは子宮の左右に存在する．卵巣嚢腫の内容液の性状の評価もCTよりもMRIが有用だが、嚢胞部分と充実性部分の区別に造影CTは有用である．石灰化成分や脂肪の判定もCTの有用性は高く、卵巣の奇形腫はCTで同定可能である（図4-6-8）．閉経前の女性では、大きさが5cmまでの卵巣嚢腫は卵胞（機能性嚢胞）の可能性があり、ダグラス窩にみられる少量の腹水は生理的なものであることが多い．

❺ 鼠径部

鼠径部も撮像範囲であるが、鼠径ヘルニアが

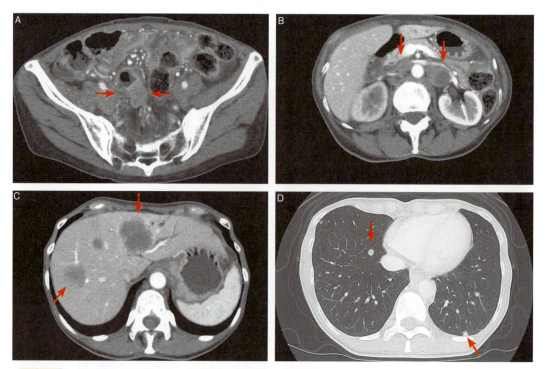

図4-6-4　直腸がん，多発リンパ節転移，肝転移，肺転移
A：直腸の不整な壁肥厚があり，原発巣と考えられる（→）．
B：傍大動脈，傍大動脈領域に多数の腫大リンパ節があり，転移を疑う（→）．
C：肝に造影効果の弱い腫瘤性病変が多発し，転移を疑う（→）．
D：肺にも多発結節（→）があり，転移を疑う（肺の評価には表示条件を変えて，肺条件を用いる）．
直腸がんの局所の浸潤の評価はMRIの方が有用だが，MRIは一度に限られた範囲しか撮影できない．一方でCTでは一度の撮影で肺，肝，リンパ節などの転移について評価可能である．

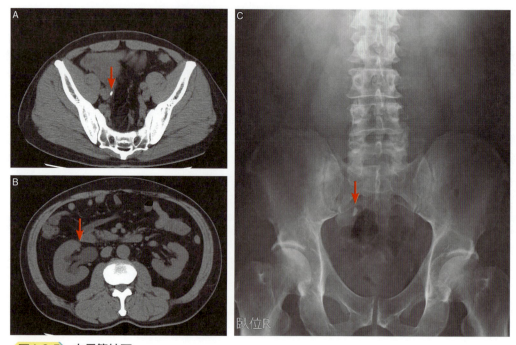

図4-6-5　右尿管結石
A：単純CTで粗大な石灰化を認める．
B：上流の尿管や腎盂は拡張し，水腎症をきたしている（単純CT）．
C：X線写真でも結石が確認できる．

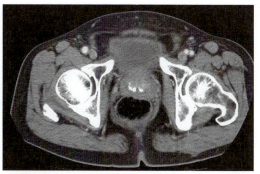

図4-6-6 前立腺腫大，石灰化
前立腺の腫大（最大横径5.1cm），一部に石灰化がある．

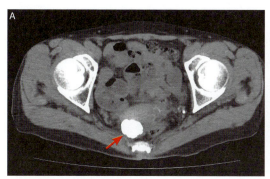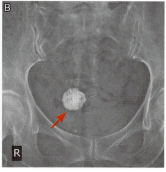

図4-6-7 石灰化子宮筋腫
A：骨盤内背側に粗大な高吸収域（白）部分があり，子宮に位置し，石灰化した筋腫を疑う．
B：X線写真でも粗大な石灰化を認める．

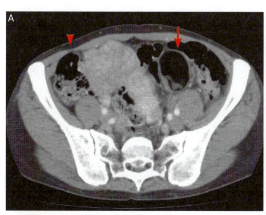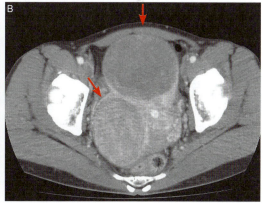

図4-6-8 左卵巣奇形腫疑い
A：造影CT．骨盤左側に粗大な軽度の低吸収域（脂肪成分）を含む4.6cm大の腫瘤性病変があり，卵巣の奇形腫（成熟嚢胞性奇形腫）と考えられる（→）．腸管内の正常ガス（▼）は高度の低吸収（真っ黒）に見え，脂肪成分とは区別可能である．
B：子宮には多発する腫瘤性病変があり，筋腫を疑う（→）．

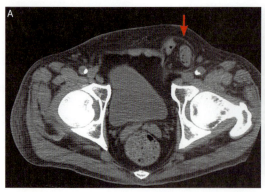
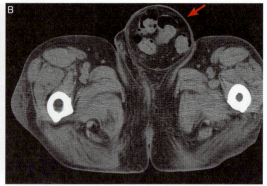

図4-6-9 左鼠径ヘルニア
A, B：左鼠径ヘルニアがあり，下行結腸からS状結腸移行部が脱出している（→）．

あると腹腔内の脂肪織や腸管が皮下に脱出している状態を描出できる．脱出したものが何か，本当にヘルニアがあるのかなど，CTで確認されることが多い（図4-6-9）．

❻ その他

その他，大動脈から総・内・外腸骨動脈などの動脈，下大静脈から総・内・外腸骨静脈などの静脈，リンパ節腫大や腹水の有無，筋肉，骨，皮下脂肪など体全体が撮像範囲に含まれるため，すべての領域に異常所見がないかを評価する必要がある．

2 利点

CTの利点としては，広い範囲を短時間で撮影できること，石灰化や脂肪の描出に優れていることなどがある．がんの広がりの検索や骨盤リンパ節および傍大動脈リンパ節転移の検索を行う際に，上腹部から骨盤のCTを撮影しているが，造影CTを含めても撮影は10分弱ですむ．一方，MRIは以前より撮影時間は短縮されてきたが，骨盤MRIで造影すると30分，造影なしでも20分以上かかる．

また，通常みるCTは体を輪切りにした像（横断像という）だが，CT装置の進歩により撮像した後に任意の断面（MPR：multi-planar reconstruction）を作成することが可能である．矢状断像や冠状断像をみることにより，横断像ではわかりにくい病変が明瞭にみえることもある（図4-6-10）．

3 欠点

CTの欠点として，組織コントラストがMRIに比べて劣ることがある．子宮・卵巣疾患については，良性疾患に関してCTの適応はほとんどないと考えられる．悪性腫瘍においても主病変そのものの描出は困難であり適応ではないが，広い範囲のリンパ節や遠隔転移の診断に適応がある．上述のとおり，前立腺についてもCTの有用性は低い．膀胱も結石や腫瘍の有無は判断できるが，詳細な評価にはMRIが用いられる．

4 CT検査実施時の注意点

造影剤を使用する際の検査前は絶食を原則とする．脱水状態ではむしろ危険なので，適度の水分摂取は可とする．

造影剤使用の目的は，主に病変の検出能を高めること，病巣内の血行動態を描出すること，解剖学的構造，とくに血管との関係をよく描出することなどである．検査前に十分な説明とヨード過敏，アレルギー歴などの問診を行うこと，CT室で造影

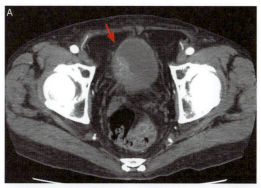
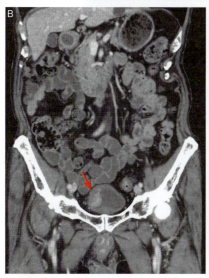
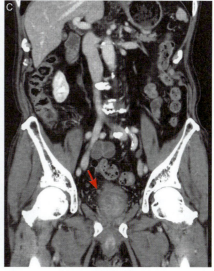

図4-6-10 膀胱がん
A：膀胱に造影CTで濃染する占拠性病変（→）があり，膀胱がんの症例である（axial）.
B：冠状断像．横断像に加え，矢状断像や冠状断像を合わせて見ると，腫瘍の位置（→）が把握しやすい（MPR）.
C：冠状断像．尿管が膀胱に入る部分（尿管口）との関係性（→）もわかりやすい（MPR）.

剤投与時に確実な静脈確保を行ったあと，救急対応まで意識して検査を行うことが大切である．

5 被ばく

CTはX線を使用するため，放射線被ばくの問題がある．国際放射線防護委員会（International Commission on Radiological Protection：ICRP）1990年勧告では，妊娠可能年齢の女性および妊婦に対する医療行為の適応の決定については，これまでの勧告に比べると医療従事者の判断に任されている部分が多い．ただし，確率的影響（性腺被ばくによる悪性腫瘍，胎児期の被ばくによる小児がんの発生）に関してはまだ結論は出ておらず，妊婦への放射線照射を控えることはもちろんのこと，妊娠可能な若い女性についても検査適応の正確な判断と，無駄な被ばくのない慎重な検査を行うべきである．

4 CT画像の見方　⑦脊椎

1 検査の特徴（X線・MRIとの比較）

❶ X線との比較

　CTはX線写真と同様に骨の評価に適している．骨折があっても，骨折面が離解していなければX線写真では評価困難だが，CTでは線状の低吸収域として描出することが可能であるため，微細な骨折の評価などに用いられる．また，骨折線が横断面に平行であった場合はCT画像でも見にくくなるが，冠状断像などを再構成すると見えることがある．

❷ MRIとの比較

　MRIにおいては骨成分が靱帯や空気などと同じ低信号になるため区別がしばしば困難となるが，CTでは骨成分はほかと明瞭に区別できる著明な高信号となるため，骨折など骨そのものの評価にとくに有用である．MRIは椎間板や脊髄など，骨の間にある各種の軟部組織の評価に有用である．

❸ 頸椎・腰椎・胸椎のCT

　頸椎のCTは頭部外傷に伴う頸椎骨折の評価に用いられることが多く，腰椎のCTは変形性変

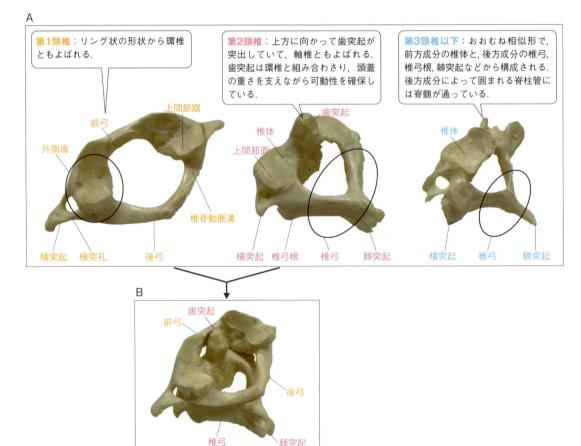

図4-7-1　頸椎の構造
A：左から第1頸椎（環椎），第2頸椎（軸椎），第3頸椎以下．
B：第1頸椎と第2頸椎の組み合わせ．

化や圧迫骨折の評価に用いられる．胸椎のCT撮影の頻度は頸椎や腰椎と比較すると低く，転移性腫瘍の評価などに限られる．

2 頸椎の構造と骨折

上部頸椎はそれぞれが特徴的な形状をしている．

❶ 第1頸椎（環椎）

第1頸椎は中心の穴が大きいので環椎と呼ばれる．頭蓋骨（後頭骨）のすぐ下にあり，大きな頭蓋の重量を支えるために左右に大きな関節を持つが，他の頸椎と違い椎体がないので，頭蓋を前後に動かすことを可能にしている．

❷ 第2頸椎（軸椎）

そのすぐ下の第2頸椎の椎体の上部には歯突起があり，第1頸椎の穴にはまっており，歯突起を軸として回転することにより頭蓋の左右方向への可動性を確保している．

❸ 第3頸椎以下

第3頸椎以下はおおむね相似形である（図4-7-1）．第7頸椎の棘突起はとくに長く，体表面から触れやすく，重要な目印となっている．

❹ 頭部外傷時の検査

環椎（第1頸椎）や軸椎には頭蓋の加重がかかっており，交通事故や転落などのいわゆる高エネルギー外傷において損傷を受けやすい．頭部外傷の際には頭部CTにおいて脳などの頭蓋内の損傷を調べると同時に，頸椎CTにより頸椎骨折の有無を調べることが一般的である．

❺ 頸椎の評価

頸椎はその特徴的な形状から評価がむずかしく，3方向の再構成画像を比較して評価する．骨折がある場合，骨折面が解離していないか，脊髄が通っている脊柱管に狭窄を生じていないかなどが重要な点である．

3 画像の種類

❶ 通常のCT画像

ヘリカルCTで連続的に撮影されたデータから5mm程度のスライス厚の横断像を再構成して表示している．脊椎のCTは骨を観察することが主な目的なので，再構成の際に輪郭を強調する処理を加え，表示するCT値のwindow幅が広い骨条件で再構成することが多い．必要に応じて輪郭が甘いがノイズが少なくてwindow幅が狭い軟部組織条件も再構成する．

❷ MPR画像

3D画像や冠状断像，矢状断像などのMPR画像を観察するためには，別に厚さ1mm以下の高精細画像を再構成する必要がある．とくに脊椎のCTにおいては矢状断像の観察が重要である（図4-7-2）．これらの画像にも骨条件と軟部組織条件の区別があり，一度のスキャンで多くの種類の画像を作製して診断に用いている．

❸ 脊椎のCT

主に骨の評価に用いるため，ほとんどの症例は単純CTで十分であるが，腫瘍性病変の評価においては造影CTを用いることがある（図4-7-3）．造影CTはほとんどの場合は軟部組織条件で再構成される．

骨条件と軟部組織条件のCT値windowの例
骨条件
　　WL：300〜500，WW：1,200〜1,800
軟部組織条件
　　WL：20〜40，WW：300〜450
　WL：ウインドウレベル，WW：ウインドウ幅

第4章　検査画像の見方

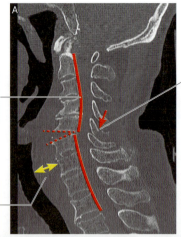
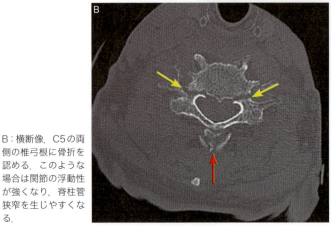
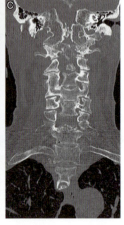

前縦靱帯の断裂によるC5/6椎間間隙の拡大

棘突起の骨皮質が不連続（棘突起骨折）

A：矢状断MPR画像．頸椎全体のアライメント（配列）がC5/6レベルで不連続であり，脱臼骨折の所見である．C5棘突起の骨折（→）があり，椎体前方の血腫も疑われる．

椎体前面の軟部組織陰影の増大（椎前腔の血腫）

B：横断像．C5の両側の椎弓根に骨折を認める．このような場合は関節の浮動性が強くなり，脊柱管狭窄を生じやすくなる．

C：冠状断MPR画像．椎体の変形性変化が著明であるが，本症例の骨折線は冠状断像と平行なものが多く，冠状断像では観察しにくい．

図4-7-2 ▶ 転落外傷による脊椎脱臼骨折
C6の脱臼骨折およびC5の棘突起骨折．脱臼骨折を含むアライメントの異常と棘突起の骨折は矢状断像で最もよく観察でき，両側の椎弓根の骨折は横断像でよく観察できる．脊柱管の狭窄による脊髄損傷を生じたが，早期の手術により再び歩けるようになった．

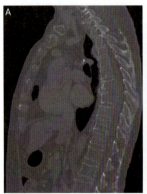
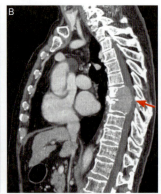
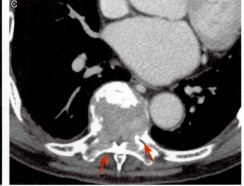

図4-7-3 ▶ 胸椎Th7～8椎体への転移性骨腫瘍
A：単純CT（骨条件の矢状断像），B：造影CT（軟部組織条件の矢状断像），C：横断像．
腫瘍が存在する椎体では，骨内部の骨成分である骨梁が消失し，骨皮質も椎体の後面で消失している．これらは腫瘍により置換されてしまった部分である．矢状断像（A）では椎体の上下方向の伸展範囲が明瞭であり，2椎体にわたり伸展していることがわかる．造影CT（B）では腫瘍性病変が造影され，腫瘍が脊柱管内に向かって膨隆し，脊髄を圧迫している（→）．横断像（C）では脊髄への圧迫の程度や左右の椎弓への進展の様子が明瞭となっている（→）．

4 圧迫骨折

下部胸椎から腰椎にかけてはしばしば圧迫骨折が発生する．その原因は主に2つあり，加齢や骨粗鬆症による退行性変化による圧迫骨折と，転移性骨腫瘍などによる圧迫骨折である．高齢者の腰が曲がり身長が縮むのは，退行性の圧迫骨折が原因である（図4-7-4）．後者は進行した悪性腫瘍の存在を意味するため，画像で明確に区別しなくてはいけない．

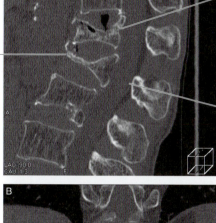

椎体の前部は強く圧壊している

退行性変化では椎体の後壁が保たれていることが多い

脊柱管の狭窄はない

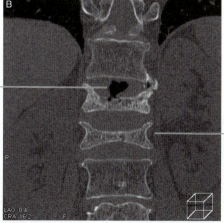

vacuum phenomenon（空気）

内部の骨梁は消失しない

図4-7-4 退行性の腰椎圧迫骨折
A：CT（矢状断再構成画像），B：CT（冠状断像）．
L1およびL2の椎体が楔形に変形して圧迫骨折を示している．椎体の前方部分の圧壊が強いが，後壁は保たれていて，直接の脊柱管狭窄は生じていない点が退行性の圧迫骨折の特徴である．腫瘍性病変では椎体内部の骨梁が腫瘍に置換されるため失われるが，退行性の圧迫骨折では比較的保たれる．ただし，骨粗鬆症が原因であることが多く，骨梁の量はその他の椎体もあわせて全体に減少する．近接する椎間間隙に空気濃度があり，変形性変化に多くみられるvacuum phenomenonとよばれる現象である．

略語
◆ MPR
多断面再構成画像：multiplanar reconstruction
◆ CT
コンピュータ断層撮影法：computed tomography
◆ MRI
磁気共鳴画像：magnetic resonance imaging

4 CT画像の見方 ⑧四肢骨（上肢，下肢）

　CTは，X線写真と比較して濃度分解能に優れている．また，重なり像のない横断画像を得ることができ，多断面再構築画像や三次元再構築画像を作成することができる．

1 CTの画像診断

❶ 骨折（図4-8-1, 2）

　X線画像では重なりの多い部位であっても，骨片の転位と変形，骨欠損の有無と程度，関節面段差の有無と程度などを評価できる．

❷ 骨腫瘍（図4-8-3）

　MRIでは骨が靭帯や空気などと同じ低信号になるため区別がしばしば困難となるが，CTでは骨はほかと明瞭に区別できる著明な高信号となるため，骨折など骨そのものの評価にとくに有用である．MRIは椎間板や脊髄など，骨の間にある各種の軟部組織の評価に有用である．

❸ 術後（図4-8-4）

　金属製材料を用いた術後の評価では，CT検査が有用である．任意方向からの画像再構築や3D画像を作成することもできる．

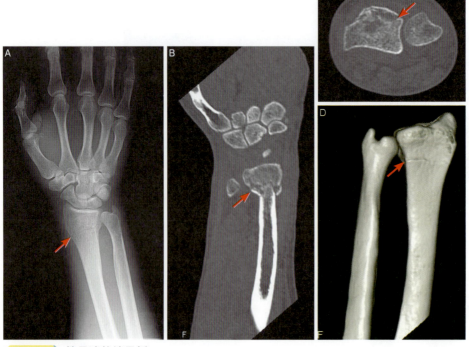

図4-8-1 橈骨遠位端骨折
A：X線画像，B：CT冠状断像，C：CT横断像，骨折線（→）を認める．D：3D画像．CT画像では任意の断面で詳細な評価が可能である．

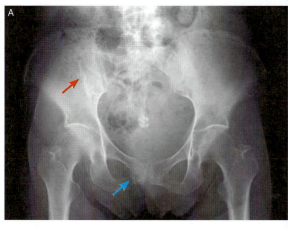
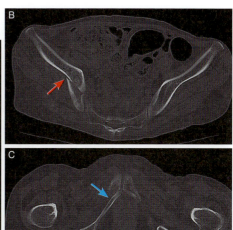

> **図4-8-2** 骨盤骨折
> A：X線写真では骨折線は指摘できるが，転位や変位の評価は困難である．
> B，C：CTでは骨折線はより明瞭で，転位や変位などの状態を把握しやすい．

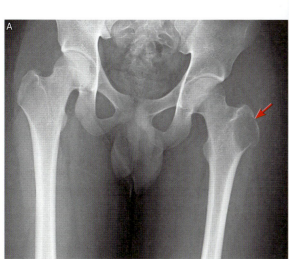
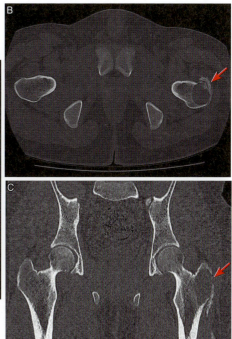

> **図4-8-3** 骨巨細胞腫
> A：X線写真，B：CT横断像，C：CT冠状断像．骨透亮像を認め，CTでは骨皮質の菲薄化や欠損が明瞭である．

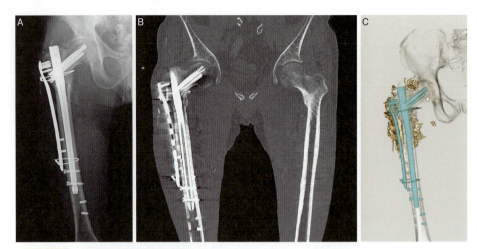

図4-8-4 大腿骨転子部骨折術後
A：X線写真．重なりで詳細な評価は困難である．B：CT冠状断像．C：3D画像．骨癒合の評価や金属製材料と大腿骨の関係把握ができる．

引用・参考文献

1) 福田国彦編：できる！画像診断入門シリーズ骨軟部画像診断のここが鑑別ポイント，p.16-17，羊土社，2007

5 MRI画像の見方 ①脳

MRI検査はCT検査と比較し撮影時間が長いというデメリットがあるが，空間分解能が非常に高く，さまざまな撮影法を選択することが可能であるため，脳神経領域では通常の形態学的診断にかぎらず，専門性の高い脳機能診断にも広く応用されている．

また，造影剤を使用せず脳動静脈の描出も可能であることから，脳ドックをはじめ，日常診療においても脳病変のスクリーニングのために選択される検査法でもある．

略語
◆DWI
拡散強調画像：diffusion-weighted image
◆FLAIR
fluid-attenuated inversion recovery
◆MRA
磁気共鳴血管造影法：magnetic resonance angiography

1 正常像

スクリーニング検査として，拡散強調画像（DWI），T1強調画像，T2強調画像，FLAIR（フレア）画像，T2*（ティーツースター）強調画像，磁気共鳴血管造影法（MRA）の撮影をされることが多い（図5-1-1）．

❶拡散強調画像

水分子の運動・拡散を見ている撮影法であり，急性期脳梗塞（図5-1-2）や悪性リンパ腫，膿瘍といった水分子の拡散制限を生じた場合に異常信号となる．

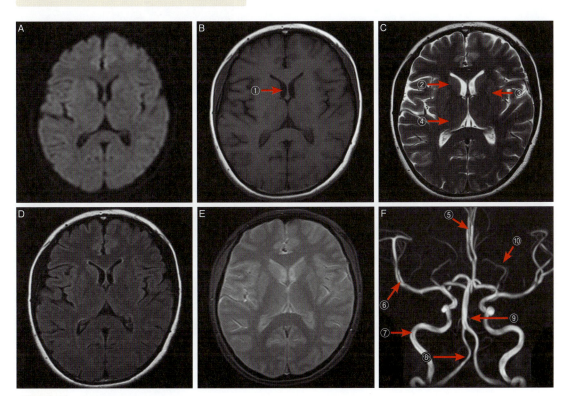

図5-1-1　正常頭部MRI画像
A：拡散強調画像，B：T1強調画像，C：T2強調画像，D：FLAIR画像，E：T2*強調画像，F：MRA．
①側脳室，②尾状核，③被殻，④視床，⑤前大脳動脈，⑥中大脳動脈，⑦内頸動脈，⑧椎骨動脈，⑨脳底動脈，⑩後大脳動脈．

❷T1強調画像

脳脊髄液は低信号となる撮影法である．多くの病変が低信号を呈する．高信号を呈するものとして，亜急性期の出血(メトヘモグロビン，図5-1-5)，脂肪，タンパク濃度が高い液体などがあり，脳の正常構造としては下垂体後葉があげられる．

❸T2強調画像

脳脊髄液は高信号となる撮影法である．多くの病変が高信号を呈する．低信号を呈するものとして，亜急性期の出血(デオキシヘモグロビン，図5-1-5)，ヘモジデリンがある．

❹FLAIR画像

脳脊髄液の信号を抑制した画像であり，T2強調画像で高信号となる病変はFLAIR画像でも高信号として描出される．このため，脳表に近い病変の検出や淡い高信号を呈する病変の検出に有用である．

❺T2*強調画像(図5-1-6, 7)

磁場の不均一性(磁化率効果)に鋭敏な撮影法であり，陳旧性の出血で生じるヘモジデリンの検出に優れている(図5-1-6)．

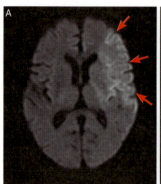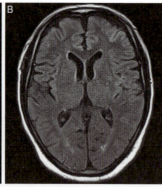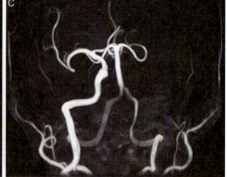

図5-1-2 左内頸動脈閉塞による急性期脳梗塞
A：拡散強調画像，B：FLAIR画像，C：MRA
発症2時間後に撮影されたMRI画像．A：左中大脳動脈領域に高信号域(→)を認める．B：FLAIR画像では拡散強調画像でみられた異常信号域に信号変化はみられない．C：右側と対称性にある左内頸動脈，左中大脳動脈，左前大脳動脈の描出を認めない．

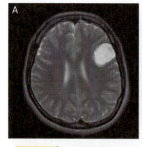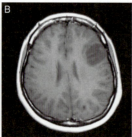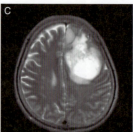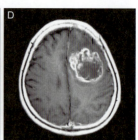

図5-1-3 神経膠腫
びまん性星細胞腫(グレード2)
A：T2強調画像，B：造影T1強調画像．
膠芽腫(グレード4)
C：T2強調画像，D：造影T1強調画像．
神経膠腫は，脳実質内から発生する腫瘍であり，悪性度によりグレード1〜4に分類される．悪性度の低いグレード2では多くの症例で内部信号が均一で造影効果を示さない(A, B)．悪性度が最も高いグレード4では，内部信号が不均一で不整なリング状の造影効果を示す(C, D)．

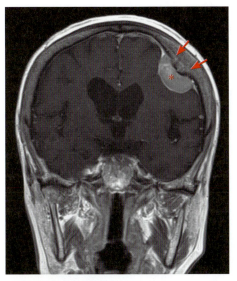

▶図5-1-4 髄膜腫(造影T1強調画像)
左円蓋部に均一に造影される脳実質外腫瘤(＊)を認める．接する頭蓋骨の肥厚(→)を認める．

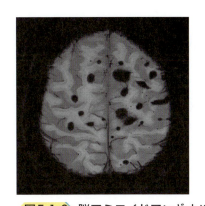

▶図5-1-6 脳アミロイドアンギオパチー
(T2*強調画像)
脳アミロイドアンギオパチーとは，脳の中小血管へのアミロイドβタンパクの沈着による血管壁の障害を生じる疾患であり，MRI画像では脳内に多数の陳旧性出血性変化がみられる．本症例でも，T2*強調画像で陳旧性出血性変化を反映する多数の低信号域を認める．

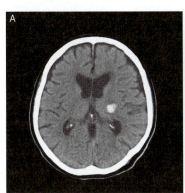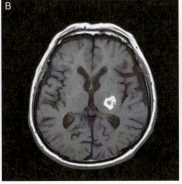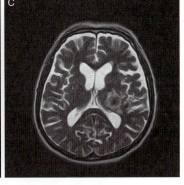

▶図5-1-5 亜急性期の脳内出血
A：発症当日のCT画像，B：発症1週間後のT1強調画像，C：発症1週間後のT2強調画像．
発症当日のCT画像にて左視床に高吸収域(A)があり，脳内出血の所見である．発症1週間後(亜急性期)の出血部において，T1強調画像では病変内のメトヘモグロビンを反映するリング状の高信号域，T2強調画像では病変内のデオキシヘモグロビンを反映する低信号域を認める．

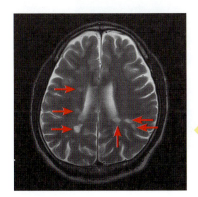

▶図5-1-7 多発性硬化症(T2強調画像)
多発性硬化症は，病変が空間的・時間的に多発する脱髄性疾患である．両側側脳室周囲壁に向かうように伸びる楕円形の病変(→)を形成することが多い．

5 MRI画像の見方 ②頭頸部(咽頭,鼻腔,耳下腺,舌,上顎)

MRI画像はCT画像と比較しコントラスト分解能が高く,病変部の局在の評価だけでなく,さまざまな撮影法による信号強度の違いから内部性状の評価に優れている(図5-2-1〜5).

しかし,副鼻腔などの空気による磁化率アーチファクトや歯科治療による金属アーチファクト(図5-2-6)の影響を受けやすいという欠点もある.

用語解説
◆脂肪抑制画像
脂肪からの信号を抑制した画像.脂肪が低信号として抽出される.

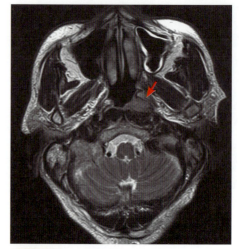

図5-2-1 上咽頭がん(T2強調画像)
上咽頭左側壁に淡い高信号を示す腫瘤(→)を認める.

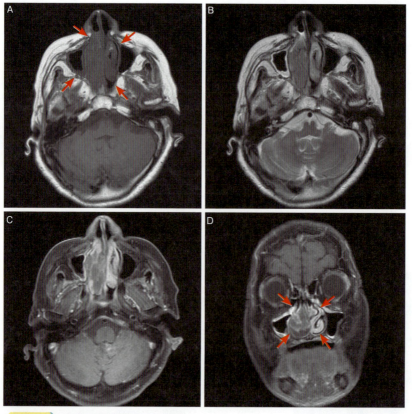

図5-2-2 鼻腔原発悪性リンパ腫
A:T1強調画像,B:T2強調画像,C:脂肪抑制造影T1強調画像,D:脂肪抑制造影T1強調画像(冠状断).
右鼻腔内にT1強調画像にて等信号(A),T2強調画像にて淡い高信号(B),軽度不均一な造影効果を示す腫瘤(C,D)を認める.

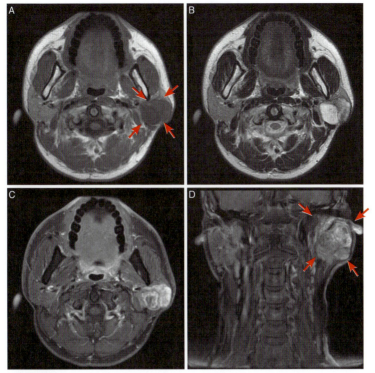

図5-2-3 耳下腺神経鞘腫
A：T1強調画像，B：T2強調画像，C：脂肪抑制造影T1強調画像，D：脂肪抑制造影T1強調画像（冠状断）．
左耳下腺内に境界明瞭な腫瘤を認める．内部信号は，T1強調画像にて軽度低信号と等信号(A)，T2強調画像にて高信号と不均一な信号(B)を示す領域に分かれ，軽度不均一な造影効果(C, D)を示す．

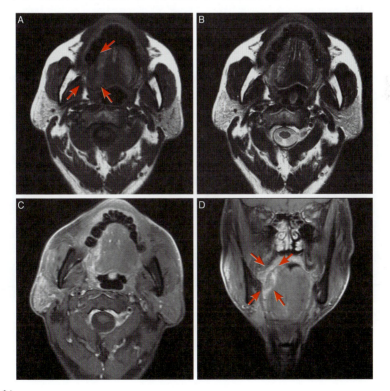

図5-2-4 舌がん
A：T1強調画像，B：T2強調画像，C：脂肪抑制造影T1強調画像，D：脂肪抑制造影T1強調画像（冠状断）．舌右側，辺縁部にT1強調画像で等信号(A)，T2強調画像で淡い高信号(B)，辺縁有意の軽度の造影効果(C, D)を示す領域を認める．

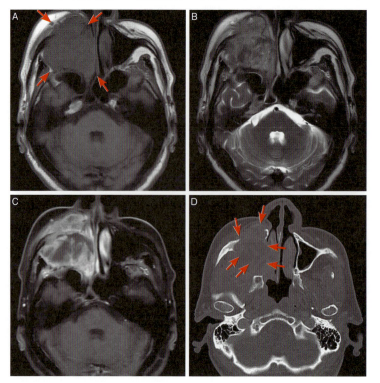

図5-2-5　上顎がん
A：T1強調画像，B：T2強調画像，C：脂肪抑制造影T1強調画像，D：CT（骨条件）．
右上顎洞内を占拠する腫瘤があり，右鼻腔内など上顎洞を超えた進展を認める．T1強調画像で等信号（A），T2強調画像で不均一に低〜高信号域が混在（C）し，不均一な造影効果（C）を認める．CT（骨条件，D）にて右上顎洞の骨破壊があることがわかる．

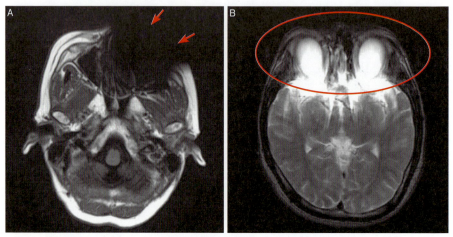

図5-2-6　歯科治療による金属アーチファクト
A：T1強調画像．アーチファクトにより無信号域（➡）となっている．
B：T2強調画像．アーチファクトにより眼窩レベルに画像のゆがみを認める（◯）．

5 MRI画像の見方　③胸部（縦隔，乳腺）

1 縦隔

　縦隔とは左右の肺と胸椎，胸骨に囲まれた間隙をさし，縦隔腫瘍は発生する部位によって特徴があるため，上縦隔，前縦隔，中縦隔，後縦隔に区分して扱われる（図5-3-1）．

　縦隔のMRI診断は，縦隔腫瘍の質的診断と病変範囲の把握，また肺腫瘍による縦隔浸潤の評価を目的に行われる（表5-3-1）．

　縦隔腫瘍については脂肪，囊胞，出血などの有無を評価する．脂肪はT1強調画像，T2強調画像で高信号を呈し，脂肪抑制画像で低信号を呈する．囊胞はT1強調画像で低信号，T2強調画像で高信号を呈する（図5-3-2）．

　出血は時期により多様な信号を呈するが，T1強調画像で高信号のことが多い．腫瘍に被膜や隔壁がある場合，T1強調画像，T2強調画像で低信号を呈する．

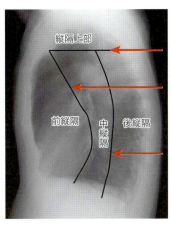

縦隔上部：胸骨上縁～左腕頭静脈が気管正中と交叉する高さまで
前縦隔：胸骨後縁～気管前縁から心後縁を結ぶ線まで
中縦隔：気管前縁から心後縁を結ぶ線～椎体前縁から1cm後方まで
後縦隔：椎体前縁から1cm後方から背側

図5-3-1 胸部の解剖
（縦隔の区域）

表5-3-1 縦隔腫瘍の発生部位と好発腫瘍

上縦隔	・甲状腺腫 ・神経原性腫瘍 ・悪性リンパ腫
前縦隔	・胸腺腫 ・胸腺がん ・胸腺囊胞 ・成熟奇形腫 ・縦隔内甲状腺腫 ・心膜囊胞 ・悪性リンパ腫
中縦隔	・気管支原性囊胞 ・縦隔内甲状腺腫 ・食道囊胞 ・悪性リンパ腫
後縦隔	・神経原性腫瘍

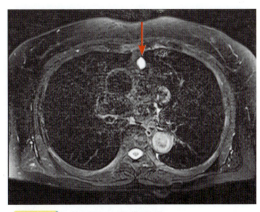

図5-3-2 前縦隔の胸腺囊胞
T2強調画像で高信号を呈する．

2 乳腺

乳腺の画像診断として，まず，視触診，超音波検査，マンモグラフィーが行われる．MRI検査は，超音波検査やマンモグラフィーで診断に苦慮する場合の精査として，または乳がんの術式決定のための，広がり診断や多発乳がんの検出のために行われる．

❶BI-RADS

乳腺画像診断のガイドラインとして，世界的には米国放射線学会（ACR）が作成したBI-RADS（Breast Imaging Reporting and Data System）が普及している．BI-RADSでは，読影用語の標準化と最終評価を統一化することを目的としている．カテゴリー0～6に分類され，それぞれのカテゴリーに応じたマネジメントが記載されている（表5-3-2, 3）．

表5-3-2 BI-RADSのカテゴリー分類

カテゴリー	マネジメント	悪性の可能性
カテゴリー0：検査不十分	追加の画像検査や過去画像との比較読影が必要	
カテゴリー1：正常	通常の検診間隔	0
カテゴリー2：良性	通常の検診間隔	0
カテゴリー3：おそらく良性	短期経過観察（6か月）	2％以下
カテゴリー4：悪性疑い　4a：低い疑い	要生検	2～10％
カテゴリー4：悪性疑い　4b：中間の疑い	要生検	10～50％
カテゴリー4：悪性疑い　4c：高い疑い	要生検	50～95％
カテゴリー5：悪性を強く疑う	要生検	95％以上
カテゴリー6：生検にて悪性の診断		

(American College of Radiology：ACR BI-RADS Atlas, 5th edition, p.135, 2013)

表5-3-3 BI-RADS MRIに基づくカテゴリーごとの所見

カテゴリー	所見
カテゴリー2	乳房内リンパ節，囊胞，乳管拡張，術後液体貯留，脂肪壊死，瘢痕，線維腺腫のような腫瘤，以前の生検によって良性と評価されたもの
カテゴリー3	背景乳腺の増強効果（BPE）と区別される新規の特徴的な微小増強効果（focus）で良性の形態/動力学的特徴を有するもの
カテゴリー3	初回検査で良性の形態/動力学的特徴を有するmass（腫瘤）
カテゴリー4	集塊状（clumped），線状（linear），区域性（segmental）のような悪性を疑う非腫瘤性病変（non mass enhancement）
カテゴリー4	不整形（irregular），不均一（heterogeneous），リング状腫瘤（rim enhancement masses）
カテゴリー4	悪性を疑う形態/力動学的特徴を有するfocus
カテゴリー5	古典的な悪性例．単一な所見はなく，疑わしいMRI所見の組み合わせによる

(American College of Radiology：ACR BI-RADS Atlas, 5th edition, p.137, 2013)

略語
◆ACR
米国放射線学会：American College of Radiology
◆BI-RADS
Breast Imaging Reporting and Data System
◆BPE
背景乳腺の増強効果：background parenchymal enhancement

形状(shape)	楕円形(oval)	
	円形(round)	
	不整形(irregular)	
辺縁(margin)	境界明瞭平滑(circumscribed)	
	境界不明瞭(non-circumscribed) ・不整(irregular) ・スピキュラ状(spiculated)	
内部の増強効果の特徴(internal enhancement characteristics)	均一(homogeneous)	
	不均一(heterogeneous)	
	リング状(rim enhancement)	
	低信号内部隔壁(dark internal septations)	

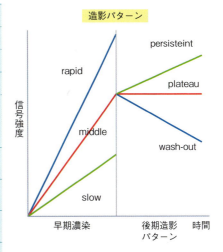

図5-3-3 腫瘍の評価
形状，辺縁，内部の増強効果の特徴，造影パターンで評価する．

①形状

BI-RADSに定義された用語(図5-3-3)の中で，形状(shape)の楕円形(oval)は境界明瞭な楕円形の腫瘤で，内部の増強効果が均一な場合は良性腫瘍を考える．不整形(irregular)は不整な形状で悪性を示唆する所見と考え，さらに内部の増強効果が不均一な場合はより悪性を考える．

②辺縁

辺縁(margin)の評価で，スピキュラ状(spiculated)は悪性を考える所見である．

③内部の増強効果

内部の増強効果の特徴(internal enhancement characteristics)は均一(homogeneous)であれば良性，不均一(heterogeneous)であれば悪性をより疑う．

リング状(rim enhancement)は腫瘤の辺縁に増強効果がみられることで，腫瘤辺縁の高い血管増殖能を反映しており，がんに特徴的な所見である．

低信号内部隔壁(dark internal septations)は腫瘤内にみられるスリット状の非増強域で，良性の線維腺腫を疑う所見として知られている．

④血流評価

形状，内部の増強効果に加え，血流評価も併せて判定を行う必要がある．造影パターンではrapid-wash outは悪性，slow-persistentは良性を考える所見である(図5-3-3)．

非浸潤性乳管がんでは非腫瘤性病変として同定されることが多く，分布と内部増強パターンにて評価を行う．

❷乳腺の撮影

乳腺の撮影ではT1強調画像，T2強調画像，拡散強調画像，造影ダイナミックMRI画像を撮像する(図5-3-4〜6)．良性腫瘍とがんの鑑別には拡散強調像および造影ダイナミックMRI画像の評価が重要となる．

引用・参考文献
1) 林邦昭ほか編：新版 胸部単純X線診断，p.197-203，学研メディカル秀潤社，2000
2) 日本乳癌学会編：科学的根拠に基づく乳癌診療ガイドライン 2疫学・診断編2015年版，第3版，p.197-206，金原出版，2015
3) 高橋雅士編：胸部画像診断の勘ドコロ，p.303-306，メディカルビュー社，2006
4) 戸崎光宏ほか編：乳腺MRI実践ガイド，p.136-151，文光堂，2007

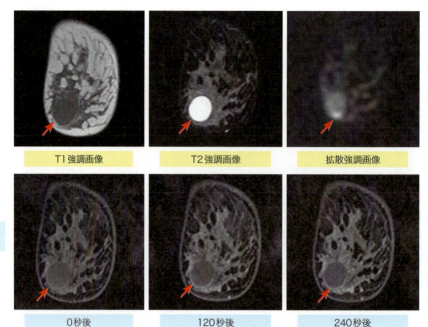

図5-3-4 嚢胞
T2強調画像で境界明瞭で辺縁整、内部均一な高信号を呈し、拡散強調画像で拡散低下（高信号）はみられない。造影ダイナミックMRI画像で腫瘤内部の増強効果は認めず、嚢胞と診断できる（➡）。

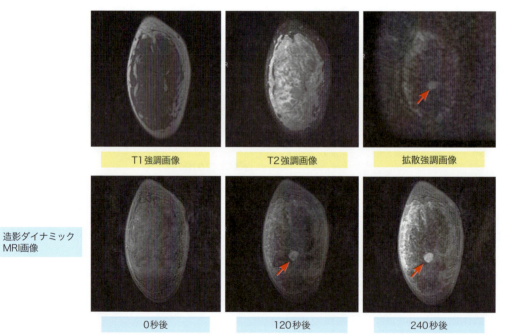

図5-3-5 線維腺腫
T1強調画像、T2強調画像で乳腺と等信号、拡散強調像で拡散低下はみられない。造影ダイナミックMRI画像で腫瘤内部は次第に濃染されており、造影剤のwash-outは認めない。良性の線維腺腫と診断できる（➡）。

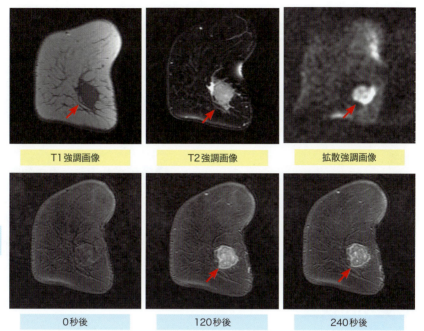

図5-3-6 がん
T1強調画像で低信号，T2強調画像でやや高信号を呈する辺縁不整な腫瘤を認める．拡散強調画像で高信号を呈し，造影ダイナミックMRI画像の120秒後では内部不均一に濃染され，240秒後にかけて造影剤のwash-outを認める．がんと診断できる(→)．

5 MRI画像の見方 ④心・大血管

1 MRI検査の適応となる疾患

心臓MRI検査
狭心症，心筋梗塞，心筋症，肺高血圧，先天性心疾患など．

大血管MRI検査
高安(たかやす)動脈炎，閉塞性動脈硬化症など．

2 心臓MRI検査

❶メリット

心臓MRI検査は被ばくもなく，空間分解能，時間分解能の高い画像が得られ，非侵襲的に心筋組織性状の評価が行えることが特徴で，わが国でも検査件数が増加している[1]．

❷デメリット

一方で，①検査時間が長いこと(30分〜1時間近くかかる)，②MRI非対応の金属や植え込み型デバイスでは禁忌であること，③不整脈の症例では画質が悪化する可能性があること，などはデメリットとして認識しておく必要がある．

❸撮影されるシークエンス

シネ画像，ブラックブラッドT2強調STIR画像，遅延造影画像，冠動脈MRAなどがある．

①シネ画像：心臓の形態と機能の評価

steady-state free precession (SSFP)法という血液を高信号に描出可能な高速撮影が用いられる．これは空間分解能，時間分解能に優れた撮像法である．一心周期全体の情報を得られるため，心筋の肥厚，菲薄化といった形態情報に加え，壁運動評価や心機能解析も行うことができる．

一般的には左室の長軸に直交する輪切り断面で切った左室短軸像(図5-4-1)や両心房，心室

> **略語**
> ◆MRA
> 磁気共鳴血管造影：magnetic resonance angiography
> ◆ASH
> 非対称性心室中隔肥大症：asymmetric septal hypertrophy
> ◆SSFP
> steady-state free precession

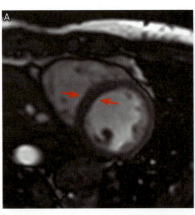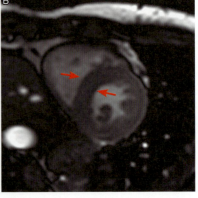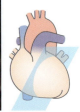

図5-4-1 拡張末期と収縮末期の正常像(左室短軸像)
A：シネMRI左室短軸像(拡張末期)，B：シネMRI左室短軸像(収縮末期)．
拡張末期像において，左心室心筋に局所的な肥厚や菲薄化はない(→)．左心室の壁運動は良好で，収縮末期では拡張末期と比べ，壁圧が均一に厚くなっている(→)．この症例の駆出率は60%であり，正常範囲である．

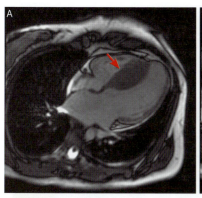
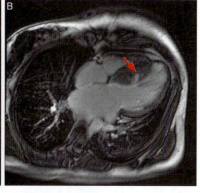
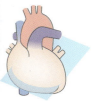

図5-4-2 肥大型心筋症（シネ画像と遅延造影画像）
A：シネ画像，B：遅延造影画像（ともに四腔断面）．
左室側壁は正常厚であるのに対し，心室中隔が著明に肥厚している．非対称性心室中隔肥大症（ASH）とよばれる肥大型心筋症の重要所見である．遅延造影像では，肥厚した心筋内に結節状の増強効果がみられ，線維化を伴っていることがわかる．

が同時に描出される四腔断面像などが撮影される．MRIは任意の撮像断面を設定することが可能であり，死角も存在しないため，経胸壁エコーでの観察が困難な右心室や心尖部などの評価にも優れている．また，先天性心疾患などの複雑な形態の心臓の評価にも有用である．

②ブラックブラッドT2強調STIR画像：心筋の浮腫の評価

血液および脂肪の信号を抑制し，心筋の浮腫を高信号で描出する方法である．急性心筋梗塞においては虚血に陥った領域の描出が可能である．

③遅延造影画像：梗塞や線維化の評価

造影剤投与後およそ10〜15分後に，インバージョンリカバリー法という心筋の信号をゼロにすることができる手法を用いて，主に心筋の線維化を高信号に描出する方法である．

急性心筋梗塞においては，梗塞に陥った領域が高信号で描出される．心筋梗塞では，遅延造影の厚みが心筋のバイアビリティの評価に有用であると報告されている．心筋症においては，心筋内の線維化が評価でき，診断や予後予測に有用と報告されている（図5-4-2）．多くの施設でもっとも広く行われている撮像法である．

④冠動脈MRA：冠動脈狭窄の評価

呼吸同期，心電図同期下にSSFP法を撮像することで，血管内腔が高信号に描出された画像を得ることができる（図5-4-3）．水平断で心臓全体を撮影し，冠動脈に沿った画像再構成を行うことで冠動脈狭窄が評価できる．機械の性能にもよるが，撮影には10〜15分程度を要する．

3 大血管MRA

造影剤を使用する方法と使用しない方法がある．細かな血管の描出は，非造影よりも造影の方が優れることが多い．

❶非造影MRA

インフロー効果を用いて血管内を高信号に描出するTOF法，血流による血液スピンの位相差を画像化するPC法，心電図同期を用いて収縮期と拡張期の高速T2強調画像から差分するFBI法，血液を高信号に描出するSS法などがある．

❷造影MRA

高濃度のガドリニウム投与により動脈血を高信号化させる方法である（図5-4-4）．大血管の評価に関してはCTが用いられることが一般的であ

> **用語解説**
> ◆バイアビリティ
> 血行再建によって壁運動の回復がみられるか否か．
> ◆CPR像
> 冠動脈をまっすぐ伸ばして表示する方法．

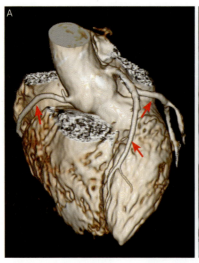
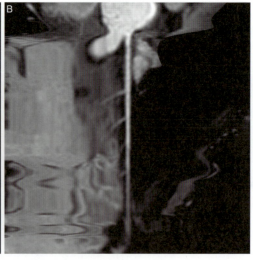

図5-4-3 冠動脈(MRAの3D画像)と左冠動脈前下行枝(CPR像)
A:3D画像,B:CPR像.冠動脈に明らかな狭窄はない(➡).

るが,ヨード造影剤のアレルギーや被ばくを避けたい若年者などでMRI検査が適応となる.

引用・参考文献
1) 日本循環器学会:循環器疾患診療実態調査報告書(2016年度実施・公表)web版 http://www.j-circ.or.jp/jittai_chosa/jittai_chosa2015web.pdfより2019年5月3日検索

> **用語解説**
> ◆インフロー効果
> 撮像断面に流入する血流が面内の静止した組織よりも相対的に高信号を呈する現象.

> **略語**
> ◆CPR
> curved planar reconstruction
> ◆MIP
> 最大値投影法:maximum intensity projection
> ◆TOF
> time of flight
> ◆PC
> 位相コントラスト:phase contrast
> ◆FBI
> fresh blood imaging
> ◆SS
> steady state

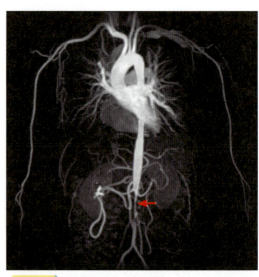

図5-4-4 造影MRAのMIP像
血管ベーチェット病の症例:腹部大動脈に先細り像があり,高度な狭窄を認める(➡).

5 MRI画像の見方　⑤腹部（肝，胆道，膵，腎，女性生殖器，下部泌尿器）

1 肝臓，膵臓，胆道の見方

　CTと異なりMRIでは臓器別に異なった撮影方法を行うことが特徴である．まず，拡散強調像を撮影し，高信号に描出される部位に腫瘍が存在する可能性を検討する．次に，肝臓の検査では，ガドキセト酸ナトリウム(Gd-EOB-DTPA)という造影剤を用いて，ダイナミックスタディーを行うことがほとんどである．ダイナミックスタディーではCTの造影剤のように血流によって動態を評価した後に，造影剤注入後15分くらい経ったときに肝細胞相を撮影する．これは，Gd-EOB-DTPAが時間経つとともに正常肝細胞に取り込まれる性質を有しているからである．例えば肝細胞がんや転移性肝腫瘍は正常肝細胞の性質は有していないため，Gd-EOB-DTPAの肝細胞相では取り込みがないため，低信号域として描出される．一方，膵臓や胆道の検査では，MRCPを行い，胆管や膵管の評価を行う．

2 肝臓，膵臓，胆道の病変

　MRIでは肝腫瘍の精査として行われることがほとんどで，血管腫，肝細胞がん，肝転移，限局性結節性過形成(FNH)などの精密検査に用いられる．肝細胞がんでは，拡散強調像で高信号，ダイナミックスタディーでは早期濃染を示し，肝細胞相では取り込みがみられない（図5-5-1）．原則として，肝腫瘍はGd-EOB-DTPAの造影により肝細胞相で取り込みはみられないが，FNHのように正常肝細胞の性質を有しているような腫瘍では取り込みがあり，鑑別点となる（図5-5-2）．MRCPでは，膵管や胆管の拡張や狭窄がないか診断を行う（図5-5-3）．膵のIPMNでは，膵内に囊胞性結節・腫瘤が描出され，主膵管の拡張の有無も評価可能となる（図5-5-4）．

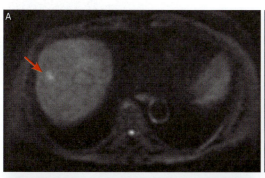
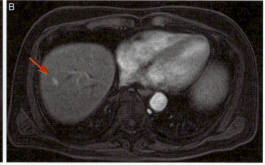
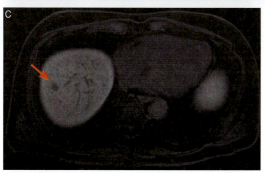

図5-5-1　肝細胞がん
A：拡散強調画像（水平断像）．肝右葉の高信号を示す結節がみられる（→）．
B：Gd-EOB-DTPAによる造影後の脂肪抑制T1強調画像（水平断像），動脈相．肝右葉の結節は高信号を呈し（→），腫瘍血管が豊富であることが考えられる．
C：Gd-EOB-DTPAによる造影後の脂肪抑制T1強調画像（水平断像），肝細胞相（15分後）．肝右葉の結節は造影剤の取り込みがなく，周囲肝組織に比べて低信号を示している（→）．

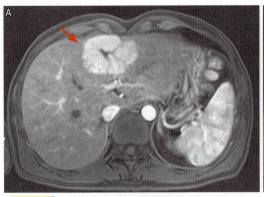
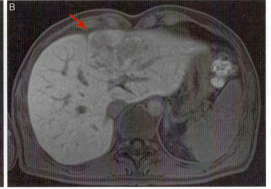

図5-5-2 肝限局性結節性過形成
A：Gd-EOB-DTPAによる造影後の脂肪抑制T1強調画像（水平断像），動脈相．肝左葉に高信号を示す分葉状の腫瘤がみられる（→）．腫瘤の中心に増強を示さない部分も存在する．
B：Gd-EOB-DTPAによる造影後の脂肪抑制T1強調画像（水平断像），肝細胞相（15分後）．肝左葉の腫瘤は，周囲肝組織より弱いが，不均一な造影剤の取り込みがみられる（→）．肝限局性結節性過形成を強く疑わせる所見である．

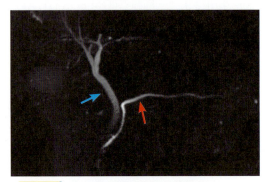

図5-5-3 MR胆管膵管撮影（MRCP）
造影剤を用いずに，膵管（→）と総胆管から肝内胆管（→）を描出可能である．

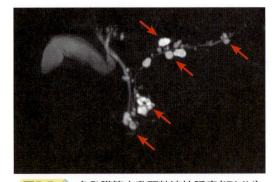

図5-5-4 多発膵管内乳頭粘液性腫瘍（IPMN）分枝型
膵内に多数の囊胞が描出される（→）．しかし，主膵管に拡張はみられない．

3 腎・副腎の見方，病変

腎・副腎の病変では信号パターンでの鑑別診断に利用されることが多い．腎がんと筋血管脂肪腫の鑑別では，脂肪成分の有無が鑑別ポイントであり，脂肪抑制画像で脂肪成分を検出し，鑑別診断を試みる．副腎の病変も，腺腫は細胞レベルで脂肪の含有が多い腫瘍であるため，脂肪抑制画像を撮影し腺腫のその他の副腎腫瘍を鑑別する（図5-5-5）．副腎の褐色細胞腫ではT2強調像で高信号を示し，内部に血管としてflow voidが認められることも特徴である．

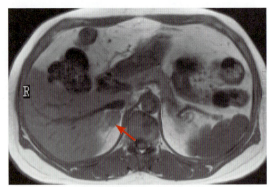

図5-5-5 右副腎腺腫
T1強調画像（水平断像）．下大静脈背側に結節がみられ，右副腎腫瘍の所見である（→）．手術にて腺腫であることが確認された．

4 女性生殖器の見方・病変

❶ 子宮の検査

子宮の検査では，MRIのT2強調像矢状断像がなくてはならない検査である．内膜が高信号として描出され，junctional zoneは低信号域，筋層は中間信号域として観察されるため，例えば子宮頸がんや内膜がんでの浸潤の程度の診断に非常に役に立つ（図5-5-6）．T1強調像では，内膜から筋層までほぼ均一な中間信号を示すため，出血や脂肪成分の検出に利用する．

❷ 子宮筋腫

子宮筋腫は，T2強調像で低信号を呈することがほとんどで，特徴的である．漿膜下，筋層内，内膜下のいずれにも筋腫は発生するが，この局在の診断にも大変有用である（図5-5-7）．

❸ 卵巣腫瘍

卵巣腫瘍では，造影にて充実成分の評価を行うことが重要である．また，子宮内膜症性卵巣嚢胞では内部に血液成分が存在すること，成熟奇形腫では脂肪成分が存在することから，T1強調像とT2強調像，脂肪抑制画像の組み合わせで診断を行う（図5-5-8）．

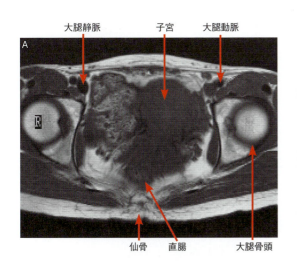
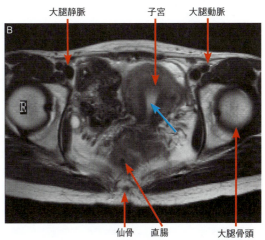
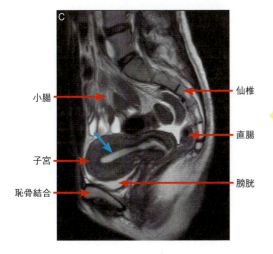

図5-5-6 **骨盤の正常像（女性）**
A：T1強調画像（水平断像）では子宮の内膜と筋層のコントラストが描出されない．
B：T2強調画像（水平断像）では子宮内膜が高信号に描出されるため（→），周囲筋層とのコントラストが明瞭である．
C：T2強調画像（矢状断像）では，子宮内膜が体部から頸部にかけて描出される（→）．女性の骨盤MRIでは必須の撮影法である．膀胱は内部に尿が存在するため高信号に描出される．

❹その他

時として，胎児の超音波検査で異常を疑われ，精査としてMRIを行うこともある．横隔膜ヘルニア，脳の奇形，肺の奇形，腎の異常などで胎児のMRIが行われる．

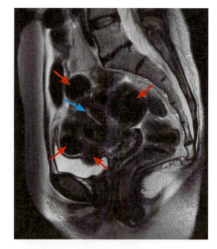

図5-5-7 多発子宮筋腫
T2強調画像(矢状断像)．子宮の漿膜下に多数の低信号(黒)を示す腫瘤が描出される．子宮の内膜は線状の高信号を示している(➡)．

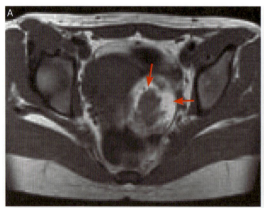

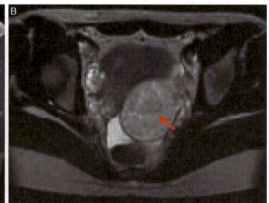

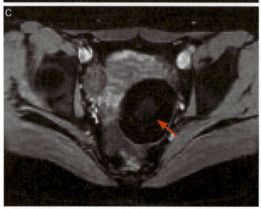

図5-5-8 左卵巣成熟奇形腫
A：T1強調画像(水平断像)．左卵巣に腫瘤が存在し，内部に高信号(白)成分が存在することがわかる(➡)．脂肪や出血の成分が疑われる所見である．
B：T2強調画像(水平断像)．左卵巣腫瘤の内容は不均一な高信号を示している(➡)．
C：脂肪抑制T2強調画像(水平断像)．左卵巣腫瘤の内容は低信号を示し，脂肪成分が存在することがわかる(➡)．脂肪抑制画像は，病変内に脂肪成分が存在するかどうかの判断が必要な場合に撮影される．

5 男性骨盤臓器の見方・異常

膀胱，精嚢，前立腺の病変もMRIの大変良い適応である．図5-5-9に正常像を示す．膀胱はT2強調像で壁が中間信号，内部の尿が高信号を示すので，乳頭状に突出する膀胱腫瘍の評価に優れる（図5-5-10）．前立腺がんの検査では，MRIはなくてはならない検査である．前立腺がんはT2強調像で低信号を呈し，拡散強調像で高信号を示すことが特徴である（図5-5-11）．精嚢はT2強調像で高信号を呈し，直腸がんの精嚢浸潤の判断するときに利用される．また，精巣腫瘍の精密検査として，MRIが行われることも多い．

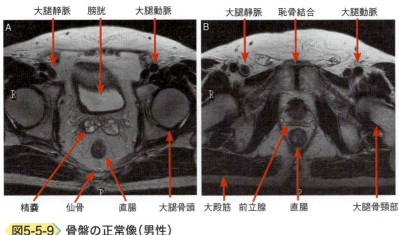

図5-5-9 骨盤の正常像（男性）
T2強調画像（水平断像）．

図5-5-10 多発膀胱腫瘍
T2強調画像（矢状断像）．膀胱壁に接して乳頭状の発育する腫瘍が描出される（→）．膀胱がんの所見である．

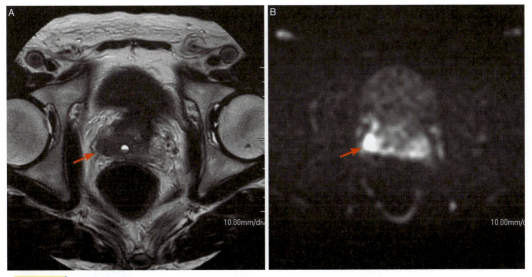

図5-5-11 前立腺がん
A：T2強調画像（水平断像）．前立腺外線右側に低信号領域が存在する（→）．
B：拡散強調画像（水平断像）．T2強調画像で低信号を示す部分は，高信号を呈し前立腺がんの所見である（→）．

5 MRI画像の見方 ⑥骨盤(膀胱, 直腸, 子宮, 卵巣, 前立腺)

1 はじめに

骨盤部MRIは，女性の場合は主に子宮，卵巣，膀胱，直腸など(図5-6-1)，男性の場合は主に前立腺，精嚢，膀胱，直腸など(図5-6-2)の描出に優れる．そのほか，リンパ節の腫大，腹水の有無，骨病変などについても評価できる．

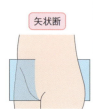
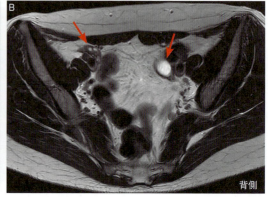

図5-6-1　膀胱・子宮・卵巣
A：T2強調画像(矢状断像)．仙骨が明瞭にみえる身体の真ん中のスライスにおいて，腹側に高信号の膀胱がある(内部に貯留している尿が高信号として描出されている)．その背側に子宮，さらに背側に直腸(空気は強い低信号)がみられる．また，子宮内膜(高信号)，junctional zone(低信号)，筋層(軽度高信号)の3層構造が明瞭に描出される．
B：T2強調画像(横断像)．骨盤両側に高信号の小嚢胞(卵胞)を伴う構造があり，正常卵巣である(→)．

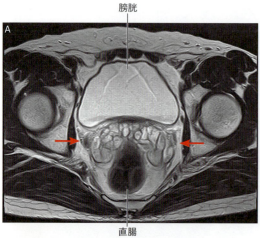
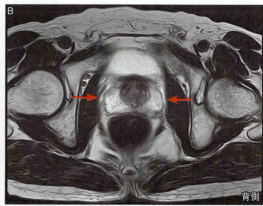

図5-6-2　膀胱・直腸・精嚢・前立腺
A，B：T2強調画像(横断像)．
女性骨盤と同様に，腹側に膀胱，背側に直腸がある．女性では子宮がみられた位置に，男性では精嚢(A：→)，前立腺(B：→)がある．精嚢は左右対称のブドウ房状の構造としてみられる(T2強調画像高信号)．その尾側のレベルで前立腺が同定できる．

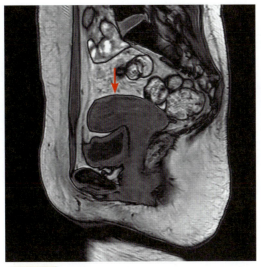

図5-6-3 子宮
T1強調画像(矢状断像). 子宮は前傾前屈している(→).
T1強調画像では正常構造の把握は難しい.

❶メリット

MRIはCTとは異なり放射線を使わないため、被ばくしないことが利点である. また, 複数の撮影方法(シーケンス)があり, それぞれの信号パターンから質的な評価が可能である.

❷デメリット

デメリットとしては, 検査時間が20分前後, 造影剤を使用すると30分程度と長い, 検査の音がうるさい, 横になってトンネル状の機械に長時間入っているため, 閉所恐怖症の場合には検査できない, などがあげられる.

2 T1強調画像とT2強調画像

一般的に液体成分(尿, 胆汁, 膵液)は, T1強調画像では黒く(低信号), T2強調画像では白く(高信号)描出される.

T1強調像高信号(白)は主に2つあり, ①脂肪, ②出血成分である.

T2強調像低信号(黒)は4つあり, ①線維成分:子宮筋腫, 線維腫のような卵巣腫瘍, ②筋肉:子宮筋腫, ③出血成分, ④ヘモジデリン沈着が主である.

❶T2強調画像

骨盤領域では, T2強調画像, T1強調画像, 脂肪抑制併用T1強調画像, 拡散強調画像, 造影(ダイナミック)MRIなどがよく撮像される.

骨盤内臓器の評価にはT2強調画像が有用なことが多い. 主な骨盤内臓器について簡単に述べる.

①子宮

T2強調画像の矢状断像で, 子宮内膜(高信号:白), junctional zone(低信号:黒), 筋層(軽度高信号:白)の3層構造が明瞭に描出される. T1強調画像では正常構造の把握は難しい(図5-6-3). 子宮筋腫は通常, T2強調画像で低信号の腫瘤(図5-6-4)として描出される(なかには高信号を示す変性を伴うものもある).

②卵巣

T2強調画像の横断像で, 通常は子宮の左右にそれぞれ存在する. 卵胞がT2強調画像で高信号(白)の小嚢胞としてみられる(図5-6-1).

③膀胱や直腸の壁

T2強調画像で低信号(黒)に描出される. たとえば, 腫瘍があった場合の浸潤の評価に用いられる(図5-6-5, 6).

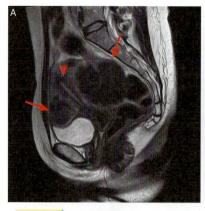
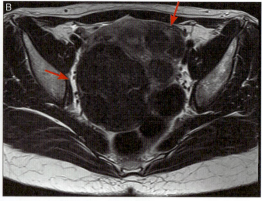

図5-6-4 子宮筋腫
A：T2強調画像（矢状断像），B：T2強調画像（横断像）．
子宮体部の筋層内主体に複数の腫瘤性病変がある．主にT2強調画像で低信号（正常の筋肉と同等）を呈する．子宮筋腫の所見である（A, B：➡）．子宮内膜は正常である（A：▶）．

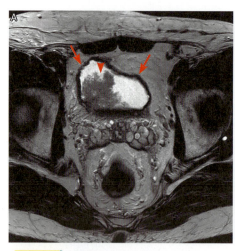
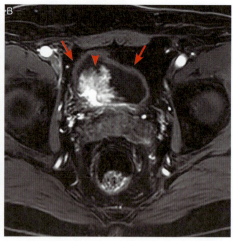

図5-6-5 膀胱がん
A：T2強調画像（横断像），B：造影MRI 造影30秒後．
膀胱の正常壁はT2強調画像低信号，造影される構造としてみられる（A, B：➡）．膀胱の右後壁に最大長径3.5cmの乳頭状腫瘤があり，造影早期から濃染している（A, B：▶）．膀胱がんを疑う．造影早期での粘膜下層の連続性は保たれ，筋層浸潤を疑う所見はない．膀胱鏡で腫瘍切除が行われ，非浸潤性の尿路上皮がん（膀胱がん）であった．

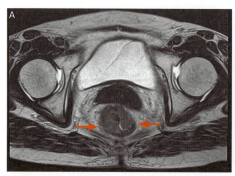
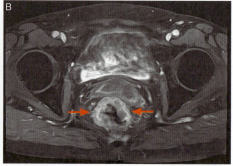

図5-6-6 直腸がん
A：T2強調画像（横断像），B：造影（横断像）．
下部直腸にほぼ全周性の壁肥厚があり，造影後のMRIでは全体に濃染している（A, B：➡）．直腸がんを疑う．後壁側は保たれているが，前壁側で外膜が不明瞭で，周囲脂肪織混濁があることから壁外浸潤を疑う．術前に化学療法および放射線治療を行い，直腸切除が施行された．

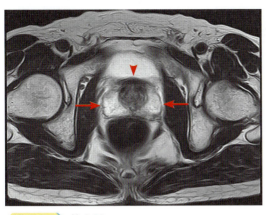
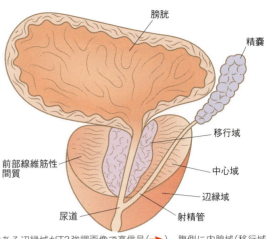

図5-6-7 前立腺
T2強調画像(横断像).背側に前立腺の正常構造である辺縁域がT2強調画像で高信号(→),腹側に内腺域(移行域と中心域)が低信号(▶)に描出される.

④前立腺

T2強調画像で正常構造(辺縁域,内腺域)が同定できる(図5-6-7).前立腺肥大やがんの評価にもT2強調画像が必要不可欠である(図5-6-8, 9).

❷T1強調画像

一方で,T1強調画像は,T2強調画像と異な

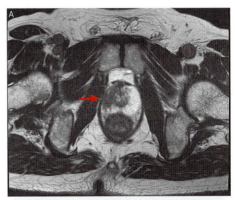

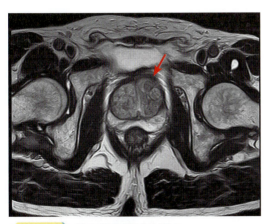

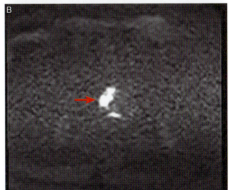

図5-6-8 前立腺内腺域の腫大
T2強調画像(横断像).加齢とともに前立腺の内腺域(主に移行域)は腫大し,T2強調画像で低信号の領域が大きくなる.なかには円形の腫瘤構造があるようにみえ,肥大結節を反映している(→).辺縁域は圧排され,菲薄化することが多い.

図5-6-9 前立腺がん
A:T2強調画像(横断像),B:拡散強調画像b＝2,000,C:造影MRI 造影60秒後.正常ではT2強調画像で高信号にみえるはずの前立腺右葉の辺縁域に低信号域がある(A:→),拡散強調画像では高信号を示し(B:→),造影剤投与後に早期から濃染しているため(C:→),前立腺がんを疑う所見である.前立腺の辺縁には被膜という薄い膜があるが,それを越えての浸潤を疑う.前立腺全摘術が行われた.

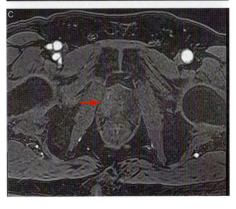

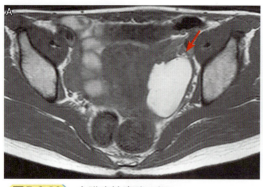
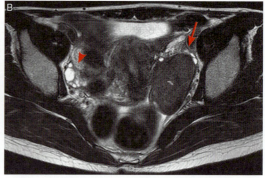

図5-6-10 内膜症性囊胞の疑い
A：T1強調画像（横断像），B：T2強調画像（横断像）．
左卵巣に6cmの囊胞性病変がある．内部はT1強調画像で高信号（A：➡），T2強調画像で低信号（B：➡）を呈し，内膜症性囊胞を疑う所見である．右卵巣は正常である（B：▶）．

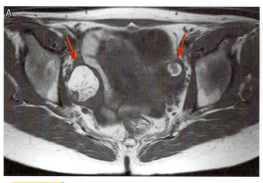
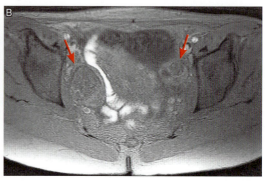

図5-6-11 成熟囊胞性奇形腫の疑い
A：T1強調画像（横断像），B：脂肪抑制併用T1強調画像（横断像）．
右卵巣腫瘤（4.2cm），左卵巣腫瘤（3.6cm）がある．いずれもT1強調画像で高信号（A：➡）を呈し，脂肪抑制併用T1強調画像で信号が抑制（B：➡）されているため，脂肪成分を含有していることがわかる．両側卵巣の成熟囊胞性奇形腫を疑う所見である．

り，正常構造は不明瞭なことが多いが，脂肪成分および出血成分が高信号に描出されるという大きな特徴がある．そのため，出血（卵巣の内膜症性囊胞や子宮の悪性腫瘍など）や脂肪（卵巣の奇形腫や子宮筋腫の脂肪変性など）の評価には有用である．いずれも高信号（白）を示すが，脂肪抑制併用画像（脂肪による高信号を低下させる撮像方法）と比較することにより，出血か脂肪かの判断が可能となる（図5-6-10, 11）．

ダイナミック撮影）MRIがある．拡散強調画像は，水分子の動きが制限されている部分を明瞭に描出でき，急性期脳梗塞でよく使われるシーケンスである．骨盤領域では悪性腫瘍（子宮体がんや子宮頸がん，子宮肉腫，卵巣がんなど）や，膿瘍（卵管卵巣膿瘍や腸腰筋膿瘍など）の評価に有用である（図5-6-12）．また，造影剤を用いての撮影は，子宮体がんや子宮頸がんの浸潤の評価，卵巣囊腫への充実成分（がん）合併の有無，血流の評価などに用いられる（図5-6-13）．

3 そのほかのシーケンス

そのほか，骨盤領域でよく用いられるシーケンスとして，拡散強調画像（DWI）や造影（とくに

略語
◆DWI
拡散強調画像：
diffusion weighted image

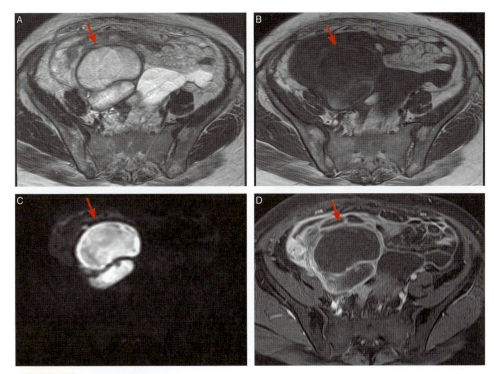

図5-6-12 卵巣卵管膿瘍の疑い

A：T2強調画像，B：T1強調画像，C：拡散強調画像b＝1,000，D：造影180秒後．
子宮の右腹側に長径7.4cmの腫瘤性病変がある．T2強調画像高信号（A：➜），T1強調画像では辺縁に高信号（B：➜）があり，全体に拡散強調画像で強い高信号（C：➜）を示す．造影後に厚い壁構造が明瞭となる（D：➜）．卵巣卵管膿瘍を疑う．

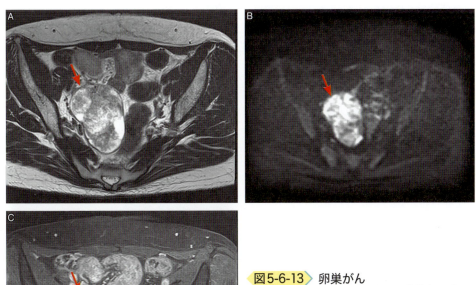

図5-6-13 卵巣がん

A：T2強調画像，B：拡散強調画像b＝1,000，C：造影後脂肪抑制T1強調像．右卵巣腫瘤（7.6cm）がある．内部はT2強調画像で不均一な高信号（A：➜），拡散強調画像で不均一な高信号（B：➜），造影効果（C：➜）を伴っているため，充実性腫瘍と考えられる．手術が施行され，卵巣がん（明細胞がん）であった．

5 MRI画像の見方 ⑦脊椎

1 診断の目的

脊椎のMRI検査でもっとも頻度が高い部位は一般的に腰椎であり，次いで頸椎，仙椎，胸椎の頻度である．

脊椎MRIは下記のような多くの病態を診断の対象としていて，読影する際にも①〜⑦の順番で全体の概観から詳細な評価へと手順を追って評価していることが多い．本来の診断目的としていた疾患とは別の病変が見つかることも多いので，目的とする疾患だけに注目するのではなく，体系的に順序立てて評価して，見落としがないように気を配る必要がある（図5-7-1）．

①骨の荷重などによる変形性変化の概観
②脊柱管の狭窄や椎間孔の狭小化
③椎間板ヘルニア
④脊髄の変性疾患
⑤脊柱管内の腫瘍や動静脈奇形
⑥骨内部の腫瘍
⑦椎間板や脊椎の炎症や膿瘍

> **椎体の番号**
> ・頸椎：C(cervical spine)，胸椎：Th(thoracic vertebrae)，腰椎：L(lumbar vertebrae)，仙椎：S(sacrum)の記号を用いて，それに続く番号で示す（例：Th7は第7胸椎）．

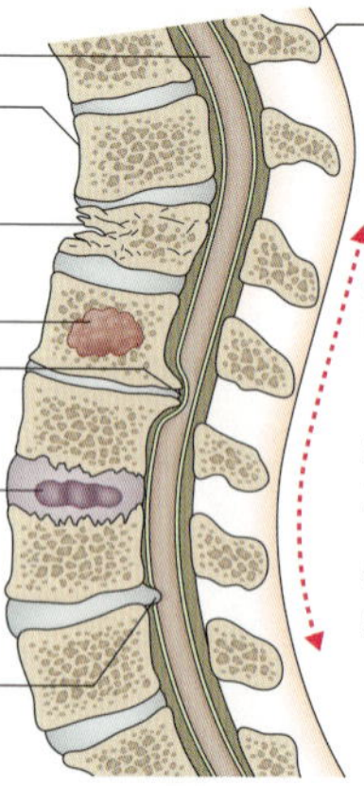

図5-7-1 脊椎のMRIで診断できる主な病態

2 画像の種類

MRI検査は1つの画像を撮影するのに時間がかかるため，基本的な撮像法に加え，疾患別にその他の撮像法を加えていく．

❶基本となる画像と見るべきポイント

①矢状断のT2強調画像

脊椎全体の配列，椎間板の変性，脊柱管の狭窄，椎間孔の狭小化，椎間板ヘルニア．

②矢状断のT1強調画像

椎体の骨髄の変性，椎体内の腫瘍，椎間板ヘルニア．

③横断像のT2強調画像

椎間孔の狭小化，脊髄内部の病変．

❷追加する画像と目的

①脂肪抑制を併用したT2強調画像（またはSTIR画像）

腫瘍性病変や炎症性病変は強調画像で高信号となるが，骨髄内の脂肪も高信号であるため，脂肪抑制を用いることにより病変だけを強調することができる．

②脂肪抑制を併用した造影T1強調画像

腫瘍性病変を評価する場合などはガドリニウム造影剤を用いることがあり，矢状断像と横断像をそれぞれ撮像する．骨髄内の脂肪も高信号であるため，脂肪抑制を用いることにより病変だけをさらに強調することができる．

③冠状断T2強調画像

側彎が強い場合や，椎体周囲に膿瘍などを形成している場合に有用となる．

3 椎間板ヘルニア

椎間板は椎体と椎体の間にあり，クッションのような役割を果たして関節の可動性をもたらしている．その構造は弾力のある辺縁部の線維輪と，その内部の柔らかい髄核からなる．正常な椎間板はT2強調画像で高信号だが，変性すると低信号となる．変性した髄核が後方の線維輪を穿破して脊柱管内に突出あるいは脱出した状態が椎間板ヘルニアである（図5-7-2, 3）．線維輪や終板の一部もあわせて脱出することがある．正中型の脱出では脊柱管の狭窄により脊髄や馬尾に圧迫を生じ，椎間孔型の脱出では椎間孔の狭小化により神経根を圧迫し，それぞれの神経支配領域に応じたしびれや疼痛などの神経

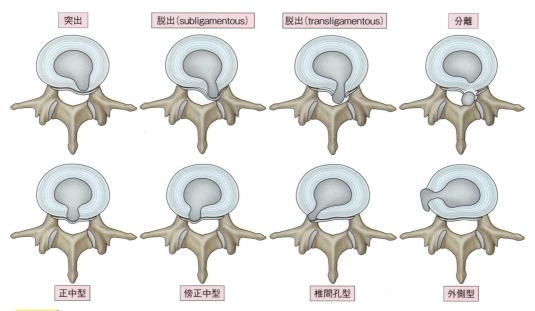

図5-7-2 椎間板ヘルニアのMacnab分類

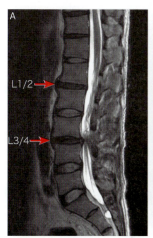
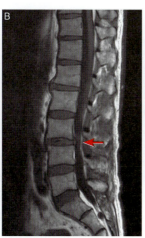
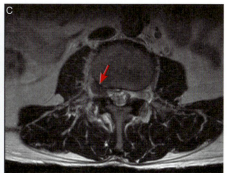

図5-7-3 椎間板ヘルニアの症例
A：矢状断T2強調画像：L3/4椎間板が変性により低信号になり，後方に突出して脊柱管狭窄を生じている（→）．脊柱管内の脊髄は第1腰椎レベルで終わり，馬尾神経へと移行しているが，脊柱管の狭窄により圧排されて走行が乱れている．L1/2椎間板も低信号であり変性の所見だが，ヘルニアは生じていない（→）．
B：矢状断T1強調画像：椎間板のすぐ後ろには後縦靱帯があるが，T2強調画像では椎間板と区別がつかない．T1強調画像では椎間板の方が靱帯よりも信号が高いため，両者の区別がつきやすい（→）．
C：横断T2強調画像：椎間板が後方正中ではなくやや右よりの椎間孔の方向に向かって脱出していることがわかる（→）．このような場合，椎間孔の狭小化により，特定の神経根に強い神経症状を生じる．

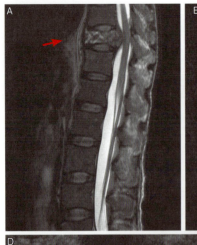
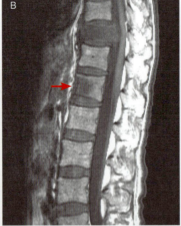
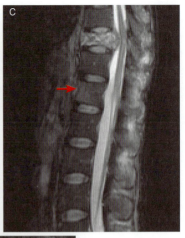
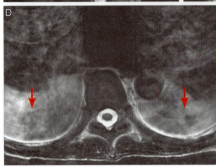
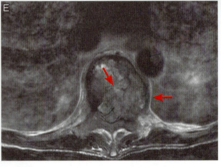

図5-7-3 胸椎の転移性骨腫瘍による圧迫骨折

A：矢状断T2強調画像．Th11の圧迫骨折により椎体の高さが減少している(→)．椎体の内部がT2強調画像で高信号を示しているのは強い浮腫による信号変化である．椎体の後壁が後方に膨隆し，脊柱管狭窄を生じていて，骨腫瘍による圧迫骨折に多くみられる所見である．

B：矢状断T1強調画像．Th11椎体は低信号である．L1椎体前部にも同様の信号変化があり，腫瘍性病変があると考えられる（多発骨転移，→）．

C：矢状断STIR画像．T2強調画像に近いコントラストであるが，椎体内の脂肪の信号を抑制しているため，Th11の腫瘍に加えてL1椎体の腫瘍も明瞭となっている(→)．

D：正常部位の横断T2強調画像．椎体の後方の脊柱管内の高信号の髄液と，その中央の低信号の脊髄のコントラストが明瞭である．胸水貯留を認める(→)．

E：腫瘍性病変があるレベルの横断T2強調画像．腫瘍は椎体内にとどまらず，左椎弓根から椎弓，肋骨の近位部にまで浸潤している(→)．正常部位と比較すると，髄液腔の高信号がみられなくなっており，強い脊柱管狭窄を生じていることがわかる．

症状を生じる．後方正中に脱出した場合は矢状断像で容易に観察できるが，傍正中型や椎間孔型では横断像もあわせて評価する．

4 圧迫骨折の原因の鑑別のポイント

❶退行性変化（骨粗鬆症）

・椎体後壁が保たれて椎体前部だけが圧潰することにより，椎体が楔形に変形する．
・時間が経って陳旧化すると他の椎体と信号強度が同じになる

❷悪性腫瘍（転移性骨腫瘍，図5-7-3）

・椎体後壁の後方への膨隆
・脊椎管内や椎弓根への軟部組織の浸潤
・T1強調画像で椎体に広範囲な低信号，T2強調画像で高信号
・造影MRIで造影される

引用・参考文献

1) Cuénod CA et al：Acute vertebral collapse due to osteoporosis or malignancy: appearance on unenhanced and gadolinium-enhanced MR images. Radiology 199(2)：541-549，1996

5 MRI画像の見方　⑧四肢骨（上肢，下肢）

MRI画像は，とくに骨病変の早期診断や軟部組織病変の評価に有用である．

1 MRIの画像診断

半月板を含む軟骨（図5-8-1），靱帯や腱（図5-8-2, 3），筋肉（図5-8-4），神経などの損傷の評価に有用である．

骨髄炎（図5-8-5）や関節炎（図5-8-6），蜂窩織炎，膿瘍（図5-8-7）の診断とそれらの分布，広がりの評価に有用である．

骨腫瘍（図5-8-8）の診断では基本的にX線検査に続いてMRI検査が行われ，内部の構成成分や進展範囲を評価することができる．CT検査と併せて骨破壊や石灰化の評価を行うことも多い．

軟部腫瘍（図5-8-9～11）は，典型的部位に典型的所見を呈することで確定診断がつくものがある．

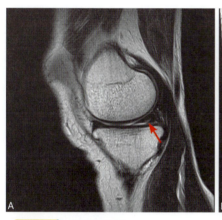
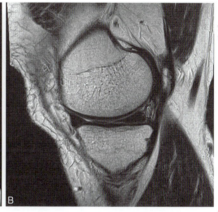

図5-8-1　半月板損傷
A：T2強調矢状断像．内側半月板である．後節（半月板の背側部分）に線状の高信号が認められる．
B：正常の半月板．

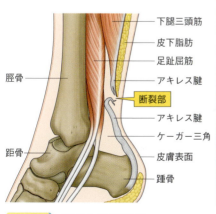
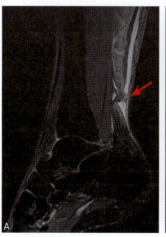
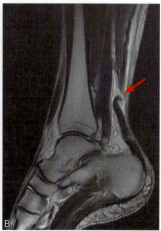

図5-8-2　アキレス腱損傷
A：STIR矢状断像，B：T1強調矢状断像．
アキレス腱の断裂が明らかである．

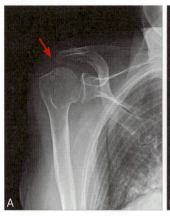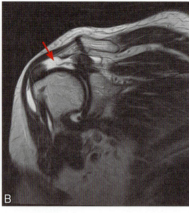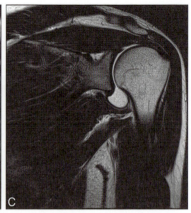

図5-8-3　肩腱板断裂
A：X線画像．肩峰下骨棘形成を認める．
B：T2強調斜冠状断像．棘上筋腱（腱板）が断裂している．
C：正常の腱板．

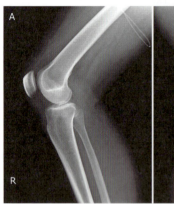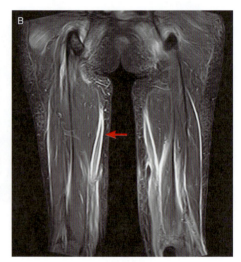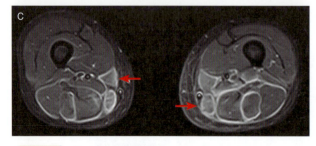

図5-8-4　筋炎（皮膚筋炎）
A：X線画像，B：STIR冠状断像，C：STIR横断像．
X線画像では異常を指摘できないが，B，Cでは筋膜を中心に高信号を認める．

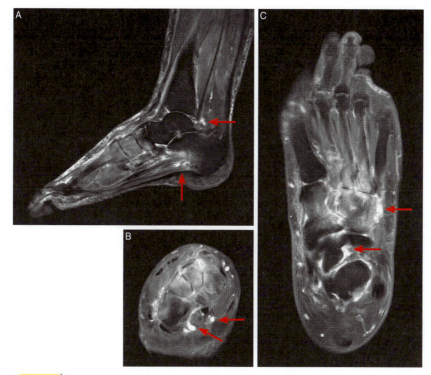

図5-8-5 骨髄炎
A：STIR矢状断像，B：STIR冠状断像，C：STIR横断像．
中足部を中心に骨に高信号を認める．反応性浮腫や炎症性変化のため，筋肉や周囲軟部組織にも高信号を認める．糖尿病患者の症例である．

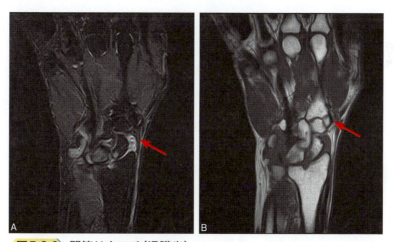

図5-8-6 関節リウマチ（滑膜炎）
A：STIR冠状断像，B：T1強調冠状断像．
Aには骨髄浮腫による三角骨に高信号を認める．また，滑膜は肥厚し，高信号を呈している．Bでは橈骨や舟状骨に明瞭な低信号域を認める．骨侵食の所見である．

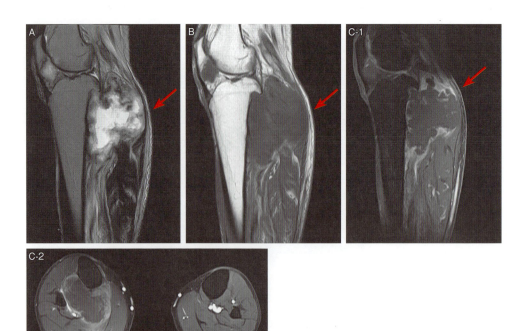

図5-8-7 軟骨肉腫
A：T2強調矢状断像，B：T1強調矢状断像，C-1：造影後脂肪抑制T1強調矢状断像，C-2：横断像．
T2強調画像（A）で右下腿部に著明な高信号，T1強調画像（B）で低信号の，軟骨基質に典型的な信号を呈する腫瘤を認める．造影後脂肪抑制T1強調画像（C）は辺縁に増強効果を呈している．

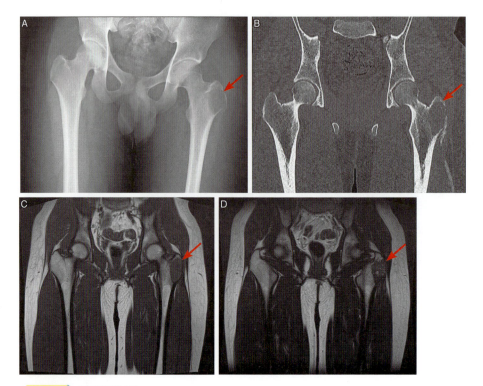

図5-8-8 骨巨細胞腫
A：X線画像，B：CT冠状断像，C：T1強調冠状断像，D：T2強調冠状断像．
左大腿骨大転子にCでは軽度高信号，Dでは不均一な低信号を呈する境界明瞭な腫瘤である．

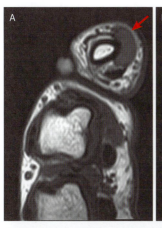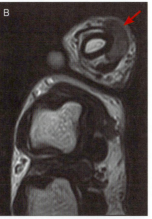

▶ 図5-8-9 腱鞘巨細胞腫
A：T1強調横断像，B：T2強調横断像．
母指の掌側に腱鞘に接するように結節性の腫瘍を認める．腱鞘巨細胞腫に典型的な部位である．A，Bともに低信号（信号が抑制されている）を呈する．

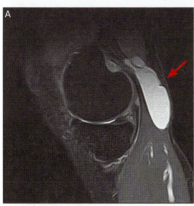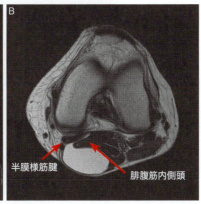

半膜様筋腱　　腓腹筋内側頭

▶ 図5-8-10 Baker（ベーカー）嚢胞
A：STIR矢状断像，B：T2強調横断像．
膝窩部の内側に嚢胞性病変を認め，横断像で腓腹筋内側頭と半膜様筋腱との間に高信号が認められる．Baker嚢胞で典型的にみられる画像である．

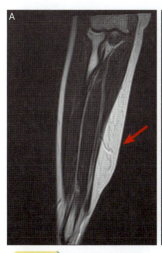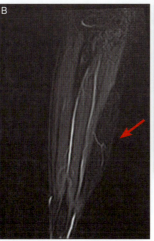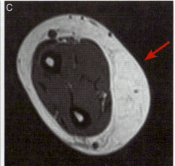

▶ 図5-8-11 皮下脂肪腫瘍
A：T2強調冠状断画像，B：STIR冠状断像，C：T2強調横断像．
前腕の皮下にT2強調像で高信号，STIR冠状断像にて低信号を認め，腫瘍はほぼ脂肪成分のみであると判断できる．

引用・参考文献

1) 福田国彦編：できる！画像診断入門シリーズ 骨軟部画像診断のここが鑑別ポイント，p.18-20, 羊土社，2007

6 血管造影の見方　①脳

1 脳の血管造影

　血管造影とは，鼠径レベルまたは肘レベルの動静脈からカテーテルを挿入し，目的とする血管に造影剤を注入して撮影を行う方法である（図6-1-1）．空間分解能，時間分解能が高く，動脈瘤，動静脈奇形，血管狭窄などの血管病変のほか，側副路の形成，腫瘍を栄養している血管の状態など，詳細な血管の評価が可能である（図6-1-2〜4）．

　近年では，動脈瘤や腫瘍の栄養血管を塞栓する血管内治療（IVR）も広く行われている．

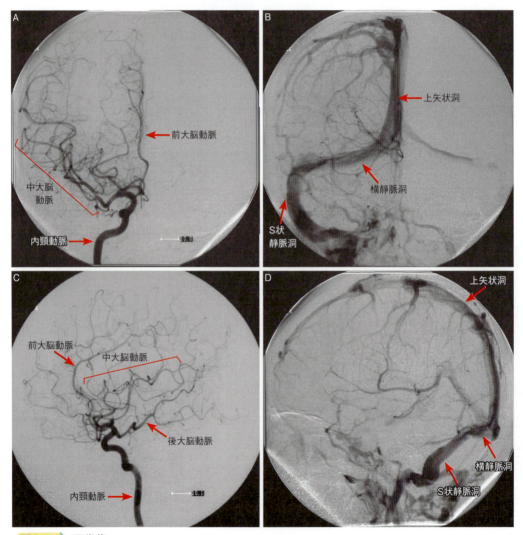

図6-1-1　正常像
A：右内頸動脈撮影正面像（動脈相），B：右内頸動脈撮影正面像（静脈相）．
C：右内頸動脈撮影側面像（動脈相），D：右内頸動脈撮影側面像（静脈相）．
本例は，後大脳動脈が発達した後交通動脈を介して内頸動脈から血流を供給される正常変異がある．

2 注意点

血管造影は，CT，MRIなどのほかの画像診断法と比較し，脳梗塞やくも膜下出血などの重篤な合併症を引き起こす可能性がある侵襲的な検査であるため，意識レベルの低下や神経所見の変化がないか，患者の状態をよく観察することが重要である．

📖 **略語**

◆IVR
血管内治療：interventional radiology

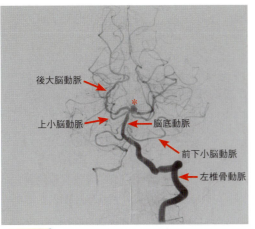

図6-1-2 脳底動脈瘤（左椎骨動脈撮影正面像）
脳底動脈先端部に小さな囊状動脈瘤（＊）を認める．

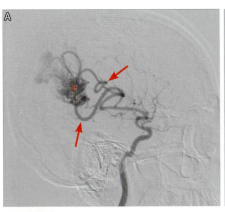 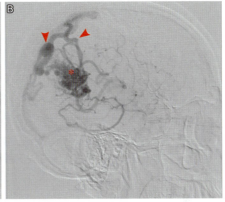

図6-1-3 動静脈奇形
右内頸動脈側面像．A：動脈早期相，B：動脈後期相．
A：肥大した中大脳動脈の分枝（流入動脈：➡）とナイダス（nidus＊）を認める．
B：ナイダス（＊）から肥大した流出静脈（▶），上矢状洞の描出を認める．

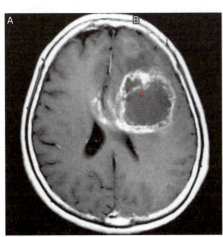 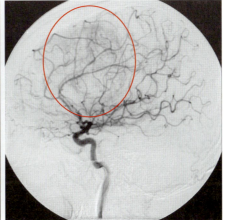

図6-1-4 膠芽腫
A：造影T1強調画像．左前頭葉から脳梁にかけて不整なリング状の造影効果を示す腫瘤を認める（＊）．
B：左内頸動脈側面像（動脈相）．左前頭葉に淡い腫瘍濃染（○）を認める．

6　血管造影の見方　②心・大血管

1　循環器診療における血管造影システム

　循環器診療の中で，冠動脈造影・大動脈造影を含む血管造影は，カテーテル治療における最終的かつ統括的な手技となる．得られる画像は他分野における血管造影と同様に透視画像・動画が主であるが，圧測定や血流測定など物理学的な血行動態評価もこの領域では非常に重要である．

　血管造影システム（図6-2-1）はX線管球を用いた透視システムが主体であるが，循環器領域では2管球を90°，また，他別角度で用いて2方向の画像を同時に得るバイプレーン撮像が頻用されている．

2　冠動脈造影

　超高齢社会において，狭心症や心筋梗塞に代表される循環器疾患の増加が懸念されている．循環器診療での心臓カテーテル手技の大半を占める冠動脈造影では，動脈穿刺によりカテーテル（主にジャドキンスカテーテル）を用いて冠動脈入口部まで挿入し，冠動脈に選択的にヨード造影剤を注入して撮像する．

　その際，描出をより良好にするために深吸気や呼気での息止めを行う．従来は鼠径動脈からのアプローチでの造影が主であったが，近年は橈骨動脈からのアプローチにより検査後の安静時間も短縮でき，患者移動もより容易になった．

❶冠動脈造影画像の見方

　冠動脈は各枝に解剖学的名称があるが，カンファレンスなどでは番号などの略称で示すことが多い．図6-2-2に，米国心臓協会（AHA）が提唱する冠動脈セグメントのシェーマを記す．

　図6-2-3に冠動脈撮像のシステムの状態，図6-2-4にそれによって得られる造影画像を示す．冠動脈走行や血行支配は症例によって多様であるため，術者は決められたとおりの撮像角度のみでなく，適宜，症例ごとの至適角度や条件での撮像を追加する．同時に造影されてしまう枝やほかの血管が重ならないように，いかに評価したい

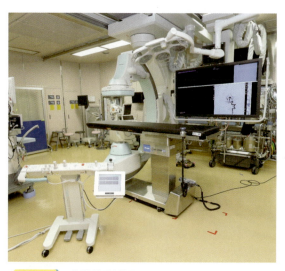

図6-2-1　血管造影装置
第2章2-3より再掲．

動脈を良好に描出できるかが鍵となる．

❷ 左室造影

左室造影（図6-2-5）では，ピッグテイルカテーテルを左室内に挿入し造影剤を自動注入する．右前斜位および左前斜位での角度から撮影し，全体的な収縮能や局所壁運動異常などを観察する．また，2方向の画像から収縮期・拡張期の内腔トレースを行い，左室容量・駆出率を算定する．

❸ 血流評価・カテーテル治療（FFR & iFR）

① 血流評価

かつての冠動脈疾患に対するカテーテル治療は器質的狭窄の程度で治療方針が決められていた．しかし，予後改善には貢献しないことが判明しており，現在では狭窄部の血流程度（機能的狭窄）を評価することが非常に重要になっている．

② FFR

FFRは，狭窄部遠位の血流低下を血管拡張剤（主にアデノシン三リン酸二ナトリウム水和物）投与前後で評価し血流情報を得る手法である．

③ iFR

近年は代替手法として，血管拡張剤を使用せず簡易的に大動脈圧と狭窄遠位の圧から機能的狭窄を評価するiFRが提案されている．

＊

カテーテル治療では，これまでは金属で構成されたステントを植え込むのが一般的であったが，最近は薬剤溶出性ステントが多く使用され，また，生体吸収ポリマー型のステントなど新規開発がなされている．いずれにしても適切な植え込みが必要なため，至適方向での冠動脈造影は必須である（図6-2-6）．

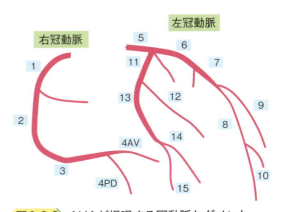

図6-2-2 AHAが提唱する冠動脈セグメント
右冠動脈近位から大きな分岐ごとに順に番号が定義されており，次いで左前下行枝，対角枝，回旋枝と番号が振り分けられている．最終は回旋枝末梢の後下行枝No.15であるが，冠動脈は個人差が多いため，定義どおり番号が振り分けられないことも多い．

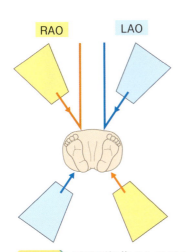 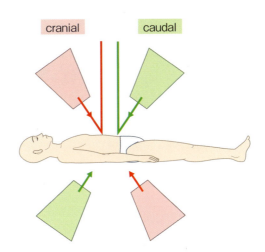

図6-2-3 冠動脈撮像のシステム
LAO cranial：左前斜位，患者の上側から撮影．
RAO cranial：右前斜位，患者の上側から撮影．
LAO caudal (spider)：左前斜位，患者の下側から撮影．
RAO caudal：右前斜位，患者の下側から撮影．

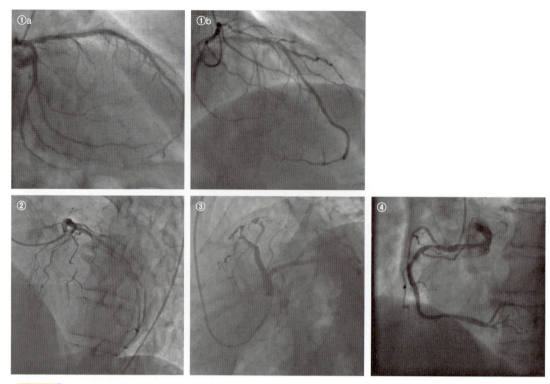

図6-2-4 冠動脈撮像のシステムで得られる造影画像
①RAO：右前斜位像，a：左冠動脈全体の把握，b：右冠動脈全体の把握．
②RAO cranial：左前下行枝の描出．
③LAO：左前斜位像，対角枝・回旋枝近位の観察．
④LAO caudal (spider)：左主幹部と分岐の評価．

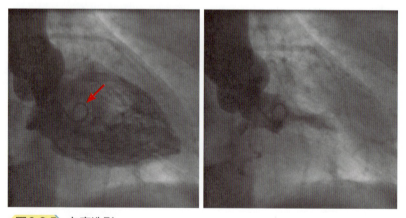

図6-2-5 左室造影
→：ピッグテイルカテーテル．
造影剤注入時の同側面からの拡張・収縮を評価．左室収縮は良好．

④血管内イメージングモダリティー

　実際にカテーテル治療を行う際には，冠動脈造影で得られた情報のみで治療するのではなく，血管内超音波検査(IVUS)や光干渉断層撮影法(OCT)といった血管内細部を視認可能なデバイスを用い，病変を定量化し，治療方針に役立てる(図6-2-7)．これらのデバイスは，治療後の評価としても有用なデバイスである．

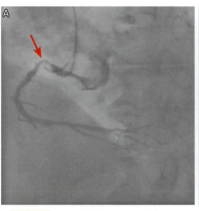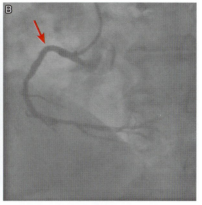

図6-2-6 右冠動脈近位部狭窄に対する経皮的冠動脈形成術 (PCI)
右冠動脈近位に高度狭窄を認め (A),同部にステントを挿入した.

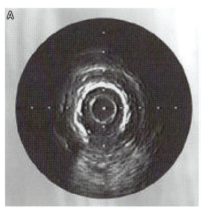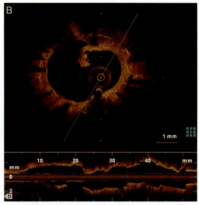

図6-2-7 IVUS と OCT の画像
A：IVUS. 広範に高輝度の石灰化層を認める.
B：OCT. ステント挿入後の急性冠症候群の画像. 6時～11時方向に解離腔を認める.

3 大動脈造影・末梢血管

大動脈造影は，情報を得たい血管内腔にピッグテイルカテーテルを留置し，主に自動注入により造影画像を撮像する方法である．超高齢社会において，大動脈瘤はよく遭遇する疾患であり，通常は造影CTなどで評価・治療方針の決定が可能であるが，実際のステント治療などでは大動脈造影は必須である．

また，閉塞性動脈硬化症に代表される末梢血管疾患 (peripheral artery disease) でもカテーテル治療は有用な治療であり，MRI画像やCT画像で評価したうえで造影検査を行い，ステント治療を開始する．

❶ 大動脈造影

大動脈瘤の治療は人工血管置換術が一般的であったが，とくに高齢者の罹患率が高いため，現在はより侵襲性の低いステント挿入治療が行われている (図6-2-8)．

大動脈瘤はある一定以上の大きさで破裂の危険性が増加するため，CT画像やMRI画像などで評価・経過の観察を行い，適応であればステント治療を行う．

❷ 末梢血管

末梢血管のカテーテル治療は，主に閉塞性動脈硬化症 (ASO) などを対象に施行される．ASOは下肢動脈の狭窄や閉塞が原因となり，間欠性

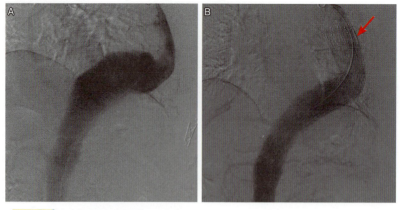

図6-2-8 胸腹部大動脈瘤の症例
横隔膜レベルの下行大動脈から腹部大動脈に瘤を認め(A), 同部にステントが挿入された(B：➡).

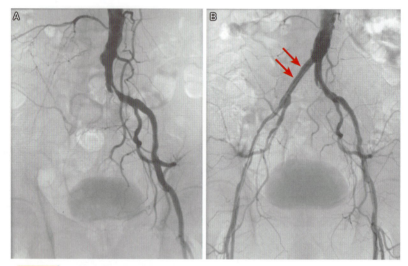

図6-2-9 閉塞性動脈硬化症の症例
血管造影では右総腸骨動脈近位で閉塞しており, 末梢は側副血行路により灌流されている(A). ステントを留置し血行再建を行い, 造影で確認した(B：➡).

跛行や下肢痛, 進行すると潰瘍形成や壊疽をきたし, 切断が必要になる.

血管造影によるカテーテル治療は, 下肢血流を再開させる目的で有用な手法である(図6-2-9).

略語

◆AHA
米国心臓協会：American Heart Association
◆ASO
閉塞性動脈硬化症：arteriosclerosis obliterans
◆FFR
冠血流予備量比：fractional flow reserve
◆iFR
瞬時血流予備量比：instantaneous wave-free ratio
◆IVUS
血管内超音波検査：intravascular ultrasonography
◆LAO
左前斜位：left anterior oblique
◆OCT
光干渉断層撮影法：optical coherence tomography
◆PCI
経皮的冠動脈形成術：percutaneous coronary intervention
◆RAO
右前斜位：right anterior oblique

6 血管造影の見方 ③腹部,骨盤

本項では,腹部,骨盤内における血管造影について,臨床で遭遇することの多い処置(肝動脈塞栓療法,子宮動脈塞栓術,副腎静脈サンプリング,消化管出血の動脈塞栓術)を例にあげ解説する.

1 腹部,骨盤内血管造影の実際

❶ 肝動脈塞栓療法(TAE)または肝動脈化学塞栓療法(TACE)

TAEまたはTACEは肝臓に4個以上の多発性腫瘍がある場合,肝切除やラジオ波焼灼術が困難な場合に,適応となることが多い.また,近年のIVR-CTやコーンビームCTの普及により,肝動脈にカテーテルを挿入した状態でCTを撮影する動脈造影下CT(CTA)や,上腸間膜動脈や脾動脈にカテーテルを挿入した状態でCTを撮影する経動脈性門脈造影下CT(CTAP)も施行可能である.よって,通常の造影CTでは不明瞭な肝内転移も含めて包括的に治療を行えるメリットがある(図6-3-1〜3).再発症例の治療に広く利分化度により差はあるが,多くの肝細胞がんは門脈に依存せず肝動脈から栄養されている.塞栓物質による遮断で腫瘍を壊死させることができ,これをTAEという.また,塞栓物質に抗がん薬を加えて塞栓する方法をTACEという.現在では,TAE単独での治療より,TACEとして治療が行われている(図6-3-4).

❷ 子宮動脈塞栓術(UAE)

UAEは,主に,子宮筋腫や分娩後の止血に適

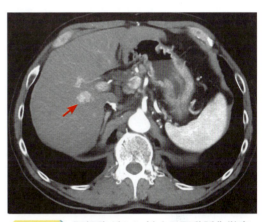

図6-3-1 肝細胞がんに対する肝動脈化学塞栓術(TACE)
腹部CT動脈相.肝右葉に濃染する結節がみられ,肝細胞がんの所見である(→).

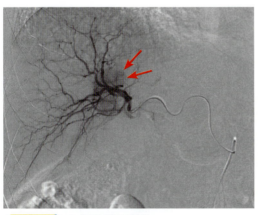

図6-3-2 右肝動脈造影像
CTで描出された結節に一致して,肝右葉に動脈相で腫瘍濃染がみられる(→).

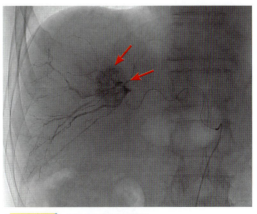

図6-3-3 TACE後の撮影
血管造影で濃染を示した肝細胞がんにリピオドールの沈着がみられる(→).

用される．鼠径部の動脈からカテーテルを挿入し，血管造影を行いながら子宮動脈を同定し，血流を遮断する方法である（図6-3-5）．子宮筋腫では，栄養血管をエンボスフィア®などの塞栓物質で塞栓することで筋腫は壊死を起こし，数か月かけて退縮していく．

❸ 副腎静脈サンプリング（AVS）

原発性アルドステロン症（PA）を疑った場合に，右鼠径部大腿静脈よりカテーテルを挿入し，両側の副腎静脈より採血を行う．CTで結節の描出がない場合でも，これにて患側の副腎が同定可能である．また，CTで結節が描出されたとしても，それが無機能腺腫であり，対側からアルドステロンの異常産生が確認できるときがあり，原発性アルドステロン症の治療前には必須の検査である（図6-3-6，表6-3-1）．

❹ 消化器出血の動脈塞栓術

憩室炎，潰瘍，外傷，腫瘍などを原因として動脈性の消化器出血が発生する．現在では，造影CT検査を行い造影剤の血管外漏出がないかまず確認を行う．血管外漏出がなくても，仮性動脈瘤の有無もチェックする．場合によっては出血シンチグラフィも行うことがある．これら検査で大体の出血部位の見当をつけ，血管造影の手技を用いて止血を試みる．近年のIVRの発達により，マイクロカテーテルを出血の原因部位近くまで誘導できるため，手術の前に試みられる治療手技である（図6-3-7〜9）．状況によっては，血管造影で得られた情報を元に，外科的止血手術を行う．

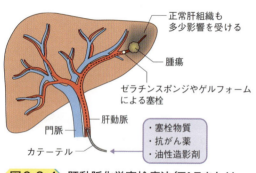

図6-3-4 肝動脈化学塞栓療法（TAEまたはTACE）

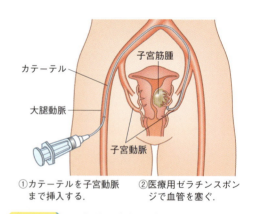

図6-3-5 子宮動脈塞栓術（UAE）

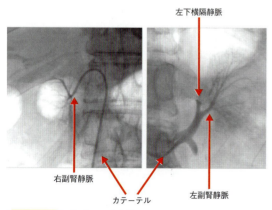

図6-3-6 左右の副腎静脈における造影像
（落合慈之監：糖尿病・内分泌疾患ビジュアルブック第2版，p310，311，学研メディカル秀潤社，2018）

表6-3-1 局在の判定方法

下記の両者を満たす場合に，片側性のアルドステロン過剰分泌と局在診断する．

	局在判定基準
lateralized ratio（LR） 副腎静脈PAC/CSの高値側/低値側比	＞4
contralateral ratio（CR） PAC/CSの低値側副腎静脈/下大動脈比	＜1

（落合慈之監：糖尿病・内分泌疾患ビジュアルブック第2版，p310，311，学研メディカル秀潤社，2018）

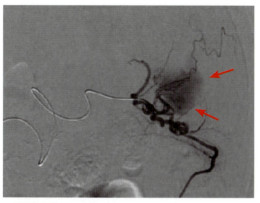

図6-3-7 脾動脈造影
膵尾部に造影剤の血管外漏出（出血）がみられ，膵尾部腫瘍による出血の所見である（➡）．

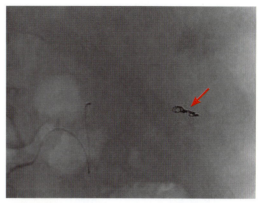

図6-3-8 金属コイルによる脾動脈TAE後
出血源となっている脾動脈の分枝にコイル塞栓術が行われた（➡）．

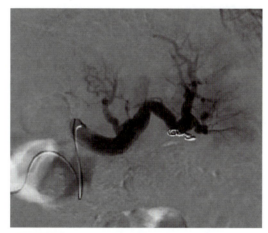

図6-3-9 TAE後脾動脈造影
TAE前に認められた造影剤の血管外漏出（出血）は見られず，止血の成功が確認された

引用・参考文献
1) 落合慈之監：消化器疾患ビジュアルブック第2版，p306，学研メディカル秀潤社，2014
2) 真船健一編：消化器ビジュアルナーシング，p236，学研メディカル秀潤社，2015
3) 落合慈之監：婦人科・乳腺外科疾患ビジュアルブック第2版，p231, 238-239，学研メディカル秀潤社，2017
4) 久具宏司監：周産期ビジュアルナーシング，p230-233，学研メディカル秀潤社，2017
5) 落合慈之監：糖尿病・内分泌疾患ビジュアルブック第2版，p310, 311，学研メディカル秀潤社，2018
6) 安田是和監：消化・吸収・排泄イラストレイテッド，p168，学研メディカル秀潤社，2010

略語

◆AVインパルス
間欠的加圧装置
◆AVS
副腎静脈サンプリング：adrenal venous sampling
◆CS
コルチゾール：cortisol
◆CT
コンピュータ断層撮影：computed tomography
◆CTA
動脈造影下CT撮影：CT arteriography
◆CTAP
経動脈性門脈造影下CT：CT during article portography
◆IVR
血管内治療：interventional radiology
◆PA
原発性アルドステロン症：primary aldosteronism
◆TAE
肝動脈塞栓療法：transcatheter arterial embolization
◆TACE
肝動脈化学塞栓療法：transcatheter arterial chemoembolization
◆UAE
子宮動脈塞栓術：uterine arterial embolization

7 シンチ画像の見方　①骨，脳，その他

1 シンチグラフィ

放射性同位元素(RI)を含む放射性医薬品を患者に投与し，臓器の機能，腫瘍の分布などを評価する検査を核医学検査といい，RI検査，シンチグラフィ検査，シンチ検査などともよばれる．

CT・MRI検査が主に病変の大きさや形などの形態的情報を表現するのに対して，核医学検査は血流や代謝など機能的，質的情報を計測し画像化する．目的により使用される放射性医薬品や検査プロトコールが選択されるが，検査を実施する施設や装置によってもプロトコールが異なる場合がある．検査前にしっかりと確認することが必要である．

本項では，心臓関連の検査を除くシンチ検査のうち，比較的実施頻度が高いものについて概説する．

2 骨シンチグラフィ

❶放射性医薬品

- メチレンジホスホン酸テクネチウム(^{99m}Tc-MDP)
- ヒドロキシメチレンジホスホン酸テクネチウム(^{99m}Tc-HMDP)

❷検査手順

400〜800MBqを静注し，3〜4時間後に撮像する．前処置は不要だが，RIが膀胱に排泄されるため撮像直前に排尿を促す．メチレンジホスホン酸テクネチウム(^{99m}Tc-MDP)とヒドロキシメチレンジホスホン酸テクネチウム(^{99m}Tc-HMDP)の診断能の差はほとんどない．

❸原理

^{99m}Tc-MDPや^{99m}Tc-HMDPなどのリン酸化合物は，骨の形成に必要なヒドロキシアパタイトに吸着する．骨代謝が亢進し造骨性変化をきたした病変に集まりやすい．

❹画像所見

骨転移巣の検出に用いられることが多いが，腫瘍細胞そのものへの集積であることは少なく，骨代謝の亢進を反映していることに注意が必要である．若年者では成長による骨代謝の亢進を反映した骨幹端の集積がみられるが，異常集積と間違わないようにする(図7-1-1)．

びまん性骨転移では，super bone scanという特徴的な所見を呈する(図7-1-2)．一見正常集積にみえるが，体幹部の集積が強すぎることにより四肢末梢や腎の集積が相対的に低下することから鑑別可能である．

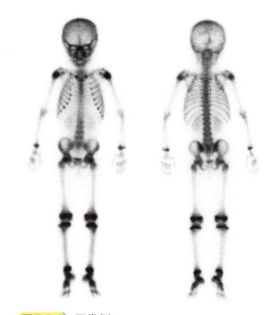

図7-1-1 正常例(7歳男児)
プラナー前後像．上腕骨近位，橈尺骨遠位，大腿骨近位および遠位，脛腓骨近位および遠位，足根骨等に生理的集積亢進を認める．

3 ガリウムシンチグラフィ

❶ 放射性医薬品
・クエン酸ガリウム(^{67}Ga)

❷ 検査手順
74〜111MBqを静注し，2〜4日後に撮像する．腸管内に排泄されるため，撮像前日に下剤を投与するなどして腹部に停滞するRIを低減させる．

❸ 原理
血中のトランスフェリンと結合し，トランスフェリン受容体を介して集積するとされている．炎症巣や悪性腫瘍に取り込まれるといわれるが，両者の区別はむずかしく例外も多い．

❹ 画像所見
全身プラナー正面および後面が基本画像となり，集積があれば斜位スポット画像やSPECT画像が有用である．悪性腫瘍の評価においてはFDG-PET検査に取って代わられているが，ポジトロン断層撮影(PET)の保険適用のない炎症性疾患では治療効果判定などに用いられる(図7-1-3)．

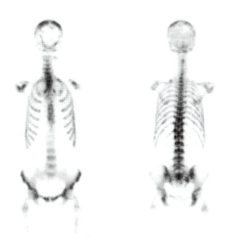

図7-1-2 **乳がん，びまん性骨転移**(70代女性)
体幹部を中心にRI集積を認め，四肢末梢側や腎臓の集積が相対的に減弱してみえる．

略語
◆RI
放射性同位元素：radioisotope
◆SPECT
単一光子放射型コンピュータ断層撮影：single photon emission computed tomography

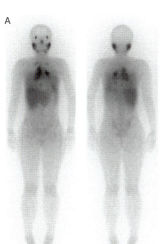
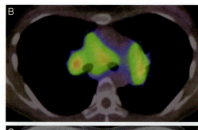
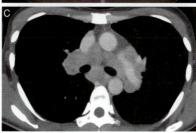

図7-1-3 **サルコイドーシス**(30代女性)
A：プラナー前後像，B：SPECT/CT像，C：造影CT像．
肺門，縦隔リンパ節の腫大とガリウム集積が認められる．

4 肺換気・肺血流シンチグラフィ

❶ 放射性医薬品

肺換気シンチグラフィ
- クリプトン(^{81m}Kr)
- テクネチウムガス(^{99m}Tc)

肺血流シンチグラフィ
- テクネチウム大凝集人血清アルブミン(^{99m}Tc-MAA)

❷ 検査手順

テクネチウム大凝集人血清アルブミン(^{99m}Tc-MAA)は，40〜150MBqを静注し投与直後から撮像を行う．投与前に^{99m}Tc-MAAと血液が混和すると血栓が生じやすく，アーチファクトの原因となるため逆血を避ける．

クリプトン(^{81m}Kr)は，^{81}Rbを親核種とするジェネレータに空気または酸素を通して発生させる．

テクネチウムガス(^{99m}Tc)は，専用のガス発生装置を用いる．^{99m}Tc-MAAと^{81m}Krガスは，同時撮像が可能である．

❸ 原理

^{99m}Tc-MAAの粒子径が肺毛細血管径に比べて大きいため，人工的に塞栓を起こし，肺血流分布を反映する．

^{81m}Krガスは不活性ガスであり，ほとんどが生体に取り込まれずに排出される．半減期が13秒と短いため，吸入しながら撮像を行う．

^{99m}Tcガスは粒子径のやや大きなエアロゾルであり，2，3回の吸入で肺胞に沈着する．

❹ 画像所見

肺塞栓症では，肺血流シンチ検査で，区域性の，多くは多発，楔型の集積欠損を認める．肺換気シンチ検査では正常で，換気-血流ミスマッチとよばれる(図7-1-4)．

これに対して，慢性閉塞性肺疾患(COPD)では血流と換気の低下/欠損領域が一致することが多いが，血流が保たれて換気が低下する逆ミスマッチがみられることもある．右→左シャントでは，脳，甲状腺，脾臓，腎臓などの肺外臓器が描出される．先天性心疾患，動静脈瘻，肝肺症候群などが原因として考えられる．

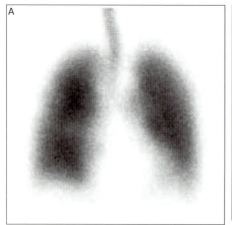
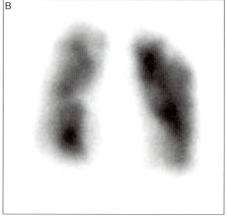

図7-1-4 肺塞栓症(70代男性)
A：^{81m}Krガスによる肺換気シンチグラフィ前面像，B：^{99m}Tc-MAAによる肺血流シンチグラフィ前面像．肺換気シンチ検査は正常であるが，肺血流シンチグラフィでは両肺に多数の集積欠損を認め，換気-血流ミスマッチの所見である．

5 腎シンチグラフィ

❶ 放射性医薬品

腎動態シンチグラフィ
- メルカプトアセチルグリシルグリシルグリシンテクネチウム(^{99m}Tc-MAG$_3$)
- ジエチレントリアミン五酢酸テクネチウム(^{99m}Tc-DTPA)

腎静態シンチグラフィ
- ジメルカプトコハク酸テクネチウム(^{99m}Tc-DMSA)

❷ 検査手順

腎動態シンチグラフィ

腎動態シンチ検査では，^{99m}Tc-MAG$_3$は222～370MBqを，^{99m}Tc-DTPAは74～555MBqを静注し，静注と同時に撮像(後面像)を開始する．検査の20～30分前に水分を300mL程度摂取させる．両腎に関心領域(ROI)を設定し，放射線量を経時的に測定(レノグラム)，適時，腎，尿管，膀胱の後面像を作成する(図7-1-5)．

目的に応じて，フロセミド(20mg/成人)負荷やカプトプリル(25～50mg/成人)負荷を行う．

腎静態シンチグラフィ

腎静態シンチグラフィでは，ジメルカプトコハク酸テクネチウム(^{99m}Tc-DSMA)37～185MBqを静注し，投与2～3時間後に後面像を撮像する．必要に応じてSPECTや斜位像なども追加する．

❸ 原理

^{99m}Tc-MAG$_3$は主に尿細管に集積し尿中に排泄されるため，有効腎血漿流量(ERPF)の測定が可能である．^{99m}Tc-DTPAは糸球体から濾過され尿細管からの排泄がないため，糸球体濾過率(GFR)の測定に用いられる．^{99m}Tc-DMSAは尿細管上皮細胞に集積し長時間蓄積，停滞する．

❹ 画像所見

血流とともに腎実質に集積し尿中に排泄される様子が観察でき，両腎それぞれの機能を評価することができる(分腎機能)．レノグラムは，RI投与直後に急激な上昇を示す血流相，腎実質に集積する機能相，腎盂，尿管に排泄される排泄相に分けて評価され，正常型，遅延型，閉塞型，機能低下型などに分類される．

> **略語**
> ◆PET
> ポジトロン断層撮影：
> positron emission tomography
> ◆ROI
> 関心領域：
> region of interest
> ◆COPD
> 慢性閉塞性肺疾患：
> chronic obstructive pulmonary disease
> ◆ERPF
> 有効腎血漿流量：
> effective renal plasma flow
> ◆GFR
> 糸球体濾過率：
> glomerular filtration rate

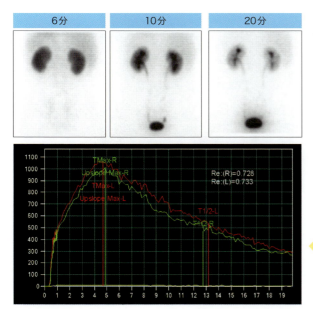

図7-1-5 腎動態シンチグラフィ（ほぼ正常例，30代男性）
^{99m}Tc-MAG$_3$投与後，経時的に後面像を撮像（上）．左右腎の経時的な放射能カウントをグラフにしたものをレノグラム（下）という．

6 肝受容体（アシアロ）シンチグラフィ

❶ 放射性医薬品

- ガラクトシル人血清アルブミンジエチレントリアミン五酢酸テクネチウム（^{99m}Tc-GSA）

❷ 検査手順

前処置として検査前の絶食が必要とされているが，必ずしも必須ではない．185MBqを静脈注射し，投与直後から20分間連続収集を行い，前後像および左右側面像などを撮像する．

❸ 原理

ガラクトシル人血清アルブミンジエチレントリアミン五酢酸テクネチウム（^{99m}Tc-GSA）は，肝細胞表面に存在するアシアロ糖タンパク受容体に結合して細胞内に取り込まれる．正常肝細胞の分布を反映する．

❹ 画像所見

心臓と肝臓のカウントから，HH15（基準値≦0.50）およびLHL15（基準値≧0.96）を算出して肝機能の目安とする（図7-1-6）．

$$HH15 = \frac{H15}{H3}$$

$$LHL15 = \frac{L15}{L15+H15}$$

H3 ：投与3分後の心臓のカウント
H15：投与15分後の心臓のカウント
L15：投与15分後の肝臓のカウント

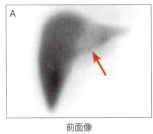
前面像

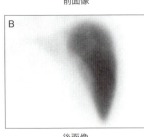
後面像

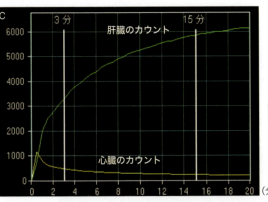

HH15 =0.498
LHL15=0.961

図7-1-6 肝門部胆管がん（50代男性）
前面像（A：→）で肝門部の集積が減弱しており，胆管がんを反映した可能性がある．肝機能は正常で，時間-放射能曲線（C）から算出したHH15およびLHL15は正常範囲であった．

7 胆道シンチグラフィ

❶ 放射性医薬品

- N-ピリドキシル-5-メチルトリプトファンテクネチウム（^{99m}Tc-PMT）

❷ 検査手順

185MBqを静脈注射し，投与5，10，20，30，45，60分後に撮像，必要に応じて2，4，24時間後の撮像を追加する．

❸ 原理

N-ピリドキシル-5-メチルトリプトファンテクネチウム（^{99m}Tc-PMT）は，肝細胞に取り込まれた後胆汁中に移行し，総胆管を介して腸管へ排泄される．胆汁排泄性のCT造影剤と比べると，ビリルビン高値症例でも胆道描出能がよい．

❹ 画像所見

胆嚢を評価する場合は，前処置として検査前の絶食が必要となる．

正常では，投与5分以内に肝臓が描出され，30分以内に腸管へ排泄される．60分以降では肝臓の集積はほとんどみられない（図7-1-7）．

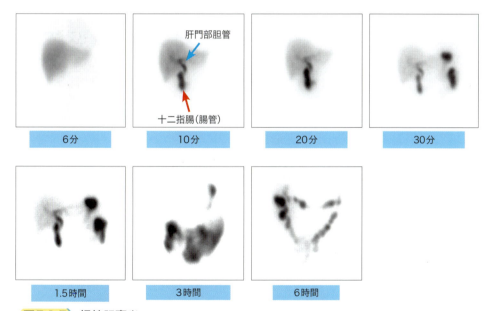

図7-1-7 **慢性胆嚢炎**（30代女性）
RI投与10分後に肝門部胆管の描出が認められ（→），RIの腸管への移行がみられる（→）．胆嚢は描出されない．

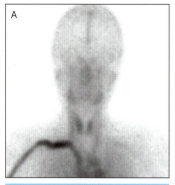
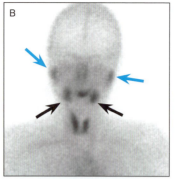

0〜3分　　　9〜12分

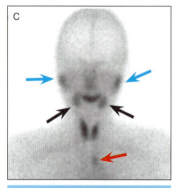
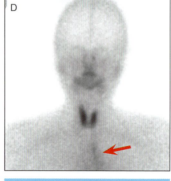

19〜21分　　　酸味負荷後

図7-1-8 正常例（30代女性）
^{99m}Tc-O$_4^-$シンチグラフィ，プラナー前面像．RI投与後，両側耳下腺(B, C：→)，顎下腺(B, C：→)の集積が経時的に増加し，酸味負荷後に低下する．正常甲状腺の集積や嚥下により食道内に停滞したRIの集積(C, D：→)も認められる．

8 唾液腺シンチグラフィ

❶ 放射性医薬品

・過テクネチウム酸イオン(^{99m}Tc-O$_4^-$)

❷ 検査手順

前処置は不要である．185MBqを静注し投与直後から20分後まで頸部のプラナー前後像を撮像する．その後，レモン果汁などを口腔内に適量投与し10〜15分撮像を行う．

❸ 原理

^{99m}Tc-O$_4^-$は唾液腺の排泄管上皮細胞に集積し，唾液とともに口腔内に排泄される．レモン果汁などの酸味刺激は口腔内排泄を促進し，排泄機能の評価に用いられる．

❹ 画像所見

正常耳下腺，顎下腺への集積が投与後継時的に増加し，15〜20分で最大となる．酸味刺激後，耳下腺では50%以上の口腔内排泄が認められる（図7-1-8）．シェーグレン症候群など唾液腺機能が低下している病態では，集積，酸味刺激に対する反応性ともに低下する．

唾液腺腫瘍の集積は低下することが多いが，ワルチン腫瘍やオンコサイトーマでは集積がみられ，酸味刺激後も残存する．

9 甲状腺シンチグラフィ

❶ 放射性医薬品

・ヨウ化ナトリウム(^{123}I)
・ヨウ化ナトリウム(^{131}I)
・過テクネチウム酸イオン(^{99m}Tc-O$_4^-$)

❷検査手順

123I-NaI または131I-NaI では，検査前2週間程度のヨウ素制限（ヨウ素を含む食事の制限，ヨウ素を含む薬剤の使用禁止）を行う．99mTc-O4⁻では，前処置は不要である．

ヨウ化ナトリウム（123I-NaI）はカプセル製剤で，3.7〜7.4MBqを経口投与し3時間後にシンチグラフィを撮像し，24時間後に摂取率（基準値：10〜35%）を測定する．

ヨウ化ナトリウム（131I-NaI）もカプセル製剤であり，37〜370MBqを経口投与し1〜7日後に撮像を行う．

99mTc-O4⁻は静注し，20〜30分後に撮像および摂取率測定（基準値：0.4〜3%）を行う．

❸原理

123I-NaIおよび131I-NaIは，甲状腺ホルモンの原料であるヨウ素と同様に甲状腺組織に取り込まれる．99mTc-O4⁻は1価の陰イオンであり，ヨウ素イオン（I⁻）と同様に能動輸送によって甲状腺に取り込まれるが，有機化されないため再び血中に放出される．

131I-NaIは甲状腺被ばくが大きいため，原則的に治療（p.306第5章-4「内用療法」）の目的で用いられるが，甲状腺がんの転移巣の全身検索にも使用される．

99mTc-O4⁻は前処置が不要で被ばく量も少ないため，とくに小児で頻用されるが，甲状腺摂取率を正確に求めたい場合はヨウ素製剤を用いることが望ましい．

❹画像所見

①甲状腺機能亢進症（バセドウ病）
びまん性の腫大と摂取率の亢進が認められる．

②慢性甲状腺炎（橋本病）
不均一であったり低下したりし，病期によってさまざまである．

③亜急性甲状腺炎
集積がみられないことが多く，摂取率もほぼ0となる．

④甲状腺結節
周囲甲状腺組織と比べて集積が同等か，高ければ良性の可能性が高い．

⑤プランマー病
甲状腺結節が甲状腺ホルモンを過剰に産生しバセドウ病を呈するものをプランマー病といい，甲状腺刺激ホルモン（TSH）が抑制されることにより非結節部の集積が低下する（図7-1-9）．また，プランマー病は自律性甲状腺結節（AFTN），中毒性多結節性甲状腺腫（TMNG），過機能性甲状腺結節などともよばれる．

⑥その他
99mTc-O4⁻では，耳下腺や顎下腺などの唾液腺も描出される．

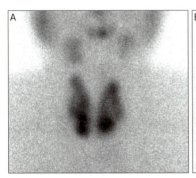
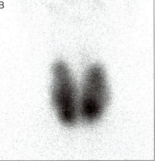

図7-1-9 中毒性多結節性甲状腺腫（40代女性）
A：99mTc-O4⁻シンチグラフィ，B：123I-NaIシンチグラフィ正面像．甲状腺両葉に複数のホットスポットを認める．99mTc-O4⁻シンチグラフィでは，正常耳下腺，顎下腺の描出も認められる．

略語

◆AFTN
自律性甲状腺結節：
autonomously functioning thyroid nodule

◆TMNG
中毒性多結節性甲状腺腫：
toxic multinodular goiter

◆TSH
甲状腺刺激ホルモン：
thyroid stimulating hormone

10 副甲状腺シンチグラフィ

❶ 放射性医薬品

- ヘキサキス(2-メトキシイソブチルイソニトリル)テクネチウム(^{99m}Tc-MIBI)

❷ 検査手順

^{99m}Tc-MIBIを370〜740MBq静注するが,血管内に残存しやすいため10mL生理食塩水でフラッシュする.投与直後に異常なにおいや味を感じることが多いが,すぐに消失する.異所性副甲状腺の検索のため上頸部から縦隔を含め,10〜15分後の早期像,2〜3時間後の後期像を撮像する.

❸ 原理

一価の陽イオンであるヘキサキス(2-メトキシイソブチルイソニトリル)テクネチウム(^{99m}Tc-MIBI)は,受動拡散によってミトコンドリア内に取り込まれ,マイナスにチャージされているミトコンドリア膜に捕捉される.

❹ 画像所見

早期像では甲状腺への集積が強く,判別が困難であるが,後期像で甲状腺の集積が減弱するため副甲状腺腺腫や過形成を指摘しやすくなる(図7-1-10).ただし,甲状腺腫や縦隔腫瘍などにも同様に集積がみられることがあり,超音波検査,造影CT,SPECT検査などを総合して診断に臨むことが必要である.

11 副腎皮質シンチグラフィ

❶ 放射性医薬品

- ^{131}I-アドステロール

❷ 検査手順

前処置として甲状腺ブロック(第2章2-7参照)が必要.アルコールを含むため,飲酒に対して強い反応を呈す患者には慎重投与,またヨウ素過敏症や18歳未満の患者には禁忌である.
原液(18.5MBq/0.5mL)を2倍以上に希釈して使用する.背臥位で30秒以上かけてゆっくり静脈注射し,アレルギー反応などの副作用に注意する.RI投与5〜7日後に撮像を行いプラナーでは後面像を撮像する.撮像前日に下剤を投与することが望ましい.

❸ 原理

^{131}I-アドステロールは,副腎皮質ホルモンの前駆体であるコレステロールの類似物質であるため,副腎皮質細胞に取り込まれる.

> **略語**
> ◆NET
> 神経内分泌腫瘍:neuroendocrine tumor

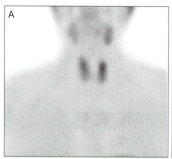
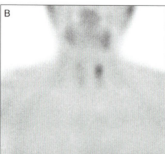
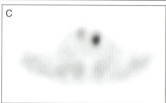
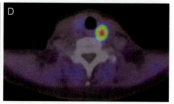

図7-1-10 副甲状腺腺腫(70代女性) ^{99m}Tc-MIBIシンチグラフィ.プラナー像では,RI投与15分後で甲状腺左葉上極に結節状の集積が認められ(A),3時間後でより明瞭化している(B).3時間後のSPECT(C)およびSPECT/CT(D)では,甲状腺左葉背側に位置している.

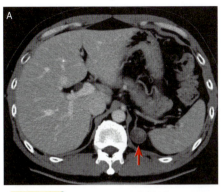
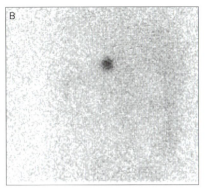

図7-1-11 クッシング症候群(左副腎皮質腺腫, 40代男性)
造影CTにて, 左副腎に23mm大の結節が認められる(A：➡). ^{131}I-アドステロールシンチグラフィ, プラナー後面像(B)では, 同部に一致する異常集積を認め, 右副腎の集積ははっきりと指摘できない.

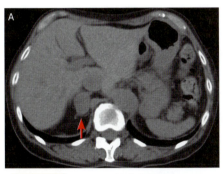
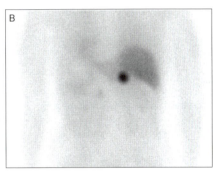

図7-1-12 右副腎褐色細胞腫(70代男性)
単純CTにて右副腎に29×23mm大の結節が認められる(A：➡). ^{123}I-MIBGシンチグラフィ, プラナー後面像(B)では, 同部に一致して異常集積を認める.

❹画像所見

正常で両側副腎が淡く描出されるが, 右側が強く見えることが多い. 過機能性腺腫や過形成では集積が亢進し, クッシング症候群をきたす場合は対側副腎の集積が低下することが多い(図7-1-11). 副腎がんの場合は, 集積が低下あるいは欠損する.

12 副腎髄質シンチグラフィ

❶放射性医薬品

・3-ヨードベンジルグアニジン(^{123}I-MIBG)

❷検査手順

前処置として, 甲状腺ブロックを行う.

レセルピンや, 三環系抗うつ薬などの薬剤は^{123}I-MIBGの集積を抑制することがあるため, 検査前に休薬することが望ましい.

111MBqを30秒以上かけてゆっくり静脈注射し, 投与24時間後に撮像を行う.

❸原理

3-ヨードベンジルグアニジン(^{123}I-MIBG)はノルアドレナリン類似物質であるため, 交感神経終末や副腎髄質細胞に取り込まれる. 胎児期の神経堤由来の腫瘍にもよく集積し, 特異性が高い.

❹画像所見

正常でも両側副腎が淡く描出される. 副腎褐色細胞腫(図7-1-12), パラガングリオーマ, 神経芽細胞腫, 甲状腺髄様がん, 神経内分泌腫瘍(NET)などに集積する.

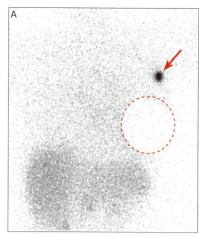
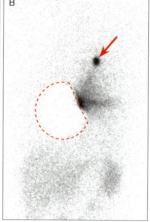

図7-1-13 左乳がん(40代女性)
^{99m}Tc-フィチン酸を乳輪2か所に皮下注．プラナー正面像(A)と左前斜位像(B)．左腋窩に1個のホットスポット(→)が認められ，センチネルリンパ節と考えられる．RI投与部は集積が強いため鉛板で遮蔽している(----)．

用語解説

◆ガンマプローブ
ポータブル型の放射線検出器．
◆センチネルリンパ節
センチネル(sentinel)とは「見張り，歩哨」という意味である．がん病変からのリンパ流が最初に流れ込むリンパ節のことをいい，最初にリンパ節転移を起こす場所と考えられている．
◆コロイド
懸濁した際，光にかざすと光散乱が認められるほど大きい粒子であるが，沈降するほど大きくない粒子．通常0.01〜5μm程度の大きさ．

13 センチネルリンパ節シンチグラフィ

❶放射性医薬品
・フィチン酸テクネチウム(^{99m}Tc-フィチン酸)
・テクネチウムスズコロイド(^{99m}Tc-スズコロイド)

❷検査手順
　投与部位1か所あたり4〜40MBq/0.1〜0.5mLに調整し，1mL注射器で腫瘍内，腫瘍周囲組織，または乳がんでは乳輪皮下に2〜4か所投与する．
　投与30分〜2時間後に撮像を行う．手術中にガンマプローブでセンチネルリンパ節を同定し，生検して転移の有無を確認する．

❸原理
　フィチン酸テクネチウム(^{99m}Tc-フィチン酸)は人体に投与されるとコロイドを形成する．コロイドはリンパ節に流入するとマクロファージに貪食され，リンパ節内に長く停滞する．
　この性質を利用し，センチネルリンパ節を同定して病理検査を行い，転移がみつからなければそのほかのリンパ節にも転移がない可能性が高いといえる．このため，余分なリンパ節郭清を省略することができる．

❹画像所見
　センチネルリンパ節が，ホットスポットとして描出される(図7-1-13)．センチネルリンパ節が腫瘍で置換されている場合や局所のリンパ流が以前の手術などで変化している場合は，センチネルリンパ節の描出がみられない場合もある．

14 脳血流シンチグラフィ

❶放射性医薬品
・塩酸N-イソプロピル-4-ヨードアンフェタミン(^{123}I-IMP)
・[N, N′-エチレンジ-L-システイネート(3−)]オキソテクネチウムジエチルエステル(^{99m}Tc-ECD)

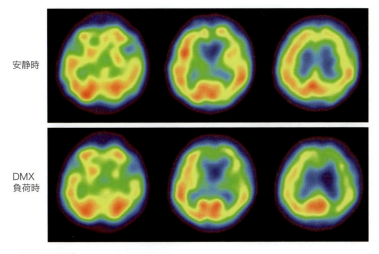

図7-1-14 左内頸動脈狭窄
(70代男性)
99mTc-ECD脳血流SPECT．安静時で軽度の左大脳半球の血流低下がみられ，ダイアモックス®(DMX)負荷で左右差がより明瞭となっている．

- エキサメタジム(d, Lヘキサメチルプロピレンアミンオキシウム)(^{99m}Tc-HM-PAO)

❷ 検査手順

塩酸N-イソプロピル-4-ヨードアンフェタミン(^{123}I-IMP)111～222MBqを静注後20分から撮像を始め，1時間以内に終了することが望ましい．[N, N´-エチレンジ-L-システイネート(3-)]オキソテクネチウムジエチルエステル(^{99m}Tc-ECD)は600～740MBqを，エキサメタジム(d, Lヘキサメチルプロピレンアミンオキシウム)(^{99m}Tc-HM-PAO)は740MBqを，静注後5分から撮像開始可能である．RI投与前から閉眼，安静を保つことが望ましい．^{123}I-IMPでは前処置として甲状腺ブロックが必要である．

❸ 原理

脳血流と脳内放射能分布の直線性は^{123}I-IMPがもっともよく，定量を目的とする検査では^{123}I-IMPが用いられることが多い．

虚血領域では血管拡張能が低下している．血管拡張剤であるアセタゾラミド(ダイアモックス®：DMX)を静注してその反応性をみることにより(DMX負荷検査)，虚血の程度を評価することができる．なお，近年，アセタゾラミド使用による重篤な副作用が発生したことを受け，本負荷検査の実施においては適応を吟味し，十分な説明と同意のもと，救急処置体制の整備された状態で行う必要があるとされている．

❹ 画像所見

脳内の薬剤分布を評価するためには，単一光子放射型コンピュータ断層撮影(SPECT)画像が基本である．通常，横断像，冠状断像，矢状断像をおのおののカラーとグレースケール(白黒)で表示する．

血流低下部とその程度を定性的，定量的に評価することにより，虚血の重症度，手術適応，術前，術後のリスク評価が可能である(図7-1-14)．認知症の早期診断や鑑別，難治性てんかんにおけるてんかん焦点の検出にも施行されることがある．

7 シンチ画像の見方 ②心・大血管

1 心筋血流SPECT検査

心筋血流SPECT検査は，塩化タリウム-201（²⁰¹Tl）に代表されるRIで標識された心筋血流製剤が，血流に比例して心筋細胞内に取り込まれることを利用して心筋梗塞や狭心症の診断をする検査である．シンチカメラで撮影するので，心筋血流シンチグラフィともよばれる．

とくに運動または薬剤負荷心筋シンチグラフィは非侵襲的に心筋虚血を診断できることから，比較的侵襲性の高い心臓カテーテル検査を省略することができるほか，冠動脈形成術の適応を決定できるなど臨床的に有用性が高い．

負荷心筋シンチグラフィは負荷時に²⁰¹Tlを静脈注射し，負荷時のSPECT画像を撮像後，3～4時間後に安静像を撮像する．画像の判定には負荷，安静画像を比較する．現在は，²⁰¹Tlよりも被曝量の少ないヘキサキス(2-メトキシイソブチルイソニトリル)テクネチウム(⁹⁹ᵐTc-MIBI)やテトロホスミンテクネチウム(⁹⁹ᵐTc-Tetrofosmin)などのテクネチウム-99m (⁹⁹ᵐTc) 製剤を用いることが多くなっている．

> **略語**
> ◆SPECT
> 単一光子放射型コンピュータ断層撮影：
> single photon emission computed tomography
> ◆RI
> 放射性同位元素：radioisotope

2 読影法

冠動脈と心筋との関係を，図7-2-1に模式的にその解剖学的位置関係を示す．Aは3本の冠動

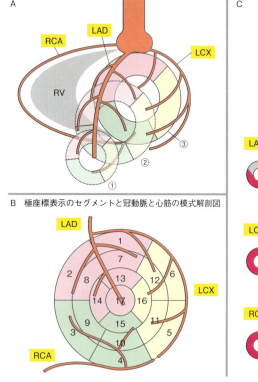

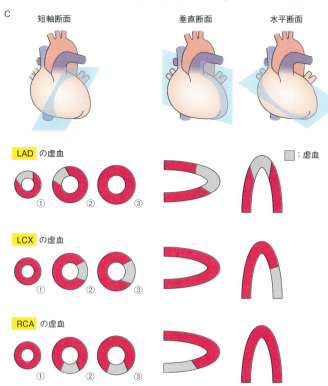

図7-2-1 ▶ 読影に役立つ冠動脈と心筋の模式解剖図
LAD：前下行枝，LCX：回旋枝，RCA：右冠動脈，RV：右心室．

表7-2-1 SPECT画像所見に基づく虚血と梗塞の診断

	負荷時		安静時	所見上の表現	所見の解釈
①正常		不変 →		正常	梗塞・虚血なし
②欠損		改善 →		完全再分布（完全fill in）	誘発虚血（梗塞なし）
③欠損		一部改善 →		不完全再分布（不完全fill in）	梗塞と虚血の混在，または高度虚血による遅延再分布
④欠損		不変 →		固定性欠損	梗塞かつ虚血なし
⑤正常または低下		さらに低下 →		逆再分布	梗塞かつ再灌流後（自然再灌流含む）

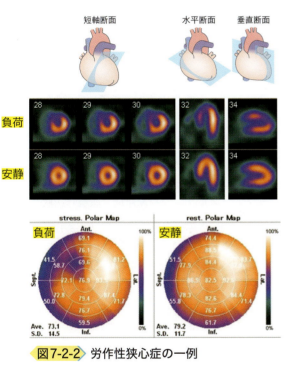

図7-2-2 労作性狭心症の一例

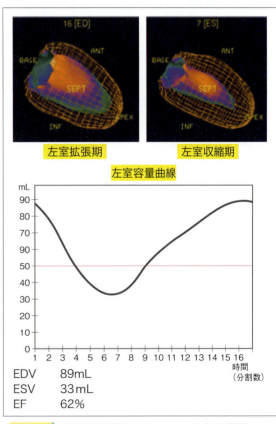

図7-2-3 心電図同期SPECTによる左室容量と駆出率の測定
EDV：拡張末期容量，ESV：収縮末期容量，EF：駆出率．

脈と心筋（短軸断面）との関係を示し，Bで極座標表示（左室全体を心尖部中心に展開して2次元表示）された場合の冠動脈と心筋との対比について，Cに冠動脈の狭窄病変とシンチグラフィで認められる典型的な虚血領域との関係を示した．

表7-2-1に，負荷像と安静像の組み合わせによる心筋虚血・梗塞の診断法を示す．基本的に負荷像で欠損像がみられ安静で正常化した場合，一過性心筋虚血があり，負荷像の欠損像が安静像で改善しなければ梗塞と判断する．

図7-2-2に，労作性狭心症患者の典型的なSPECT所見を示した．本例は前壁中隔から心尖部にかけて負荷像のみに欠損を認め，安静で再

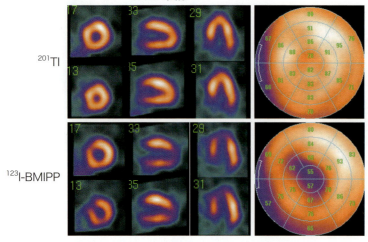

図7-2-4 安静時2核種同時収集によるTl，BMIPP心筋シンチグラフィ画像
2か月前に軽い胸痛発作と心電図変化を認めた糖尿病患者のタリウムとBMIPPシンチグラフィの2核種同時収集による画像．前下行枝領域にBMIPPのみで集積低下が認められ，同領域の高度な虚血が確認された．

> **略語**
> ◆MRA
> 磁気共鳴血管造影：magnetic resonance angiography

分布しており，前下行枝(LAD)領域の虚血と診断された．

SPECTは心電図同期下で撮像した場合，心臓の壁運動，左室容量や駆出率を同時に描出できる．図7-2-3に，正常心機能患者の実例を示した．

3 その他の心・大血管シンチグラフィ

心臓核医学検査では，投与する薬剤によってさまざまな心臓の機能画像を得ることができる．急性心筋梗塞急性期にピロリン酸テクネチウム(^{99m}Tc-PYP)によるピロリン酸シンチグラフィを用いることで，心筋梗塞の部位診断が可能である．

また，15-(4-ヨードフェニル)-3(R, S)-メチルペンタデカン酸(^{123}I-BMIPP)は心筋の脂肪酸の取り込みを調べる放射性薬剤で，一般に高度な虚血発作や繰り返す狭心痛があると，血流シンチグラフィ(^{201}Tl)に比べてその取り込みが低下する．これを利用して，感度はやや劣るが負荷検査を行わなくても心筋虚血を確認することが可能である．この検査法は，負荷が禁忌となっている不安定狭心症や心筋梗塞急性期の心筋虚血部位を調べるために利用されている(図7-2-4)．

心臓交感神経に集積する3-ヨードベンジルグアニジン(^{123}I-MIBG)は，心不全の重症度を調べる方法として確立されている．心プールシンチグラフィはアルブミンや赤血球と標識し，血管内の血液プール像を撮影することにより血管の形状や心機能を測定する検査であるが，最近では心臓超音波検査や磁気共鳴血管造影(MRA)に取って代わられており，あまり行われていない．

PET検査が可能な施設では，糖代謝を調べるフルデオキシグルコース(^{18}F-FDG)を投与して撮像することにより，心筋生存性をより正確に判定する手法として用いられている．また最近では，FDG-PET検査による心臓サルコイドーシスの炎症病変を検出する検査として保険適用され，診断や活動性評価法として有用性が高い．

引用・参考文献
1) 利波 紀久ほか編：最新臨床核医学，改訂第3版，金原出版，1999
2) 佐々木雅之ほか編：核医学検査技術学，改訂3版，南山堂，2015
3) 日本核医学会核医学イメージングガイドライン作成委員会編：核医学診断ガイドライン−各医学診断に関する各医学専門医による提言・勧告2008，日本核医学会，2008

8 PET画像の見方　①悪性腫瘍，その他

1 陽電子放出断層撮影（PET）検査

　陽電子放出断層撮影（PET）検査は，陽電子放出核種を用いた核医学検査である．現在は^{11}C，^{13}N，^{15}N，^{18}Fなどの核種が使用されているが，わが国で広く普及しているのは^{18}Fで標識された^{18}F-2-フルオロ-2-デオキシ-D-グルコース（FDG）を用いたPET/CTである．CTやMRI検査などの形態画像診断に対し，PET検査は腫瘍の性質を評価する機能画像診断である．

　本項では，広く使用されているFDG-PET/CT検査を中心に概説する．

❶ FDG-PET検査

　悪性腫瘍は多くのグルコースをエネルギー源とし，増殖，増悪していくことが知られている．この性質を利用し，画像化しているのがFDG-PET検査である．使用薬剤であるFDGは，生体内ではグルコース（ブドウ糖）と類似した薬剤であり，グルコースと同様に細胞内へ取り込まれる．

　細胞内に取り込まれた後，グルコースは代謝されるが，FDGは細胞内に蓄積（metabolic trapping）される．FDG-PET検査は，この蓄積を画像化している（図8-1）．

❷ FDG-PET/CT画像の読影

　FDG-PET/CT検査は一度で全身の検索が可能であり，悪性腫瘍の検出，病期診断，予後予測，そして，治療効果判定などの多様な評価に非常に有用な検査である．現在では，がん診療において欠かせない検査となっている．

　しかし，集積しているものがすべて異常（＝悪性腫瘍）というわけではない．FDGの集積には生理的な集積があり，その分布を把握しておく必要がある．代表的な生理的集積部位は脳，口蓋扁桃，消化管，肝臓，腎，尿管である（図8-2，8-3）．

　また，FDGの分布は血糖値やインスリンにより影響を受ける．血糖が上昇すると腫瘍，脳への集積が低下し，心筋や筋肉への集積が上昇する（図8-4）．インスリン投与後では全身の筋肉に集積する（図8-5）．また，運動負荷後でも使用した筋肉に集積する．検査前日や当日の過度の運動は避けるべきである．これらの留意点をふまえ，FDG-PET/CT画像を読影していく．

❸ 集積程度の判定

　集積程度の判定には，視覚評価とstandardized uptake value（SUV）が用いられる．SUVは半定量的な値であり，さまざまな要因（撮像機器，撮

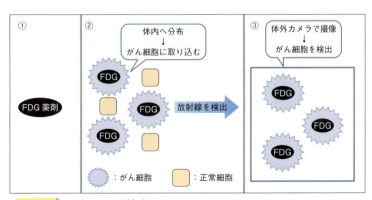

図8-1　FDG-PET検査のしくみ

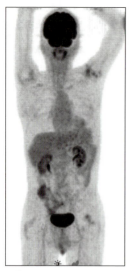

▶図8-2 正常
60代、男性（MIP画像）．血糖値101mg/dL．生理的集積あり（脳、口蓋扁桃、肝臓、消化管、尿路系）．

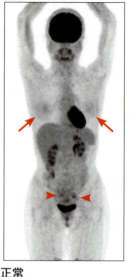

▶図8-3 正常
40代、女性（MIP画像）．血糖値98mg/dL．生理的集積あり（脳、口蓋扁桃、肝臓、消化管、尿路系）．また、生殖可能年齢では両側乳腺（→）や卵巣（▶）、子宮にも生理的集積を認める．

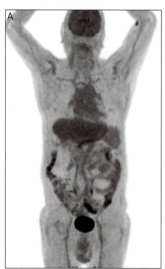

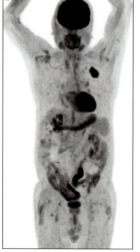

▶図8-4 肺がん
60代、男性（MIP画像）．A：血糖値271mg/dLと高血糖状態での撮影．脳への集積は低下し、コントラストが低下．
B：血糖値89mg/dLで正常範囲内での撮影．脳への集積があり、コントラストも改善．

▶図8-5 インスリン投与下症例
60代、男性（MIP画像）．血糖値68mg/dL．インスリン投与5時間以内に撮影された症例．全身の筋肉にびまん性に集積．

像タイミング、血糖値、病変の大きさなど）の影響を受けるため、解釈は慎重に行う必要がある．多くはSUVmaxを用いる．SUVmaxは関心領域（ROI）内の最高カウントで代表される．

前述の内容をふまえ、代表的な悪性腫瘍について概説する．

略語

◆MIP
最大値投影法：
maximum intensity projection

◆PET
陽電子放出断層撮影：
positron emission tomography

◆SUV
standardized uptake value
単位体重あたりの投与量に対する集積の比である．放射性同位元素が体内に均等に分布し、排泄がない場合はSUV＝1である．

◆FDG
フルオロデオキシグルコース：
^{18}F-2-fluoro-2-deoxy-D-glucose

◆ROI
関心領域：
region of interest

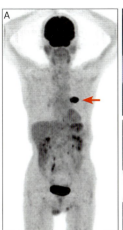

図8-6 肺がん症例(80代,男性)
左肺上葉S3に3cm大の腫瘤(→)があり,同部位にFDGの集積がある.SUVmaxは15.51であり,肺がんに矛盾しない所見である.

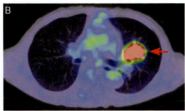
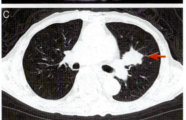

図8-7 直腸がん術後,多発転移,腹膜播種に対し化学療法施行中の症例(40代,男性)
左肺上葉S1＋2に3cm大の腫瘤(→)があり,内部に空洞,周囲に散布巣である小結節(▶)が多発している.空洞の腫瘤に一致して同部位にFDGの集積がある.SUVmaxは6.80である.胸部CT所見からは典型的な肺結核であり,集積が高く,活動性の肺結核に矛盾しない所見である.

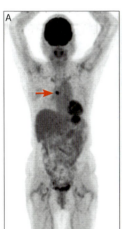
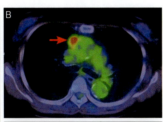
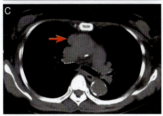

図8-8 胸腺がん症例(60代,女性)
前縦隔に2cm大の腫瘤(→)があり,同部位にFDGの集積がある.SUVmaxは6.94であり,胸腺がんを疑った.病理検査にて胸腺がんと診断された.

2 代表的な悪性腫瘍

❶ 肺がん・縦隔腫瘍など

①肺がん

肺がんに対するFDG-PET検査の有用性は,広く認知されている.正常肺の集積が低く,FDGの集積が高い病変は悪性腫瘍の可能性がある(図8-6).しかし,偽陰性や偽陽性もあり,注意を要する.代表的な偽陰性は腫瘍サイズが小さい(5mm以下)場合,呼吸による変動がある場合,低悪性度(高分化型腺がんなど)の場合が考えられている.

一方,偽陽性には活動性のある肺炎(間質性肺炎や細菌性肺炎を含む)や結核(図8-7),非結核性抗酸菌症などの肉芽腫性変化,真菌感染などがある.FDG-PET検査のみの所見で診断するのではなく,胸部CTや血液検査も併せて総合的に診断を進めていくべきである.

②縦隔

縦隔内でFDG集積を示した場合は,リンパ節病変であり,リンパ節転移の評価に優れている.また,前縦隔腫瘍では胸腺過形成,胸腺腫から胸腺がん(図8-8)があげられるが,悪性度が高くなれば集積も上昇すると報告されている.しかし,オーバーラップもある[1].

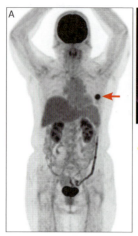
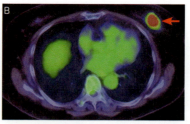

図8-9 **乳がん症例**(60代，女性)
左乳房AC領域に腫瘤(→)があり，同部位にFDGの集積がある．SUV_maxは12.49であり，乳がんを疑った．病理検査にて乳がんと診断された．

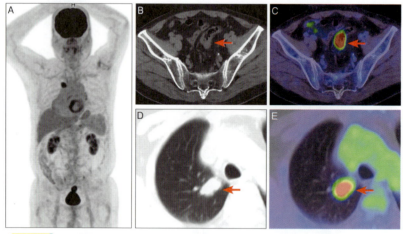

図8-10 **大腸がん，肺転移症例**(70代，男性)
S状結腸に腫瘤(→)があり，同部位にFDGの集積がある．SUV_maxは11.60であり，S状結腸がんを疑った．さらに右肺上葉にも2.9cm大の結節があり，SUV_maxは8.61を認めた．S状結腸がん，肺転移を疑い，手術を施行した．病理検査にてS状結腸がん，肺転移と診断された．

③乳がん(図8-9)

乳がんもFDGの集積を認めるが，乳腺炎などの炎症，外傷や血腫，膿瘍，結核，サルコイドーシスでも集積を示すことがある．

④消化管(図8-10)

前述のとおり，消化管には生理的集積が存在しているため，早期がんではFDG-PET検査での原発巣の同定，深達度評価はできない．進行がんであれば，原発巣の同定は比較的容易にできる．しかし，生理的集積があることから，そのほかの検査(造影CTや内視鏡検査)も参照すべきである．

生理的集積か腫瘍による集積かを判断する1つの方法として，後期相を撮像することがある．FDG集積位置が移動していれば，生理的集積の可能性が高い．ただし，がんではなくても腺腫(ポリープ)への集積もあるため，そのほかの検査も参照する必要がある．

一方，FDG-PET検査は一度に全身を評価できるため，遠隔転移検索に有用である．胃がんでは左鎖骨上窩リンパ節転移で発見される場合もあり，読影する際は注意を払う必要がある．

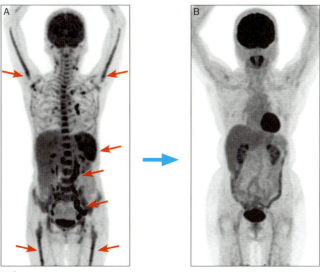

図8-11 ホジキンリンパ腫ステージIVB期症例(60代,女性)
A:治療前,B:治療後.
傍大動脈,総腸骨,外腸骨領域リンパ腫大(→),肝脾腫,集積亢進がある.さらに両側上腕骨から全脊椎,大腿骨にかけてびまん性に集積があり,FDG-PET所見からは肝脾腫浸潤,骨髄浸潤を呈し,ステージIVB期と診断された.治療後はいずれの集積も消失した.

⑤悪性リンパ腫(図8-11)

　悪性リンパ腫は悪性度,病期,節外病変の有無や全身状態によって治療方針が異なる.とくに,悪性度による病理組織診断の評価は重要である.FDG-PET検査は一度に全身の評価ができ,生検部位の特定など,前述の治療方針決定に起因する多くの項目評価が行えるという利点がある.また,治療効果判定にも広く使用されている.昨今では治療効果予測も行われつつある.

引用・参考文献

1) Liu Y et al : Characterization of thymic lesions with F-18 FDG PET-CT : an emphasis on epithelial tumors. Nuclear Medical Communication 32(7) : 554-562, 2011

第5章

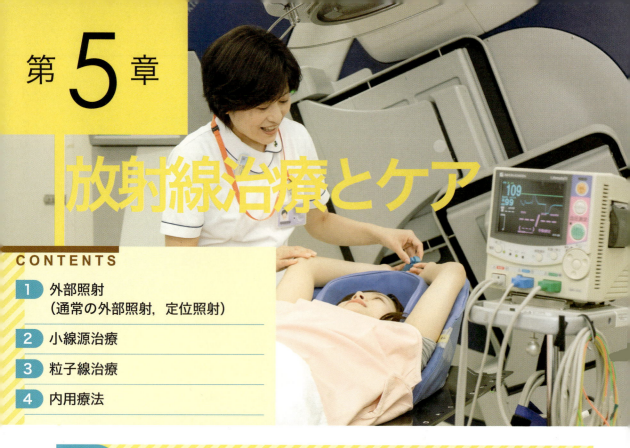

放射線治療とケア

CONTENTS
1. 外部照射（通常の外部照射，定位照射）
2. 小線源治療
3. 粒子線治療
4. 内用療法

1 外部照射（通常の外部照射，定位照射）

1 放射線治療に看護が必要な理由

通常の放射線治療は，1回照射といった特殊な照射方法もあるが，一般に10〜30回以上のように数週間にわたって照射が行われることが多い．この治療期間中に照射を確実に受けるための患者教育において，看護師の果たす役割は大きい．そのため，看護師は照射の目的，照射方法，それに伴う放射線治療の副作用（急性期有害事象・晩期有害事象）と対策について十分に理解し，患者に適切な指導を行い，治療が完遂できるよう導くことが大切である．

放射線治療には，患者を中心に医師・診療放射線技師・医学物理士・看護師・事務職員など，多くの職種が関与しており，これら多職種との調整において看護師は重要な役割を占める．

2 放射線治療の有害事象

放射線治療の副作用は急性期有害事象と晩期有害事象に分類される（表1-1）．

❶急性期有害事象

照射中から照射終了後6か月以内に生じる照射野内外に生じる副作用で，照射終了後1〜2か月で回復する．照射野外に生じる代表的な副作用として，放射線宿酔がある．照射開始とともにめまい・食欲低下・吐き気などの照射野外に現れる全身症状である．その原因はサイトカインの作用によるものと考えられているが，患者の不安などの照射以外の要素の関与も大きく，患者へ不安を与えるような説明は慎むべきである．一般に急性期の反応は確定的影響が原因であり線量依存性であるため，個人差はあるものの症状発現の予測は可能である．照射野内の急

性期の反応は疾患や照射部位，線量により異なるため，詳細は第6章を参照されたい．

❷晩期有害事象

照射終了後6か月以降に照射された臓器に限局して生じ，症状は不可逆性である．晩期有害事象を理解するには臓器の耐容線量を知っておくことが必要である．

❸臓器の耐容線量

最小耐容線量(TD5/5)と最大耐容線量(TD50/5)で表される．臓器により異なるが，一般にTD5/5以内の線量で治療が行われ，回復しない晩期有害事象の発生は可能なかぎり抑えるよう努力がなされている．表1-2～4に，代表的な臓器と線量制約の参考値を示す．

3 照射前の看護

❶初診時

初診時，患者は不安と緊張でいっぱいである．日本は被ばく国であるため，「放射線」に対する恐怖心が強いといわれ，化学療法より放射線治療の方に恐怖を示すようである．したがって，まず放射線治療そのものが疼痛などを伴わない安全な治療であることを説明し，患者の安心を得ることが大切である．

医師より放射線治療の目的，照射方法，回数，有害事象などについて一通りの説明は受けているはずであるが，実はほとんど覚えていないことが多い．繰り返しになっても，もう一度説明した方がよい．とくに次回来院日となる治療計画施行日の日時や注意事項(食止めや排尿制限など)は重ねて説明し，紙面に記録したものを手渡すとよい．治療計画の説明では，皮膚に直接ボールペンで印をつけることやその印を消さないことも説明しておいたほうがよい．

❷治療計画時

診療放射線技師は男性が多いので，患者が女性である場合は女性看護師が治療計画室に同行することが望ましい．上半身や下半身を露出する場合はタオルを用意し保護する．

> 📖 **用語解説**
> ◆TD5/5
> 照射後5年以内の有害事象発生率が5％以下の線量．
> ◆TD50/5
> 照射後5年以内の有害事象発生率が50％以下の線量．

表1-1 放射線治療による急性期有害事象と晩期有害事象

臓器	急性期有害事象	晩期有害事象
造血器	形成不全，汎血球減少症	脂肪髄，骨髄線維症，白血病
皮膚	紅斑，脱毛，水疱，びらん，脱毛	色素沈着，色素脱失，毛細血管拡張，萎縮，潰瘍
口腔粘膜	充血，浮腫，びらん，白苔，潰瘍	線維化，瘢痕，潰瘍
眼球	流涙，涙分泌減少，眼球乾燥	白内障，網膜症，角膜潰瘍
唾液腺	アミラーゼ上昇，粘稠唾液，口内乾燥症	口内乾燥症，味覚障害，う歯，線維化
肺	放射線肺臓炎	肺線維症
心臓	―	心外膜炎，心嚢膜炎
食道	食道炎	食道狭窄，食道潰瘍，穿孔
腸管	下痢	潰瘍，狭窄，腸閉塞，直腸膀胱腟瘻
腎臓	腎炎	萎縮腎(腎硬化症)，悪性高血圧
膀胱	膀胱炎，頻尿	萎縮膀胱，頻尿
脳・脊髄	脳浮腫，脳圧亢進症	脳壊死，脊髄症，末梢神経障害
筋肉・軟部	浮腫	硬結(線維化)，循環障害(リンパ浮腫)
骨	成長停止	骨壊死，成長停止

(三橋紀夫：放射線治療の有害事象．がん・放射線療法2010, p.99, 篠原出版新社, 2010)

治療計画の終了後，別室で印を示しながら放射線が体内に入る方向を説明し，照射される皮膚の部位や範囲を具体的に提示する．印は側胸部や側腹部などの両側にもあるので，これらの印を消さないよう説明する．

4 照射中の看護

可能であれば，患者が照射室に入室し，照射準備が整うまで同行するのが望ましい．胸腹部・骨盤などの照射では，大きく皮膚を露出して体位を調整するので，患者の羞恥心は男女ともに大きいと考えられる．診療放射線技師だけでなく，看護師が同室することにより患者に安心感を与えることができる．同時に照射野の状況や皮膚の印の状態を確認し，患者へ指導を行う．

照射線量の増加に伴い，種々の副作用の出現が予想される．副作用の程度を評価し記録することが必要である．

一般に医師の診察は週に1回であることが多いので，必要に応じて医師の診察へまわすことも考慮する．

化学療法が併用されている場合には，化学療法と照射の時間の調整にも留意する．

5 照射終了後の看護

照射終了後は照射に伴うなんらかの副作用が出現していることが多く，その対応が必要である．急性期の反応は照射終了後1～2か月で軽快するが，症状の程度に応じて投薬が必要なことも多い．患者には症状は可逆性であること，照射部位による対処方法などを具体的に指導する．

照射終了後は副作用の軽減が得られた後，2～3か月の経過観察となる．

経過観察中の留意点として，①再発・転移の徴候，②晩期有害事象の早期発見があげられる．患者は自分のがんとは無関係であると自己判断し，異常を放置してしまうことがある．患者との会話

表1-2 神経系（代表的な臓器と線量制約の参考値）

	線量制約	確率
脳（全体）	最大線量<60Gy 最大線量72Gy 最大線量90Gy	<3% 5% 10%
視神経（全体）	最大線量<55Gy 最大線量55～60Gy 最大線量60 Gy	<3% 3～7% >7～20%
脊髄（部分）	最大線量50Gy 最大線量60Gy 最大線量69Gy	0.2% 6% 50%

(Marks LB et al：Use of normal tissue complication probability models in the clinic. Int J Radiat Oncol Biol Phys 76 (3 Suppl)：S10-19, 2010)

表1-3 胸部（代表的な臓器と線量制約の参考値）

	線量制約	確率
肺（全体）	V_{20}≦30% 平均線量7Gy 平均線量13Gy 平均線量20Gy 平均線量24Gy 平均線量27Gy	<20% 5% 10% 20% 30% 40%
心膜	平均線量<26Gy V_{30}<46%	<15% <15%
心臓（全体）	V_{25}<10%	<1%

V_x：X Gy照射される臓器の体積

(Marks LB et al：Use of normal tissue complication probability models in the clinic. Int J Radiat Oncol Biol Phys 76 (3 Suppl)：S10-19, 2010)

表1-4 腹～骨盤部（代表的な臓器と線量制約の参考値）

	線量制約	確率
小腸（全体）	V_{45}<195cc	<10%
直腸（全体）	V_{50}<50% V_{60}<35% V_{65}<25% V_{70}<20% V_{75}<15%	<15% <10%
膀胱（全体）	最大線量<65Gy	<6%

V_x：X Gy照射される臓器の体積

(Marks LB et al：Use of normal tissue complication probability models in the clinic. Int J Radiat Oncol Biol Phys 76 (3 Suppl)：S10-19, 2010)

のなかでわずかでも異常を感じた場合は，担当医師に伝え，情報を共有することが大切である．

引用・参考文献

1) Marks LB et al：Use of normal tissue complication probability models in the clinic. Int J Radiat Oncol Biol Phys 76 (3 Suppl)：S10-19, 2010

2 小線源治療

1 目的

小線源治療とは，放射性同位元素を留置して行う放射線治療であり，基本的に根治を目指した治療である．

2 治療の実際

看護師は，患者・家族に治療の目的・方法・副作用について説明する．医師からも同様の説明を受けていると思われるが，患者・家族が説明内容を理解しているかを再確認し，治療に対する不安に配慮しながら患者が求める説明を補足する．

以下に，代表的な小線源治療を例に治療の手順を示す．

❶子宮頸がんに対する子宮腔内照射

子宮頸がんに対する子宮腔内照射は，イリジウム線源あるいはコバルト線源(高線量率)を用いて一時的に行う放射線治療である．遠隔転移がなければいずれのリスクの子宮頸がんでも適応となり，外部照射と併用されることがほとんどである．

治療手順
① 患者は更衣の後，照射の体位(砕石位)を設定する．事前に全身麻酔や硬膜外麻酔，腰椎麻酔を行うこともある．
② 子宮腔内にタンデム，子宮腔部にオボイドペアを留置し，経腟的にアプリケータを挿入する(図2-1, 2)．
③ アプリケータを固定する目的で，アプリケータ周囲にガーゼを充填する．とくにオボイドペアの直腸側は，直腸線量を低減する目的でできるだけガーゼを挿入する．
④ X線シミュレータを用いて，アプリケータの位置を確認する(図2-3)．
⑤ 放射線治療計画装置で，線源の停留時間を計算・検証する．問題がなければ，アプリケータとラルス(RALS：遠隔操作式後充填治療装置)を接続する(図2-4)．
⑥ アプリケータ内のいくつかのポイントに数十秒〜数分間，線源を停留させることにより一時的に照射する．
⑦ 最終的にアプリケータを抜去し，肉眼的に問題のないことを確認して手技を終了する．
子宮体がん，腟がんに対しても，それぞれの専用アプリケータを用いて同様の手技を行う．

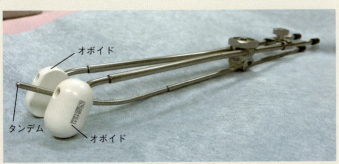

図2-1 タンデムとオボイドペア

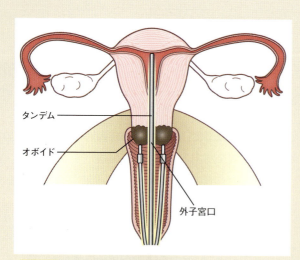

図2-2 腔内照射の模式図

タンデム
オボイド
外子宮口

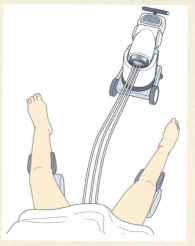

図2-4 アプリケータと治療装置の接続

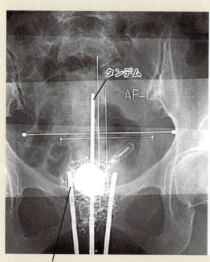

タンデム
オボイド

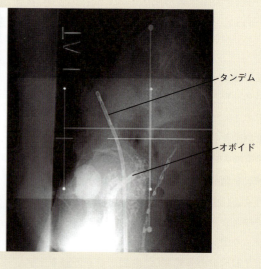

タンデム
オボイド

図2-3 X線シミュレータによるタンデムとオボイドペアの位置確認

略語
◆RALS
遠隔操作式後充填治療装置：
remote after loading system

❷前立腺がんに対する高線量率組織内照射

前立腺がんに対する高線量率組織内照射は，イリジウム線源(高線量率)を用いて一時的に行う放射線治療である．比較的リスクが高い前立腺がんが適応となり，外部照射と併用されることがほとんどである．

治療手順
① 全身麻酔や硬膜外麻酔，腰椎麻酔を行い，照射の体位(砕石位)を設定する(図2-5A)．
② 穿刺予定部位(会陰部)の剃毛を行う．会陰部を十分に露出し，陰嚢を上方に固定する．穿刺予定部を消毒し，清潔野とする(図2-5B)．
③ 経肛門的に超音波検査を行い，前立腺の形や大きさの画像を取得する．
④ 放射線治療計画装置で，線源の停留時間を計算・検証する．
⑤ 計画に準じて，経会陰式に留置針を刺入する．
⑥ 留置針の位置を確認する(図2-6)．
⑦ それぞれの留置針とアプリケータを接続し，照射する(図2-5C, D)．
⑧ 最終的に留置針を抜去し，止血を確認後，手技を終了する．

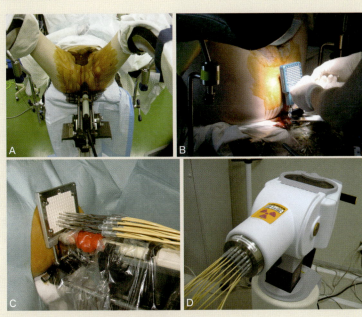

図2-5 前立腺がんに対する高線量率組織内照射
A：患者を砕石位とし，体位を設定する．会陰部を十分に消毒し，経肛門式超音波検査を行う．B：専用アプリケータを会陰部に装着させ，留置針を刺入していく．C, D：留置針とラルスを接続する．

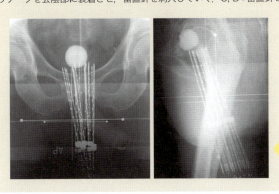

図2-6 X線シミュレータ
前立腺に刺入した針の位置を確認．

❸ 前立腺がんに対するシード永久挿入療法

前立腺がんに対するシード永久挿入療法は，前立腺組織内にヨウ素線源（超低線量率）を永久に留置する照射法である．ヨウ素線源をシード（種）に見立てることから，一般に「シード永久挿入療法」とよばれる．比較的リスクが低い前立腺がんが適応となる．

> **治療手順**
> ① 全身麻酔や硬膜外麻酔，腰椎麻酔を行い，照射の体位（砕石位）を設定する．
> ② 穿刺予定部位（会陰部）の剃毛を行う．会陰部を十分に露出し，陰嚢を上方に固定する．穿刺予定部を消毒し，清潔野とする．
> ③ 経肛門的に超音波検査を行い，前立腺の形や大きさの画像を取得する．
> ④ 放射線治療計画装置で線源を留置する位置を決め，線量分布図を計画・検証する．
> ⑤ 治療計画に則って留置針を刺入し，専用のアプリケータを使用してヨウ素線源を留置していく（図2-7）．
> ⑥ 最終的に針を抜去し，止血を確認後，手技を終了する．
> ⑦ 手技終了後に，X線シミュレータで留置された線源の位置・個数を確認する（図2-8）．

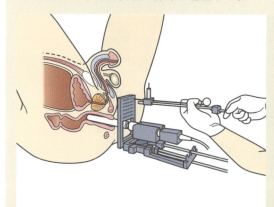

図2-7 前立腺がんに対するシード永久挿入療法

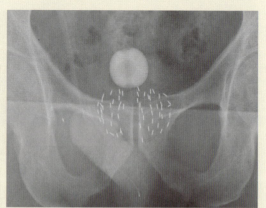

図2-8 X線シミュレータによる前立腺に刺入した線源の位置確認

❹ 表在がんに対するモールド照射（表面照射）

皮膚がんなど表在がんに対するモールド照射（表面照射）は，モールドとよばれる鋳型を作成し，モールドを介してイリジウム線源（高線量率）を用いる一時的な放射線治療である．

患者はヘルメット型のモールドをかぶり（図2-9），静止下で治療を行う．患者にヘルメット型のモールドをかぶってもらい，静止下で治療を行っている．

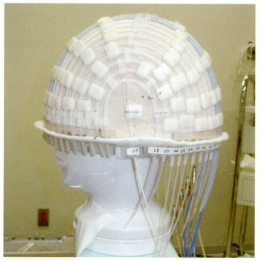

図2-9 ヘルメット型のモールド
当院で頭皮血管肉腫に対する全頭皮照射時に使用したもの．

3 注意事項

- 観血的な手技を伴う際には，出血，疼痛，感染に注意する．
- 子宮頸がんや子宮体がんの場合は，アプリケータであるタンデムやオボイドを留置する位置に腫瘍が存在することがあるため，接触による多量の腫瘍出血に注意する．
- 麻酔を併用する際は，麻酔科医と放射線治療医との連携をとる．
- 高線量率照射の場合は，遠隔操作式後装填法（ラルス）を用いた遠隔操作を行うため，医療従事者が患者から一時的に離れてしまう．照射時には，モニターで患者の状態を把握する．
- 放射線性線源の取り扱いに注意する．
- シード永久挿入療法の場合は，刺入予定の線源数と刺入された線源数を把握しておく．
- 余剰線源や脱落線源は届け出る必要がある．

4 禁忌

- 全身状態が不良である患者．
- 照射中の体位保持が困難である患者．
- 観血的な手技が必要な場合に，重度の出血傾向がある患者．
- 治療の同意が得られない患者．

5 ケアのポイント

- 砕石位をとる場合は，患者の羞恥心を害さないように十分に配慮する．
- 体位を設定してしまうと途中で体位変更が困難になることがあるため，最初の体位設定は慎重に行う．
- 手技に痛みを伴うことがあるため，とくに麻酔を併用しない場合は，痛みのケアに留意する．経時的に患者から痛みの状態を聴取する．
- 放射線防護の3原則である「時間」，「距離」，「遮蔽」を念頭におき，常に個人の被ばく・防護に留意する．
- シード永久挿入療法の手技中に管理区域へ出入りする際は，個人用のポケット線量計を装着する．

3 粒子線治療

1 目的

❶粒子線治療とは

　粒子線治療とは，放射線治療の1つである．通常の放射線治療ではX線が用いられるが，粒子線治療では光速近くまで加速された原子核を用いる．現在，粒子線治療には，水素の原子核を用いた陽子線治療と炭素の原子核を用いた重粒子線治療(炭素イオン線治療)がある．

❷治療の特徴

　粒子線(陽子線，重粒子線)はX線と異なり身体の中で止めることができるので，効率的に患部に線量を集中させることが可能である．また，重粒子線ではX線と異なった機序で殺細胞効果を示すため，放射線が効きにくいがんに対しても効果が期待できる．

❸治療の目的

　粒子線治療はがん治療に用いられる．遠隔転移はないが手術が難しく，また，通常の放射線治療では，効果が期待できないがんが適応となる．

2 治療の実際

❶画像診断など

　粒子線治療では，治療範囲の決定は主に画像検査に基づいて行われるため，治療計画を行う前に必要な画像検査を行う．治療精度の向上のため，がんの位置確認を容易にする目的で金マーカーの刺入を行うことがある(図3-1)．また，口腔内の補綴物などの金属が治療範囲に含まれる場合，治療前に金属除去を行うことがある(図3-2)．

❷固定具作成

　治療部位に応じた固定具を作成する(図3-3)．固定具には，①治療体位を再現する，②治療中の患者の動きを抑制する，③胸腹部領域の治療で呼吸による動きを抑制する，といった目的がある．頭頸部領域の治療では，顎関節の安定や口腔粘膜を保護するためマウスピースを作成する．固定具は，治療時毎回使用する．

❸治療計画用CT撮影

　固定具に患者をセットした状態で，治療部位のCTの撮影を行う．粒子線治療では，粒子線を体内の任意の深さで止めることが可能であるが，その調整はこのCT画像に基づいて行われる．腹部や骨盤領域の治療では，治療前一定時間禁食などの食事制限，排尿して治療・1時間蓄尿後治療・浣腸後治療などといった排尿・排便コントロールが行われる場合があるが，治療計画用CT撮影も同様の条件で行う．

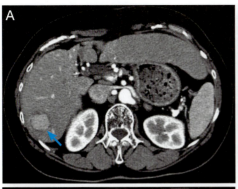
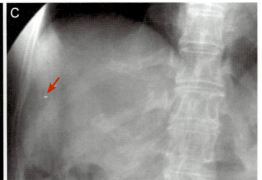
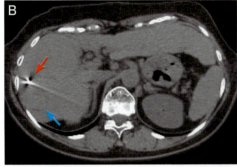

> **図3-1** 金マーカーの刺入
> A：造影CT画像，B：単純CT画像，C：透視画像．
> ➡：腫瘍，➡：金マーカー．
> 肝腫瘍に対する重粒子線治療では，病変の位置を明確にするため腫瘍近傍に金マーカーを経皮的に刺入することがある．Cでは腫瘍は確認できないが，金マーカーの位置から腫瘍の位置を推測できる．

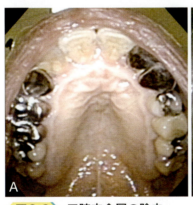
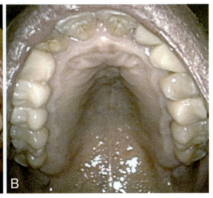

> **図3-2** 口腔内金属の除去
> A：処置前，B：処置後．
> 治療の範囲に口腔内金属（歯科補綴物）が含まれる場合は，事前に金属の除去を行いプラスチック製の仮歯を作成する．

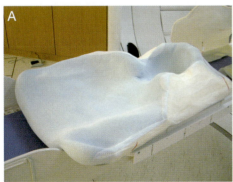
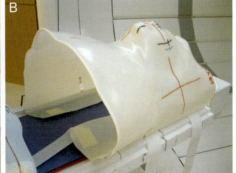

> **図3-3** 頭頸部がんの治療に用いる固定具
> A：枕側，B：カバー．
> 固定具は，患者の体型に合わせて作成する．

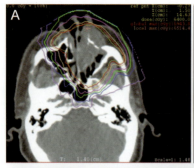
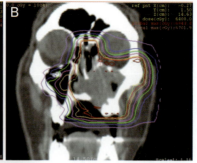
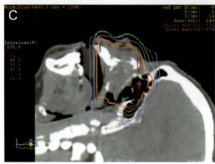

図3-4 頭頸部がんの重粒子線治療での線量分布図
線量分布図で，治療範囲や温存したい臓器（眼球や脳など）の線量を確認する．
A：水平断，B：冠状断，C：矢状断．

④治療計画

治療計画用CTが撮影されると，担当医師が診察所見やMRI・PETなどの診断画像を参考にして治療計画CT上に治療範囲を決定する．守りたい正常組織（眼球や脳など）を考慮しながらどの方向からどの程度の照射を行うかを決定し，最終的に治療計画用CT上に線量分布図を作成し，治療計画の妥当性を検討する（図3-4）．治療計画が完成したら実際の照射装置での検証が行われる．

⑤治療（照射）

①治療の頻度

固定具作成から実際の治療開始までの期間は施設により異なるが，1～2週間程度である．

粒子線治療の回数は，治療部位やがんの進み具合によって異なる．治療は1日1回，週4～5回のペースで行われる．多くの治療部位で10～30回程度の分割照射が用いられる．肺・肝臓などの臓器では，1～4回程度の少数回照射が行われる場合もある．

治療手順
① 患者入室後，固定具に身体を固定する（図3-5）．
② 照射装置までベッドを移動し，透視やCTを用いて腫瘍の位置が治療計画用CT時と同じになるようにベッドを動かしながら微調整を行う．
③ 位置が決まったら治療を開始する．粒子線を照射されてもほとんど自覚症状はない．

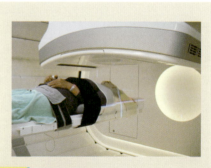

図3-5 治療の様子
患者は，固定具で固定された状態で治療を受ける．治療中は治療室内には入れないため，モニターで観察し，治療中問題が発生した場合には患者に渡したブザーで知らせてもらう．

1回の治療にかかる時間は，部位やがんの大きさにもよるが，入室から退室まで15〜30分程度である．

3 注意事項

粒子線治療には，粒子線が身体の中で止まるというメリットがあるが，その分通常の放射線治療と比べ，患者の治療体位の再現性がより重要になる．

4 禁忌

・治療中に患者の安静が維持できない場合
・照射範囲に，脊椎の金属固定などといった比較的大きな金属が含まれる場合

5 ケアのポイント

看護師は固定具作成時，治療計画用CT撮影時，治療（照射）時に患者のケアにあたる．

❶ 固定具作成時

治療準備のスタートであり，ほとんどの患者は緊張している．そのため，十分なコミュニケーションをとり，写真や動画などを用いて情報を提供することで患者の緊張を緩和することを心がける．また，上肢の挙上などといった固定の体位や病変の部位によって，固定具作成中に痛みが出ることが予想される場合は，その対応を考えておく必要がある．

閉所や圧迫感があることに不安を感じる患者もいるため，事前に十分な説明を行う．閉所恐怖症の患者の場合，薬物による不安の除去も考慮する．

❷ 治療計画用CT撮影時

患者の緊張の緩和を心がける．治療計画用CTは治療と同じ条件で撮影する必要があるため，照射部位によっては食事制限や排尿・排便コントロールが行われる．これらが適切に行われているかを確認する．

❸ 治療（照射）時

声かけなどを行い，患者の緊張の緩和を心がける．患者の疼痛コントロール，排尿・排便コントロール，食事制限の状況を確認する．

粒子線は照射されても自覚症状はないが，治療回数が増えるにしたがって皮膚や粘膜などに急性期の反応が出現してくる．例えば粘膜反応では，頭頸部領域であれば疼痛，腹部領域であれば下痢となるため，患者の治療部位を理解し急性期の反応の予測と対応について検討する．治療終了後，患者は長時間の臥床の影響でふらつくことがあるため，治療台から降りるときには注意が必要である．

粒子線治療には医師だけでなく，診療放射線技師や医学物理士もかかわるため，他職種との情報交換・連携が重要である．

4 内用療法

1 RI内用療法

　RI内用療法とは放射線治療の一種であり，放射性同位元素(RI)を組み込んだ薬剤を経口的あるいは経静脈的に投与し，がん細胞や甲状腺細胞を選択的に照射する治療法である．

　わが国では，分化型甲状腺がんおよびバセドウ病に対する放射性ヨウ素治療，CD20陽性悪性リンパ腫に対するイットリウム-イブリツモマブチウキセタン治療(ゼヴァリン®)，去勢抵抗性前立腺がんに対する塩化ラジウム治療(ゾーフィゴ®)が，保険診療として行われている．

2 分化型甲状腺がんに対する放射性ヨウ素治療

❶目的

　分化型甲状腺がん(乳頭がん，濾胞がん)の甲状腺全摘後の患者が対象となる．顕微鏡レベルでは，甲状腺全摘後でも腫瘍や正常甲状腺組織が残存していることが多く，これらを破壊することが目的である．

　分化型甲状腺がんはヨウ素を取り込む性質をもっており，内服投与された^{131}Iが，がん細胞に集まり，病巣内からβ線を放出することを利用して治療を行う(アジュバント治療)．また，遠隔転移のない患者では，サイログロブリン測定による再発の検出を容易にするため，残存正常甲状腺組織の破壊を目的として治療が施行される(アブレーション治療，図4-1)．

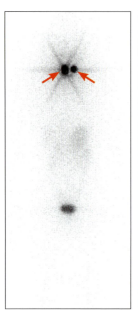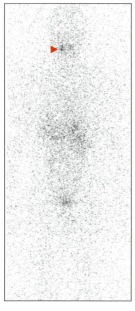

図4-1　甲状腺乳頭がんに対するアブレーション治療(30代男性)
A：1.11GBqアブレーション治療後シンチグラフィ．甲状腺床に異常集積を認める(→)．
B：1年後の370MBq診断シンチグラフィ．甲状腺床の集積が消失したため，治療終了となった(▶は口腔内のRI)．

❷ 治療の実際

治療手順

① 腫瘍に効率よく放射性ヨウ素を取り込ませるために，甲状腺刺激ホルモン（TSH）の上昇を図り，ヨウ素の摂取制限を行う．

- ◆TSHを上昇させるために，通常1か月前から甲状腺ホルモン剤を休薬する．一方，遠隔転移のない患者に対するアブレーション治療の場合，休薬せずに遺伝子組換え型TSH製剤（タイロゲン®）を投与しても同等の効果が得られる．
- ◆ヨウ素を含む薬剤（うがい薬，総合感冒薬，抗不整脈薬の一部やCT造影剤など）は治療1か月前から使用を中止する．海藻類（のり，わかめ，昆布，ひじきなど），貝類，赤身の魚，昆布だし，寒天を使用したプリン，ヨーグルトなどの摂取を治療2週間前から控える．ヨウ素制限食のレトルトパックも市販されている．

② ヨウ素カプセルを投与する．通常3.7GBqが投与されるが，病状に応じて1.11～7.4GBqの投与が行われる．1.11GBqを超える場合は，放射線治療病室への入院が必要である．2019年4月現在，「1.11GBqを超える場合」に入院が必要であるが，「3.7GBqを超える場合」へ緩和される可能性がある．

③ 治療後5～7日に全身ヨウ素シンチ検査を行い，転移巣を含めたヨウ素集積を確認する．

④ 治療半年～1年後に診断のためのシンチグラフィ検査を行い，集積が消失しているか否かを確認する．集積が残存していれば，血中サイログロブリン値などを考慮して半年～1年の間隔で再治療を行う．

❸ 禁忌

- 妊婦または妊娠の可能性のある女性．
- 授乳婦．
- 介護や日常生活に補助が必要な人．

❹ 注意事項とケアのポイント

- 体外へのβ線の影響はほぼ体液（尿，便，汗，唾液など）を介するものにかぎられるが，同時にγ線も放出するため投与直後3日～1週間程度は行動制限が必要である（p.56第2章-4「5内用療法」）．
- 甲状腺ホルモン剤休薬の場合，甲状腺機能低下症状が出現する．また，投与放射線量に応じて嘔気，嘔吐，唾液腺の腫脹や発赤などが出現するが，利尿や唾液分泌を促進して余剰の放射性ヨウ素を洗い流すことで軽減できる．

> **略語**
> ◆RI
> 放射性同位元素：radioisotope
> ◆MIBG
> メタヨードベンジルグアニジン：meta-iodobenzylguanidine
> ◆TSH
> 甲状腺刺激ホルモン：thyroid stimulating hormone

3 バセドウ病に対する放射性ヨウ素治療

❶目的

　甲状腺はヨウ素を取り込み，ヨウ素を原料として甲状腺ホルモンを産生する．バセドウ病は甲状腺ホルモンを過剰に産生する疾患であり，通常大量のヨウ素を取り込む(図4-2)．^{131}Iを取り込ませて，甲状腺組織を破壊することがこの治療の目的である．

　抗甲状腺薬でコントロール不良あるいは副作用を認めた患者，外科切除後再発した患者，重篤な心肺疾患のため甲状腺機能の安定が必要な患者などが適応である．

❷治療の実際

治療手順

① 甲状腺の放射性ヨウ素の取り込みを促進するため，治療前1〜2週間からヨウ素の摂取制限を行う(前述，p.306)．抗甲状腺薬は治療前2週間から中止することが望ましいが，病態に応じて調整する．

② 治療前に甲状腺シンチグラフィ検査を行い，甲状腺重量，ヨウ素摂取率などを測定し，甲状腺の吸収線量を推定する．推定線量に応じて投与量を決定することが望ましい．

③ 500MBq以下の投与量であれば外来で治療を行えるが，500MBqを超える場合は放射線治療病室への入院が必要となる．

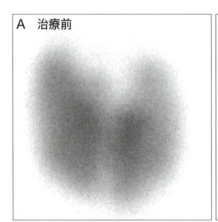
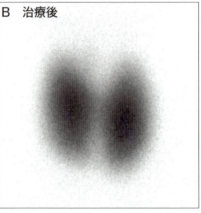

図4-2　バセドウ病に対する放射性ヨウ素治療(30代女性)
A：治療前の^{123}Iによるシンチグラフィ．甲状腺がびまん性に腫大し24時間摂取率は77.4%と亢進していた．
B：治療から1年後の^{123}Iによるシンチグラフィ．甲状腺は著明に縮小しているものの，24時間摂取率が67.6%と依然亢進しており，2回目のヨウ素治療が施行された．

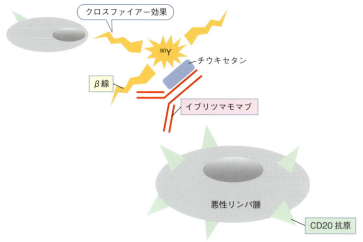

図4-3　クロスファイアー効果
イブリツモマブは，リンパ腫細胞上のCD20抗原を認識し結合する．チウキセタンを介して標識されている^{90}Yから放出されるβ線により，結合しているリンパ腫細胞はもとより，近傍のCD20抗原の発現が少ないリンパ腫細胞も破壊することができる．

❸禁忌

- 妊婦または妊娠の可能性のある女性．
- 授乳婦．
- 介護や日常生活に補助が必要な人．

❹注意事項とケアのポイント

- 体外へのβ線の影響はほぼ体液を介するものにかぎられるが，同時にγ線も放出するため投与直後3日〜1週間程度は行動制限が必要である(p.56第2章-4-5「内用療法」参照)．
- 治療後1か月間は，甲状腺組織が破壊され一過性に甲状腺機能亢進症状が強く現れることがある．必要に応じて対症療法を行う．
- 治療後，数か月をかけて血中ホルモン値が低下してくるが，最終的に甲状腺機能低下症に移行することが多い．ホルモン補充に関する治療前の十分な説明が必要である．

4　CD20陽性悪性リンパ腫に対するイットリウム－イブリツモマブチウキセタン治療

❶目的

イブリツモマブはマウス抗CD20モノクローナル抗体であり，チウキセタンを介してイットリウム－90（^{90}Y）で標識されている．リンパ腫細胞上のCD20抗原に集積して腫瘍細胞を破壊するが，^{90}Yから放出されるβ線の飛程が最大1.1cmと比較的長いため，CD20抗原の発現が低い周辺腫瘍細胞にも有効である(クロスファイアー効果，図4-3)．CD20陽性の再発または難治性の低悪性度B細胞性非ホジキンリンパ腫，マントル細胞リンパ腫が治療適応である．

❷治療の実際

治療手順
① 病院内でRI標識を行う必要があり，看護師，放射線科医，血液腫瘍内科医，薬剤師，診療放射線技師を含む協力体制を組む．

② ⁹⁰Y-イブリツモマブチウキセタン投与1週間前に，γ線を放出するインジウム－111（¹¹¹In）標識のイブリツモマブチウキセタンを用いて，骨髄を中心に腫瘍細胞の分布を確認する．いずれも経静脈的に10分かけて投与する．

③ ¹¹¹In-および⁹⁰Y-イブリツモマブチウキセタンの投与前に，250mg/m²のリツキシマブを4〜6時間で投与し，投与終了4時間以内にイブリツモマブチウキセタンの投与を行う．

④ ⁹⁰Y-イブリツモマブチウキセタンの投与量は，血小板数が15万/mm³以上の患者で14.8MBq/kg，血小板数が10万〜15万/mm³の患者で11.1MBq/kgである．

❸禁忌

- 妊婦または妊娠の可能性のある女性．
- 授乳婦．
- マウスタンパク質またはリツキシマブ（遺伝子組換え）に対する重篤な過敏症のある患者．

❹注意点とケアのポイント

- 主な有害事象は骨髄抑制であり，治療後5〜9週で最低値となる．
- 一人の患者で生涯1回の使用にかぎられる．
- 奏効率は67〜90％と報告されている[1〜4]．
- 投与開始から3日間程度は，体液の管理に注意する．

5 去勢抵抗性前立腺がんに対する塩化ラジウム治療

❶目的

塩化ラジウム（²²³Ra）は，カルシウム代謝の亢進した骨転移巣に集まりα線を放出する．骨転移による疼痛緩和のみならず，症候性骨関連事象（痛みの再増悪や病的骨折など）の発現を遅らせたり生存率を向上させたりする効果がある．骨転

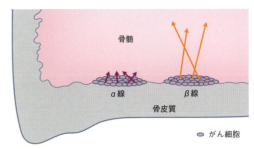

図4-4 α線の飛程
α線の飛程はβ線と比べて短い．骨髄細胞への放射線の影響が少なく，骨髄抑制が起こりにくい．

移を有するが，内臓転移のない去勢抵抗性前立腺がん患者が適応となる．

❷治療の実際

治療手順
① ²²³Ra 55kBq/kgを1分以上かけて静脈内投与する．
② 4週間隔で最大6回まで投与を行う．

❸禁忌

- とくになし．

❹注意点とケアのポイント

- 主な有害事象は骨髄抑制であり投与後2〜4週間で最低値となるが，β線放出核種と比べて飛程が短いため骨髄への影響は少ない（図4-4）．悪心，下痢，嘔吐などがみられることもある．
- 欧米での第3相試験では，全生存期間の中央値がプラセボ群11.3か月であったのに対し，²²³Ra投与群では14.9か月と有意に延長した[5]．
- 投与1週間程度は，体液の管理に注意する．

6 褐色細胞腫に対する¹³¹I-MIBG治療

❶目的

¹³¹I-MIBGはノルアドレナリンの類似物質である．ノルアドレナリンは副腎髄質や交感神経

終末に豊富に分布しており，^{131}I–MIBGはこれら器官由来のさまざまな神経内分泌系腫瘍群に集積する．褐色細胞腫や傍神経節腫，神経内分泌腫瘍，神経芽細胞腫，甲状腺髄様がん，カルチノイドなどが治療対象である．

❷ 治療の実際

治療にあたって

① 2019年5月現在，未承認薬であるため，各医療機関の倫理委員会などにおいて承認を受けることが必要．

② 遊離した^{131}Iが甲状腺へ集積することを阻害する目的で，甲状腺ブロック（第2章2-7参照）を行う．

③ ^{131}I-MIBGの病巣への集積，貯留を阻害する薬剤（三環系抗うつ薬，レセルピン，ニフェジピン，ベラパミル，クロルプロマジン，ハロペリドールなど）の服用は，治療前1〜2週間控える．

④ 機能性腫瘍（カテコラミン放出性腫瘍）の治療を行う際には，事前に$α$，$β$遮断薬による治療を行う．

⑤ MIBGシンチグラフィ（第4章7-1，「図7-1-12右副腎褐色細胞腫」参照）で患部にMIBGが集積することを確認する．

⑥ 放射線治療病室への入院が必要である．

⑦ 3.7〜7.4GBqを経静脈的に投与する．

⑧ 繰り返し投与は可能であるが，少なくとも3〜4か月空けることが望ましい．

❸ 禁忌

・妊婦または妊娠の可能性のある女性．
・授乳婦．
・介護や日常生活に介助が必要な患者．
・期待余命が1か月以下の患者．
・腎機能障害（GFR＜30mL/分/1.73m^{2}相当）の患者．

❹ 注意点とケアのポイント

・薬事未承認薬であるため，ヨーロッパ諸国認可医薬品を個人輸入して施行される．
・先進医療として行われており，国内の治療可能施設は数か所にかぎられている．
・腫瘍縮小効果は15〜30％，カテコールアミンの低下，自覚的な改善は60％程度に認められる[6,7]．

引用・参考文献

1) Witzig TE, et al：Phase I/II trial of IDEC-Y2B8 radioimmunotherapy for treatment of relapsed or refractory CD20 (+) B-cell non-Hodgkin's lymphoma．Journal of Clinical Oncology 17：3793–3803，1999
2) Witzig TE, et al：Treatment with ibritumomab tiuxetan radioimmunotherapy in patients with rituximab-refractory follicular non-Hodgkin's lymphoma．Journal of Clinical Oncology 20 (15)：3262-3269，2002
3) Witzig TE, et al：Randomized controlled trial of yttrium-90-labeled ibritumomab tiuxetan radioimmunotherapy versus rituximab immunotherapy for patients with relapsed or refractory low-grade, follicular, or transformed B-cell non-Hodgkin's lymphoma．Journal of Clinical Oncology 20(10)：2453-2463，2002
4) Uike N, et al：Factors associated with effects of 90Y-ibritumomab tiuxetan in patients with relapsed or refractory low-grade B cell non-Hodgkin lymphoma：single-institution experience with 94 Japanese patients in rituximab era. International Journal of Hematology 100(4)：386-392，2014
5) Parker C, et al：Alpha emitter radium-223 and survival in metastatic prostate cancer. The New England Journal of Medicine 369（3）：213-223，2013
6) Shapiro B：Summary, conclusions, and future directions of [131I]metaiodobenzylguanidine therapy in the treatment of neural crest tumors.Nuclear Medicine and Biology 35（4）：357-363，1991
7) Guidelines for 131-I-meta-iodobenzylguanidine therapy. European Journal of Nuclear Medicine and Molecular Imaging：30，BP23-26，2003
8) 阿部光一郎：核医学治療. がん放射線治療パーフェクトブック（唐澤久美子ほか編），p.63-68, 学研メディカル秀潤社，2016
9) 日本核医学会ほか：残存甲状腺破壊を目的としたI-131（1,110MBq）による外来治療実施要綱，改訂第3版，2018
10) 日本核医学会分科会腫瘍・免疫核医学研究会・甲状腺RⅠ治療委員会：放射性ヨウ素内用療法に関するガイドライン，第5版，2014
11) 日本核医学会ほか：有痛性骨転移の疼痛治療における塩化ストロンチウム–89治療の適正使用マニュアル，第5版，2013
12) 日本医学放射線学会ほか：イットリウム–90標識抗CD20抗体を用いた放射免疫療法の適正使用マニュアル，第3版，2016
13) 日本医学放射線学会ほか：塩化ラジウム(Ra–223)注射液を用いる内用療法の適正使用マニュアル，2016
14) 絹谷清剛ほか：I-131 MIBG内照射療法―現状とMIBG内照射療法ガイドライン. 褐色細胞腫診療マニュアル（成瀬光栄ほか編），p.80-86, 診断と治療社，2008

第6章 部位別放射線治療の実際とケア

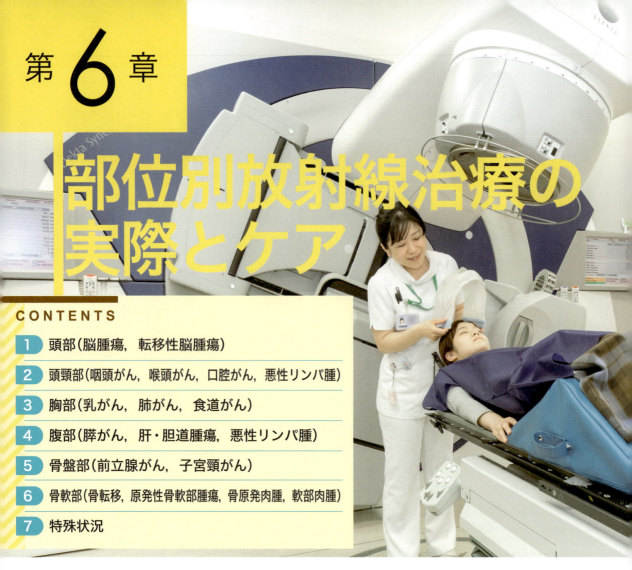

CONTENTS

1. 頭部（脳腫瘍，転移性脳腫瘍）
2. 頭頸部（咽頭がん，喉頭がん，口腔がん，悪性リンパ腫）
3. 胸部（乳がん，肺がん，食道がん）
4. 腹部（膵がん，肝・胆道腫瘍，悪性リンパ腫）
5. 骨盤部（前立腺がん，子宮頸がん）
6. 骨軟部（骨転移，原発性骨軟部腫瘍，骨原発肉腫，軟部肉腫）
7. 特殊状況

1 頭部（脳腫瘍，転移性脳腫瘍）

　脳腫瘍の放射線治療では，腫瘍のみを狙った定位照射，腫瘍とその周囲を照射する局所照射，脳室周囲を照射する全脳室照射，脳全体を照射する全脳照射，脳と脊髄全体を治療する全中枢神経照射などが，それぞれの疾患に対して選択される（表1-1）．

1 適応疾患

❶ 原発性脳腫瘍

　悪性神経膠腫，低悪性度神経膠腫，髄芽腫，頭蓋内胚細胞腫瘍，上衣腫，下垂体腺腫，聴神経腫瘍，脳悪性リンパ腫などが根治的照射の適応となる．

❷ 転移性脳腫瘍

　単発性から多発性，また，髄膜播種など多く

表1-1 脳腫瘍における放射線照射法と対象疾患

照射法	対象疾患	照射範囲
定位照射	転移性脳腫瘍，下垂体腺腫，聴神経腫瘍，頭蓋咽頭腫	腫瘍周囲のみ
局所照射	悪性神経膠腫，上衣腫，髄膜腫	腫瘍とその周囲
全脳室照射	頭蓋内胚腫	脳室周囲
全脳照射	悪性リンパ腫，転移性脳腫瘍（多発，髄膜播種）	脳全体
全中枢神経照射	髄芽腫，胚腫以外の頭蓋内胚細胞腫瘍，胚腫瘍（髄膜播種症例）	全脳＋全脊髄腔

（照射範囲：狭→広）

の病態にて緩和目的での適応となる．少数の脳転移では，原疾患や他病変の制御状態によっては長期生存が得られることもある（図1-1）．

2 治療の実際

アイソセンター（すべての線束の中心）や照射野をマーキングした頭部固定具を作成し，治療計画用CTを撮像する（図1-2）．MRI画像などを参考にして，照射範囲を決定する．頭部固定具は治療時のみ装着する．

❶ 悪性神経膠腫

治療の主体は手術であり98％以上の摘出率かどうかで予後が異なるとの報告[1]もある．しかし，腫瘍の浸潤性格が強いため，病理学的に完全切除することは困難であり，基本的には術後に放射線治療に化学療法〔ニトロソウレア（ニドラン®），テモゾロミド（テモダール®）〕を併用する．放射線治療は局所に三次元原体照射を行うが，近年では強度変調放射線治療（IMRT）も用いられる（図1-3）．線量分割は，通常分割照射法で60Gy/30回が用いられる．ただし，高齢者では，放射線単独治療で行う場合は40Gy/15回や34Gy/10回などの短期間での治療が有望とされている[2]．

❷ 低悪性度神経膠腫

治療の主体は手術であるが，摘出による機能障害が予想される場合は，残存腫瘍に対して放射線治療が行われる．化学療法の併用に関しては，1993年の米国でのランダム化比較試験の報告で有効性が認められなかったが，近年では，腫瘍の遺伝学的背景により化学療法の効果が異なることが判明しており，複数の臨床試験が進行中である．放射線治療は局所に三次元原体照射あるいはIMRTを用いる．線量分割は，通常分割照射法で45〜54Gy/25〜30回程度が用いられる．

❸ 髄芽腫

髄膜播種を生じる確率が40％以上とされており，手術による摘出後に，化学療法併用での全中枢神経照射に局所照射を追加する方法が標準治療とされている（図1-4，5）．

乳児から小児に多い疾患であり，3歳未満で

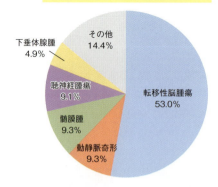

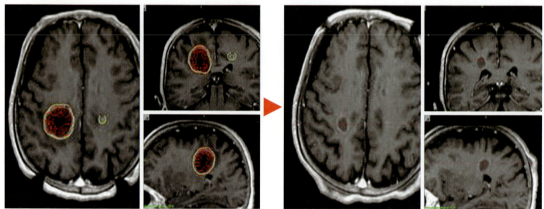

ガンマナイフ治療時：嚢胞性・長径3cm以上の症例　　　3か月後：腫瘍は縮小し全身状態も改善

聴神経腫瘍

0.5mmスライスの画像を用いて，脳幹圧排程度や内耳道底への腫瘍進展程度，顔面神経・血管走行を可能な限り描出し照射範囲を決定する．

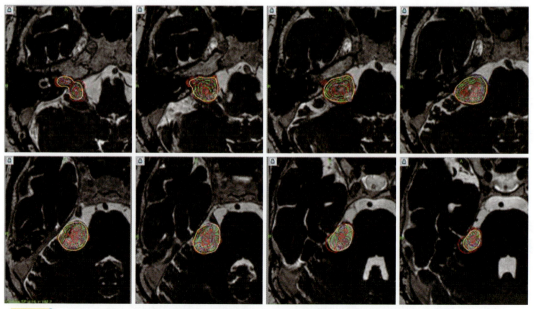

図1-1 ガンマナイフ治療の内訳，転移性脳腫瘍の治療効果，聴神経腫瘍の照射範囲の決定
（資料提供：東京女子医科大学脳神経外科 林基弘先生，堀場綾子先生のご厚意による）

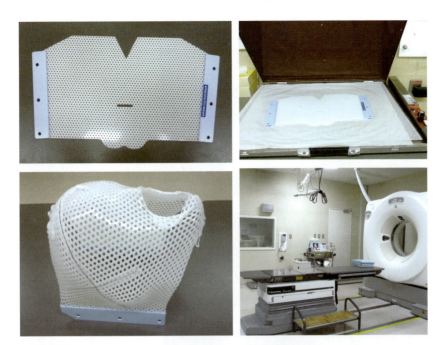

図1-2 頭部固定具の作成と治療計画用CTの撮像

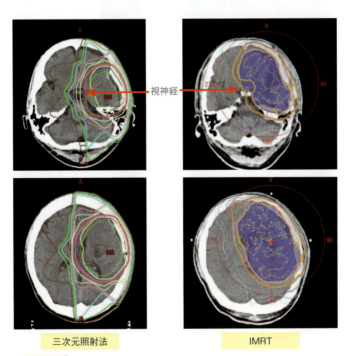

図1-3 三次元照射法とIMRT

は有害事象をできるだけ少なくするため，可能であれば化学療法を先行し，放射線治療の導入時期が3歳以上になるよう考慮する．腫瘍の進展度・手術摘出率・腫瘍マーカー・遺伝学的背景により低・標準・高リスク群に分けられ，各リスク群により推奨される放射線の線量が異なる．

以前は全脳全脊髄に36Gy，後頭蓋窩に54Gyが標準線量とされていたが，小児での晩期有害事象を少なくするため，全中枢神経照射の線量を減らす方向性となり，近年，標準リスク群では，全中枢神経照射で23.4〜25Gy/13〜17回が標準線量とされている．また，低リスク群に

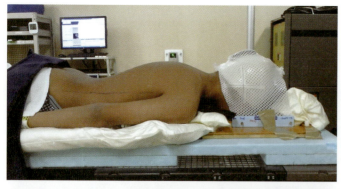

図1-4 全中枢神経照射時の体位
椎体の軸をあわせるため、可能であれば腹臥位で治療をおこなう.

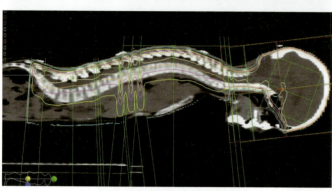

図1-5 全中枢神経照射の線量分布図
全脳照射は左右から、全脊髄照射は後方1門で照射する. つなぎ目は一定の線量ごとに1～2cm程度ずらし、線量の過不足を防ぐ（写真は3回つなぎ目を変更した合成線量分布）.

対する18Gy/12回の全中枢神経照射の線量低減の試みも、現在臨床試験が進行中である.

❹ 頭蓋内胚細胞腫瘍

胚腫と胚腫以外では、予後や腫瘍の化学放射線療法の感受性が異なる. 胚腫ではプラチナ製剤を主とした化学放射線療法による感受性がきわめて良好であり、手術は病理組織の確認など補助的な役割となる. 化学単独治療では一時的に腫瘍が消失したようにみえても、再発が高率に生じるため、放射線治療が必要である. 10年生存率が90～95％と良好であるため、長期間の経過観察や晩期有害事象への対応が必要である.

髄膜播種がある例では、全中枢神経照射に局所照射を追加する. 播種がない例でも局所照射のみでは再発率が高いため、全脳室照射あるいは全脳照射が必要である. 線量は24～40Gy/12～22回程度が用いられる.

❺ 上衣腫

小児～若年者に多い. 可及的に手術で切除後、残存腫瘍が認められた場合や病理学的に悪性の場合は術後照射を行う. 化学療法には抵抗性であり、原則として化学療法は施行されない.

病理学的分類（WHOクラスⅠ、クラスⅡ・Ⅲ）により照射範囲や推奨線量が異なる. 放射線治療は、脳局所に対して三次元原体照射あるいはIMRTにて行い、WHOクラスⅠでは50.4Gy/28回、クラスⅡ・Ⅲでは54～60Gy/30～34回が用いられる. 髄膜播種がある例では、全中枢神経照射が24～36Gy/15～24回で行われることが多い.

❻ 下垂体腺腫

良性疾患が多く、手術摘出が中心的治療である. しかし、手術単独では20～50％で再発が生じるとの報告もあり[3]、手術での完全摘出が困難な部位や術後再発に対して放射線治療が行われる. 近年では通常の三次元原体照射よりも、局所に線量集中が可能な定位放射線治療（サイバーナイフ、ガンマナイフなど）が行われることが多い. 線量分割法は、ガンマナイフなどの1回照射では辺縁線量15～20Gyが用いられるが、ホルモン分泌能を有する機能性腫瘍では

25Gy以上が推奨されている．

❼ 聴神経腫瘍

手術での摘出が困難な症例などに対し，定位放射線治療が行われる．線量分割法は，ガンマナイフなどの1回照射では辺縁線量12〜13Gyが用いられるが，腫瘍が3cmを超える場合には21Gy/3回などの分割照射法を用いることで，近接する顔面神経・聴神経の機能の低下のリスクを減らすことができる．

❽ 脳悪性リンパ腫

メトトレキサートの大量療法を主体とする化学療法を施行し，その後に放射線治療を行う．放射線治療後にメトトレキサート大量化学療法を行った場合，白質脳症の発症が高率となるため，放射線治療は先行しない．照射範囲は全脳照射が基本である．線量分割法は，化学療法で画像的に腫瘍が完全消失した例では23.4〜24Gy/12〜13回，腫瘍が残存している例では36〜45Gy/20〜25回などが用いられる．

3 有害事象と対処法

基本的には照射野内で，線量がある程度大きい範囲に生じる．放射線治療担当医などに，あらかじめ照射範囲と予想される有害事象を確認しておくとよい．

❶ 急性期有害事象

①嘔気・嘔吐

頭痛を伴う嘔気・嘔吐の場合は，頭蓋内圧亢進の可能性も考慮する．とくに多発性脳転移・悪性神経膠腫で手術摘出がない場合や，小脳・脳幹部脳腫瘍などの場合は頭蓋内圧亢進を生じる可能性が高く，生命危機の原因になるため，脳圧を下げる濃グリセリン（グリセオール®），イソソルビド（イソバイド®シロップ，メニレット®ゼリー），ステロイド剤などが必要となる．胚細胞腫などによる水頭症では，ドレナージなどの手術が行われることもある．

放射線宿酔での嘔気・嘔吐に対しては，治療経過中に症状が改善される例もあるが，症状が強い場合は制吐薬（トラベルミン®，ナウゼリン®，プリンペラン®）などの使用で，症状の改善がみられることがある．抗がん薬併用例では5-HT$_3$受容体拮抗薬（ナゼア®，カイトリル®）の使用も可能である．

②脱毛・皮膚炎

いずれも照射範囲内で出現するため，全脳照射では頭部全体に，局所照射では部分的に生じる．

③放射線皮膚炎

保湿剤・ステロイド外用剤で対応する．頭髪が残存している部位も多いため，剤形としてはローション剤を用いる．洗髪の際にはシャンプーは泡立ててから使用する，ぬるま湯のみとするなど，頭皮の保護に努めるよう説明する．照射終了後数か月経過すると，発毛がみられることが多いが，線量がとくに多かった部位などでは発毛しない場合もある．

④中耳炎・結膜炎

照射が開始されてから数週間後に生じることがあるが，耳器や眼の周囲に大きな線量が照射されていなければ頻度は高くない．全脳照射では，照射開始後，数日で急性耳下腺炎が生じ，耳下部痛や開口痛を生じることがある．局所冷却で，基本的には症状は緩和されることが多い．

⑤白血球・血小板減少

全中枢神経照射では，広範に骨髄が照射されているため，白血球や血小板減少にも注意が必要である．

❷ 晩期有害事象

放射線脳壊死（高度なものは数％），高次脳機能障害，認知機能低下，視力・視野障害（視交叉に50Gy以上照射されると可能性がある），聴力低下（中耳が照射野に含まれる場合），内分泌障害（視床下部〜下垂体が照射野に含まれた場合），放射線誘発腫瘍などが問題となる．

小児で全中枢神経照射を受けた症例

内分泌障害（30〜36Gyの視床下部下垂体照

射により成長ホルモン分泌障害が高頻度で生じる），脊椎骨発育障害，学習能力の低下（とくに5歳以下の場合）が問題となりうる．内分泌障害に対してはホルモン補充療法が必要となる．

4 心理的サポートとケア

❶ 有害事象（食欲低下・嘔気・脱毛）へのケア

①食欲低下・嘔気

においが少ないもの，冷たいもの，主食を米からパン・麺類へ変更することなどにより改善することがある．

②脱毛

ボディーイメージに影響を及ぼす症状であり，事前に説明や対処法を伝えておくことが大切である．通常，放射線治療後2.5週〜3週頃に頭皮にヒリヒリ，チクチクする感じが出現し，その後，急激に脱毛が生じる．枕に頭髪が付着することが多いため，この時期には枕カバーをこまめに交換する，粘着テープで抜け毛の清掃などを行うようにする．

洗髪時の脱毛量に患者がショックを受けることも多いため，治療前に頭髪を短くしておくことで，心理的負担を軽減できることがある．ただし，局所照射の場合は，残った自毛により脱毛範囲が目立たない場合もあるため，事前に放射線治療担当医に，予想される脱毛範囲を確認しておくとよい．

帽子・バンダナなどは，抜け毛が落ちることを防ぎ，外見の変化にも心理的に対応しやすくなる．入院中は帽子を着用していても，退院後の外来通院時には，とくに女性ではかつらの着用を希望する患者は多い．しかし，購入法がわからないなど，自ら積極的に言い出せない患者もいるため，医療者サイドからパンフレットの紹介や購入法などの情報提供を，早い段階で行っておくことも有用である．

❷ 化学療法に伴う服薬指導とサポート

悪性神経膠腫瘍では，テモゾロミド（TMZ）などの内服抗がん薬が併用される．放射線治療中のみならず，放射線治療終了後も内服が必要となる．TMZは空腹時の服用が望ましいこと，カプセルは開けず，かみ砕かないこと，また，十分量の水とともに服用するなどの注意点がある．

さらに，放射線治療中と治療後では内服用量や，内服期間と休薬期間も変わるため，患者が用法・用量を守って確実に薬を服用できるような支援が求められる．そのため，抗がん薬導入時には患者の理解度・セルフケア能力・服薬コンプライアンスを把握することが必須である．

脳腫瘍患者では，患者自身の理解度が低下していることも多く，家族の協力が得られるか，などの確認も必要である．内服ノートの記録や，服薬指導に関して薬剤師の支援を仰ぐことも有用である．

❸ 家族への支援

脳腫瘍はほかの悪性腫瘍に比べ，小児や若年での発症も多く，腫瘍により神経症状や意識状態・性格が急激に変化するため，患者だけではなく家族も病状変化についていけないことも多い．退院後の日常生活や生活環境，経済的な問題に対しても支援が必要となるが，準備には時間を要することも多い．そのため，治療が開始された段階で，医療ソーシャルワーカーと家族との面談の機会を設定することも重要である．

引用・参考文献

1) Grabowski MM, et al : Residual tumor volume versus extent of resection: predictors of survival after surgery for glioblastoma. J Neurosurg 121 (5) : 1115-1123, 2014
2) 日本脳神経外科学会監：脳腫瘍診療ガイドライン2016年度版，金原出版，2016
3) Turner HE, et al : Audit of selected patients with nonfunctioning pituitaryadenomas treated without irradiation--a follow-up study. Clin Endocrinol 51 : 281-284,1999

略語

◆IMRT
強度変調放射線治療：intensity-modulated radiation therapy
◆TMZ
テモゾロミド：temozolomide

2 頭頸部（咽頭がん，喉頭がん，口腔がん，悪性リンパ腫）

1 適応疾患

❶頭頸部がん

頭頸部がんには，咽頭がん，喉頭がん，口腔がんがある（図2-1）．

①咽頭がん

1．種類

咽頭は上咽頭，中咽頭，下咽頭に分けられ，上方は頭蓋底から下方は輪状軟骨下縁までに相当する．後鼻孔および咽頭円蓋から口蓋垂根部までが上咽頭，その下方喉頭蓋谷までが中咽頭，輪状軟骨下縁までが下咽頭となる（図2-2）．組織型は，扁平上皮がんが大半を占める．

咽頭はリンパ流が豊富であり，リンパ節転移の頻度が高い．発生の危険因子としては喫煙，飲酒があげられるが，ほかに上咽頭がんではエプスタイン・バールウイルス（EBV），中咽頭がんではヒトパピローマウイルス（HPV）の関与が指摘されている．HPV関連中咽頭がんはほかの因子で発生したものより予後が良好であり，2017年に改訂された国際対がん連合（UICC）による「TNM悪性腫瘍の分類 第8版」でも別項目として分類されている．

2．適応

上咽頭がんでは，遠隔転移を伴うIVC期以外ではすべての病期で放射線治療の適応となる．早期例（T1〜2N0）では放射線単独で，進行例では同時併用の化学放射線療法が行われる．化学放射線療法の前後に，多剤併用の補助化学療法が行われることも多い．

中・下咽頭がんでは，早期例（T1〜2N0）であれば放射線単独治療の適応となり，局所進行例では根治目的での同時化学放射線療法や根治術後の術後照射が適応となる．

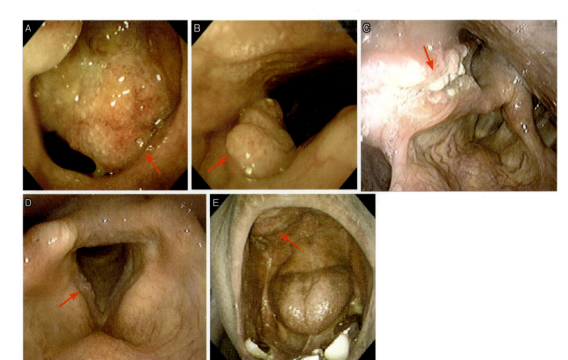

図2-1 頭頸部がんの内視鏡・肉眼所見
A：上咽頭がん，B：中咽頭がん，C：下咽頭がん，D：喉頭がん，E：口腔がん（硬口蓋）．

中咽頭がんの早期例では，小線源治療が施行されることもある．

②喉頭がん

1．種類

喉頭がんは発生部位によって声門がん，声門上がん，声門下がんに分類され，早期がんが約7割を占める．組織型は，大部分が扁平上皮がんである．声門発生のT1例であればリンパ節転移の頻度は低いが，声門上，声門下では早期でもリンパ節転移の危険がある．

2．適応

早期例(T1〜2N0)であれば，放射線単独治療の適応となる．局所進行例では，根治目的での同時化学放射線療法や根治術後の術後照射が適応となる．

③口腔がん

1．種類

口腔がんの亜部位は，頬粘膜，上歯槽と歯肉，下歯槽と歯肉，硬口蓋，舌，口腔底の6亜部位に分類される．なかでも舌がんがもっとも多い．組織型は，大部分が扁平上皮がんである．

2．適応

早期例(T1〜2N0)であれば，小線源治療を含む放射線単独治療の適応となる．局所進行例では，根治目的での同時化学放射線療法や根治術後の術後照射が適応となる．

❷悪性リンパ腫

悪性リンパ腫は，リンパ系の造血細胞が腫瘍性増殖をきたす悪性腫瘍の総称である．

1．種類

頭頸部領域の悪性リンパ腫は，Waldeyer咽頭輪（舌扁桃・口蓋扁桃・耳管扁桃・咽頭扁桃），頸部リンパ節領域，眼窩，鼻・副鼻腔，甲状腺などに発生する．頭頸部領域に発生する組織型としては，ホジキンリンパ腫，びまん性大細胞型B細胞リンパ腫(DLBCL)，粘膜関連リンパ組織型節外性辺縁帯リンパ腫(MZBCL-MALT)，節外性NK/T細胞リンパ腫，鼻型(ENKL)などがある．

2．適応

MZBCL-MALTやホジキンリンパ腫の限局期であれば放射線単独治療の適応となるが，ほかの組

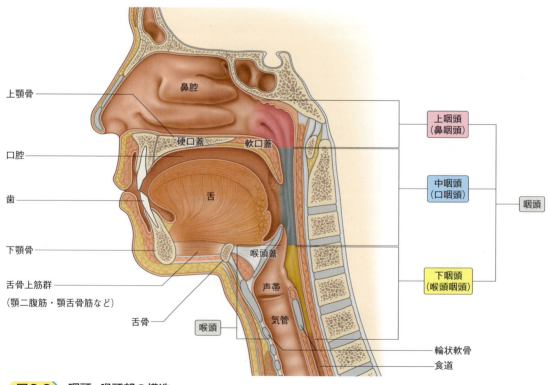

図2-2 咽頭・喉頭部の構造

織型や進行期では化学療法が治療の主体となり，化学療法後の放射線治療や同時化学放射線療法が行われる．

2 治療の実際

❶ 照射体位

仰臥位で，頭部はシェルで固定する(図2-3)．治療計画時，照射時には入れ歯ははずす．口腔がん(口腔底，硬口蓋など)では，マウスピースやバイトブロックを使用することもある．シェル固定された状態では，咳嗽時に痰の誤嚥の危険があるため，咽頭粘膜炎などで痰が多い症例では，照射中も操作室からのモニターでの観察が重要である．

❷ 照射方法

治療計画は，CTを用いた3次元治療計画が推奨される．早期例では左右対向2門照射や楔2門，直交2門照射などが用いられるが，進行期で照射範囲の広くなるものは3次元原体照射や強度変調放射線治療(IMRT)(図2-4)が用いられる．

❸ 照射時間・スケジュール

1回の照射にかかる時間は，初回照射時では照合後の微調整が必要なこともあり20分～40

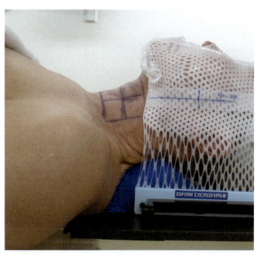

図2-3 シェルで固定した頭頸部放射線治療体位

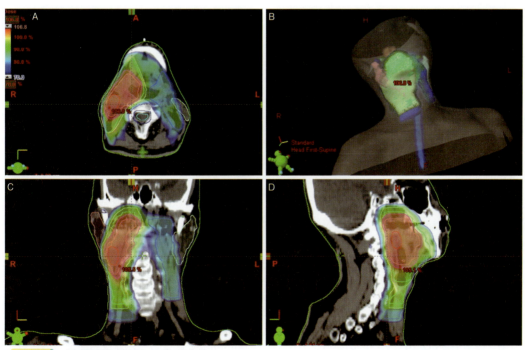

図2-4 進行頭頸部がんのIMRT
A：水平断，B：3D画像，C：冠状断，D：矢状断．

表2-1 頭頸部悪性リンパ腫の組織型別治療法

頭頸部悪性リンパ腫		好発部位	併用化学療法	照射線量
ホジキンリンパ腫		・ワルダイエル咽頭輪 ・頸部リンパ節	ABVD	CR例：20～30Gy程度 非CR例：36～40Gy
非ホジキンリンパ腫	・びまん性大細胞型B細胞リンパ腫（DLBCL）	・ワルダイエル咽頭輪 ・頸部リンパ節 ・眼窩 ・甲状腺 ・鼻／副鼻腔	R-CHOP	CR例：30Gy程度 非CR例：40Gy程度
	・粘膜関連リンパ組織型節外性辺縁帯リンパ腫（MZBCL-MALT）	・眼窩 ・甲状腺	なし	24～30Gy程度
	・節外性NK/T細胞リンパ腫鼻型（NKTCL）	・鼻／副鼻腔	DeVIC （同時併用）	50～50.4Gy程度

ABVD：アドリアマイシン，ブレオマイシン，ビンブラスチン，ダカルバジン
R-CHOP：リツキシマブ，シクロホスファミド，ドキソルビシン，ビンクリスチン，プレドニゾロン
DeVIC：カルボプラチン，エトポシド，イホスファミド，デキサメタゾン
CR：完全奏効

分間程度だが，2回目以降は強度変調放射線治療でも10～20分程度，左右対向2門照射や多門照射では10分もかからない．化学療法併用時には，病棟と日々の照射時間を調整する．1日1回，週5回の通常分割照射が一般的である．

早期喉頭がんでは，総治療期間を短縮する試みとして1回線量を上げる寡分割照射の有効性が示されている[1]．中・下咽頭がんや喉頭がんの進行期で放射線単独で治療する場合に，治療成績の向上を目的として，1日に複数回照射を行う多分割照射や加速多分割照射も行われ，その有効性が示されている[2]が，標準的な分割法は定まっていない．

④ 総線量・治療期間

頭頸部扁平上皮がんの根治目的の線量としては，早期声門がんで60～66Gy/30～33回/6～7週，そのほかでは66～70Gy/33～35回/約7週が標準的である．術後照射では，手術所見に応じて50～60Gy/25～30回/5～6週となる．

悪性リンパ腫では，組織型や化学療法の効果により投与線量は異なる（表2-1）．

⑤ 照射範囲

原発部位，リンパ節転移の有無によって照射範囲は異なる．早期であれば原発巣に限局した小さな照射野となるが，リンパ節転移陽性例やリンパ節転移のリスクの高い疾患では所属リンパ節領域を含めた大きな照射野となる．

「DAHANCA, EORTC, HKNPCSG, NCIC CTG, NCRI, RTOG, TROG consensus guidelines」による頸部リンパ節領域の新分類[3]と疾患，病期別の大照射野で開始しても，40～

表2-2 疾患病期別予防的リンパ節領域

	病期	照射野に含めるべき予防的リンパ節領域
上咽頭がん		両側レベルII，III，IVa，Va，Vb，VIIa，VIIb，IVb，Vc（Ib：隣接するIIに浸潤があった場合）
中咽頭がん	N0	両側レベル II，III，VIIa
	N1以上	両側レベル II，III，VIIa，同側レベルIVa，IVb，Vc（同側レベルIb，Va-b：原発巣，腫大リンパ節の部位により含めることがある）
下咽頭がん	T1～2N0	両側レベルII*，III，IVa
	T3～4N0	両側レベルII*，III，IVa（IVb+Vc：含めた方がよい）
	N1～2b	両側レベルII*，III，IVa（IVb+Vc：含めた方がよい）
	N2c～3	両側レベルII，III，IVa，IVb，Vc，VIIa（VIIb：含めた方がよい）
口腔がん	N0	両側レベルI～III（頬粘膜，歯肉，歯槽では患側レベルI～III）
	N1	両側レベルI～III
	N2以上	両側レベルI～III，IVa，Va，Vb（Vc：下頸部に転移リンパ節がある場合）
声門がん	T1～2N0	なし（VIb，両側II～IVa：T2で声門上または声門への浸潤が広範な場合）
	T3～4またはN1以上	VIb，両側レベルII～Vc
声門上，声門下がん	T1～2N0	VIb，両側II～IVa
	T3～4またはN1以上	VIb，両側レベルII～Vc

*健側レベルIIの後方は省略できることもある．

（日本放射線腫瘍学会編：放射線治療計画ガイドライン2016年版（改訂第4版），p.91-118，金原出版，2016を参考に筆者作成）

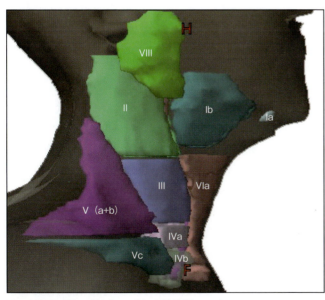

図2-5 40～45Gy以降の照射野
（DAHANCA,EORTC,HKNPCSG,NCIC CTG,NCRI,RTOG,TROG consensus guidelinesを参考に筆者作成）

VIIa，bはVIIIに隠れて見えない．IX，Xは描出していない．

レベル	名称
VIa	前頸部リンパ節
VIb	喉頭前/気管前/傍気管リンパ節
VIIa	咽頭後リンパ節群
VIIb	茎突後リンパ節群
VIII	耳下腺リンパ節群
IX	頬-顔面リンパ節群
Xa	耳介後リンパ節
Xb	後頭リンパ節
Ia	オトガイ下リンパ節群
Ib	顎下リンパ節群
II	上内深頸リンパ節群
III	中内深頸リンパ節群
IVa	下内深頸リンパ節群
IVb	内側鎖骨上窩リンパ節群
V (a+b)	後頸三角リンパ節群（副神経リンパ節群）
Vc	外側鎖骨上窩リンパ節群

45Gy以降は臨床的に明らかな腫瘍に限局した範囲に照射野は縮小される（図2-5，表2-2）．

❻併用化学療法（分子標的薬を含む）

①同時併用

白金製剤のシスプラチン単剤が標準的である．中・下咽頭がんでは，分子標的薬であるセツキシマブも標準治療の1つとされている．

②導入化学療法

シスプラチンと代謝拮抗薬であるフルオロウラシルを併用したPF療法が標準的である．微小管阻害薬であるドセタキセルを加えたTPF療法の有用性も報告されている[4]．

3 有害事象

❶正常臓器の有害事象

①発現の場所

局所の放射線治療では，基本的には照射された範囲にしか効果も有害事象も発現しない．放射線治療の有害事象を考えるうえで重要なのは，まずは照射範囲内に含まれている正常臓器が何かを把握することである．

②有害事象の程度

正常臓器の有害事象の程度は，照射される体積と照射される線量に依存する．照射される体積が広くなるほど有害事象の発現のリスクは高くなり，発現の時期も早くなる．また，総線量が増加すればするほど，症状は悪化していく．

③発現の時期

有害事象発現の時期は，放射線単独治療の場合は治療開始〜2週目以降のことが多いが，治療開始後は，症状としては現れなくとも正常細胞への障害が始まり，ダメージは次第に蓄積していく．この時期のケアが不十分であると，症状発現の時期も早まり，最終的な有害事象の程度も悪化するため，症状発現前からの有害事象対策が重要である．

❷全身的な有害事象

照射範囲外に起こる全身的な有害事象としては，照射初期の宿酔症状や倦怠感，易疲労感などがあるが，いずれも放射線治療単独では軽微なことが多い．間接的な有害事象には口腔・咽頭粘膜炎に伴い経口摂食が困難となることに起因する全身栄養状態の悪化があげられる．

4 有害事象への対処法

❶口腔・咽頭粘膜炎

照射開始後，2〜3週以降に粘膜の発赤，紅斑，浮腫，びらん，出血，白苔の付着などの粘膜炎とそれに伴う口内痛，嚥下痛が出現する．とくに口唇，口角などの皮膚粘膜移行部は，症状が強く出やすい．

①症状発現前

対処法は，治療前では口腔内衛生状態を確認し改善することと，う歯の治療である．放射線治療後に抜歯をすると下顎骨壊死の危険が高まるため，抜歯が必要な歯があるのであれば，可能なかぎり照射開始2週間までに処置をする．

治療開始後も定期的に歯科診察を受け，口腔内衛生状態を良好に保つ．物理的・化学的刺激によって粘膜炎は増悪する．発声による声帯の動きすらも物理的刺激となるため，会話も控えてもらう．刺激物の摂食は避け，禁酒・禁煙を厳守する．

②症状発現後

症状発現後は，軽症時には口腔内乾燥の改善や粘膜保護薬で対応し，疼痛の増強に応じて内服のNSAIDsや局所麻酔薬であるリドカイン塩酸塩ビスカス（キシロカイン®ビスカス）の含嗽を追加していく．疼痛制御困難時には，オピオイドの投与を躊躇しない．ステロイドの塗布や噴霧は症状の改善が得られることが多いが，白血球が低下した状態では真菌感染症（カンジダ症）を引き起こすので注意が必要である（表2-3）．

表2-3 口腔粘膜炎のケア基準

	商品名	作り方・使い方	適応・注意
含嗽薬	生理食塩水	・水1Lに食塩9gを溶かし，1日5〜8回含嗽	・口内炎，口腔乾燥 ・重症で痛みが強い場合にも，粘膜への刺激が少ない
	ハチアズレ® （アズレンスルホン酸ナトリウム水和物）	・1回2gを微温湯100mLにとかし含嗽，1日4回（乾燥が強いときは2時間おきに施行）	・軽度の口内炎，粘膜炎，咽頭炎 ・粘膜保護，治癒促進作用はあるが，消毒作用はない
	キシロカイン®ビスカス （リドカイン塩酸塩ビスカス）	・付属のさじで1回1杯を食前に口腔内に含み，吐き出す	・放射線による口腔粘膜炎，咽頭炎，食道炎の嚥下時痛 ・誤嚥のリスクがあるため注意が必要
	キシロカイン®＋ハチアズレ®	・1回キシロカイン®2mL＋ハチアズレ®1包＋水100mL程度で含嗽 ＊通常は21日分を薬剤部で調合してくるので（キシロカイン®42mL＋ハチアズレ®21包＋水500mL），1回25mLを100mLに薄めて含嗽	・口腔内の疼痛増強時 ・キシロカイン®によるしびれがしみると感じる場合もあるため注意が必要
	キシロカイン®＋ハチアズレ®＋グリセリン	・4%キシロカイン®10mL＋グリセリン60mL＋ハチアズレ®5包＋水500mL	・口腔内乾燥が強い場合
	PAG液	・口腔内全体に薬液がいきわたるようにし，使用後30分間は経口摂取・口腔ケアは不可	・口腔内の粘膜保護 ・どろりとした感触が苦手な場合もあるため注意 ・咽頭炎がある場合は飲み込むのもよい
	マウスウォッシュ （グルコン酸クロルヘキシジン）	・大さじ1杯分を30秒程度口に含み，ゆすぎ，吐き出す ・または原液をアトマイザーに入れ，口腔内にスプレーする	・口腔内の粘膜保護，保湿
	コンクール（ノンアルコールラクトフェリン）	・5〜10滴を水50mLに滴下し，よく混ぜ1日数回洗口し，吐き出す	・口腔内の消毒，歯肉炎，歯周病予防
粘膜保護剤	アルロイドG （アルギン酸ナトリウム）	・1回20〜60mLを1日3〜4回内服	・口内炎，粘膜炎，咽頭炎 ・消化管の粘膜保護，止血作用はあるが，消毒作用はない ・アルロイドGを凍らせたアイスボールも有効
合成副腎皮質ホルモン剤	アフタッチ® （トリアムシノロンアセトニド）	・患部に直接貼布	・軽度の口内炎 ・口腔内に感染を伴う場合，免疫機能が低下している場合は原則として使用を控える
	デキサルチン®軟膏 （デキサメタゾン）	・患部に直接塗布	
人工唾液	サリベート®	・1日4〜5回，1回に1〜2秒ほど口腔内に噴霧	・唾液腺障害にもとづく唾液の分泌障害や，口腔粘膜の乾燥症に代用唾液として使用
保湿	オーラルバランス® （口腔内保湿ジェル）	・チューブから少量（約1cm）押し出し，指先で口内にまんべんなく塗布	・口腔内の粘膜保護，保湿
	マウスウォッシュ （グルコン酸クロルヘキシジン）	・大さじ1杯分を30秒程度口に含み，ゆすぎ，吐き出す ・または原液をアドマイザーに入れ口腔内にスプレーする	・口腔内の粘膜保護，保湿
	リフレケア®	・適量（2cmくらい）で歯磨きをする	・抗菌作用，抗炎症鎮静効果，保湿成分を含む研磨，発泡剤無配合の薬用歯磨き
その他	サラジェン® （ピロカルピン塩酸塩）	・内服	・頭頸部の放射線治療に伴う口腔乾燥 ・発汗などの有害事象が強く出現するため，治療がすべて終了後に使用することが多い
	エピシル®口腔用液	・口腔粘膜に適量を適用	・口内炎で生じる疼痛を緩和する

（がん研究会有明病院 放射線療法看護委員会）
PAG液（プロマック®：ポラプレジンク＋アルロイドG：アルギン酸ナトリウム）

❷皮膚炎

照射開始2週以降に照射野に一致した発赤や熱感が生じ，重症化すると水疱やびらんとなり疼痛を伴う．照射範囲に有髪部が含まれると，照射野に一致した脱毛が生じる．

対処法としては，セルフケアとして照射開始前から皮膚の清潔・保湿を保ち，開始後は皮膚の物理的刺激（皮膚をこする，カミソリで髭を剃るなど），化学的刺激（入浴剤の使用や化粧など）を避けてもらう．症状出現時は，ステロイド外用剤で対応する（表2-4）．

セツキシマブ併用例では，薬剤性皮膚障害である痤瘡皮疹，脂漏性皮疹も合併し皮膚炎が増悪する．抗炎症作用を有する抗菌薬の内服とス

表2-4 皮膚炎のケア基準
*照射部位に合わせて指導，助言する．

		グレード1	グレード2	グレード3	グレード4
症状(CTC)		淡い紅斑または乾性落屑	中等度〜鮮明な紅斑；大部分が摩擦部に限局した斑状の湿性落屑	摩擦部以外の湿性落屑；小さな外傷や擦過傷により出血	真皮全層の皮膚壊死または潰瘍；病変からの自然出血
軟膏の選択		痒み：リンデロン®VG軟膏 痒み(頭皮など)：リンデロン®VGローション 摩擦による痛み：ワセリン＋リント布，アズノール®＋リント布(＋キシロカイン®) 水疱：アズノール®＋リント布 リント布もしくは非固着性ガーゼ(モイスキンパッドなど)の使用も可 治療期間終了後：サトウザルベ＋リント布			
軟膏処置時の注意事項		・基本的には治療部位には軟膏を塗布しない．しかし，皮膚症状が出現したら，処方された軟膏を塗布する ・金属が混入している軟膏(サトウザルベなど)，皮膚刺激のある軟膏(レスタミンなど)は塗布しない ・治療終了後，グレード3〜の場合は，サトウザルベを塗布する(治療期間中は厳禁) ・軟膏はその日の治療後に塗布する．軟膏を皮膚に擦り込まないように塗布する ・塗った軟膏は拭き取らない．症状が改善したら塗布しない ・ガーゼなどで保護する場合は，照射部位にテープを貼付しない．貼付しなければならない場合，治療期間中，自然にはがれるまで貼りっぱなしにしておく			
日常生活の注意点	洗体	・入浴，シャワーともに可．入浴剤は基本的には不可である ・タオル等で擦らずに，泡で洗うようにする ・体を拭くときも擦ったり，強く拭いたりせず，押さえ拭きがよい ・石けんは使用してもよいが，弱酸性の低刺激のものを推奨			
	洗髪	・ぬるま湯で洗う ・強く頭皮を擦らない ・くしやブラシで強く頭皮を刺激しない			
	衣服の工夫	・締め付けるもの，ワイヤーなどの硬いものは着用をさける．→照射部位の皮膚との摩擦で皮膚炎が悪化する ・衣服がすれて痛い場合は，部位に合わせてシルク素材のスカーフなどを使用する			
	皮膚のお手入れ(皮膚・頭皮)	・化粧：鉱物が含まれている製品，または組成の不明な製品は皮膚炎を増強させてしまうため，基本的には使用しない 　どうしても化粧水を使用したい場合は放射線治療担当医に随時確認 　治療終了後，皮膚炎が落ち着いたら使用してもよいが，塗布してヒリヒリする場合は中止する ・髭剃り，ムダ毛処理は電気シェーバーで軽く行う程度 ・パーマ，染髪は治療終了1か月後より可．治療中は不可 ・日焼け：照射部位の露出は避け，日焼けをしないよう帽子やスカーフを使用する 　日焼け止めは治療中は使用不可．治療終了後，皮膚炎が落ち着いたら使用してもよいが，塗布して皮膚がヒリヒリするようなら中止する ・その他：制汗スプレー，治療期間中は使用不可．治療終了後，皮膚炎が落ち着いたら使用してもよいが，塗布して皮膚がヒリヒリするようなら中止する			
	その他(温泉・プールなど)	・温泉，プール：治療中は不可．治療終了1か月後より可とするが，皮膚がヒリヒリする場合は中止			

(がん研究会有明病院　放射線療法看護委員会)

テロイド外用薬で治療を行う．また，急性放射線皮膚炎の消退後に化学療法を行うことで再増悪する場合(リコール現象)がある[5]．

5 心理的サポートとケア

頭頸部領域の放射線治療，とくに化学放射線治療は，口腔・咽頭粘膜炎による疼痛などを伴い，患者にとって非常に"つらい治療"である．治療開始前に，"つらい治療"であることを患者によく説明し，さらに治療の必要性を理解してもらったうえで治療を開始することが望ましい．

疼痛に関しては，痛みの訴えがある前から毎日痛みの有無を確認し，症状が出たらすぐに対応することによって，患者の安心・満足感を得ることができる．治療の後半，疼痛の強い時期には，痛みは治療期間中の一時的なものであり永続するわけではないこと，麻薬系の痛み止めの使用は一時的なものであり使用をためらう必要はないことをよく説明する．

入院治療の場合は，化学療法施行日以外は，治療(照射)にかかる時間はわずかである．運動療法や嚥下訓練などのリハビリテーションを行うことで，運動機能や生活の質(QOL)，精神症状の改善が得られ，治療後の有害事象が軽減されることが示されている[6]ため，積極的に活用すべきである．

略語

◆**DLBCL**
びまん性大細胞型B細胞リンパ腫：
diffuse large B-cell lymphoma

◆**EBV**
エプスタイン・バールウイルス：
Epstein-Barr virus

◆**ENKL**
節外性NK/T細胞リンパ腫，鼻型：
extranodal NK/T-cell lymphoma, nasal type

◆**HPV**
ヒトパピローマウイルス：
human papilloma virus

◆**IMRT**
強度変調放射線治療：intensity modulated radiation therapy

◆**MZBCL-MALT**
粘膜関連リンパ組織型節外性辺縁帯リンパ腫：
extranodal marginal zone lymphoma of mucosa-associated lymphoid tissue

◆**NKTCL**
節外性NK/T細胞リンパ腫，鼻型：
nasal type NK/T-cell lymphoma

◆**UICC**
国際対がん連合：
Union for International Cancer Control

引用・参考文献

1) Moon SH, et al：A prospective randomized trial comparing hypofractionation with conventional fractionation radiotherapy for T1-2 glottic squamous cell carcinomas － Results of a Korean Radiation Oncology Group（KROG-0201）study. Radiotherapy and Oncology 110（1）：98-103，2014
2) Bourrhis J, et al：Hyperfractionated or accelerated radiotherapy in head and neck cancer － a meta-analysis. Lancet 368（9538）：843-854，2006
3) Grégoire V, et al：Delineation of the neck node levels for head and neck tumors － a 2013 update. DAHANCA,EORTC,HKNPCSG,NCIC CTG,NCRI,RTOG,TROG consensus guidelines. Radiotherapy and Oncology 110(1)：172-181，2014
4) Pointreau Y, et al：Randomized trial of induction chemotherapy with cisplatin and 5-fluorouracil with or without docetaxel for larynx preservation. Journal of the National Cancer Institute 101（7）：498-506，2009
5) 榮木実枝ほか編：がん看護ビジュアルナーシング，p.152-157，学研メディカル秀潤社，2015
6) 日本リハビリテーション医学会がんのリハビリテーションガイドライン策定委員会編：化学療法あるいは放射線治療の行われる予定の患者または行われた患者．がんのリハビリテーションガイドライン，p.120-132，金原出版，2013
7) 日本放射線腫瘍学会編：放射線治療計画ガイドライン2016年版（改訂第4版），p.91-118，金原出版，2016

3 胸部(乳がん, 肺がん, 食道がん)

1 適応疾患

　胸部照射の適応となる疾患には，乳がん，肺がん，食道がん，縦隔腫瘍のほか，縦隔リンパ節や胸椎，胸骨などに発生した転移性腫瘍がある．

　放射線治療の目的には，治癒を目指す根治照射，症状の緩和を目的とした対症照射(姑息的照射)，手術後の再発予防のための術後照射などがある．根治照射では，腫瘍の制御率を高める化学放射線療法(CRT)，同時化学放射線療法(CCRT)といった方法がある．

　肺がんなど胸部にできた腫瘍の物理的圧迫により，頭頸部や上肢がうっ血する上大静脈(SVC)症候群や，転移性骨腫瘍などによる脊髄圧迫症候群に対する放射線治療は，即日照射を行う緊急照射の適応である．重篤な症状であるが，照射によりこれらの症状が緩和された後には長期生存を見込める場合もあるため，根治照射と同様に放射線治療終了後の生活指導も重要である．

2 治療の実際

❶乳がん

　わが国では，女性が罹患するがんの中でもっとも多いがんである．乳房温存療法は，乳房温存手術と術後の乳房照射との組み合わせからなるため，放射線治療件数に占める割合の高い疾患である．温存乳房内からの再発を防ぐことが目的であり，乳房温存手術だけの場合は18〜35%で再発が生じるのに対し，乳房温存手術に乳房照射を加えることによって，再発率は3〜11%となることがわかっている．

　乳房照射では1回2Gyで25回，5週間，総線量50Gyの照射と，1回線量を2.66, 2.7, 3.0Gyなどにして3週間くらいで総線量39〜45Gy行う寡分割照射法(短期治療法)の双方が標準治療となっている．さらに，局所再発のリスクが高い例(50歳未満，腋窩リンパ節転移あり，病理検査でリンパ管・脈管浸潤あり，切除断端あるいはその近くにがん細胞があったなど)では，乳房照射後に，がんがあった部位への追加照射(ブースト照射)が推奨されている．

　腋窩リンパ節転移(とくに4個以上)では，乳房に加えて鎖骨上窩への照射も推奨されている．

　胸部照射では，どの位置から放射線のビームを入れるかによって治療の体位が変わる．例えば，前後対向2門照射を行う際には上肢は体幹の側面にあってかまわないが，接線照射を用いる乳房温存照射や乳房切除術後の胸壁照射では上肢を挙上させる(図3-1, 2)．

　術後の疼痛やひきつれ感などによって上肢の挙上がしにくくなる場合があるが，訓練によって上肢の挙上が可能となる場合は，不要な部位への照射を避けつつ，治療の再現性を向上させるためにも治療計画を行う前に治療体位の練習を指導することが望ましい．

❷肺がん

　多くの場合，根治照射が行われ化学療法を同時併用する．非小細胞肺がんでは，1回1.8〜2Gyで合計60〜66Gyの照射を行う．小細胞肺がんの場合は進行が早いため，1回1.5Gyを朝晩2回，合計45Gyの照射を約3週間行う．放射線治療は化学療法剤が血中にある際に行う方が治療効果は高いとされるため，可能なかぎり照射の時間帯のスケジュール調整を行うべきである．

　早期の小さな肺がんに対しては，1回10.5Gyの大線量の放射線を4回，合計42Gy照射する定位放射線治療も行われる．定位放射線治療は，

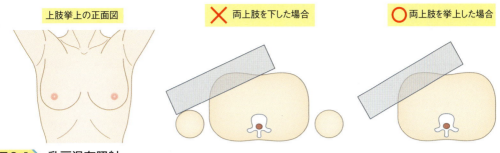

図3-1 乳房温存照射
（唐澤久美子ほか編：がん放射線治療パーフェクトブック，p.113，学研メディカル秀潤社，2016を参考に作成）

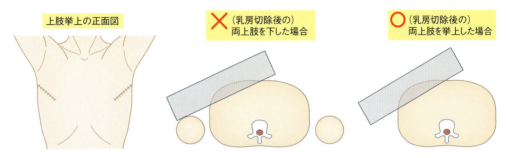

図3-2 乳房切除後の胸壁照射
（唐澤久美子ほか編：がん放射線治療パーフェクトブック，p.113，学研メディカル秀潤社，2016を参考に作成）

放射線治療の中でもとくに厳密さが求められる治療である．治療計画の際は慎重に固定具を作成し，腫瘍の呼吸性移動を確認しながら撮影するため，ほかの肺がん照射に比べて時間を要する．治療計画と放射線治療について，患者の十分な理解と協力が不可欠である．

❸食道がん

早期がんで放射線治療を選択する場合は，疾患特性として飲酒・喫煙習慣があることが多く，肺や肝臓の合併症のために手術が選択できなかった例もあり，治療による有害事象以外の全身状態にもとくに注意を払う必要がある．

有症状の進行がんや遠隔転移のない切除不能例では，化学放射線治療（化学療法が施行できない場合は放射線治療単独）を行う．食道がんの化学療法には，放射線治療の増感作用を有する薬剤が選択され，化学療法と放射線治療の開始日が同じに日になるように，また，化学療法施行後に照射を行えるように日程や時間の調整を行うことが望ましい．

治療開始前から食道狭窄による通過障害が強い場合は，放射線治療中の急性期有害事象によって経口摂取が困難になる可能性が高いため，中心静脈栄養，経管栄養の利用や胃瘻を利用できるようにしてから治療を開始することもある．

❹その他

①転移性骨腫瘍などへの対症照射

根治照射と比較すると1回あたりの照射量を多くし短期間で行われることが多い．1回3Gyで合計30Gyを照射する方法が一般的であるが，1回4Gyを5回で合計20Gy照射する方法や，8Gyを1回で照射して終了とする方法などもある．

②胸部照射中

下気道感染症に罹患すると治療を休止せざるを得ないことが多いため，手洗い・うがいといった日常的な健康管理を心がけるよう促す．後述するが，胸部照射では，有害事象により嚥下障害やつかえ感（通過障害）をきたすことがあるため，誤嚥性肺炎予防のための口腔内ケアはとくに重視するべきである．

3 有害事象

有害事象は原則的に照射野に含まれる部分に発生するため，照射野・線量分布図を確認して起こりうる有害事象を推測し，実際に起こった症状が放射線治療と関連があるか検討する．有害事象の発現には，個人差による反応の違い，合併症や生活習慣，照射部位や照射方法，化学療法の併用の有無などが関与しており，程度や症状に違いが生じる．

化学療法の併用は放射線治療の効果も増強させるが，有害事象も増強するため，治療内容の確認は重要である．また，ゲムシタビン投与中の胸部照射は重篤な食道炎，肺臓炎の発現での死亡例が報告されたことから併用禁忌とされ，タキサン系薬物を併用する場合は薬物投与量の減量が必要となっている．

急性期有害事象の評価や報告は，米国国立がん研究所(NCI)の「有害事象共通用語規準 v5.0 (CTCAE 5.0)」[1]を用いて行う．

❶ 急性期有害事象

放射線治療を開始して2〜4週間以内，すなわち1回2Gyで行う治療では，20Gy程度を超えてくると急性期有害事象が生じやすくなってくる．多くは一過性であり，治療終了後1か月程度で回復することがほとんどである．

代表的な症状を表3-1に示す．

①皮膚

皮膚線量が高くなる4〜6MVのX線で治療する乳房照射で生じやすい．症状には，皮脂腺の機能低下による皮膚の乾燥感，瘙痒感，発赤，発汗の低下によるほてり，ひりひり感などがある．物理的刺激によって増強するため，腋窩や乳房の下などの摩擦の多い部分では悪化しやすい．また，腋窩の有毛部が照射野に入る場合は一過性に脱毛する．

②消化管

食事に関連する症状であるため，QOLに大きくかかわる．照射野が広い場合や化学療法の同時併用では，照射開始早期に二日酔いに似た悪心などの症状を呈することがあるが，頻度は高くない．

食道炎は食道がんに対する治療では必発で，縦隔が多く含まれる肺がんの照射でも起こりやすい．胸やけや嚥下障害，つかえ感(通過障害)，嚥下時痛などの症状を自覚し，食思不振につながりうる．

症状は，飲酒や喫煙，酸味や辛みの強い刺激物の摂取によって悪化する．放射線治療による食道の粘膜炎や浮腫によるものが主体であるが，局所の免疫低下による真菌感染が生じていることもある．

③呼吸器

肺がんや食道がんなどに対する胸部照射後，照射野と一致した範囲内の肺や気管，気管支に発症する炎症性の反応である．その発生頻度は，20Gy以上照射される正常肺体積の割合と相関するとされる．

画像所見のみで無症状である場合もある．症状が出る場合は，息切れ，咳嗽や発熱などを呈する．また，乳がん術後の放射線治療後にも器質化肺炎が認められることが知られており，その半数で症状があるといわれる．

④造血器

放射線感受性の高いリンパ球の減少は，照射初期で認められることが多い．骨髄が広範に照射される場合でなければ放射線治療単独での出現は軽微だが，化学放射線療法を施行する場合は，高度の骨髄抑制を生じる場合があるので注意が必要である．

❷ 晩期有害事象

照射後約6か月〜数年後に，潜伏期間を経て出現する不可逆的な変化が晩期有害事象である．重篤なものはまれであるが，注意を要する．代表的な症状を表3-2に示す．

①皮膚

汗腺・皮脂腺の機能の低下(照射部位の発汗低下)が生じることがある．

②消化管

全周に近い進行食道がんでは食道狭窄，潰瘍が深いものでは食道潰瘍の遷延などがあげられる．食道狭窄によって食事摂取が困難な場合は，ブジーでの拡張を検討する．

③呼吸器

肺線維症となり，呼吸機能の低下をきたすことがある．照射野が広い症例，呼吸機能の低い患者，高齢者などでは注意が必要である．

④中枢神経

脊髄症として麻痺をきたすなどの可能性はあるが非常にまれである．

⑤循環器

照射野に心臓が大きく含まれる場合，とくにシスプラチン作用例では，心外膜炎が出現して心囊液貯留をきたすことがある．発熱や胸痛，心電図異常を伴うため，肺がんや食道がんの放射線治療後は注意が必要である．

乳がんの術後の放射線治療で左胸部に接線照射を行う場合，過去には冠動脈疾患が増加するという報告があったが，最近は照射方法の工夫により，心臓を避けた照射が可能となっている．

❸ その他の有害事象

ペースメーカーや埋め込み式除細動器などのデバイスは，高線量の放射線により誤作動するおそれがある．照射野内に含まないように治療計画を行うが，循環器内科医や臨床工学技士との連携を図り，照射中のモニター監視を行うなど注意深い対応が必要である(図3-3)．

詳細は，日本放射線腫瘍学会による『ペースメーカーおよび植込み型除細動器装着患者に対する放射線治療ガイドライン』(2010年)[2]を参照されたい．

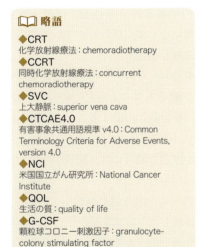

略語
- **CRT** 化学放射線療法：chemoradiotherapy
- **CCRT** 同時化学放射線療法：concurrent chemoradiotherapy
- **SVC** 上大静脈：superior vena cava
- **CTCAE4.0** 有害事象共通用語規準 v4.0：Common Terminology Criteria for Adverse Events, version 4.0
- **NCI** 米国立がん研究所：National Cancer Institute
- **QOL** 生活の質：quality of life
- **G-CSF** 顆粒球コロニー刺激因子：granulocyte-colony stimulating factor

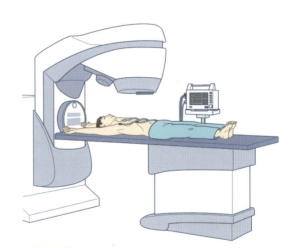

図3-3 ペースメーカー挿入患者

表3-1 急性期有害事象

部位	急性期有害事象
皮膚	乾燥感，瘙痒感，発赤，ほてり，ひりひり感など
消化管	悪心，胸やけ，嚥下障害，つかえ感(通過障害)
呼吸器	息切れ，咳嗽，発熱など
造血器	骨髄抑制

表3-2 晩期有害事象

部位	晩期有害事象
皮膚	汗腺・皮脂腺の機能の低下
消化管	食道狭窄，食道潰瘍など
呼吸器	肺線維症
中枢神経	脊髄症
循環器	心外膜炎，心囊液貯留

4 有害事象への対処法

❶ 皮膚

①皮膚刺激の予防

皮膚に対しては，物理的刺激を加えないことが重要である．下着の締め付けや衣類による摩擦を防ぐようにし，直接皮膚に触れる下着などの素材は身幅に余裕があり，皮膚刺激の少ない綿素材のものが好ましい．清潔の保持は重要であるが，こすり洗いは行わずに，入浴によって照射のための印が消えることを防ぐよう指導する．

②瘙痒感・ほてり感への対応

瘙痒感は乾燥に由来する要素があるため，他覚的に乾燥感を認めるようになったら，ヘパリン類似物質（ヒルドイド®）などでの保湿を勧めていく．強い瘙痒感にはステロイド軟膏を使用する．いずれも，照射のための印の上には塗布しないよう，鏡を見ながら塗るなどの工夫が必要である（図3-4）．

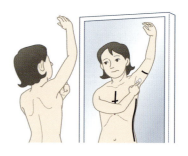
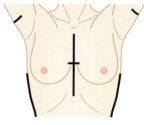

図3-4 ステロイド軟膏を塗る際の注意点
照射のための印の上には塗布しないよう，鏡を見ながら塗る．

また，瘙痒感は冷却刺激で軽減するため，冷罨法も併用するとよい．冷罨法はほてり感にも有効である．その際，保冷剤をタオルや厚手のハンカチなどで包み，温度の調整を行う．冷却による局所の血流低下は放射線治療の効果を低下させるおそれがあるため，保冷剤が直接皮膚に当たらないように注意する．なお，冷却ジェルシートを貼付すると皮膚炎の増強につながるため，使用しない．

なんらかの処置により，照射野付近にテープや絆創膏を用いる際には，張りはがしの刺激を避けるために，照射野内に貼付することのないように注意する．

温泉浴，サウナ浴，岩盤浴，プール・海水浴は，治療中と終了後1か月（治療後の診察で許可がでるまで）は行わないようにする．

❷ 消化管

消化管粘膜に刺激を加えないことが重要である．喫煙やアルコール摂取は粘膜炎症状が増悪し治療効果にも悪影響を及ぼすため，禁煙・禁酒を徹底するように指導する（図3-5）．食事は熱いものや香辛料の強いものは避けた方がよい．刺激にならず，摂取しやすい食事内容を指導する必要がある．

食道炎に対しては，胃粘膜保護剤を用いる．アルギン酸ナトリウム液（アルロイドG内用液5%）などを食前に内服することで粘膜面に膜を形成させ，物理的に保護することができる．経口摂取が困難な場合には，補液や経管栄養の必要性の検討も行う．

照射初期に生じる悪心は数日で軽快するが，症状が持続したり症状が強かったりする場合には，制吐剤や鎮うん剤（酔い止め）の服用が奏効することがある．

❸ 呼吸器

画像所見のみで，無症状の場合には治療は必要としない．有症状の放射線肺臓炎にはステロイド剤が奏効する．漸減する際に症状が再燃することがあるため十分に説明を行い，症状の変化を観察することが必要である．

❹ 造血器

汎血球減少により重篤な感染症を合併するこ

とがあるため，感染予防に努め，「CTCAE 4.0」でグレード4の血球減少となった際は，顆粒球コロニー刺激因子(G-CSF)の投与を検討する．

⑤ 循環器

心嚢液が貯留した際は，利尿薬の投与や心嚢穿刺による排液などの対症療法を行う．

5 心理的サポートとケア

① 心理的サポート

胸部には呼吸・循環・消化にかかわる臓器があり，有害事象の種類も多い．治療開始前には，放射線治療医によって一連の放射線治療の説明が行われインフォームド・コンセントが取得されるが，有害事象についての患者本人の認識の度合いが実際の治療の副作用として生じた自覚症状と乖離（かいり）しているために，ストレスや不安を生じ，治療の完遂の障害となることもある．

また，理解の不足によって有害事象についての情報が乏しく，医療者側にとって想定の範囲内の症状であっても患者の不安につながることがある．医師の説明に同席したり，説明用紙からどのような情報が与えられているかを把握したりしたうえで，患者本人の受け止め方を確認し補足・支持することが，患者が安心して治療に臨むために重要である．

治療が進んでくると，有害事象が生活に及ぼす影響を感じ，治療終了後の生活への不安につながることがある．どんな症状が出ているかを日々確認し，不安を生じさせている症状は今後どのような経過をたどると予想されるか見通しを伝え，患者本人がどのような対処を行うことができるの

か，また，看護師がサポートできることは何かを共有することが不安の軽減につながる．

② 具体的ケア

胸部の照射は脱衣して行うため，とくに女性に対しては羞恥心に配慮した対応が必要となる．寝台まで着衣して移動でき，照射の際には位置確認も容易に行える専用のスーツの使用などを考慮する．化学療法で指先のしびれが生じている場合も多いため，スーツの留め具はマジックテープを用いるとよい(図3-6)．

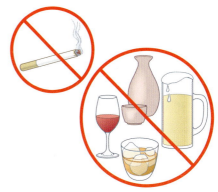

図3-5 消化管粘膜に刺激を与えないための指導
タバコ，ビール，ワイン，日本酒，その他のアルコール類を摂取しないように指導する．

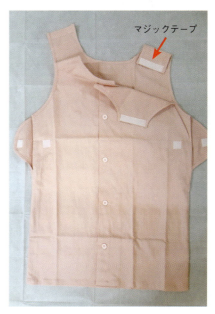

図3-6 マンマスーツ
東京女子医科大学病院で使用しているもの．

引用・参考文献

1) National Cancer Institute : Common Terminology Criteria for Adverse Events, version (CTCAE 5.0), 2017
2) 日本放射線腫瘍学会編：ペースメーカーおよび植込み型除細動器装着患者に対する放射線治療ガイドライン，2010
https://www.jastro.or.jp/medicalpersonnel/guideline/pacemaker.pdfより2018年9月6日検索

4 腹部(膵がん,肝・胆道腫瘍,悪性リンパ腫)

1 適応疾患

　腹部照射の多くは消化器がんで,手術が第一選択になることが多い.放射線治療は切除不能局所進行例で選択されることがほとんどである.具体的な適応疾患は,肝がん,胆道がん,膵がん,腎がん,腹部リンパ節転移,腹部の悪性リンパ腫などである.腹部では消化管が照射野に含まれることが多く,腸管粘膜障害による下痢などが問題となる.とくに小腸は放射線感受性が高いため,注意が必要である.

　以下,代表的な疾患である膵がん,肝がん,胆道がん,腹部悪性リンパ腫について述べる.

❶膵がん

①予後

　膵がんは,診断時に局所進行または遠隔転移を認める症例が多く,予後不良の疾患である.

②治療(図4-1)

　切除可能例では手術が第一選択となり,完全切除が困難であった症例では術中照射や術後照射を行う.切除不能局所進行例では,化学放射線療法あるいは化学療法が選択される.

　また,膵がんは膵背側の神経叢に浸潤し疼痛の原因となるため,がん性疼痛に対する緩和照射も行われる.

❷肝がん

　肝細胞がんは,手術,肝動脈化学塞栓療法(TACE),経皮的エタノール注入療法(PEIT),ラジオ波熱凝固療法(RFA),動注化学療法が標準的である.門脈腫瘍栓症例や切除不能症例,合併症や標準治療無効例などで標準的治療が適応とならない場合に,放射線治療が検討される.

　これまでの通常照射では,肝細胞がんに高線量を照射することは困難であったが,定位照射や粒子線治療によって高線量の照射が可能となっており,局所制御率が向上している(図4-2).

❸胆道がん

①分類

　胆道がんは,肝内胆管がん,肝門部胆管がん,胆嚢がん,上・中・下部胆管がんに分類される.

②治療

　手術が唯一の根治的治療とされているが,手術不能例も多く予後不良である.完全切除が困難な例では術後照射や術中照射を,切除不能局所進行例では化学放射線療法を考慮する.

　胆管がんでは外照射併用の腔内照射(図4-3)

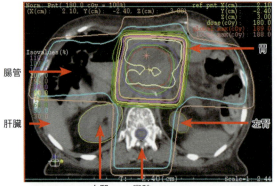

図4-1 膵がんIMRT
強度変調放射線治療(IMRT)による膵がんの線量分布図.消化管,肝臓,腎臓,脊髄など正常臓器の線量をおさえ,腫瘍への線量は確保する.

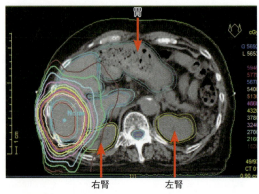

図4-2 肝がん
肝がん術後で再発を繰り返し,TACE不応であった腫瘍への放射線治療を施行した.線量分布図を示す.現在CRに近い状態である.

が行われることがあるが，放射線抵抗性であり十分な効果は得られていない．疼痛緩和・減黄・ステント開存期間延長を目的とした対症療法としての放射線治療を実施する場合もある．

❹腹部悪性リンパ腫

胃などの消化管原発リンパ腫や，腹部リンパ節原発リンパ腫などの腹部悪性リンパ浮腫が放射線治療の適応となる（図4-4）．胃悪性リンパ腫の多くは，粘膜関連リンパ組織（MALT）リンパ腫あるいはびまん性大細胞型B細胞リンパ腫（DLBCL）であり，ともに根治目的での放射線治療の適応がある．

限局期胃MALTリンパ腫は，ヘリコバクター・ピロリ（ピロリ菌）の除菌療法が第一選択の治療である．除菌に抵抗性の場合やヘリコバクター・ピロリ陰性の場合は，根治的放射線治療が行われる．

胃DLBCLでは，R-CHOP療法などの化学療法を先行する．R-CHOP 3コース後で放射線治療，あるいは6〜8コース施行し放射線治療を行わない場合もある．

> **用語解説**
>
> ◆R-CHOP
> リツキシマブ，シクロホスファミド水和物，ドキソルビシン塩酸塩，ビンクリスチン硫酸塩，プレドニゾロン．

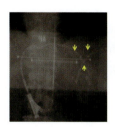
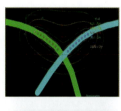
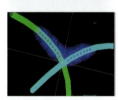
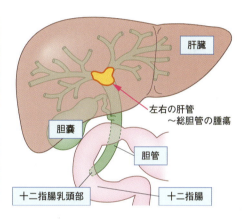

図4-3 胆管がんに対する胆管腔内照射
PTCDチューブにアプリケータを挿入し腔内照射を行う．
（唐澤久美子ほか編：がん放射線治療パーフェクトブック．p127，学研メディカル秀潤社，2016）

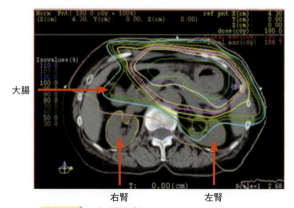

図4-4 全胃照射
胃原発の悪性リンパ腫の照射野を示す．周囲には腎臓，肝臓，大腸，小腸があり，照射野も広くなる．

2 治療の実際

❶ 膵がん

切除不能局所進行例では，ゲムシタビン（GEM：ジェムザール®）やTS-1を併用して50.4Gy/28回程度照射する放射線治療を行うことが多い．強度変調放射線治療（IMRT）や粒子線治療では，正常組織への線量を減らすことができる．切除可能膵がんの術前・術中・術後の補助療法としての放射線治療も行われるが，一定の見解は得られていない．

術中照射は，手術室から照射室への移動が必要となるなど運用の難しさから行われなくなってきている．切除不能局所進行例の化学放射線療法では，生存期間中央値は8〜15か月である．

❷ 肝がん

肝硬変が背景にある場合が多いため，可能なかぎり正常肝の照射体積を減らす工夫を行う．X線を用いた通常照射では，1回2Gyで合計50Gy程度が用いられる．定位照射では1回線量を増加させることが可能である．1回5〜10Gyで25〜44Gy/3〜6回行うなど，さまざまな線量分割が用いられている．

その他，正常肝に影響の少ない治療法として陽子線治療や重粒子線治療がある．通常照射の奏効率は60〜70%程度であるが，定位照射や粒子治療では80〜90%の局所制御率である．門脈腫瘍栓に対する放射線治療により，予後が改善したとの報告もある[1, 2]．

❸ 胆道がん

通常分割照射では，総線量50〜60Gy程度が用いられる．肝臓や十二指腸が近いため，周囲正常組織の耐容線量を考慮する必要がある．外照射併用の腔内照射も行われるが，腔内照射の一定したプロトコールはない．放射線抵抗性で治療に難渋することが多い．

❹ 腹部悪性リンパ腫

腹部悪性リンパ腫の放射線感受性は高く，比較的低い線量で治療可能である．初回治療後の照射野内再発は5%程度といわれている．腹部リンパ節原発リンパ腫の根治的治療では，病変のある領域あるいは化学療法前に病変が存在した領域に対して1回1.8〜2Gyで，合計30〜50Gyを照射する．

胃MALTリンパ腫では，1回1.5Gyを30Gy/20回照射することが多い．胃全体を含めた照射になるため，食事による形状の変化や呼吸性移動を加味する必要がある．照射野が大きくなるため，胃の小さい状態である空腹時に照射を行うなどの工夫が必要である．

胃DLBCLでは，1回1.8〜2Gyを合計40Gy程度用いられる．胃MALTリンパ腫より線量が多いが，R-CHOP療法後にFDG-PET検査を施行し，フルデオキシグルコース（FDG）の集積の有無など治療の反応性に応じた放射線治療の省略や，放射線の線量を下げる試みも行われている．

3 有害事象

❶ 急性期有害事象

急性期有害事象は，軟便・下痢，腹痛，嘔気・嘔吐，食欲不振など，消化管の粘膜炎症状が中心である．とくに化学療法併用の場合は，有害事象が高頻度に出現し，症状も強くなる可能性がある．また，化学療法併用時には骨髄抑制にも注意が必要である．肝細胞がんの患者では肝硬変症例が多く，治療前から血小板が減少していることがあるため，とくに注意が必要である．

照射開始直後から出現しうるものとしては，放射線宿酔がある．症状は全身倦怠感と嘔気・嘔吐などで，通常2〜3日で自然軽快する．腹部放射線治療の場合，深部臓器の治療である場合が多く，エネルギーの高いX線を使用するため，放射線皮膚炎は生じにくい．ただし，肝表面に

近い肝細胞がんの治療時などでは皮膚線量も増加するため，症例ごとに注意する必要がある．

放射線肝障害は，低肝機能患者(Child-Pugh分類クラスB相当)への照射の亜急性期以降に生じることがあり，ときに致死的になるため注意が必要である．正常肝の照射体積をできるかぎり減らす工夫が必要である．

❷晩期有害事象

晩期有害事象は，照射後半年以上経過してから出現する．消化管では，腸管狭窄・癒着，腸閉塞(5%以下)，消化吸収不良，腸管出血，潰瘍，穿孔(1%以下)などがみられる．肝・胆道への照射では，胆管狭窄に伴う胆汁うっ滞性胆管炎(5%以下)が生じる場合がある．

肝臓，膵臓，腎臓に対する広範囲の照射では，臓器の機能低下が認められるため注意する．とくに腎臓は放射線感受性が高く，20Gy以上の照射で機能低下が起こる．また，放射線腎炎を発症する場合があり，悪性高血圧となることがある．

4 有害事象への対処法

❶予防

消化管に照射が当たる場合の急性期有害事象の予防には，食事管理が重要である．消化の悪いもの(たこ，いか，貝，海藻など)や刺激物(唐辛子などの香辛料)の摂取を控えるようにする(図4-1)．

禁酒・禁煙は必須であり，とくに飲酒は放射線治療による有害事象を増強させ，消化管潰瘍や消化管浮腫による栄養障害が起こる場合がある．晩期有害事象も増加させる可能性があるため，禁酒・禁煙の指導は十分に行う．

❷症状が出現した場合

消化管粘膜炎症状が出現した場合，粘膜保護剤，制酸剤，制吐剤，整腸剤などを症状に応じて使用する．症状が強い場合には，絶食や静脈

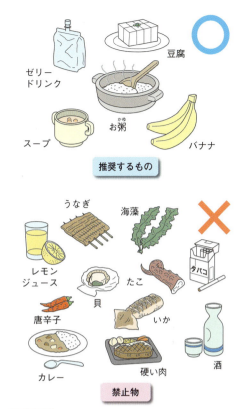

図4-1 食物指導

栄養管理が必要なこともあるがまれである．

皮膚炎が問題となる場合は，照射部位の皮膚への刺激を避けることが大切である．たとえば，衣服による摩擦を防ぐ，身体を洗う際は強くこすらない，入浴時に熱いお湯は避けるなどを指導する．

化学療法によって骨髄抑制が出現した場合には，顆粒球コロニー刺激因子(G-CSF)などを使用することがある．

5 心理的サポートとケア

❶治療開始前

治療の流れ，治療効果，有害事象についてできるだけていねいに説明する．治療計画時にマーキングをすることなども含めて説明し，できるだけ患者の不安を取り除いて治療に臨める

ようにすることが大切である．とくに有害事象については，どのような時期にどのような副作用が出るか，予防するためにはどのようなケアが必要であるかを説明する．

❷ 治療開始後

週1～2回定期的に診察を行い，患者の治療効果や副作用の有無，体調について把握する．診察や声かけをこまめに行うことで迅速な対応が可能となり，また，患者との信頼関係を構築し，患者が問題点や疑問点を提示しやすい環境をつくることもできる．

ケアの方法としては，なぜケアが必要かといった理由を説明し，患者の理解を深める．また，具体的なケアの方法を提示することが，ケアの実践につながる．

略語

◆DLBCL
びまん性大細胞型B細胞リンパ腫：diffuse large B-cell lymphoma
◆FDG
フルデオキシグルコース：fuldeoxyglucose
◆G-CSF
顆粒球コロニー刺激因子：granulocyte colony stimulating factor
◆GEM
ゲムシタビン：gemcitabine
◆IMRT
強度変調放射線治療：intensity-modulated radiation therapy
◆MALT
粘膜関連リンパ組織：mucosa-associated lymphoid tissue
◆PEIT
経皮的エタノール注入療法：percutaneous ethanol injection therapy
◆RFA
ラジオ波熱凝固療法：radiofrequency ablation
◆TACE
肝動脈化学塞栓療法：transcatheter arterial chemoembolization

引用・参考文献

1) Huang YJ, et al：The treatment responses in cases of radiation therapy to portal vein thrombosis in advanced hepatocellular carcinoma. International Journal of Radiation Oncology, Biology, Physics 73:1155-1163, 2009
2) 白井信太郎ほか：門脈腫瘍栓合併肝細胞癌に対する放射線治療の有用性に関する検討．臨床放射線51：1189-1195, 2006

5 骨盤部（前立腺がん，子宮頸がん）

1 適応疾患

❶前立腺がん

①疫学・特徴

前立腺がんは，もともと欧米人に多く東洋人に少ない疾患であったが，近年，わが国で急増中であり，2017年のがん罹患数予測では8万6,100人と男性のがんの第3位（男女計では第6位）とされている[1]．

60歳以上に多く，血液検査による血清前立腺特異抗原（PSA）で早期発見が可能である．また，治療方法としては，外科治療や放射線治療以外にも全身治療としてホルモン（内分泌）療法が有効であり，併用治療が重要となる．高齢で合併症がある患者では，無治療という選択肢もありうる．

②臨床症状

前立腺がんは，初期〜中期の病変ではほとんど無症状であることが多く，一部に頻尿・排尿困難感といった前立腺肥大の症状が認められることがある．一方で，進行すると尿道や膀胱，精嚢などへの浸潤に伴い肉眼的血尿や血精液症などの症状がみられる．

さらに，前立腺がんは，遠隔転移部位としては骨が圧倒的に多く，遠隔転移を認める進行期の症例では骨転移に伴う疼痛の訴えが認められるようになる．

③診断

前立腺がんのスクリーニングとしては，広くPSA検査が行われている．PSAの高値が認められた場合は，確定診断のために前立腺針生検術が行われる．病期診断のために，局在診断として直腸指診検査・経直腸超音波検査・MRI検査・MRスペクトロスコピー（MRS）検査が，リンパ節転移の判断にはCT検査・MRI検査が，遠隔転移の判断には骨シンチグラフィ検査・CT検査が行われる．

④臨床病期・リスク分類

前立腺がんの進行度は，TNM分類によりⅠ〜Ⅳ期に分けられる．一方で，遠隔転移のない前立腺がん（Ⅰ〜Ⅲ期）の治療方針の決定には治療前のPSA値，Gleason scoreを参考としたリスク分類（表5-1）が用いられている．

表5-1 前立腺がんのリスク分類

	低リスク (low risk)	中リスク (intermediate risk)	高リスク (high risk)
D'Amico (JAMA 1998)	・T1c〜T2a および ・GS≦6 および ・PSA≦10(ng/mL)	・T2b および/または ・GS＝7 および/または ・10＜PSA≦20(ng/mL)	・T2c および/または ・GS＞8 および/または ・PSA＞20(ng/mL)
NCCN	・T1c〜T2a および ・GS≦6 および ・PSA≦10(ng/mL)	・T2b〜c および/または ・GS＝7 および/または ・10＜PSA≦20(ng/mL)	・T3 および/または ・GS＞8 および/または ・PSA＞20(ng/mL)
5年PSA非発生率	約90％	70〜80％	30〜60％

そのほかにも複数のリスク分類が存在する．
GS：Gleason score

❷ 子宮頸がん

① 疫学

子宮頸がんは，近年，40代後半を境に，20〜40代前半の若い年齢層で罹患率が増加し，50〜80代の中高年層で罹患率が減少している．罹患数では女性のがんの第5位，死亡率で女性のがんの第6位となっている．ヒトパピローマウイルス（HPV）の感染が，子宮頸がんの発症に関与している．

② 臨床症状

子宮頸がんの初期では無症状であることも多く，検診で見つかる症例も増えている．また，不正性器出血や帯下の増加などの症状も認められる．周囲の子宮傍組織に浸潤すると，下腹部痛や背部痛が認められる．また，膀胱に浸潤すると血尿が，直腸に浸潤すると血便などが認められることもある．

③ 診断

子宮頸がんのスクリーニングには，頸部細胞診が用いられている．確定診断には子宮頸部針生検術が用いられ，病期診断のために局在診断として内診・MRI検査が，膀胱・直腸浸潤の有無の判断には膀胱内視鏡検査・直腸内視鏡検査が，リンパ節転移の判断にはCT検査・MRI検査が，遠隔転移の判断にはCT検査・FDG-PET検査が行われる．

④ 病期分類

子宮頸がんの進行度を測る分類にはUICCのTNM分類とFIGO分類があるが，主にFIGO分類が用いられている．2018年に発表された新たなFIGO分類では，予後因子である骨盤リンパ節転移や傍大動脈リンパ節転移が考慮されるようになった．

⑤ 治療方針・治療概要

放射線治療での根治率が高い疾患の1つであり，切除不能進行がんでも，比較的高率に治癒が期待できる．標準的な治療成績は，5年生存率がⅠ期80〜90%，Ⅱ期60〜80%，Ⅲ期40〜60%，ⅣA期20〜30%とされる[1]．

手術可能なⅠ〜Ⅱ期の外科治療成績は同等である．また，4cm以上あるいはⅡB期以上の局所進行病変に対しては，化学療法併用の放射線治療が推奨されている．

2 治療の実際

❶ 前立腺がん

T1-2N0M0では，外科治療（前立腺全摘術），各種放射線治療（小線源治療・外部照射など）ともに約80%の根治率が期待できる．ただし，表5-1のリスクが高いほど治療成績は低下する．中リスク例以上では，放射線治療前のホルモン療法は外部照射の治療成績を改善させる．また，高リスク例では，放射線治療後に長期間のホルモン療法が行われている．

① 代表的な根治的放射線治療法

1. 外部照射・強度変調放射線治療（IMRT，図5-1）

早期から局所進行がん，骨盤リンパ節転移症例まで適用範囲はもっとも広い．

2. 密封小線源永久挿入療法（図5-2）

低リスク例では単独治療が適応となる．中リスク例では，外部照射と併用されることが多い．高リスク例は，一般的に適応外である．

3. 高線量率組織内照射（図5-3）

早期から局所進行がんまでが適応となる．低〜中リスク例では単独治療も適応となる．高リスク例では，外部照射併用が一般的である．

❷ 子宮頸がん

外部照射と子宮腔内照射を組み合わせた治療が行われている．一般的には，外部照射（全骨盤照射＋中央遮蔽）50Gy程度＋子宮腔内照射1回6Gyを3〜4回が標準的なスケジュールとなる．近年は，CT検査やMRI検査を用いた3次元の画像誘導子宮腔内照射も広く行われるようになってきている（図5-4）．

① 術後照射

広汎子宮全摘術などの外科治療後の中・高リスク例に対して，術後の化学療法併用による放射線治療が行われる．近年は腸管線量などを低

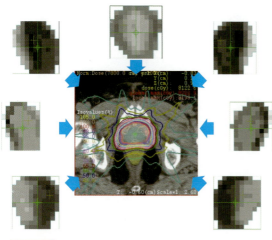

図5-1 強度変調放射線治療（IMRT）
➡：照射方向．
照射野内の線量強度を変化させ，多方向から照射する．

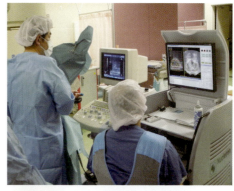

図5-2 密封小線源永久挿入療法

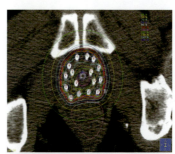
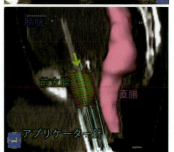

図5-3 高線量率組織内照射

減する目的で，IMRTを用いた術後照射も行われている（図5-5）．

3 有害事象

❶膀胱炎・尿道炎

①急性期有害事象（治療中から治療終了後3か月以内）

30〜40 Gyより膀胱刺激症状，40 Gy以降から頻尿・血尿・排尿時痛などの症状が出現する（放射線膀胱炎：図5-6）．

②晩期有害事象（治療終了後3か月以降）

頻尿・血尿・尿道狭窄・膀胱萎縮・瘻孔形成などがみられる．

❷直腸炎・腸炎

前立腺がんに対するIMRTなどでは，腸炎症状はまれである．

①急性期有害事象（治療中から治療終了後3か月以内）

下痢，食欲不振，嘔気，しぶり腹などの症状がみられる（放射線腸炎：図5-7）．食欲不振は比較的早期から，一方，下痢は20〜30Gyで出現しやすい．

②晩期有害事象（治療終了後3か月以降）

下痢，下血，直腸潰瘍，腸閉塞（図5-8），瘻孔形成などがみられる．

❸婦人科付属器症状（更年期障害）

閉経前の若年者では，放射線治療終了後1〜6か月程度に閉経による更年期障害出現の可能性が高い．症状はホットフラッシュ，関節痛，筋肉痛，頭痛，精神症状などである．

❹下肢リンパ浮腫

下肢リンパ浮腫（図5-9）はリンパ領域が広く照射される子宮頸がん，そのなかでもとくに手

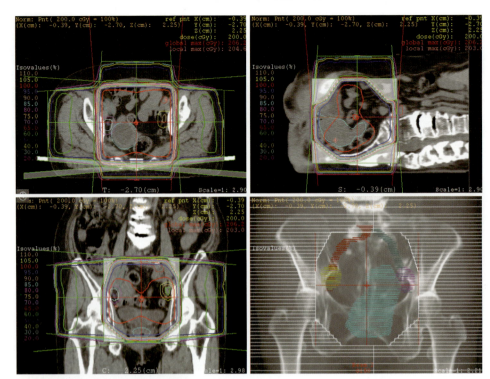

外部照射

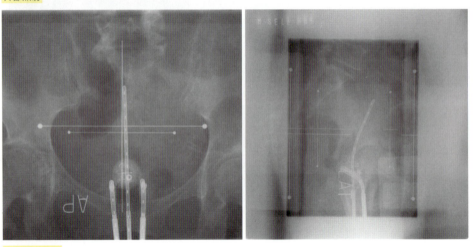

子宮腔内照射

図5-4 子宮頸がん放射線治療
外部照射の線量分布と子宮腔内照射.

術操作も加わっている術後照射で発生頻度が高い．リンパ浮腫の発生時はその増悪の予防が非常に重要であり，リンパ浮腫が認められた早期からのケアが有効である．

4 有害事象への対処法

❶ 膀胱炎・尿道炎

一般的な放射線膀胱炎に対しては，抗コリン薬や$α_1$遮断薬の投与，血尿には止血薬，抗菌薬や抗炎症薬の投与が有効な場合もある．

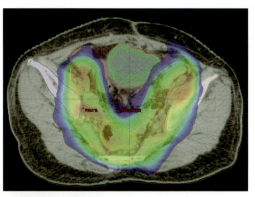

図5-5 術後照射
IMRTにより腸管線量を低減した線量分布．

略語
◆FDG
フルオロデオキシグルコース：fluorodeoxyglucose
◆FIGO
国際産婦人科連合：International Federation of Gynecology and Obstetrics
◆HPV
ヒトパピローマウイルス：human papillomavirus
◆IMRT
強度変調放射線治療：intensity-modulated radiation therapy
◆MRS
MRSスペクトロスコピー：magnetic resonance spectroscopy
◆PSA
前立腺特異抗原：prostate-specific antigen
◆UICC
国際対がん連合：Union for International Cancer Control

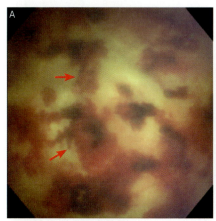

図5-6 放射線膀胱炎
血尿（→）がみられる．

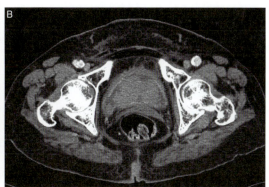

膀胱内に血塊を認める．

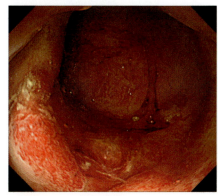

図5-7 放射線腸炎
直腸出血．

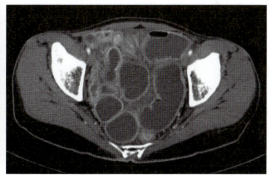

図5-8 腸閉塞
腸管の閉塞による所見．

晩期有害事象の血尿が止血薬の投与で改善しない場合には，ステロイドの投与や高気圧酸素療法の有効性が報告されている．

❷ 直腸炎・腸炎

一般的な放射線腸炎の場合，急性期の直腸炎症状には抗炎症薬や抗菌薬が用いられる．

下痢症状には整腸剤，止痢剤（ロペラミド塩酸塩やタンニン酸アルブミンなど）を使用する．症状が強くコントロール不良の場合は，塩酸コデインが有用である．

下血には止血薬を用いる．晩期有害事象の下

血が止血薬でコントロールできない場合は，ステロイド，高気圧酸素療法，アルゴンレーザ焼灼術などが有効とされる．

❸ 婦人科付属器症状（更年期障害）

対処法としては，軽度であれば漢方薬や対症療法が選択され，症状が強い場合はホルモン補充療法が選択される．

❹ 下肢リンパ浮腫(図5-9)

対処法は，下肢の挙上・弾性着衣などを用いた複合的理学療法を中心とする保存的な治療となる．また，感染などによって蜂窩織炎を引き起こすこともあり，リンパ浮腫発症時は病変部のケアが重要となる．

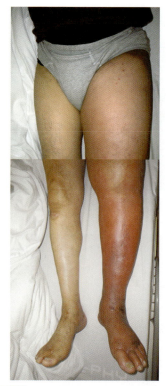

図5-9　下肢リンパ浮腫
リンパ浮腫による左下肢の腫脹．

5　心理的サポートとケア

❶ 小線源治療におけるケア

前立腺がんでの密封小線源永久挿入療法・高線量率組織内照射や，子宮頸がんでの子宮腔内照射などといった小線源治療は，特殊な治療室での特殊な体位（砕石位など）での治療となり，患者に大きな不安を与え，また疼痛を伴うことも多く，十分なケアが必要となる．

看護師のオリエンテーションなどで医師からの説明の理解を確認するとともに，不安や恐怖心を軽減し，信頼関係を築き，急性期有害事象のセルフケアを支援することが重要となる．

とくに密封小線源永久挿入療法では，治療後の被ばく問題や退院後の注意点などに関して，患者・家族などの理解も必要となる．

❷ 晩期有害事象に対するケア

放射線治療後の晩期有害事象は半年〜2年ほどで出現する頻度が高いが，場合によっては5〜10年以上経過してから出現する場合もある．骨盤領域では，血尿・血便・下痢・下肢リンパ浮腫などの出現頻度が高い．

いずれの有害事象も自然に，または簡単な内服薬などで改善する症例が多いが，放置することで症状が増悪・長期化することもあり，適切なケアが望まれる．治療終了時などに血便や血尿などの症状がみられた場合，早めに受診・相談をするよう患者に声かけをしておくことが，有害事象発症時の受診行動および早期対処につながる．

引用・参考文献

1) 大西 洋ほか編：がん・放射線療法2017改訂第7版，学研メディカル秀潤社，2017
2) 国立がん研究センターがん情報サービス：がん罹患数予測，2017年のがん統計予測，2017
https://ganjoho.jp/reg_stat/statistics/stat/short_pred.html
より2019年5月1日検索

6 骨軟部(骨転移, 原発性骨軟部腫瘍, 骨原発肉腫, 軟部肉腫)

1 適応疾患

骨腫瘍は，骨から発生した原発性骨腫瘍と，他臓器に発生したがん(悪性腫瘍)が骨に転移した転移性骨腫瘍(骨転移)に分けられる．原発性骨腫瘍は，良性骨腫瘍と悪性骨腫瘍に分けられる(図6-1)．

臨床現場では，転移性骨腫瘍に接することが圧倒的に多く，がんの専門病院では日常的に遭遇する．

以下，転移性骨腫瘍(骨転移)，原発性骨軟部腫瘍，原発性悪性骨腫瘍(骨原発肉腫)および原発性悪性軟部腫瘍(軟部肉腫)に分けて述べる．

❶ 転移性骨腫瘍(骨転移)

①疫学

進行がん患者の経過中30〜70%に骨転移が生じるといわれており，原疾患の種類によって発生率(骨転移の起こりやすさ)は異なる．骨転移を起こしやすいがんは，乳がん，前立腺がん，肺がん，甲状腺がんなどである(表6-1)．

胃がんや大腸がんなどの消化器がんは，骨転移を起こしやすいがんではないが罹患率が高いため，結果的に骨転移の症例数が多くなる．骨転移は，脊椎や骨盤，四肢の近位骨(大腿骨，上腕骨など)，肋骨に起こりやすい．

②症状

初期には無症状であることも少なくない．骨転移に伴う随伴症状を骨関連事象(SRE)という．SREには，治療が必要な疼痛，病的骨折，脊髄圧迫(麻痺)，高カルシウム血症がある．

進行がんの症例で，持続する背部や骨盤部の痛み，体動時や荷重がかかったときの足の痛みを訴えるような場合は骨転移を疑う．とくに，脊椎転移は進行すると脊髄が圧迫され(図6-2)，その結果，転移した脊椎骨レベル以下の麻痺をきたし，QOLを大きく損なう．

骨転移そのものが生命にかかわることは少ないが，胸腰椎転移が進行すると下肢麻痺，頸椎転移であれば四肢麻痺となるため，頸背部痛の訴えがあるような患者には，より細かな病歴聴取が必要である．

表6-2にがん患者の注意すべき背部痛をあげる．

③検査

骨の単純X線画像，MRI画像，CT画像は，現在症状がある骨の骨転移の進行度を知り，治療法を決定する点において有用である．骨シンチグラフィ(図6-3)，PET-CT画像では無症状の骨転移の検出も可能であることが多いため，全体的な治療方針の決定に有用である．

> 📖 略語
> ◆SRE
> 骨関連事象：skeletal-related event
> ◆QOL
> 生活の質：quality of life

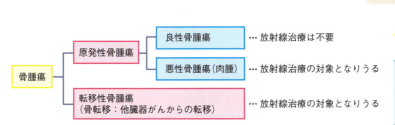

図6-1 骨腫瘍の分類

表6-1 骨転移を起こしやすいがん
- 乳がん
- 前立腺がん
- 肺がん
- 甲状腺がん

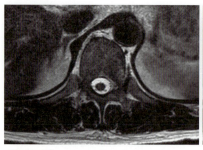
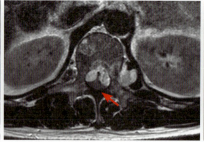
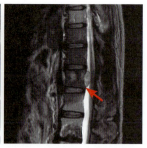

図6-2 転移性胸椎腫瘍
胸椎に骨転移が生じ，脊柱管内に腫瘍が進展し脊髄を圧迫している（→）．

表6-2 がん患者の注意すべき背部痛

- 体重減少
- 治療抵抗性の痛み
- 6週間以上続く痛み
- 就寝時や安静時の痛み
- 荷重や咳嗽で増悪する痛み
- 進行性の下肢の脱力や知覚異常

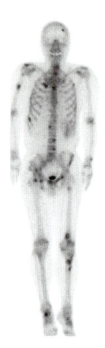

図6-3 骨シンチグラフィ
肺がん多発骨転移．集積（黒）部分が転移巣である．

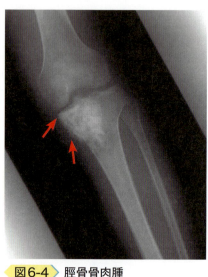

図6-4 脛骨骨肉腫
単純X線画像．

❷原発性骨軟部腫瘍

骨や軟部（脂肪，筋肉，血管など）から発生する悪性腫瘍は，肉腫といわれる．骨原発肉腫は年間約300人，軟部原発肉腫でも3,000人程度である．肺がんや大腸がんはそれぞれ年間10万人以上の発症であるため，非常にまれな疾患である．

肉腫には，骨原発の場合，骨肉腫，軟骨肉腫，ユーイング肉腫など，軟部原発の場合，脂肪肉腫，横紋筋肉腫，平滑筋肉腫，血管肉腫などさまざまな組織型があり，まれな疾患ではあるが多様である．

❸原発性悪性骨腫瘍（骨原発肉腫）

もっとも代表的なものは骨肉腫で，年間約200人が発症する．骨原発肉腫は，ほとんどが四肢骨に発生する（図6-4）．治療は切除であり，骨肉腫やユーイング肉腫などは抗がん剤を併用する．

❹原発性悪性軟部腫瘍（軟部原発肉腫）

軟部肉腫は，身体のどこにでも発生しうる．手足の脂肪や筋肉内に生じることが多いが，殿部や体幹部の比較的浅いところにも多く発生する．

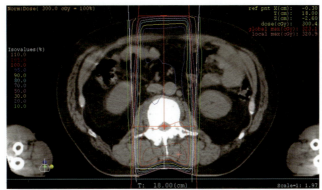

図6-5　腰椎転移に対する放射線治療
治療計画用CT上に照射野が示されている．赤線が100％処方線量領域である．
（資料提供：群馬大学腫瘍放射線学教室・久保亘輝先生）

2　治療の実際

❶転移性骨腫瘍（骨転移）

①原疾患の治療

　原疾患の治療が根本的な治療であるため，原疾患の治療（抗がん剤や分子標的薬）は有効であるが，脊髄圧迫や骨折のリスクが高い場合は，整形外科的治療（手術）が行われることもある．

②放射線治療

　放射線治療は，疼痛の軽減と骨折，麻痺の予防のために行われる．病的骨折や脊髄圧迫を伴わない骨転移の疼痛は，外照射によって60～80％の症例で緩和され，20～30％の症例で消失する（図6-5）．照射線量は8Gy/1回/1日，20Gy/5回/1週間，30Gy/10回/3週間などの線量分割が使われている．

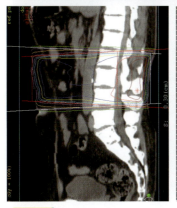

図6-6　WHO方式三段階除痛ラダー

③薬剤

　骨転移を進行させる破骨細胞の活動を抑えることで，骨内のがん細胞の増殖を抑えることができるとされるビスホスホネート製剤などの骨修飾薬が用いられることもある．
　また，疼痛緩和のために，WHO方式三段階

除痛ラダー（図6-6）を参考にオピオイド鎮痛薬の導入や増量，ほかの鎮痛補助薬の使用などを積極的に行うべきである．

❷ 原発性骨軟部腫瘍

治療法は切除が第一選択で，組織型によっては抗がん剤が組み合わされる．放射線治療（X線治療）は，手術と組み合わせて術前または術後照射という形式で行われてきたが，近年の粒子線治療の進歩によって，切除ができない肉腫には重粒子線治療が保険適用となった．

❸ 原発性悪性骨腫瘍（骨原発肉腫）

ユーイング肉腫以外は放射線抵抗性腫瘍のため，通常のX線による放射線治療が行われることはほとんどない．ただし，骨盤や脊椎など手術ができない場所に発生した骨肉腫には，重粒子線治療が行われることがある．重粒子線治療は炭素イオン線という特殊な放射線を用いて行われ，治療期間は約4週間である．

❹ 原発性悪性軟部腫瘍（軟部肉腫）

治療は切除であり，切除前（術前），切除後（術後）にX線照射を組み合わせることもある．この場合，4〜6週間程度の照射が一般的である．
原発性悪性骨腫瘍と同様，切除できない症例には重粒子線治療が行われることがある．

3 有害事象と対処法

有害事象の発生は照射線量と関係している．転移性骨腫瘍に対しては症状の緩和や短期的な麻痺や骨折予防が主たる目的のため，高線量は照射されず，重度の急性期有害事象や晩期有害事象は生じない．QOLを低下させるような急性期有害事象は避けるべきである．原発性骨軟部腫瘍に対して根治照射を行う場合は，放射線抵抗性腫瘍のため高線量照射が行われるため，急性期および晩期有害事象には注意が必要である．

❶ 急性期有害事象：照射中から照射後数週間

① 皮膚炎

照射野に限局して出現する．照射中や直後に発赤や熱感，瘙痒感や乾燥感を生じる．高線量照射の場合はびらんとなるため看護師が介入のうえ，保湿，洗浄，被覆などのケアが必要である．鼠径部や腋窩など，しわになる部位は強く生じることがある．急性期皮膚炎に対しては，擦ったり衣服のしめつけなどの物理的刺激や，化粧品などの化学的刺激を避け，保湿剤を使用する．症状が強ければステロイド軟膏を用いる．通常は照射後1か月程度で改善する．びらんになった場合は患部を清潔に保ち感染に注意する．照射野にテープを貼ることは，剥がす際に皮膚剥離が生じ炎症が悪化するため禁忌である．

＜術前術後照射の場合＞
術前後の高線量照射により，皮膚や創部深部の治癒遅延が生じることがある．

② 粘膜

口腔咽頭粘膜，消化管については第6章-2, 3を参考にしていただきたい．

③ 骨や筋肉，神経

急性期有害事象が問題になることはない．

❷ 晩期有害事象：半年から数年後

晩期有害事象が問題になるのは原発性骨軟部腫瘍に対して高線量を照射した場合か，長期予後を期待できる原疾患の転移性骨腫瘍の場合（例えば乳がん）である．重篤な晩期有害事象はたいてい不可逆性で，QOLを大きく損ね，時に生命に関わりかねないので，生じないような治療法の工夫が必須である．

① 皮膚・軟部

皮膚潰瘍を生じた場合は難治性である．皮膚移植を行うこともある．照射部位が頸部，腋窩部，鼠径部であると四肢に浮腫を生じることがある．とくに術後照射の場合は重症になることもある．リンパマッサージが有効なことがある．

②粘膜

口腔咽頭粘膜，消化管については第6章-2, 3を参照．

③骨

50Gy/25分割以上で骨折のリスクがある．高齢の女性は50Gy未満でもリスクがある．とくに大腿骨頸部に照射されている場合は注意深い観察が必要である．また，若年者では骨の成長障害に注意が必要である．

④関節拘縮

関節周囲の高線量照射により生じることがある．

❸ 神経

腋窩部の照射など，60Gy以上の高線量照射で，末梢神経障害（しびれ，痛み，麻痺）が生じることがある．脊髄への高線量照射では照射部位以下の麻痺となるため，麻痺が生じない治療を行う．

4 心理的サポートとケアの実際

疾患自体や手術による機能障害を精神的に受け入れられるよう，患者の訴えを傾聴し患者の立場に立った対処方法を一緒に考える．転移性骨腫瘍の場合は，治療部位以外に未治療病変があることも多い．患者の訴えを多角的に捉え，治療部に関連した訴えなのか，未治療部に関連した訴えなのか推測することが必要である．リハビリテーション科や緩和ケアに関する科など，紹介科との連携を深めチーム医療の一員としてケアにあたる．

引用・参考文献

1) 日本臨床腫瘍学会編：骨転移診療ガイドライン，南江堂，2015
2) 世界保健機関編：がんの痛みからの解放－WHO方式がん疼痛治療法，第2版(武田文和訳)，金原出版，1996
3) 大西洋ほか編：がん・放射線療法2017改訂第7版，学研メディカル秀潤社，2017

7 特殊状況 ①全身照射

造血幹細胞移植は，強力な化学療法と全身照射（TBI）を行う移植前処置の後に，造血幹細胞を点滴で血管内に投与する治療である．輸注する幹細胞の種類により，骨髄移植，末梢血幹細胞移植，臍帯血移植に分類される．

TBIの目的は，①化学療法と併用して全身の悪性細胞を根絶すること，②宿主の骨髄幹細胞や免疫細胞を減少させ，移植片対宿主病を抑え，造血幹細胞移植の成功率を上げること，である．

1 適応

造血幹細胞移植には，①骨髄破壊的前処置（フル移植）と②骨髄非破壊的前処置（ミニ移植）がある．

❶ 骨髄破壊的前処置（フル移植）

大量の化学療法とTBI後に造血幹細胞を投与する治療で，強力な移植前処置のため有害事象が生じやすい．若年（通常55歳以下）で，全身状態が良好な第一寛解期の高リスク急性骨髄性白血病，再発急性リンパ性白血病などの患者が対象となる．

❷ 骨髄非破壊的前処置（ミニ移植）

化学療法の強度やTBIの線量を少なくすることで，免疫抑制は生じるが骨髄抑制は高度ではない状態をつくる．そのため，高齢者や合併症がある患者でも可能であり，再生不良性貧血，悪性リンパ腫などの患者も対象となる．

2 TBIの線量・分割法

❶ フル移植

総線量12Gy/6回/3日間（1日2回法）が選択されることが多い．14Gyを超えると随伴する有害事象が増えるといわれている．

❷ ミニ移植

総線量2〜4Gy/1〜2回が多く，通常1日で行われる．線量率は10cGy/分未満が推奨されており，2Gyの照射でも，基本的には20分以上の照射時間を要する．日本では6〜7cGy/分で照射を行っている施設が多く，通常体位の設定を含めて40分〜1時間程度の時間を要する．

3 TBIの方法

TBIでは患者の全身を照射する必要があるが，通常の放射線治療装置の照射範囲は最大40×40cm程度であり，工夫が必要となる．そのため，施設により下記のさまざまな方法が選択される（図7-1-1）．

❶ 長SSD法

治療装置と患者ベッドの距離を離して照射する方法．成人ではガントリーを水平にして約4m離れた位置にベッドを置く．

❷ 治療寝台移動法

可動式寝台により，寝台が移動しながら全身へ照射する．

❸ スイープビーム法

ガントリーを振り子のように動かし，全身へ照射する．

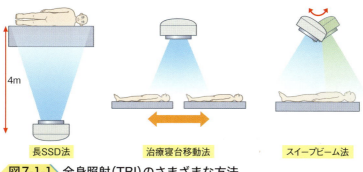

図7-1-1 全身照射(TBI)のさまざまな方法

長SSD法　　治療寝台移動法　　スイープビーム法

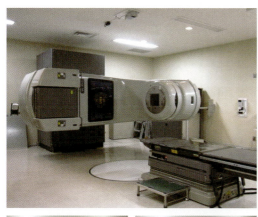
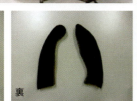
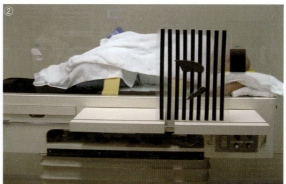
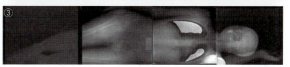

図7-1-2 肺遮蔽の方法
治療計画画像をもとに，1cm厚の鉛ブロックを事前に作製し，裏面にマジックテープ(オス)を貼る(①)．TBI前にマジックテープ(メス)を貼った透明な板にセットし(②)，照射装置で写真(ライナックグラフィー)を撮像し(③)，鉛ブロックを適切な位置に移動し，その後照射を行う．

4 有害事象と対処法

❶急性期有害事象

嘔気・嘔吐，倦怠感，急性耳下腺炎(口を開けたときの痛み，耳下部腫脹，口腔乾燥)，目の乾きなどがみられることがある．嘔気・嘔吐に対しては制吐薬が有効である．耳下腺炎は，局所の冷却や消炎鎮痛薬で，症状は短期間で緩和することが多い．

❷晩期有害事象

間質性肺炎，腎機能障害，性腺機能低下，白内障，二次発がん，成長障害，ホルモン分泌量低下などがある．間質性肺炎は致死的となるため，発症を予防することが重要である．鉛ブロックを用い，肺の線量を8Gy以下にする，線量率を10cGy/分以下にする，などの工夫を行う(図7-1-2)．腎機能障害が懸念される場合は，腎ブロックを用いる場合もある(図7-1-3)．

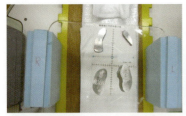
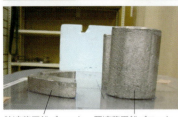
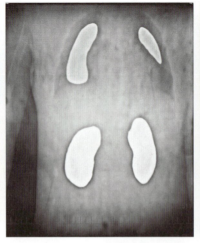
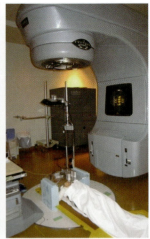

肺遮蔽用鉛ブロック　腎遮蔽用鉛ブロック

図7-1-3 ブロックの位置
腎は事前に超音波検査で位置を体表面にマーキングし，その位置に設置する．肺は照射前にライナックグラフィーを撮影し，位置を調整する．
（資料提供：東京都立多摩医療総合センター診療放射線科・喜多みどり先生）

❸ 対処法

遮蔽に必要な鉛の厚さは，照射法や使用エネルギーにより異なる．

①性腺機能低下

卵巣の有害事象は，成人で4～6Gy，小児で10～20Gyで生じ，精巣では1.4～2.6Gyで生じるとされている．

②急性リンパ性白血病

小児に多い急性リンパ性白血病では，精巣再発が生じうるため，臨床的には精巣遮蔽の意義は乏しい．

③卵巣遮蔽

Nakagawaらは人体模型による線量検証で，直径5cm，高さ8cmの金属遮蔽により，12Gy照射時に卵巣中心部の照射量が3.1Gyに減衰可能であり，実際の患者のTBIで有効であったと報告している[1]．ただし，卵巣はTBI時に位置の同定が難しいこと，照射法によっては厚い遮蔽材の使用が困難なことから，現在遮蔽を行っているのは一部施設に限られている．

📖 略語

◆SSD
線源皮膚間距離：source-skin distance
◆TBI
全身照射：total body irradiation

5　心理的サポートとケア

当院ではTBIの一連の流れと注意事項を記載したパンフレットを作成し，初診時に看護師が患者説明で使用している（図7-1-4）．また，TBI前日に病室を訪問し，患者の疑問点や不安を事前に抽出し，早期に対応するように心がけている．

TBI当日は，免疫状態や骨髄機能が低下しているため，感染予防管理が重要である．スタンダードプリコーションに沿って，手洗い，マスク着用，治療寝台の清掃などを行う．

また，移動の介助により，転倒の予防をすることも重要である．

引用・参考文献

1) Nakagawa K et al : Preservation of ovarian function by ovarian shielding when undergoing total body irradiation for hematopoietic stem cell transplantation. Bone Marrow Transplantation 37 (6) : 583-587, 2006

放射線治療（全身照射）における治療開始前〜終了までの流れ

	治療上の注意点や共有事項
治療当日：病棟	・放射線治療室入室時間 8：30〜9：00頃入室となることが多いです ・側臥位での治療のため食直後の治療とならないよう食事時間を調整します ・トイレが心配にならないよう点滴速度も調整します
治療マーク	・治療計画時に診療放射線技師が体に書きます．治療中大事な印ですので，入浴時上半身は石鹸の使用は控えましょう ・治療マークが消えてしまっても，骨を基準に位置を計測していますので安心してください
治療室看護師	・治療前に訪問し治療のオリエンテーションを行います ・入室時最終トイレの確認をします ・点滴の挿入部の確認をします ・血圧，体温などをはかり体調を確認します ・患者さんの治療体位を診療放射線技師と調整しますが，看護師が患者さんのそばで説明します
治療時の衣服	・上半身は裸です ・下半身は下着と検査用パンツのみとなります ・ピアスや時計，金属類は装着できません ・塗り薬・貼り薬も皮膚線量に影響するので使用は控えます
排泄	・治療時間が長いため照射室入室直前に済ませましょう ・途中トイレに行くことができませんので心配な方はパッドやオムツなど検討します ・治療中パッドの汚染は表面線量が増加するため，排尿排便した場合は看護師にお知らせください
点滴	・治療前に吐き気止め等の点滴を行いますが，治療中は尿意等を考え少量の補液となるよう調整します
飲水	・感染防止のため，飲料水はペットボトルを病棟より持参してください ・治療準備中は口が乾燥した場合など飲水できます
リラックス	・治療時間が長いため音楽などで気分転換を行います ・照射室の照明は患者さんの希望の明るさに調整します ・時計を見えるところに置いておきます．必要時マイクで残りの照射時間をお伝えすることもできます ・照射後の待ち時間は8時間あけなければならないため体調を整えておきましょう ・ご家族も放射線治療室に一緒にいらしてもかまいません
治療体位	・側臥位といって横向きの体位です．右頸部に主にCVカテーテルが挿入となりますので左側臥位が多いです ・首や腋窩・腰部の負担がかかるので除圧します
全身照射治療	・治療は痛みや熱さなど一切ありません ・治療は前後面それぞれ17分程度時間を要します ・前面が終了したら手足の緊張をほぐし筋肉をほぐします （この時飲水やトイレの確認を行います） ・心の準備ができたら治療体位を再度とります
ナースコール	・治療中は2台のテレビモニターにて患者さんを見守っています ・ナースコールはありませんので，治療中体調に変化があった場合，自由に動かせる腕を少し動かしてください ・必ず治療前に合図の確認を行います
診療放射線技師	・診療放射線技師は治療時間を少しでも短くするために5〜6人で行います ・正確な治療を行うために，患者さんの治療体位を調整するため体に触れます ・治療前に全身のレントゲン写真を撮ったり，肺保護フィルターの設置など（3日間）治療開始までに20分ほど時間を要します
放射線の副作用	耳下腺炎	初回治療後から頸部の痛みや嚥下痛があることがあります．対処としては耳下腺のクリーニングをします．
	倦怠感	治療時間の同一体位や照射による倦怠感が起こります．照射後休息をとりましょう．
	嘔気・嘔吐	照射直後に嘔気・嘔吐が起こることがあります．

図7-1-4 TBIの一連の流れと注意事項を記載したパンフレット
（資料提供：東京女子医科大学病院・尾崎直美看護師）

7 特殊状況　②小児への放射線治療

小児がんの治療方針の決定には，画像診断での病期診断ならびに生検による病理組織学的診断が必要である．その結果で，全身化学療法と，手術療法，局所放射線治療を組み合わせた集学的治療が行われるため，関係診療科の連携が重要となる．

また，小児の正常組織耐容線量は，『放射線治療計画ガイドライン2016年版』では表7-2-1のように記載されており[1]，成人より低いものもあり，とくに晩期有害事象には注意が必要である．

近年では，低線量が照射される領域を増やさずに線量の集中が可能な陽子線治療も，小児がんに対して有効な手段と考えられており，2016年4月に保険診療の適用となった．

1 適応疾患

白血病，脳腫瘍，網膜芽腫，神経芽腫，ウィルムス腫瘍，横紋筋肉腫，ユーイング肉腫など．

表7-2-1　小児の正常組織耐容線量

臓器	年齢	耐容線量（標準分割照射の場合）
両側全腎臓		14.4Gy
全肝臓		23.4Gy
両側全肺		14.4Gy
全脳	＞3歳 ＜3歳	30.6Gy 23.4Gy
視神経ならびに視交叉		46.8Gy
脊髄		45.0Gy
胃腸管（部分）		30.0Gy at 1.5Gy/fraction
全腹部（～骨盤部）		30.6Gy
水晶体		14.4Gy
涙腺/角膜		41.4Gy

Intergroup Rabdomyosarcoma Study プロトコールによる．
（公益社団法人日本放射線腫瘍学会編：放射線治療計画ガイドライン2016年版，p.321，金原出版，2016）

2 小児がんの治療の実際

現在では，小児がんの治療の主体はtotal cell killの概念から，化学療法である．

放射線治療は晩期有害事象をなるべく少なくするために，化学療法後や術後，もしくは進行期や再発症例に対し施行されることが多い．

❶ 白血病

小児がん発生頻度の第1位で約30％を占める．治療の中心は化学療法であるが，急性リンパ性白血病の中枢神経浸潤や再発時には全頭蓋照射や全中枢神経照射を，造血幹細胞移植の前処置として全身照射が行われる．中枢神経再発時の線量は1回1.5～1.8Gyの通常分割法で，15Gyの全頭蓋照射に局所ブースト治療を3～9Gy追加する．

❷ 脳腫瘍

小児がん発生頻度の第2位で約20％を占める．神経膠腫（とくに小脳半球），胚細胞腫瘍，髄芽腫が多い．3歳未満の脳への照射は神経内分泌機能障害や成長障害を引き起こす可能性が高く，化学療法の施行などを行い，照射開始が3歳以上になるようにする．腫瘍により照射範囲・線量は異なるが，近年では化学療法併用で，放射線の線量は少なくする方針が主流である．

❸ 網膜芽腫

眼球温存時や再発時の眼球照射では，通常，40～50Gy/20～25回の線量分割が用いられる．

❹ 神経芽腫

主に腹腔内の副腎髄質または傍脊髄交感神経節に発生する．低リスク群でも，肝転移が急速

に進行し呼吸不全が生じることがあるが，全肝に対し4.5～6Gy/3～4回の緊急照射の有用性が認められている．高リスク群では日本神経芽腫研究グループのプロトコールに則った治療が行われる（図7-2-1A）．

❺ ウィルムス腫瘍

小児腎腫瘍では最多であり，好発年齢は3～4歳である．予後良好な組織型では，Ⅰ・Ⅱ期では照射は行わない．Ⅲ期で術後照射10.8Gy/6回，腹膜播種では全腹部照射10.5Gy/7回など，基本的には進行期の腫瘍や予後不良な組織型に対する局所・領域リンパ節への照射や転移腫瘍に対する広範で低線量の照射が行われる（図7-2-1B）．

A
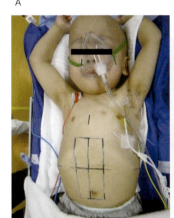
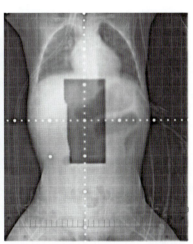

B
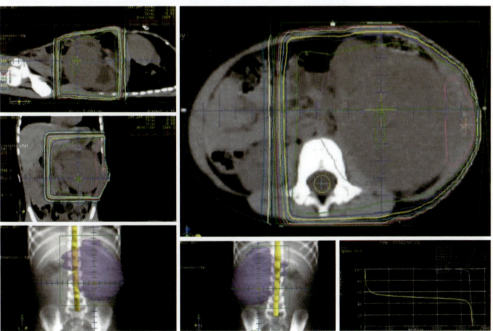

図7-2-1 神経芽腫（A）およびウィルムス腫瘍（B）の放射線治療
A：2歳，右副腎神経芽腫，身長：80cm，体重：10kg，放射線治療：19.8Gy/11回．
B：3歳，左ウィルムス腫瘍，身長：95cm，体重：13.8kg，放射線治療：21.6Gy/12回．
（資料提供：東京都立多摩医療総合センター診療放射線科・喜多みどり先生）

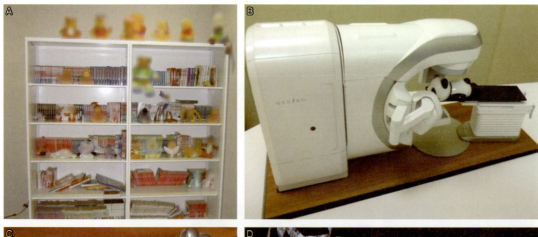

図7-2-2 患児の不安を緩和するためのさまざまな工夫
A：待合室の工夫"今日はくまさんいくつあるかな？"，B：放射線治療説明時の模型使用，C：照射中のビデオ鑑賞，D：照射カード．

⑥ 横紋筋肉腫

術後照射が中心で，局所・領域リンパ節への照射を行う．外科病理グループや組織型により推奨される照射線量が異なるが，36〜50Gyが基本線量となる．

⑦ ユーイング肉腫

多剤併用化学療法や外科治療により腫瘍が縮小したのちに局所・領域リンパ節への照射を行う．線量は術後で40Gy，根治線量は50〜60Gyとされている．

3 有害事象と対処法

急性期有害事象は，成人の各部位の照射と同様である．小児では，とくに晩期有害事象（成長障害，内分泌障害，二次発がんなど）が成人よりも大きな問題となる．骨の成長障害では，椎体の片側のみに照射すると照射側の骨成長障害により側彎が生じたり，顔面の照射では成長とともに顔面変形が生じることなどにも注意が必要である．内分泌障害に関しては，治療前・後のホルモン値を測定し，適宜ホルモン補充療法を行うことが必要となる．

4 心理的サポートとケア

❶ 不安の緩和

放射線治療は，通常は患児や両親にとって初めての経験であり，不安が大きい．

初診時から放射線治療の前・中・後に細やかな対応を行うことで，スムーズな放射線治療が可能となる．下記に具体的な例を示す．

①来院する前・待合室の準備

治療室までの廊下に動物シールを貼り，動物探しをしながら診察室や治療室まで向かう．待合室でキャラクター探しをさせる(図7-2-2A)．

②心理的身体的アセスメント

事前にカルテの内容を確認し，患児や家族の状況を把握する．

③発達に応じた説明

模型や人形を用いて説明する(図7-2-2B)．

④治療中の不安や緊張の緩和

キャラクターをデザインしたシェル(頭部固定具)を使用し，治療中に音楽やビデオ・DVDを鑑賞させる(図7-2-2C)．

⑤治療終了後の気持ちの放出と頑張りへの意味づけ

スタンプカードを作成し(図7-2-2D)，スタッフからのメッセージ書き込み，治療終了後の賞状やメダル授与などを行う．

❷ 放射線治療時の安静保持

放射線治療では，照射中は安定体位を保つことが絶対的に必要である．しかし，放射線検査とは異なり，照射中は治療室中には医療スタッフや家人が付き添うことはできず，患児ひとりとなる．そのため，治療中安静が保持できない場合は鎮静薬・麻酔の使用が必要となり，小児科の医師との連携は必須である．

❸ 晩期有害事象への対応

小児がんは，治癒する症例も多くなり，小児特有の成長障害や，内分泌異常などの晩期有害事象に対応が必要になることもある．そのため，定期的な外来での経過観察と，その際の患児・家族の不安の拾い上げも重要である．

引用・参考文献

1) 公益社団法人日本放射線腫瘍学会編：放射線治療計画ガイドライン2016年版．p.321, 金原出版, 2016

7 特殊状況　③高齢者の放射線治療

1 適応疾患

わが国の高齢化は急激に進んでおり，総務省によれば，2017年11月の75歳以上の人口は1,752万2,000人と総人口の13.8%を占め，85歳以上でみても547万8,000人と総人口の4.3%となっている[1]．この高齢化の傾向は，今後もしばらくは続くものと予測されている．

高齢者のがんの罹患率，死亡率も年々増加する傾向にある（図7-3-1, 2）[2]．

85歳時点での平均余命は男性で約6.3年，女性では約8.4年[3]にもなり（表7-3-1），高齢発症のがんでも根本的な治療を行うことが重要となってくる．

近年の医療技術の発展によって，低侵襲の手術や副作用の少ない薬剤の開発，支持療法が進歩し，高齢者にも根治的な治療がなされる機会が増えている．放射線治療に関しては，高精度放射線技術が導入される以前の1990年代から，高齢者に対して安全に治療できるという報告が多数なされており[4～7]，高精度放射線治療技術

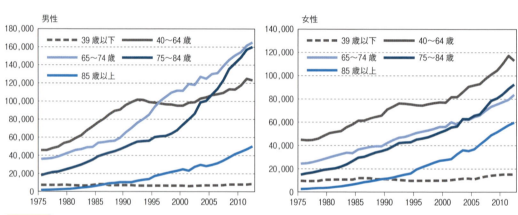

図7-3-1　年齢階級別がん罹患数の推移
〔西本寛：高齢者がんの統計（特集・高齢者のがん）．エイジングアンドヘルス 25（2）：12, 2016〕

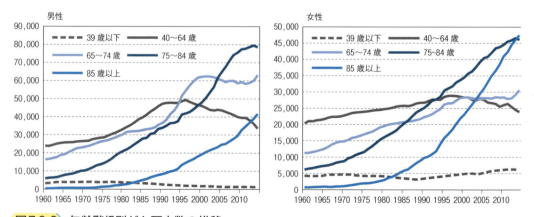

図7-3-2　年齢階級別がん死亡数の推移
〔西本寛：高齢者がんの統計（特集・高齢者のがん）．エイジングアンドヘルス 25（2）：11, 2016〕

表7-3-1 主な年齢の平均余命（2016年）

年齢	65歳	70歳	75歳	80歳	85歳	90歳
男性	19.55	15.72	12.14	8.92	6.27	4.28
女性	24.38	19.98	15.76	11.82	8.39	5.62

（単位：年）
（厚生労働省：主な年齢の平均余命．平成28年簡易生命表の概況，2017を参考に作成）

略語
- **BADL** 基本的日常生活動作：basic activities of daily living
- **CGA** 高齢者総合的機能評価：comprehensive geriatric assessment
- **IADL** 手段的日常生活動作：instrumental activities of daily living

表7-3-2 CGA7の質問および観察項目

1	外来または診察時や訪問時に，被験者の挨拶を待つ	→意欲についてより詳しい評価を行う
2	「これから言う言葉を繰り返してください．（桜，猫，電車）」「あとでまた聞きますから覚えておいてくださいね」	→認知機能についてより詳しい評価を行う
3	外来の場合：「ここへどうやって来ましたか？」それ以外の場合：「普段，ひと駅離れた町へどうやって行きますか？」	→手段的日常生活動作（IADL）についてより詳しい評価を行う
4	「先ほど覚えていただいた言葉を言ってください」	→認知機能についてより詳しい評価を行う
5	「お風呂は自分1人で入って，洗うのも手助けはいりませんか？」	→日常生活動作（ADL）についてより詳しい評価を行う
6	「漏らすことはありませんか？」「トイレに行けないときは，尿瓶を自分で使えますか？」	→日常生活動作（ADL）についてより詳しい評価を行う
7	「自分が無力だと感じますか？」	→情報・気分についてより詳しい評価を行う

（長寿科学総合研究CGAガイドライン研究班：高齢者総合機能評価ガイドライン．p7，厚生科学研究所，2003）

の導入に伴い，より低侵襲な治療が提供できることで，適応症例はさらに増加するものと予測される．

2 高齢者のがん治療の問題点

❶ 合併症・老年症候群の評価

高齢者では循環器系疾患，脳血管系疾患，糖尿病などの合併症を有する症例が多い．病院受診歴がなかったり服薬コンプライアンスが悪く症状が悪化していたり，新たな疾患が見つかる場合もあり，がん治療開始前の評価は重要である．

多くの疾患を有することによって多種類の症候を同時に保有した状態を，老年症候群という．高齢者に多くみられ，さまざまな原因や症状が連鎖的に関連して悪循環を生じやすいことが特徴である．主な症状に，認知症，せん妄，うつ，めまい，骨粗鬆症，転倒リスク，尿失禁，食欲不振などがあり，これらの評価も併せて行う．

❷ 総合的機能評価

高齢者は医療上の問題だけでなく，身体的・精神的・社会的問題などさまざまな問題を抱えていることが多い．高齢者総合的機能評価（CGA）は，多職種の専門家により多分野にわたる高齢者の背景を詳細に評価することができる．しかし，詳細であるがゆえに煩雑であり敬遠されることも多く，のちに手順を簡便化した高齢者総合的機能評価簡易版（CGA7）[8]が開発された．

CGA7は7項目の質問からなり，意欲，認知機能，情緒・気分，基本的日常生活動作（BADL），手段的日常生活動作（IADL）を評価する（表7-3-2）．問題のある項目については，Vitality Index（意欲），Mini-Mental State Examinationや改訂長谷川式簡易知能評価スケール（認知機能），Geriatric Depression Scale 15（情緒・気

分），Barthel Indexなどを用いてさらに詳細に検討し，専門各職種で問題の解決にあたる．

3 治療の実際

❶治療方針の決定

患者の治療に対する意欲，全身状態，平均余命などから総合的に判断する．

高齢者であっても治療に対して積極的であることが多い．症状の出ていない状態では病識に乏しいこともある．

治療の必要性や有害事象などを十分に説明して理解してもらったうえで，患者の意向に沿う形で治療を行うことが望ましい．

4 有害事象と対処法

❶口腔内ケア

誤嚥性肺炎の危険性を下げるため，照射野に口腔や咽頭粘膜が含まれていない場合でも，治療前から口腔内ケアを行う．

❷脱水対策

腹部・骨盤照射に伴う下痢などで脱水になりやすい．照射による膀胱粘膜の刺激症状で頻尿になり，頻回にトイレに行くことを避けて水分摂取を控える程度でも脱水になる可能性がある．

せん妄などの神経症状で発症することもあるため，注意が必要である．水分摂取量や，下痢による水分喪失量を把握し，必要に応じて水分摂取を促す．

❸疼痛管理

高齢者は，肝・腎の薬物代謝機能が低下していることが多い．NSAIDsは腎機能を悪化させるおそれがあり，麻薬系鎮痛薬では幻覚や錯乱

などの中枢性有害事象が発現しやすい．薬剤師とも相談し，初期投与量の減量などを検討する．

❹認知症対策

家族や友人がいる場合はできるだけ付き添ってもらうなど，外的刺激を増やすよう心がける．

❺廃用性萎縮，筋力低下，転倒対策

高齢者は長期臥床で下肢筋力の低下をきたしやすい．入院時評価でリハビリテーションの必要性が低いと判断されても，早期からの介入が望ましい．

臥床状態でもリハビリテーションは可能であり，抑うつや認知症の対策にもなる．

5 心理的サポートとケア

高齢者の治療に関する詳細については，日本老年医学会の『健康長寿診療ハンドブック』[9]がウェブ上で公開されているので，参考にされたい．

引用・参考文献

1) 総務省統計局：人口推計—平成30年4月報，2018 http://www.stat.go.jp/data/jinsui/pdf/201804.pdf より2019年5月1日検索
2) 西本 寛：高齢者がんの統計 http://Tyojyu.or.jp/net/topics/tokushu/koureisha-gann/gann-toukei.htmlより2019年05月14日検索
3) 厚生労働省HP 統計情報・白書 平成27年簡易生命表の概況 https://www.mhlw.go.jp/toukei/saikin/hw/life/life15/より2019年5月14日検索
4) Mitsuhashi N et al：Radiation therapy for malignant tumors in patients 80 years of age or older. JASTRO Japanese Society for Radiation Oncology 14：179-187, 1992
5) Mitsuhashi N et al：Cancer in patients age 90 years or older：Radiation therapy. Radiology 211(3)：829-833, 1999
6) Pignon T et al：Age is not a limiting factor for radical radiotherapy in pelvic malignancies. Radiotherapy and Oncology 42：107-120, 1997
7) Sakurai H et al：Radiation therapy for elderly patient with squamous cell carcinoma of the uterine cervix. Gynecologic Oncology 77：116-120, 2000
8) 長寿科学総合研究CGAガイドライン研究班：高齢者総合機能評価ガイドライン．p7，厚生科学研究所，2003
9) 日本老年医学会：健康長寿診療ハンドブック https://www.jpn-geriat-soc.or.jp/gakujutsu/pdf/public_handbook.pdfより2019年4月15日検索
10) がんナビ 高齢者のがん治療方針をどう決める？ https://medical.nikkeibp.co.jp/leaf/all/cancernavi/report/201106/520179.htmlより2019年5月14日検索

7 特殊状況 ④緊急照射

1 適応疾患

緊急照射の適応疾患は以下のようなものがあげられる．
①上大静脈症候群
　上大静脈の急激な狭窄・閉塞に伴う顔面や上肢の浮腫，循環動態変化に伴う呼吸苦症状が出現する．原疾患として，肺がん，悪性リンパ腫が多い（図7-4-1）．
②腫瘍の気管圧迫による気道狭窄
③両側反回神経麻痺による両側声帯固定
④脊髄圧迫による麻痺
　圧迫原因は転移性骨腫瘍が多いが，脊髄転移，原発性腫瘍の場合もある．

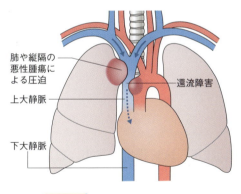

図7-4-1 上大静脈の還流障害

2 治療の実際

通常照射法が一般的で，30Gy/10回/2週または長期予後が期待できる症例では40～50Gy/20～25回/4～5週と，状況によって治療線量は異なる．

緊急的な危機回避のためには，以下のような放射線治療以外の治療選択肢があることを理解し，より適した治療を状態に応じて迅速に進める必要がある．

❶ 上大静脈症候群（図7-4-2）

悪性リンパ腫や小細胞肺がんでは化学療法の奏効率も高いため，化学療法先行や同時併用も検討される．その他の固形腫瘍の場合は，上大静脈ステントの挿入という選択肢もある．

❷ 腫瘍の気管圧迫による気道狭窄（図7-4-2）

症状の重症度，原発巣の放射線反応性が低い場合には，気道ステント挿入が検討されうる．

❸ 両側反回神経麻痺による両側声帯固定

完全に声帯が正中位で固定している場合には，気管切開術が必要となる．

❹ 脊髄圧迫による麻痺（図7-4-3）

全身状態が許すならば，椎弓切除手術と腫瘍摘出手術による除圧後に放射線治療を行う方が症状改善率は高い．

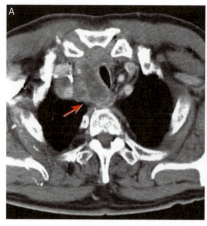
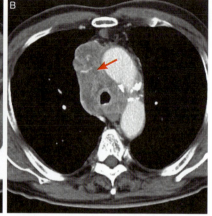

図7-4-2 小細胞肺がんの縦隔リンパ節転移
A：気道狭窄，B：上大静脈閉塞．
A：腫大した上縦隔リンパ節が右側から気管を圧迫し，気道狭窄が生じている．
B：腫大した上縦隔リンパ節が上大静脈を完全閉塞している．

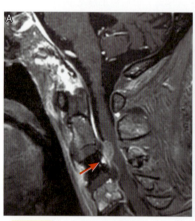
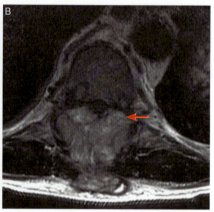

図7-4-3 転移性骨腫瘍による脊髄圧迫
A：頸髄レベル，B：胸髄レベル．
A：第3頸椎の椎体背側にある腫瘤が腹側から頸髄を圧迫している．
B：胸椎棘突起部の転移性腫瘤が背側から胸髄を圧迫している．

3 有害事象

❶腫瘍崩壊症候群

　上大静脈症候群の発生は小細胞肺がんが原因の場合が多く，鎖骨上窩から縦隔にやや広い放射線照射範囲の設定が必要になり，標的となる腫瘍体積が非常に大きいケースが多い．小細胞肺がんは放射線感受性が高く，短時間に大量のがん細胞が崩壊することに伴い，高カリウム血症，高尿酸血症などを生じることがある．これを「腫瘍崩壊症候群」とよぶ．

❷粘膜炎，放射線性食道炎，放射線性気道炎

　椎体や縦隔へ放射線照射が必要となる際には，粘膜炎，放射線性食道炎，放射線性気道炎が生じる場合がある．

❸その他

　根治照射に近い高線量が投与される際には，胸部では肺がんに準じた有害事象の可能性がある（第6章-3「胸部」参照）．

4 有害事象と対処法

❶ 腫瘍崩壊症候群

腫瘍崩壊症候群に対しては，適切な頻度で血液生化学データの確認を行い，補液と利尿，電解質管理を行う必要がある．

❷ 腫瘍浮腫

腫瘍浮腫に対しては，副腎皮質ステロイドが併用されることも多く，血糖値の管理が必要となる症例もある．

❸ 放射線性食道炎

放射線性食道炎に対しては，粘膜保護薬，胃酸分泌抑制薬，可能であれば就寝時に頭側を軽度挙上して胃酸食道逆流を減らすことが有効である．

❹ 放射線性気道炎

放射線性気道炎に対しては，加湿による気道クリアランスの保持，咳嗽に対しては鎮咳薬の投与を行う．

5 心理的サポートとケア

緊急照射を必要とする患者は，全身状態の悪化による冷静な理解の低下が生じている可能性があり，患者の家族も精神的に動揺した状況下で病状理解と速やかな治療選択の決断を迫られている．通常のがん治療時以上に，より安心感を与えうるコミュニケーションが求められる．

❶ 上大静脈症候群

循環動態変化や酸素飽和度低下を伴いやすく，治療計画や治療時に酸素投与とモニタリングを必要とすることが多い．

❷ 運動麻痺

転移性骨腫瘍による運動麻痺が生じた患者では，麻痺がある現状への不安と同時に，このまま麻痺が改善しない場合の将来への不安を抱いている．治療効果が乏しかった場合にも，その後の生活に希望をもち続けられるような視点をもちつつ患者と接する．

第7章 患者への支援

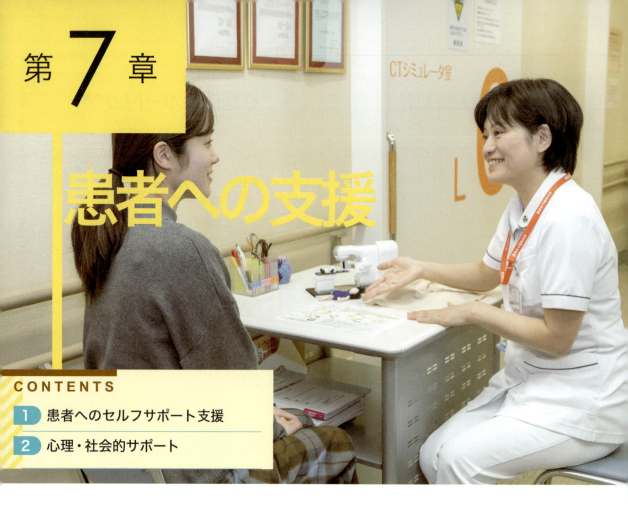

CONTENTS
1. 患者へのセルフサポート支援
2. 心理・社会的サポート

1 患者へのセルフサポート支援

　放射線治療は，決められた放射線量を決められた回数で完遂することで治療効果が得られる．出現する急性期有害事象は，照射部位や照射方法，エネルギー，線量に依存する．急性期有害事象や晩期有害事象について患者が理解しているかを確認し，照射部位の主な有害事象の出現時期を予測してセルフケア指導を行う必要がある．

　本項では，外来放射線治療を完遂するために必要なセルフケアについて述べる．

1 通院スケジュールのイメージ化

　外来通院で重要なことは，治療期間中休まずに治療を完遂することの重要性を患者が理解できていることである．まずは，患者が外来通院を完遂するためのスケジュールをイメージできることが重要である．
・高齢者の外来通院も多いため，患者が杖歩行であったり，通勤ラッシュ時間には通院が困難であったりする場合には，通院可能な治療時間帯の調整を行う．
・家族の付き添いが必要な患者には，家族も含めた治療時間帯の調整を行う．

- 働く世代の患者には，治療と仕事が両立できる時間帯の調整を行う．
- 強度変調放射線治療（IMRT）や画像誘導放射線治療（IGRT）では，治療開始前に1～2週間の準備期間を要する場合がある．照射開始までに照射マークの確認のため来院する可能性があることを患者・家族に伝え，時間調整を行う．
- 治療によっては，胃悪性リンパ腫のように照射野が最小限となるよう空腹時に放射線治療を行う場合もある．朝食・昼食前に照射を実施する患者に対しては，時間調整が必要となる．

2 照射野に応じた清潔ケアと衣類の調整

照射野に応じた清潔ケアおよび衣服の調整を行い，放射線皮膚炎の悪化を防ぐ．

❶ 皮膚炎の定義

放射線治療では，放射線による直接的な細胞の障害による炎症反応が起こる．皮膚が乾燥することが原因であるが，放射線治療後も改善しない場合は皮膚の潤いが減少していることが原因である．角層水分量が重要であるが，皮脂腺・汗腺は30Gyで，毛包は50Gyで影響を受け，永久脱毛や皮膚乾燥が生じる（図1-1）．

❷ 皮膚炎が生じやすい合併症・治療禁忌疾患

皮膚炎の生じやすい合併症や治療禁忌疾患がないかを確認する．

治療開始前に皮膚炎のリスク因子の情報を収集し，セルフケア指導に活かす．

① 糖尿病
コントロール不良の場合は血管障害を起こし，皮膚炎のリスクが高い．

② 膠原病
全身性エリテマトーデス（SLE）や強皮症など活動性の膠原病患者は，コントロール不良の場合は血管障害を起こし，皮膚障害のリスクが高いので原則禁忌である．

③ 肥満
体格がよい患者の場合，皮膚がこすれやすい．

❸ 治療方法の理解

放射線治療の前に，治療方法について患者が理解できるよう線量分布図をもとに説明する．

① 照射野の理解
- 放射線の種類（X線・電子線）：低いエネルギーの照射は，皮膚炎のリスクが高まる．
- 照射部位（照射方向・照射範囲・門数・照射量）：門数が多くなると皮膚線量は分散して減少する（図1-2）．

> 📖 **略語**
> ◆ IMRT
> 強度変調放射線治療：intensity-modulated radiation therapy
> ◆ IGRT
> 画像誘導放射線治療：image-guided radiotherapy

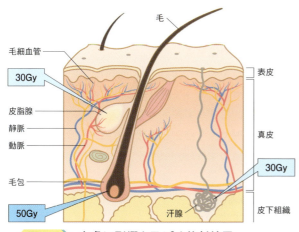

図1-1 皮膚に影響を及ぼす放射線量

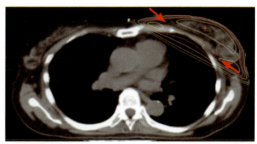

図1-2 照射部位

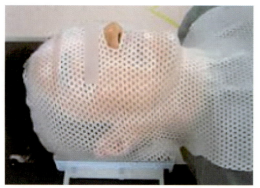

図1-3 シェル
頭頸部領域の治療を行う際に使われるポリカプロラクトン製の顔を覆う固定具.

図1-4 ボーラス
皮膚に密着させて皮膚表面や浅い部分の線量を上げるためのシート.

- シェル(図1-3),ボーラス(図1-4)の使用は,皮膚線量を増加させるため注意が必要である.
- 照射野は,マーキングの部位だけではないことを指導する.
- リンパ節郭清後は,血流低下によってむくみやすくなっている.化学療法を併用した治療では,抗腫瘍効果が増大すると同時に,DNAへのダメージも増強し細胞の再増殖も抑制されるため,皮膚炎悪化の可能性がある.

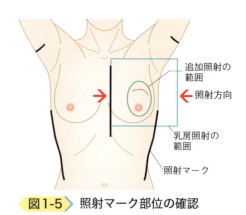

図1-5 照射マーク部位の確認

3 スキンケアの知識を活かしたセルフケア

患者がスキンケアの知識を得てセルフケアに活かせるよう,放射線皮膚炎についてのエビデンスに基づいたスキンケア指導を行う.

❶ 洗浄剤の選び方

- 液体石けんは,弱酸性で皮膚のpHと類似した低刺激のものを使用する.角質層へのダメージは少ないが,洗浄液が残留しやすいので少量を泡立てて使用する.
- 固形石けんの場合,洗浄成分は残留しないが,アルカリ性のため角層へダメージを与える可能性がある.したがって,放射線治療中は使用を控える.

❷ 入浴方法

患者の通常の清潔保持方法を確認し,放射線治療を行ううえで影響がないかを確認しておく.

入浴時の注意点

- ぬるめのお湯で弱酸性洗浄剤をよく泡立て,ミセルによって汚れをとってやさしく洗い流し,こすらず押さえて拭く.
- 照射マーク部位を確認し,消失しない程度の入浴とする(図1-5).

📖 略語
◆SLE
全身性エリテマトーデス:systemic lupus erythematosus

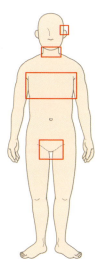

図1-6 皮膚炎の注意部位

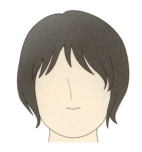

図1-7 ウィッグ(かつら)
おしゃれ用の安価のもの，医療用の高価なものとさまざまある．ライフスタイルに応じて準備をする．

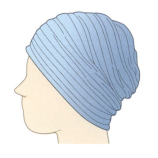

図1-8 医療用帽子
オーガニックコットン素材や縫い目がなく肌にやさしい医療用の帽子．

> 📖 **用語解説**
> ◆ミセル
> 石けん分子が多く集まって，汚れ・油・タンパク質を取り込む界面活性剤の集合体．

❸各部位の清潔ケアと下着の注意点
（図1-6）

①頭部照射中の注意点
- 洗髪前にやさしく髪をとかし，ほこりを落とす．
- 38～40℃程度のぬるめのお湯で，髪の毛のごみをとり，洗い流す．頭皮は，手の皮膚の3倍浸透しやすいため，シャンプー液を手にとり十分に泡立てることで頭皮へ刺激を少なくする．やさしく頭皮にのせるようにして洗う．自然乾燥は頭皮のカビなどの原因となる可能性があるためドライヤーを使用し，熱風が地肌に直接当たらないように乾かす．
- ヘアトニックは使用せず，パーマ・毛染めは育毛後に行うよう指導する．
- 照射開始後3週間で，照射部位に一致した脱毛が生じることを患者と共有し，脱毛前にウィッグ（図1-7）の準備や，部分的な脱毛の場合は医療用帽子（図1-8）などを準備する．できるかぎりおしゃれを重視し，気持ちが明るくなるものを準備する．

②頸部照射中の注意点
- 頸部の皮膚は襟のある衣服を着用することで，機械的刺激が多くなり，皮膚障害が増強するため，襟の柔らかいものや襟のないものを着用する．
- 寝ているときに無意識に掻破しやすいので，爪を切っておく．
- 頸部背面にいたるまで皮膚炎の指導と観察を行う．

③胸部照射中の注意点
- 入浴の際は，38～40℃程度のぬるめのお湯で身体の汚れを落とし，弱酸性液体洗浄剤を泡立てて洗う．
- 下着の選択として，手術前から放射線治療を想定した肌着や縫い目がなく肌にやさしい下着，皮膚炎の悪化した患者に適した下着について患者に情報提供する（図1-9）．

④肛門・外陰部周囲照射中の注意点
- 洗浄時，水道水がしみる場合は生理食塩水で洗浄をする．
- 高齢者の会陰部はしわやたるみがあり，常時摩擦が生じることがある．排泄後の機械的刺激を受けやすいため，温水洗浄便座（ウォシュレット®など）は弱めに設定して，痛みが出るようなら中止し，トイレットペーパーで押さえるように水分をとる．
- 洗浄剤（サニーナなど）を使用し，排泄物から肌を守ることも必要である．

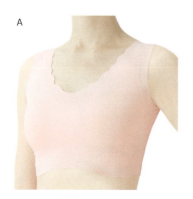 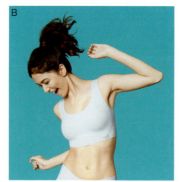 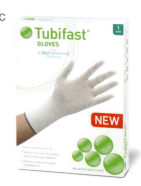

図1-9 肌にやさしい衣類
A：KIREILABO®[グンゼ(株)]
B：スロギー®[トリンプ・インターナショナル・ジャパン(株)]
縫い目がなく肌触りがよい．
C：チュビファースト®衣類 手袋[メンリッケヘルスケア(株)]
保湿剤・軟膏の経皮吸収を助ける．

- 入浴時は低刺激性の液体石けんを少量とり泡立て，やさしく洗い流し，こすらずやさしく拭く．
- 下着は締め付けのないものや通気性のよいものを着用するよう指導する．

❹ 放射線皮膚炎のグレードを理解し異常を早期発見する

- 放射線皮膚炎の影響因子やグレードを理解し，異常を早期発見する(図1-10，表1-1)．

❺ 皮膚の保湿の必要性を指導する

- 照射野の水分量を上昇させ皮膚の保湿を行い，症状を軽減させる必要がある．
- ヘパリン類似物質(ヒルドイド®)は，保湿剤として乾燥・落屑・疼痛の予防に有効である．
- ヒルドイド®は，朝と入浴後に皮膚割線に沿うよう塗布する．びらん面や潰瘍面が生じた場合には塗布しない．当院では，乳房などの皮膚乾燥出現時から積極的に使用している．
- 外用薬の特徴と選択方法を理解し(表1-2)，症状に応じた外用薬を選択，患者指導を行う．

4 セルフケアによる放射線粘膜炎の悪化防止

頭頸部や食道がんだけでなく，縦隔腫瘍や肺がんにおいても粘膜炎の出現の可能性はある．消化官の粘膜は，生活に欠かせない「食事」という行為が刺激となるため，早期からの予防が重要である．

❶ 粘膜炎の定義

- 粘膜炎発症には，粘膜への総線量が関係している(表1-3)．

❷ 粘膜炎の予防法

粘膜炎の予防は，症状が出現する前から行うことが重要である．食事や水分摂取が刺激の誘発・悪化の原因となることを患者に説明して生活指導を行い，回復には時間を要することを説明する．

①摂食・飲水時の注意

- 食事は咀嚼によって細かく軟らかくなり粘膜への刺激が低減されるため，しっかりとよく噛むように説明する．
- 照射によって粘膜は弾力を失ってくる．咀嚼によって唾液の分泌が促進されるため，よく

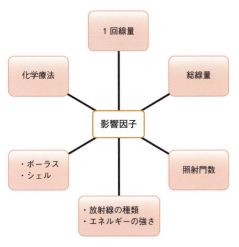

グレード/出現時期	症状
グレード1 20〜30Gy	赤み・脱毛・皮膚乾燥
グレード2 35〜45Gy	著明な赤み・腫れ・痛み
	色素沈着・皮膚乾燥が残るが徐々に正常皮膚に回復
グレード3 50〜60Gy	水疱・びらん・易出血
	皮膚萎縮・色素沈着・永久脱毛・毛細血管の拡張・皮下硬結などが残る
グレード4 耐容線量以上の照射	回復不可能な皮膚潰瘍・壊死
	外科的切除・皮膚移植
グレード5	死亡

図1-10 放射線皮膚炎の影響因子とグレード・症状

表1-1 放射線皮膚炎のグレードと主な症状

グレード	症状
グレード1	・落屑を伴う軽度の紅斑
グレード2	・関節部位にみられる浮腫を伴う赤斑 ・軽度の湿潤
グレード3	・びらんを伴う赤斑で易出血性である
グレード4	・移植術を必要とするような深い潰瘍 ・壊死組織を伴う

表1-2 各外用薬の特徴

外用薬	利点	欠点
軟膏	・びらん，湿潤した紅斑でも使用可能 ・保湿効果が最も高い	・べたつく
クリーム	・さらっとしている，べたつかない ・保湿効果中等度	・ひりつく，びらん，湿潤面に適さない
ローション剤	・べたつかない，痛みが少ない	・すぐに乾燥する ・保湿効果は低い
スプレー剤	・こすらないので痛くない	・すぐに乾燥する

噛むことは消化の促進にもつながる．
・ごく少量ずつ咀嚼物が胃へ移動する食べ方は，粘膜への刺激が少ない．

②避けた方がよい食べもの
・熱すぎるものや冷たすぎるもの，辛いものや酸味の強いものは禁止する．しかし，禁止事項として指導するのではなく，患者と一緒に口腔内の変化について共有し，効果的な摂取方法をともに考えていく．食事の楽しみ方を工夫する必要がある(表1-4)．

③禁酒・禁煙
・酒・たばこは粘膜炎を悪化させる．とくにニコチンは薬理作用で血管収縮をきたすため重篤な粘膜炎発症の要因となり，治療の中断となる可能性がある．

④口腔乾燥への対処法
・唾液分泌低下は，口腔内の粘つき・口渇などによって治療開始後早期から自覚できる．回復には，放射線治療終了後，数か月〜年単位の時間を要する．口腔乾燥に対しては，こまめな水分摂取や飲み物の携帯・マスクの着用などを指導する．
・ジェルなどの口腔化粧品の試供品を提供したり，洗口液などの情報を提供する．

⑤粘膜炎出現時のケア
・症状に応じて，食前にアルサルミン®やアルロイドG内用液5%等の粘膜保護剤を使用したり，症状を医師に報告し積極的な疼痛緩和を検討し，栄養保持に努める必要がある．
・口腔内疼痛にはエピシル®口腔用液などを検討する．

表1-3 症状の出現時期

症状	出現時期	
食欲不振（広範囲の照射・頭部・消化器）	10Gy〜	食欲不振・吐き気が徐々に出現する
	50Gy〜	徐々に強くなる
味覚障害（味蕾が障害を受ける）	舌や咽頭	
	10Gy〜	唾液の質が変化してくる
	20Gy〜	味覚障害が出現する
口腔・咽頭・食道粘膜炎	10Gy〜	口腔・咽頭の乾燥，嗄声
	10Gy〜	食道粘膜炎
嚥下障害（頭頸部）	10Gy〜	飲み込み時の違和感
唾液分泌障害・口腔乾燥（唾液腺）	10Gy〜	口腔乾燥〜痛み・発赤・潰瘍
	通常，口腔粘膜は7〜14日のサイクルであるが，再生困難となり口内炎となる	
悪心・嘔吐（上部消化管）	10Gy〜	徐々に出現
下痢（下腹部・骨盤）	10Gy〜	頻便・便秘・下痢が起こる

表1-4 食事の楽しみ方の工夫

症状	対処方法
食欲不振（広範囲の照射・頭部・消化管）	食べられそうなものを摂取 さっぱりしたもの（麺類・ゼリー・アイス）
味覚障害（味蕾が障害を受ける）	個人差がある だしやスープのうまみ・こくを活かした汁物
口腔・咽頭・食道粘膜炎	香辛料（からし・唐辛子・わさび），酸味の強いもの（柑橘系・酢），アルコール類は控える 薄味でとろみをつけ，咀嚼しやすくする
嚥下障害（頭頸部）	嚥下機能評価，嚥下機能訓練 嚥下しやすいとろみ食
唾液分泌障害・口腔乾燥（唾液腺）	水分の多い食事（お粥・ポタージュ） こまめに水分摂取

引用・参考文献

1) 愛知県がんセンター中央病院看護部編：がん看護ポケットマニュアル．p.118, p.124, メディカ出版，2010
2) 末國千絵：放射線療法における有害事象のアセスメントとセルフケア．がん看護17(3)：395-402, 2012
3) 山下孝ほか：最新・がん放射線治療の有害事象とそのケア．p.65-72, 日総研出版，2009
4) 石けんカス発生のメカニズム．せっけんライフ
http://sekken-life.comより2017年5月14日検索
5) 髪と頭皮が喜ぶ正しいシャンプーの方法7つのステップ．アミノ酸シャンプーは髪と地肌におすすめです
http://izu-koubou.comより2017年5月14日検索
6) 東レ（株）：乳がん患者向けハーフトップ ハグフィット®
http://www.toray.jp/products/apparel/app_0010.htmlより2019年5月14日検索
7) トリンプ・インターナショナル・ジャパン（株）：sloggi ZERO FEEL
http://triumph-cpn.com/sloggi/zerofeel/より2019年5月14日検索

2 心理・社会的サポート

放射線治療を受ける患者の多くは，検査・診断・告知・治療など多くのストレスを抱えて生活し，がんサバイバーとして生きている．つらいこと，苦しいことをそのまま言葉にして話すことは容易ではない．患者が気持ちを吐き出せるよう患者の気持ちをほぐし，その気持ちを関係者が受け止め，共感をもってみんなで考えていくような心のケアが必要とされている．

1 放射線治療への8つの不安

放射線治療を受ける患者は，治療前から以下のような不安を感じていることが多い（表2-1）．

❶ 被ばくに関する漠然とした不安

わが国は，世界で唯一の被ばく国である．また，2011年の福島第一原子力発電所での事故は，患者が放射線への正確な情報を得るための障害となっていることも多いため，被ばくに関する正確な情報提供が必要である．

❷ 治療の有害事象に対する不安

有害事象は避けることはできないが，低減することはできることを患者と共有する．

❸ 治療の後遺症に対する不安

インフォームド・コンセント時に患者に十分な説明を行ったうえで治療を開始するが，生涯続く有害事象を低減するためのセルフケアを患者が実践できるように介入する．

❹ 治療装置や照射室に対する不安

見慣れない治療装置や寝台が動くなどといった治療環境に対する不安がある．患者・家族による治療室の見学を行い，治療装置が安全であることなどを理解できるようにかかわる．

❺ 治療中1人になる不安

窓がなく閉鎖的空間であり，照射中は付き添いができないことは患者の不安を増強させる．そのため，音楽を流したり，治療室の壁紙を工夫したりすることで患者の気持ちが少しでも明るくなるような環境をつくる．

❻ 医療過誤に関する不安

照射装置の音や診療放射線技師の治療中の確認作業によって，「何か間違いが起こったのではないか」と不安を訴える患者もいる．患者と十分なコミュニケーションを図り，信頼関係を早期に構築できるようかかわる．

❼ 病気の進行の可能性への不安

放射線治療は，急性期有害事象を発症する可能性が高い．患者は急性期有害事象の発生時期などについて説明を受けているが，医療者と患者の理解が一致しないことも多い．粘膜炎症状などは通過障害を助長し病気が進行しているのではとの誤解を生じやすいため，出現時期と症状を患者に説明する必要がある．

❽ 治療効果の不確かさに対する不安

放射線治療は正常細胞を回復させながら行うが，患者が治療効果を実感できないこともある．

表2-1 放射線治療への8つの不安

①被ばくに関する漠然とした不安
②治療の有害事象に対する不安
③治療の後遺症に対する不安
④治療装置や照射室に対する不安
⑤治療中1人になる不安
⑥医療過誤に関する不安
⑦病期の進行の可能性への不安
⑧治療効果の不確かさに対する不安

また，患者の年齢や発達段階によって理解や受け止め方にも違いがあるため，介入方法を考え，ときには，一つひとつていねいに説明し患者の理解を確認する必要がある．

2 発達段階に合わせた心理・社会的サポート

E. H. エリクソンが提唱した「心理社会的発達理論(ライフサイクル理論)」は，人が生まれてから死ぬまでに心理社会的にどのように発達するかに関する理論である．この理論では，各発達段階には乗り越えるべき課題(発達課題)と危機(心理社会的危機)があり(表2-2)，人は生まれたときから予定された発達段階に沿って成長するものだと考えられている．

放射線治療は，幼児後期から老年期までが対象となる．各発達段階の発達課題や心理社会的危機の特徴をとらえて，患者に対応する必要がある．

❶幼児後期(積極性vs罪悪感)

幼児後期は，自分の意志で行動する一方，自制心が育まれていき，ルールを守ったり，両親や友だちに合わせたりできるようになる時期である．

何事にも果敢にチャレンジしていく積極性(自発性)が高まる一方で，失敗して叱られたり失望されたりするのではないかというおそれ(罪悪感)を抱くようになる．

看護師の対応

医療行為によって引き起される患者のさまざまな心理的混乱に対して，説明や配慮をすることによってその悪影響が最小限となるように工夫する必要がある．この時期は見立て遊びやごっこ遊びをとおして物事を理解するため，実際の放射線治療装置に似せたおもちゃ(図2-1)などを使い，体験を見て・聞いて・感じることで理解が進み受け入れやすくなる．

子どもは自分の立場からしか物事を見ることができないため，人形などを使いその人形と同じ経験をしたと感じることができるよう介入すると効果的である．

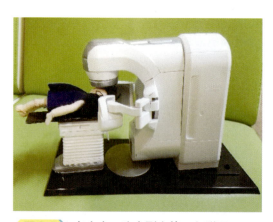

図2-1 おもちゃや人形を使った説明

表2-2 発達段階別・発達課題と心理社会的危機

発達段階	発達課題	心理社会的危機
幼児後期(4〜6歳)	積極性	罪悪感
児童期・学童期(6〜12歳)	勤勉性	劣等感
青年期(12〜22歳)	同一性(アイデンティティ)	同一性の拡散
成人期(就職して結婚するまでの時期)	親密性	孤立
壮年期(子どもを産み育てる時期)	世代性	停滞性
老年期(子育てを終え，退職する時期)	自己統合(統合性)	絶望

❷ 児童期・学童期（勤勉性vs劣等感）

子どもが小学校に入り，それまでとは比較にならないほど多くの知識や技術を学習したり，集団生活に適応したりする時期である．勤勉性とは，社会に関心を示して自発的に加わろうとしたり，宿題や課題を完成させることで周囲に認められようとしたりすることをさす．周囲に認められない経験が積み重なると，自信をなくして劣等感を感じることがある．

看護師の対応

小学校に入り物事は理解できるようになるが，自分が見たり体験したりしたことがないことについては，言葉だけでは理解できない．医療者は親とともに，放射線治療の必要性を説明する時期や，イメージ化を図るための放射線治療室の見学方法などを事前に調整し，導入を行う．

看護師は，親と子ども双方の心の準備ができるように介入し，治療が継続できていることが成功体験と感じられるようなかかわりを心がける．

❸ 青年期（同一性vs同一性の拡散）

子どもは，第2次性徴や性的欲求の高まりなどによって男らしさや女らしさを意識すると同時に，「自分は自分である」という確信や自信をもつようになる．自信をもつために苦しむ中で，自分なりの価値観で仕事などの社会生活を送るようになる．

しかし，身体的に不安定な時期でもあり，自分を見失い混乱し，同一性（アイデンティティ）を確立できずに人格や情緒が不安定となり社会に適応できないこともある．

看護師の対応

患者本人の意思や思考がはっきりしないこともある．患者のショックや心理的混乱，親の罪悪感や絶望感なども影響していることを考慮し，患者の精神状態を見極め，意思を尊重し尊厳を大切にした介入について多職種で話し合い，実施する必要がある．

❹ 成人期（親密性vs孤立）

親密性とは，自分にかかわる物事に親密さを感じることであり，他人（異性）と互いに親密な関係性を築くことである．それによって，就職や恋愛・結婚といった人生の節目をうまく乗り切ることができるようになる．しかし，親密性の獲得に失敗すると，情緒的で長期的な関係が維持できないこともある．

看護師の対応

「同一性（アイデンティティ）の確立」が重要となる時期である．同一性が曖昧で脆弱であると，相手に依存したり・妥協したりする関係性を築くことになりやすい．就職や結婚などによって，目まぐるしく生活が変化する時期である．

核家族化が進んでいる今日では，患者自身が対人関係に深くかかわることができなくなる可能性もあり，孤立感を深めやすい時期であると理解することが重要である．患者自身が傷つきやすく喪失への恐怖を感じていることを認識し，患者および家族を巻き込んだ看護介入を行う．

❺ 壮年期（世代性vs停滞性）

世代性とは，親密な存在や次世代を育てていくことに関心をもつことである．所属する社会の後輩を育てたり，地域の伝統を継承したりするなど，自分を犠牲にしても自分以外の存在にかかわり，そこから自分1人では得がたい充足感を得られるようになる．世代性がうまく獲得できないと，人間関係が停滞していくこともある．

看護師の対応

働き盛りにがんと診断されることは，生活や経済面に大きな影響を及ぼす．また，この時期は更年期（図2-2）などホルモンのバランスの変調をきたす時期でもある．放射線治療は，1～2か月間の治療を余儀なくされる．治療に伴う情報や身体的変化などが問題となり，仕事との両立に対する困難を感じる患者も多い．社会的責任感も強い世代でもあり，「周りに迷惑をかけ

たくない」と発言する患者もいる．

　治療情報を整理し問題を明確にすることで，患者の気づきを促すことも重要である．がん相談センターや情報支援としてパンフレットの提供を行うなど，社会資源の活用が重要となる．がん患者が仕事と治療を両立するための基本情報の提供と，セルフケア指導への介入を行う必要がある．

❻ 老年期（自己統合vs絶望）

　老年期は子育てが終わり，退職して余生を過ごす時期であり，身体の老化と直面し，死と向き合うことになる時期である．自己統合（統合性）とは，老年期までの各発達段階で獲得してきたものを振り返り，人生を受け入れポジティブに統合することである．しかし，自分の人生を受け入れられないままだと，身体の老化や時間のなさに焦りが募り絶望することもある．

　身体的苦痛が強い場合は，意思決定が困難・不安を増強させていることもある．疾患や病状といった現実に向き合えない（否認）時期には，現実に見合った意思決定ができなくなり，喪失に対する不安が強い場合，患者にとっての最善を考えられなくなる．

看護師の対応

　定年を迎える時期の患者も多く，余生を過ごそうとしていた矢先にがんと診断されることで，「がん＝死」として衝撃を受け絶望を感じる患者も多い．

　老化や既往疾患の存在による身体の脆弱さを抱え，認知症の発症リスクも高まるなど，治療を受けることに困難を生じる可能性がある．また，介護者も高齢であったり，がんサバイバーであったりすることも多い．患者・家族の意向をふまえた治療方針が導き出せるように意思決定の場面をサポートする必要がある．

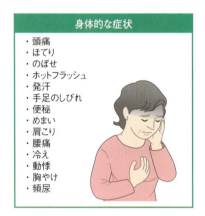
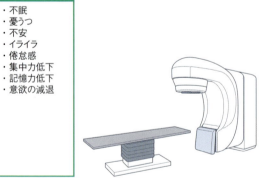

図2-2 放射線治療と更年期の症状
子育て・仕事・親の介護・放射線治療開始といった社会的・環境的な変化が多くなる．女性ではとくに生活面からくるストレスや更年期症状で現れる抑うつや不眠・不安が原因となり精神症状を起こしやすい．

3 がんサバイバーとしての痛み(慢性疼痛)

　手術や化学療法などで生じた急性の痛みが治ることなく慢性疼痛へと移行するには、いくつかの持続因子が関与している。そこには「身体的要因」のほかに、「精神心理的要因」と「社会生活的要因」という心の問題が関係している（図2-3）。心の問題によって治癒力が阻害され、痛みを増加させることもある。

❶ストレス

　外部から刺激を受けたときの緊張状態がストレスであるが、ストレスが病気や痛みの発症や慢性化に影響を及ぼすことは知られている。病気の原因は大きく分けると、①遺伝子、②感染症、③生活習慣病であるが、その人の日常生活や食生活が心の悩みを原因とした破綻に関係している。

❷性格

　放射線治療の際には、患者の性格面にも注意が必要である。放射線治療を受ける前に、患者との会話の中で、①真面目さ、②几帳面さ、③責任感の強さ、④誠実さ、⑤頑固さ、⑥リラックスするのが苦手といった患者の性格的な特徴を分析することは、治療を継続するうえで重要である。

　生真面目な人は治療への取り組みも熱心であるが、誰にも頼らずなんでも1人で解決しようとする傾向がある。がんと診断されることや放射線治療を継続することが強い刺激となり、痛みを1人で抱えることとなる。

看護師の対応

　自分を責めたりしないよう伝え、弱音を吐くことができる環境をつくる。

　また、ストレスを避けるのではなく、解消方法を一緒に考える。外来通院患者の中には家で塞ぎ込む人も多いため、外出する、楽しいことだけに集中する時間をつくるなどといった方法を一緒に考えることも重要である（図2-4）。これまでどのように困難を乗り越えてきたのか、どのような問題解決パターンをもっているのかを確認する必要がある。

　患者が1人で対処できない場合は、キーパーソンは誰であるか、また、キーパーソンからどのようなサポート（情緒的サポート・移送サポート・処置・経済的サポートなど）が受けられるのかを確認する。

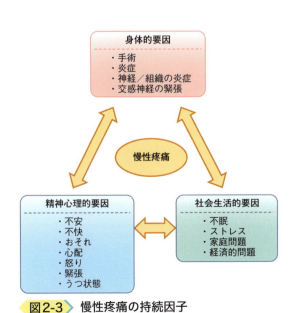

図2-3 慢性疼痛の持続因子

図2-4 痛みの閾値を上昇・低下させる因子

4 うつ病への移行

うつ病とは，言葉では表現できないほどつらく沈んだ気分または興味・喜びの喪失が，ほぼ1日中，ほぼ毎日，2週間以上続き，仕事や日常生活に支障が出る状態である．

うつ病は，脳の働きになんらかの問題が起こって発症すると考えられ，症状の程度や質，生活への支障の出方によって判断される．脳内では，情報を伝達するために神経伝達物質が働いているが，そのうちのモノアミン（セロトニン，ノルアドレナリン，ドパミン）が減少すると考えられている（図2-5）．

看護師の対応

不安や抑うつの症状はがんサバイバーにはよくみられることで治療可能であることを伝え，安心感を与えることが重要である．心理的不安を軽減するために，認定看護師やがん専門看護師による面接を行うことも重要である．

緩和ケア評価ツールとしては，STASを用いて患者の不安が及ぼす影響などを評価する．心理支援が困難な場合は，心理職や精神科医師，精神看護専門看護師・がん看護専門看護師などを活用し患者支援を行う必要がある．

略語
◆STAS
Support Team Assessment Schedule

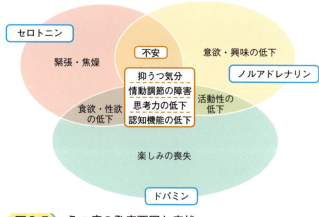

精神症状	身体の症状
・抑うつ気分 ・不安症状の併存 ・重症の焦燥感 ・消えてしまいたい ・興味または喜びの喪失 ・意欲の低下 ・おっくう感 ・過剰／不適切な罪悪感 ・会話や本などの内容が頭に入ってこない	・睡眠障害 ・食欲の減退 ・疲労感 ・倦怠感 ・動悸 ・息苦しさ ・口が渇く ・身体の重さや痛み

図2-5 うつ病の発症要因と症状

引用・参考文献
1) 愛知県がんセンター中央病院看護部編：がん看護ポケットマニュアル，p.140，メディカ出版，2010
2) 岡部さつき：心理・社会的サポート．がん放射線治療パーフェクトブック(唐澤久美子ほか編)，p.214-217，学研メディカル秀潤社，2016
3) 一般社団法人日本がん看護学会教育・研究活動委員会コアカリキュラムワーキンググループ編：がん看護コアカリキュラム日本版，p.300，医学書院，2017
4) 宮島加那：がんサバイバーの精神的問題．がん看護21 (7)：699-701，2016
5) 關本翌子：高齢者のがんサバイバーシップ．がん看護21 (7)：687-689，2016
6) 蛯名美智子ほか：プレパレーションの実践に向けて－医療を受ける子どもへのかかわり方．厚生労働科学研究費補助金子ども家庭総合事業小児科産科若手医師の確保・育成に関する研究班平成14・15年度報告書別冊，2005
https://www.jcb.co.jp/processing/share/wareki.html より2019年5月14日検索
7) 中根允文監：うつ病－こころとからだ．塩野義製薬・日本イーライリリー
http://utsu.ne.jp より2019年5月16日検索

第8章 有害事象の実際と予防,ケア

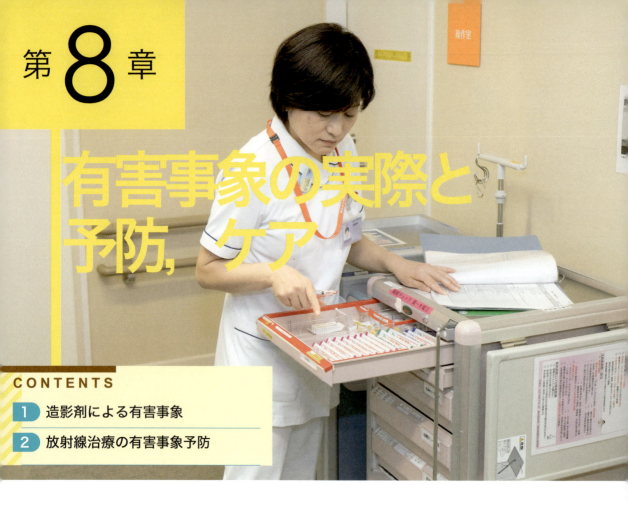

CONTENTS
1. 造影剤による有害事象
2. 放射線治療の有害事象予防

1 造影剤による有害事象　①ヨード(ヨウ素)造影剤による有害事象

1 造影剤腎症(CIN)

造影剤投与後72時間以内に,血清(Cre)値が前値より0.5mg/dL以上または25％以上増加することをいう[1].

❶危険因子

危険因子として,加齢,慢性腎臓病(CKD)を伴う糖尿病,利尿薬(とくにループ利尿薬)の使用,NSAIDs・抗菌薬など腎毒性の強い薬剤の使用,負荷がおよそ2倍となる片腎などがあげられる.

❷腎機能障害の指標

①推定糸球体濾過量(eGFR)

60mL/分/1.73㎡未満がCINのリスクを上昇させる.45mL/分/1.73㎡未満では予防策を講じることが推奨される.

> **日本人のeGFR推定式**
> 男性eGFR
> $194 \times [Cr]^{-1.094} \times [年齢]^{-0.287}$
> 女性eGFR
> $194 \times [Cr]^{-1.094} \times [年齢]^{-0.287} \times 0.739$
> ※18歳以上に適用

②血清Cre値

1.5〜2.0未満が造影CT検査を行う際の上限となる．CIN発現率は，Cre＜1.5で11.8％，Cre≧2.0で31.2％となる．

❸造影剤腎症の予防

①腎毒性を有する薬剤の中止[2]

抗菌薬，NSAIDs，抗腫瘍薬，抗リウマチ薬，抗てんかん薬，生物学的製剤，利尿薬などは，ヨード造影剤投与24時間前から服用を中止することが望ましい．

②水分補給[3]

①等張重炭酸Na液 5％ブドウ糖500mL＋8.4％メイロン® 90mLを，検査1時間前から3mL/kg/時で投与する．検査後6時間は，1mL/kg/時で投与する．

②生理食塩水（0.9％食塩液が0.45％より有用）を，検査6時間前〜検査後6時間は1mL/kg/時で投与する．

予防的透析は，造影剤腎症のリスクを上昇させる[4]ため無効である．

造影剤の上限値

$$\frac{造影剤 5(mL/kg) \times 体重(kg)}{血清Cre値(mg/dL)}$$

---

❹造影剤の最大投与量

副作用発現に容量依存性はないが，上限値を超えた場合，腎障害発現率は上昇する．

小児の場合は1.5〜2.0mL/kg，最大投与量5mL/kgまたは100mL以下，新生児・乳児は4mL/kg以下となる．生後1週間以内の新生児への投与は，なるべく避けた方がよい．

2 アナフィラキシーショック

❶アナフィラキシーショックが疑われる場合

①症状

造影剤投与直後からの重篤な副作用には，血圧低下，呼吸困難，意識低下，広範なじん麻疹，血管浮腫・喉頭浮腫などがみられ，治療や入院が必要となるアナフィラキシーショックの発症がある．

発生頻度は0.004〜0.4％であるが，造影剤の軽度の副作用として嘔気・嘔吐，くしゃみ，かゆみや発疹などがあり，一過性のものか，重篤な副作用に急速に進展していくのかは予測が難しい．したがって，反応が軽度の場合でも，すぐに処置・対応の準備を行う．

②造影CT検査で副作用の可能性がある反応がみられた場合

まず，造影剤の注入を中止する．全量注入後であれば，検査テーブルをガントリーから出す．患者の意識状態を確認した後，ABC（airway, breath, circulation）の確認を行う．

脈の緊張低下があり，速脈であればアナフィラキシーを疑い，アドレナリン0.3mgの筋肉内注射と酸素投与の開始，エマージェンシーコール，救急室への移動の手配を行う．

発疹がある場合，当初全身状態が悪くなくとも，またたく間に全身に広がってアナフィラキシーに進行する場合がある．全身に広がる発疹がみられる場合は，救急室に移送してアナフィラキシーに準じた治療を行う．

❷アナフィラキシーショックの処置・対応

①アドレナリン投与

アナフィラキシーショックが発現した場合は，早急にアドレナリンの投与を行う．アドレナリンは末梢血管収縮作用や強心作用のほか，気管支拡張作用，ヒスタミン放出抑制作用を併せもつ薬物であり，アナフィラキシー様症状に

対する救急処置の第一選択薬である．

②循環管理

循環管理では，昇圧薬とともに輸液が重要となる．有効な循環血液量を確保するためには，通常1,000mL以上の急速投与が必要であり，昇圧が得られるまで全開で投与する．

造影剤にかぎらず，β遮断薬を服用している患者はアナフィラキシー症状発現のハイリスク群になるとともに，アナフィラキシー症状に対する治療抵抗性が高く，重症化しやすいと報告されている[3]．

③アドレナリンが無効の場合

アドレナリンが無効である場合は，グルカゴン製剤の投与が有効であるとする報告がある[4]．近年増加する冠動脈CT検査では，β遮断薬を投与されている症例があるため，グルカゴン製剤をCT室に準備する必要がある．

④造影剤による副作用が生じた場合

造影剤による副作用が生じた場合，その事実をカルテに記載することを忘れてはならない．この場合，起こった症状，造影剤の種類や投与量，投与方法などの詳細と処置の詳細を記入する必要がある．また，副作用の程度によって，禁忌薬あるいは慎重投与薬登録を行うことが重要である．

3 その他の注意点

❶血管迷走神経反射

造影剤の副作用で急激な血圧低下を起こす原因として，血管迷走神経反射によるものがある．アナフィラキシーショックの処置・対応とは大きく異なり，迅速な鑑別が必要となる．

血管迷走神経反射は，血圧低下，顔面蒼白，発汗，失神などの症状を示すが，徐脈が特徴的で，基本的に皮膚症状や呼吸器症状を伴わない．多くの場合，下肢挙上により容易に回復する．体位変換で血圧の回復がみられなければ，アトロピン硫酸塩0.5mg/mL/1Aを静脈内注射

し，モニターやパルスのチェックを行い，効果がなければ5分ごとに反復する．

❷重篤な副作用発現の危険因子

表1-1に，ヨード造影剤による重篤な副作用発現の危険因子と発現率を示す[5,6]．

❸造影剤の副作用の予防方法

確立した方法はないが，以下のような報告がある[7]．
・水分補給（適正量の明記はない）によって副作用発現率が低下する．
・前投薬（副腎皮質ステロイド）が有効とされている．処方する場合は，メチルプレドニゾロン32mg（経口）を造影剤投与前に2回投与する．

❹造影CT検査時に注意を要する薬剤

①ビグアナイド系糖尿病薬

腎排泄が減少し，血中濃度が上昇することで乳酸アシドーシスが発現する．『糖尿病診療ガイドライン』では，検査前後2日間は投与を避けること[8]を，『腎障害患者におけるヨード造影剤使用に関するガイドライン2012』では，緊急検査時を除き，一時的に休薬すること[8]を推奨している．

②β遮断薬

アナフィラキシー反応発生時の第一選択薬であるアドレナリンの効果を減弱するため，作用機序の異なるグルカゴン製剤を準備しておく必要がある．

❺血管外漏出への対応

造影剤投与における血管外漏出の頻度は，CT検査では0.3～0.9％といわれている．造影剤の血管外漏出は，ほとんどの場合，保存的な治療で対処可能である．

重篤な症状として，直接的な細胞毒性ではなく，いわゆるコンパートメント症候群があげられる．コンパートメント症候群とは，筋膜に囲まれた閉鎖腔の中に造影剤が漏出し，筋膜内の内圧が急激に上昇した場合，神経，血管，組織

表1-1 ヨード造影剤による重篤な副作用発現の危険因子と発現率

危険因子	対照群	副作用発現率	オッズ比
造影剤副作用歴	あり	0.18%	4.68
	なし	0.03%	
喘息	あり	0.23%	10.09
	なし	0.03%	
心疾患	あり	0.10%	3.02
	なし	0.03〜0.05%	
アレルギー歴（喘息を除く）	あり	0.10%	1.77
	なし	0.03%	

- 副作用発現率は年齢による有意差なし．
- 喘息：成人の喘息では慢性化，重症化の症例が少なくないため注意が必要である．英国王立放射線科専門医会（RCR）が策定した『Making the best use of clinical radiology』では，コントロールが良好であれば前投薬後に検査可能となっている[5]．
- 1995年頃より以前はイオン性造影剤が主流であったが，現在ではほとんどが非イオン性造影剤となっている．副作用の発現率は，イオン性では12%，非イオン性では3%との報告もある[6]．

(Katayama H et al：Full-scale investigation into adverse reaction in Japan. Risk factor analysis. The Japanese Committee on the Safety of Contrast Media. Investigative Radiology 26（S1）：S33-S36, 1991/Katayama H et al：Adverse reactions to ionic and nonionic contrast media-A report from the Japanese Committee on the Safety of Contrast Media. Radiology 175（3）：621-628, 1990を参考に作成)

に壊死や機能障害をきたすことである．

血管外漏出が起こった場合，漏出部位，漏出量を確認した後，患部四肢の挙上を行い，浮腫の軽減を図る．症状を確認し，冷罨法で炎症の軽減を図る．腫脹がある場合や疼痛を訴える場合は，ステロイドや抗炎症薬を用いる．

漏出量が100mLを超える症例で，筋膜切開などの処置が行われた報告がある[9]．100mLを超える大量の漏出が起こった場合，皮膚科や形成外科に相談し，減張切開など処置の判断を仰ぐ必要がある[9]．

❻ 授乳婦への投与の注意点

乳汁中の造影剤濃度は投与3〜6時間後にピークとなり，緩やかに減少し，投与後24時間の乳汁以降量は母体投与量の0.5%であったとの報告がある．

造影剤投与後2〜3日間は，授乳の中断を考慮する必要がある．欧州泌尿生殖器放射線学会（ESUR）の『ESUR Guidelines on Contrast Media 9.0』では，乳児に異常が発生したとの報告は現段階ではなく，乳汁中への移行は微量であることから，通常どおり授乳を継続してもよい[10]とされている

❼ ヨード造影剤がMRI検査に与える影響

ヨード造影剤は濃度依存的にT1・T2短縮効果を示すため，造影剤の影響が消失している24時間後にMRI検査をすることが望ましい．腎機能が正常な場合，ヨード造影剤，ガドリニウム（Gd）造影剤はともに6時間で約80%，24時間でほぼ全量が尿中に排泄される．腎機能が低下している場合，高齢者では排泄が遅延する．

4 MRI造影剤による有害事象

❶ 腎性全身性線維症（NSF）

腎機能障害患者，とくに透析患者において，Gd造影剤の投与数日〜数か月，ときに数年後に

表1-2 腎障害患者へのGd造影剤使用

透析患者	急性腎不全患者	慢性腎臓病患者		
		GFR（mL/分/1.73m^2）		
		0～29	30～59	60≦
原則としてGd造影剤は使用しない（やむを得ず使用する場合には，NSF発症報告の多い造影剤の使用を避ける）			利益と危険性とを慎重に検討し，最少量を使用する	危険性が高いとする根拠には乏しい
		5 or 4	3	2 or 1
		CKDステージ		

（日本医学放射線学会・日本腎臓学会NDFとガドリニウム造影剤使用に関する合同委員会：付表."腎障害患者におけるガドリニウム造影剤使用に関するガイドライン"改訂のお知らせ，2009）
原則としてGd造影剤は使用しない：ガドジアミド水和物（オムニスキャン®）にもっとも報告が多く，腎障害または透析患者に投与された場合の発症確率は推定5％以下である．次いで，ガドペンテト酸ジメグルミン（マグネビスト®）に報告が多く，ガドテリドール（プロハンス®），ガドテル酸メグルミン（マグネスコープ®）による発症の報告はほとんどない．
GFR：血清Cre値は3か月以内の採血データを用いることを原則とする．ただし，造影MRI検査までの間に腎機能低下を生じた症例や，その可能性のある症例については，造影MRI検査日直近のデータを使用する．

皮膚の腫脹，発赤，疼痛などが急性〜亜急性に発症する疾患である．進行すると皮膚の硬化，筋や腱の石灰化，関節の拘縮が生じ，高度の身体機能障害に陥り，死亡例も報告されている[11〜14]．

横紋筋，胸膜，心，腎など多臓器におよび，発症すると不可逆性で有効な治療法はない．1997年に初めて報告され，2006年にGd造影剤との関連性が明らかとなり，適正使用の推奨により2005〜2006年をピークに減少，現在は新たな症例の報告はほとんどない[11〜14]．

①危険因子

MRI造影剤による有害事象の危険因子として，Gd造影剤使用のガイドラインを示す（表1-2）．

②その他の危険因子

・Gd造影剤の大量投与，反復性投与
・大きな組織障害（活動性感染症，動静脈血栓症，大きな外科手術）
・肝移植後または肝移植待機中の腎機能低下患者
・エリスロポエチンの併用
・腹水や羊水などの体腔内に液体貯留が認められる場合

❷アナフィラキシーショック

①副作用発現の危険因子

Gd造影剤による重篤な副作用発現の危険因子と発現率を，表1-3に示す．Gd造影剤は，ヨード造影剤よりも副作用発現率は低い．

❸その他の注意点

①Gd造影剤の副作用予防

予防方法は確立されていないが，ヨード造影剤に準じて前投薬を行う場合がある．
① 造影剤使用の12時間前と2時間前の2回，糖質コルチコイドを32mg経口投与する．
② 造影剤使用の1時間前に，メチルプレドニゾロンコハク酸エステルナトリウムを120mg静脈内注射にて投与する．

②授乳婦への投与の注意点

Gd造影剤は，ごくわずかながら母乳中への移行が報告されている[10]．そのため，造影剤投与後24〜48時間は授乳を避け，その間は搾乳を推奨する．ESURでは，授乳は通常どおり継続してもよいとされていたが，NSFの問題から，現在では造影剤投与後24時間は授乳を避けるべきとしている．

表1-3 Gd造影剤による重篤な副作用発現の危険因子と発現率

危険因子		副作用発現率
喘息	あり	3.7%
	なし	2.4%
アレルギー歴	あり	3.7%
	なし	1.9%
Gd造影剤副作用歴あり		21.3%
ヨード造影剤副作用歴あり		6.3%
全症例		2.4%

略語

◆CIN
造影剤腎症：contrast-induced nephropathy
◆CKD
慢性腎臓病：chronic kidney disease
◆Cre
クレアチニン：creatinine
◆eGFR
推定糸球体濾過量：estimate glomerular filtration rate
◆ESUR
欧州泌尿生殖器放射線学会：European Society of Urogenital Radiology
◆Gd
ガドリニウム：gadolinium
◆NSF
腎性全身性線維症：nephrogenic systemic fibrosis
◆RCR
英国王立放射線科専門医会：The Royal College of Radiologists

引用・参考文献

1) 日本腎臓学会ほか編：腎障害患者におけるヨード造影剤使用に関するガイドライン2012，東京医学社，2012
2) Gleeson TG, et al：Contrast-induced nephropathy. American Journal of Roentgenology 183(6)：1673-1689, 2004
3) Boehm I, et al：Beta blockers and intravenous roentgen contrast materials: Which risks do exist? European Journal of Internal Medicine，doi: 10.1016/j.ejim.2016.08.003, 2016
4) Rukma P：Glucagon for Refractory Anaphylaxis. American Journal of Therapeutics DOI: 10.1097/MJT.0000000000000910，2019
5) Katayama H, et al：Full-scale investigation into adverse reaction in Japan. Risk factor analysis. The Japanese Committee on the Safety of Contrast Media. Investigative Radiology 26 (S1)：S33-S36，1991
6) Katayama H, et al：Adverse reactions to ionic and nonionic contrast media － A report from the Japanese Committee on the Safety of Contrast Media. Radiology 175 (3)：621-628, 1990
7) Matthews E：Acute Kidney Injury and Iodinated Contrast Media. Radiologic Technology 89 (5)：467-477, 2018
8) Ohno I, et al：Guidelines on the use of iodinated contrast media in patients with kidney disease 2012: digest version：JSN, JRS, and JCS Joint Working Group. Clinical and Experimental Nephrology 17 (4)：441-479, 2013
9) Emre Y, et al：Compartment syndrome due to extravasation of contrast material: a case report．American Journal of Emergency Medicine 32 (9)：1155.e3–1155.e5，2014
10) Webb JA, et al：The use of iodinated and gadolinium contrast media during pregnancy and lactation. European Radiology 15 (6)：1234-1240，2004
11) 日本磁気共鳴医学会安全性評価委員会監：MRI安全性の考え方，学研メディカル秀潤社，p.239-245，2010
12) Tsushima Y, et al：Nephrogenic systemic fibrosis － risk factors suggested from Japanese published cases.The British Institute of Radiology 83 (991)：590-595，2010
13) Cowper SE, et al：Scleromyxoedema-like cutaneous disease in renal-dialysis. Lancet 356 (9234)：1000-1001，2000
14) Grobner T：Gadolinium － a specific trigger for the development of nephrogenic fibrosing dermopathy and nephrogenic systemic fibrosis? Nephrology Dialysis Transplantation 21(4)：1104-1108，2006
15) The Royal College of Radiologists (RCR)：Making the best use of radiology SEVENTH EDITION, RCR, 2012
16) 日本糖尿病学会編：糖尿病診療ガイドライン2016，南江堂，2016
17) 社団法人日本腎臓学会ほか編：腎障害患者におけるヨード造影剤使用に関するガイドライン2012，東京医学社，2012
18) Henrik ST：ESUR Guidelines on Contrast Media 9.0, European Society of Urogenital Radiology，2014
19) CKD－new 臨床便覧2017
http://taka-yuki.com/index.php?CKD
20) 加藤秀樹ほか：造影剤による腎障害の発症機序と治療法－造影剤腎症．医学のあゆみ 215 (6)：555-560，2005

2 放射線治療の有害事象予防　①口腔ケア

1 口腔内合併症の出現時期

　有害事象の発現で治療期間が延長することによって，頭頸部がんに対する放射線治療の治療成績が低下することが知られている．予定された照射スケジュールどおりに治療を進めるために，また，患者のQOLのためにも口腔ケアはきわめて重要である．

　頭頸部領域に照射野が含まれる場合は，放射線による有害事象が必ず出現する．照射が毎日2Gy行われた場合は，照射後5日(10Gy)を過ぎると口腔の乾燥とほてりが出現する．その後，約14～18日(20Gy前後)で口腔・咽頭粘膜炎が起こる．その後，40Gyを超えるまで症状の増悪が続く．

　化学療法を先行させた場合，化学療法と同時併用を行った場合は，放射線治療単独よりも症状は早期に発現し，さらに症状も増悪する．治療開始前に患者に対して口腔内合併症の出現時期の説明を行うことは，患者自身が口腔ケアを積極的に行ううえで重要な動機づけとなる(図2-1)．

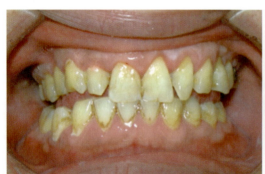
照射前

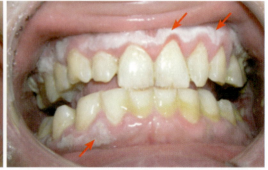
40Gy照射

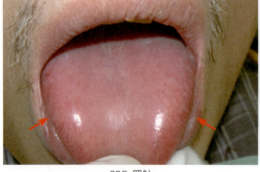
60Gy照射

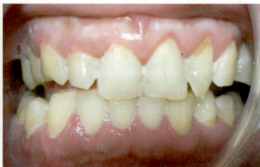
終了後1か月

図2-1　口腔内合併症の出現

2 頭頸部への放射線治療で起こる合併症

唾液腺が放射線照射野に含まれる場合，放射線による唾液腺組織の線維化，脂肪変性，腺房萎縮により口腔乾燥が出現する．また，放射線治療による味蕾細胞の減少や唾液の減少によって，味覚異常が起こる．

口腔・咽頭粘膜炎が発症し経口摂取が困難になると，栄養状態が低下し，また，疼痛により口腔清掃を怠ってしまうため口腔衛生状態が悪化する．それに伴う唾液の減少により，口腔感染症，ヘルペス性口内炎，または口腔カンジダ症が口腔粘膜・舌・頰粘膜・咽頭粘膜に出現することがある．

頭頸部への放射線治療に伴う晩期有害事象として，放射線性う蝕，放射線性骨髄炎，放射線性顎骨壊死，開口障害などがある．

3 口腔ケアの実際

❶ 歯科治療

照射開始前に歯科を受診し，口腔内の歯科疾患の精査を行い，必要に応じて抜歯を含む歯科治療を行う．また，並行して歯科衛生士によるブラッシング指導，セルフケア指導，歯石除去などの専門的口腔ケアを行い，治療開始前より口腔内の環境改善を行う．

❷ スペーサーの作製（歯科へ依頼）

放射線が歯に装着している金属などに当たると散乱し，接している粘膜に粘膜炎が生じることがある．そのため，歯と粘膜の間にスペースを確保するために，歯科へ依頼し，マウスピースの作製を行う．

また，口腔乾燥に対してはモイスチャープレート（図2-2）も有効である．

❸ 歯磨き

歯磨きは起床後，毎食後，就寝前の1日5回行うように指導する．柔らかめの歯ブラシで歯の表面，歯頸部の表面の歯垢を除去する．歯間部は，歯間ブラシ（図2-3A）やタフトブラシでていねいに清掃する．舌苔が付着してきたようであれば，専用の舌ブラシ（図2-3B）で除去する．

放射線治療によって口腔粘膜炎が発症すると，疼痛のために口腔清掃を怠ってしまう場合がある．それによって口腔内が不潔になり，口腔粘膜炎が増悪し口腔乾燥や味覚障害が出現する可能性が高くなる．疼痛が出現した場合は，ヘッドの小さい小児用歯ブラシやタフトブラシを用いて，痛い部位は避けてブラッシングをする．

❹ 含嗽（うがい）

含嗽は消炎が目的となるため，アズレンスルホン酸ナトリウム水和物/炭酸水素ナトリウム（含嗽用ハチアズレ®顆粒）を水で溶いて1日3〜5回含嗽する．口腔粘膜炎による疼痛が生じた場合には，生理食塩水で溶かすとよい．びら

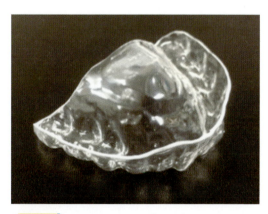

図2-2 モイスチャープレート

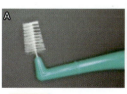 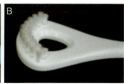

図2-3 歯磨き用品
A：歯間ブラシ，B：舌ブラシ．

んや潰瘍にはワセリンやアズノール®軟膏を塗布し保護する．

また，ポラプレジンク(プロマック®)とアルギン酸ナトリウム(アルロイドG内用液5％)を調合したP-AG液の塗布は有効とされている．P-AG液の効果は，ポラプレジンクの組織修復作用や粘膜保護作用，フリーラジカル除去作用に加え，アルギン酸の止血作用やアルロイドG内用液5％の有する粘稠性による薬剤の局所停滞である．

❺ 保湿

保湿剤には，一般にゼリータイプやスプレータイプ，リキッドタイプがある．保湿時間に差があるが，意識がある人に対してはスプレータイプ，リキッドタイプが推奨される．

❻ 投薬

亜鉛製剤は創傷の修復促進作用があり，粘膜炎の発症を遅延させ，軽度に抑える効果があるため，照射開始前から亜鉛を含む薬剤(プロマック®，半夏瀉心湯など)またはサプリメントを服用する．

疼痛が著しい場合は非ステロイド性抗炎症薬(NSAIDs)を中心に，オピオイドも導入する．また，唾液の分泌低下がみられた場合は，セビメリン塩酸塩水和物(エボザック®，サリグレン®)やピロカルピン塩酸塩(サラジェン®)の投与を行う．

> **用語解説**
>
> ◆P-AG液
> ポラプレジンクをアルギン酸ナトリウム液に混合した懸濁液．

引用・参考文献

1) 日本口腔ケア学会学術委員会：治療を支えるがん患者の口腔ケア，p.122-130，医学書院，2017
2) 篠田宏文：頭頸部放射線治療における口腔ケア(部位別 がん放射線治療の実際と看護)．月刊ナーシング 28(13)：46-49，2008
3) 松成裕子ほか：放射線治療における有害反応に対する看護ケアの研究の現状と課題．保健学研究 24(1)：1-9，2012
4) Rajesh V L et al：MASCC/ISOO clinical practice guidelines for the management of mucositis secondary to cancer therapy. Cancer 120(10)：1453-1461，2014
5) 登坂千聖ほか：頭頸部癌の化学放射線治療に伴う口腔粘膜炎予防に関する検討．癌と化学療法 38(10)：1647-1651，2011
6) 長谷川武夫ほか：アルロイドGを用いた放射線照射後の口内炎防護について．日本医学放射線学会雑誌 49(8)：1047-1051，1989
7) 東京女子医科大学病院歯科口腔外科：口腔ケアハンドブック，第2版，東京女子医科大学，2016

2 放射線治療の有害事象予防　②スキンケア

1 スキンケアの意義

　皮膚は表皮，真皮，皮下脂肪組織からなる．表皮の最外層は角層で覆われており（図2-2-1），角層の水分が保たれることでバリア機能を保持している．角層の水分を保持するには皮脂や汗が重要な役割を果たしているが，それらを分泌する皮脂腺，汗腺は細胞分裂が盛んなため放射線治療により障害されやすく，放射線治療によって皮脂や汗の量が低下する．そのため，放射線治療時に保湿を中心としたスキンケアを行うことで放射線(性)皮膚炎が軽減し，早期回復が期待できる．

　適切なケアは，治療完遂にもつながるため重要である．また，放射線治療開始前から予防的スキンケアを行うことで，皮膚炎の発生率や重症化を予防できることが知られており，早期のスキンケアも重要である．放射線治療後も皮脂や汗の量は低下が続くため，スキンケアを継続することでバリア機能を保ち，皮膚のトラブルを予防する．

2 放射線皮膚炎とは

　急性期の放射線皮膚炎は日焼けのようなもので，皮脂腺や汗腺の障害による乾燥と，皮膚の微小血管が障害されることによる浮腫と炎症が起こり，発赤，びらん，疼痛がみられる．

　放射線皮膚炎は，米国国立がん研究所(NCI)の「有害事象共通用語規準(CTCAE) v4.0」でグレード1〜5に分類されている（表2-2-1，図2-2-2）．乳がん術後の全乳房照射で通常分割照射の場合は，10Gy程度で皮膚の乾燥が起こり，20Gy程度で発赤などが出現し始める．多くの場合はグレード1〜2であるが，さまざまな増悪因子があり，条件によっては重症化する場合がある．

　晩期の放射線皮膚炎はまれであるが，治療後数か月〜数年にわたって出現する可能性がある．細胞のDNA損傷によって上皮細胞や角層の減少や消失を認め，皮膚の乾燥，色素沈着，色素脱失，萎縮，潰瘍，皮下硬結などがみられ，難治性である．

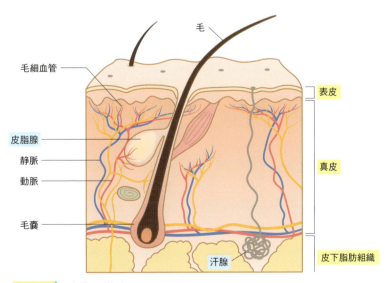

図2-2-1　皮膚の構造

表2-2-1 放射線性皮膚炎のグレード分類

グレード1	・わずかな紅斑や乾性落屑
グレード2	・中等度から高度の紅斑：まだらな湿性落屑．ただし，ほとんどがしわやひだに限局している ・中等度の浮腫
グレード3	・しわやひだ以外の部位の湿性落屑：軽度の外傷や摩擦により出血する
グレード4	・生命を脅かす：皮膚全層の壊死や潰瘍，病変部より自然に出血する ・皮膚移植を要する
グレード5	・死亡

（有害事象共通用語規準 v4.0 日本語訳JCOG版）
JCOGホームページ　http://www.jcog.jp

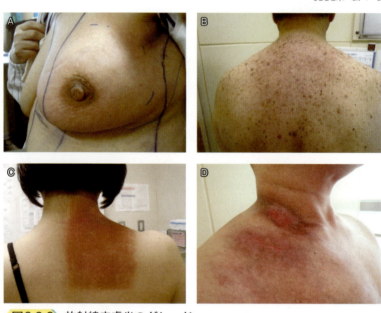

図2-2-2 放射線皮膚炎のグレード
A，B：グレード1，C：グレード2，D：グレード3．

略語
◆NCI
米国国立がん研究所：National Cancer Institute
◆CTCAE
有害事象共通用語規準：Common Terminology Criteria for Adverse Events

3 放射線皮膚炎の増悪因子

放射線皮膚炎の増悪因子には，放射線治療による要因，患者要因，物理的・機械的刺激などがある．

❶放射線治療による要因

放射線治療による要因としては，皮膚に多くの線量が当たる皮膚がんや体表近くの腫瘍への照射，乳房温存術後の乳房照射などで皮膚炎が問題となる．つまり，4～6MVの比較的低いエネルギーのX線や電子線を使用した照射で皮膚炎が強くなる．関節部や腋窩，頸部，顔面，陰部など，しわの多い部分でも皮膚炎が強くなる傾向にある．

照射部位に湿布薬やテープを塗布していたり，目隠しや防寒のタオルや毛布がかかっていたりすると皮膚の線量が高くなり，皮膚炎が強

く出る可能性がある．また，塗布薬でも厚みが出るほど大量に塗布すると散乱線の影響で皮膚炎がひどくなるため，必要な塗布薬は適量塗布するよう指導する．金属類を含む酸化亜鉛（亜鉛華軟膏）やスルファジアジン銀クリーム（ゲーベン®クリーム1％），ドレッシング材も散乱線が生じるため注意が必要である（表2-2-2，3）．

❷患者要因

活動性の膠原病（全身性エリテマトーデスや強皮症）の患者では有害事象が強くなるため，原則的に放射線治療は禁忌である．また，コントロール不良の糖尿病患者や肥満で皮下脂肪が厚い患者は皮膚炎が強くなる傾向にある．

❸物理的・機械的刺激

物理的・機械的刺激は，衣服などの摩擦で皮膚炎が強くなる．また，関節部や腋窩，頸部，顔面，外陰部などしわの多い部分では皮膚どうしがこすれやすいので皮膚炎が増悪する．

4 スキンケアの実際

乾燥しバリア機能が保たれていない皮膚では，皮膚炎が増悪する傾向にある．そのため保湿を適切に行うことが重要となる．保湿剤の剤形にはローション，クリーム，軟膏などがあるが，油分の多い軟膏が炎症のある皮膚には刺激が少ない．ただし，油分が多いと皮膚のマーキングが消えやすいため，鏡を見ながら印を消さないように塗布するなどの指導が必要である．瘙痒感やひりひり感，赤みが強い場合などはステロイド外用薬が有効である．

物理的・機械的刺激を最小限にすることも重要である．ワイシャツの襟や下着の締め付けで増悪するため，照射中は襟のないものや締め付けの少ないものを着用するようすすめるとよい．

また，身体を洗う際には，アルカリ性よりも肌に優しい弱酸性のボディーソープを使用し，熱いお湯は避け，身体を洗う際にゴシゴシ擦らないよう指導する．温泉浴，プール，サウナ浴，岩盤浴などは化学薬品や熱が皮膚への刺激となるため避けてもらう．その他，放射線治療の部位別の注意事項を表2-2-4に示す．

5 放射線治療終了後の管理

放射線治療終了後も適切なスキンケアを行うことで炎症は次第に治まり，多くは1か月前後で治癒する．長期にわたって皮脂と汗の量が減るため，慢性的に皮膚は乾燥した状態となる．保湿を中心としたスキンケアを継続することで，皮膚のバリア機能が保たれ，皮膚のトラブルを防止することができる．

また，晩期の放射線皮膚炎は治療後数か月～数年にわたって出現する可能性があるため，長期の経過観察が必要である．

表2-2-2 放射線治療時注意が必要な創傷被覆材

	商品の特徴	注意点
アルジサイトAg （写真提供：スミス・アンド・ネフュー株式会社）	・アルギン酸の高い吸収力に銀イオンの抗菌作用を併せもつ，抗菌性創傷被覆・保護剤 ・創傷全般に使用できるシート	銀を含有しており照射野内に貼付することより散乱線を起こし皮膚線量への影響を及ぼす可能性がある．使用継続は医師に確認が必要である．
3M™ テガダーム™ I. V. コンフォート フィルム ドレッシング （写真提供：スリーエム ジャパン株式会社）	・中心静脈栄養カテーテルなど長期留置カテーテルに貼付される	鎖骨上窩などが照射野となった場合に，照射野内にカテーテルが留置されていることが多い．照射マークや照射野内への貼付とならないよう工夫が必要である．
3M™ ステリストリップ™ スタンダード スキンクロージャー （写真提供：スリーエム ジャパン株式会社）	・創口閉鎖を補強する皮膚接着用テープ	乳房温存術後照射患者は整容性を保ち創離開予防に放射線治療直前まで貼付していることがある．照射開始時より貼付は中止とする．皮膚刺激を避け放射線性皮膚炎悪化を予防することを患者に指導する．

表2-2-3 放射線治療時に用いられる皮膚保護剤

	商品の特徴	利用方法
トレックス®-C （写真提供：富士システムズ株式会社）	・非固着性シリコンガーゼ	浸出液があり放射線皮膚炎により皮膚脆弱な患者に対して創傷被覆により皮膚剥離を防ぐ
白十字 モイスキンパッドMini （写真提供：白十字）	・粘着剤不使用で肌に優しい ・創傷部に固着しにくい	表面材（肌面）が創部に固着しにくいため，創部への剥離刺激が少なく肌にやさしい．
ワンタッチロール （写真提供：白十字）	・粘着剤不使用でラテックスフリーである	頭部など皮膚炎が悪化しやすい部位にフィット感がよく装着しやすい

表2-2-4 照射部位別の注意事項

照射部位	注意事項
頭部	・爪を立てて洗わない． ・ドライヤーの熱風は避ける．
頭頸部	・のりのついたワイシャツの襟やタートルネックは締め付けがあり刺激になるため，照射中は襟のないものや締め付けの少ないものを着用する． ・髭剃りは皮膚の損傷を避けるために電気シェーバーを使用する． ・化粧品の使用については医師に確認する．
胸部・腹部	・化綿で締め付けの少ないものがよい． ・ストーマがある場合は装具を毎日はがすと刺激になるため，長期に装着できるものを使用する．

2 放射線治療の有害事象予防 ③食事内容の指導

1 食事内容の工夫が必要になる状態と指導

　放射線治療中に食事内容の工夫が必要となる状態として，①頭頸部がんの放射線治療による口腔内・咽頭の粘膜炎で疼痛や嚥下障害が生じている場合，②照射範囲に消化管が含まれるため，上部消化管の通過障害や嘔気・嘔吐・胸やけが生じている場合，③下部消化管の粘膜炎によって頻便・腹痛，軟便や下痢が生じている場合，などがあげられる．

　また，放射線治療の有害事象に加えて，化学療法の併用によっても味覚や嗅覚に変化が生じるため食事内容の工夫が必要となる．いずれの状態においても，粘膜に対する刺激を避けることが基本である[1]（図2-3-1）．

❶頭頸部がん

　頭頸部がんの放射線治療では，唾液分泌量の減少や口腔粘膜炎の疼痛から食事摂取が困難になる．口腔ケアを行い，疼痛を緩和させるための工夫を組み合わせながら食事を行う．粘膜を直接傷つけないよう硬いものや大きな食塊を避け，やわらかい食べ物を少量ずつ口に運ぶように指導する．

　唾液量の低下により食事に十分に唾液を含ませることができず，食塊の形成が困難になると，一度に嚥下できる量も減少する．照射回数が進むとともに次第に食事形態を変更していき，水分を多く含み通過しやすく嚥下しやすいものを選んで摂取するとよい．口腔粘膜炎による食事困難には冷たいものが食べやすいことがあるので，温度も工夫するようアドバイスする．

❷食道がん・胸部照射

　食道がんの放射線治療や，そのほかの胸部照射の有害事象による上部消化管の粘膜炎の症状には，通過障害や嘔気・嘔吐・胸やけがある．口腔粘膜炎の際と同様に，粘膜面を直接傷つけないよう，硬いものや大きな食塊を飲み込まないようにする．

　つかえ感がある場合や実際に狭窄が存在する場合には，よく咀嚼して少量ずつ飲み込むよう指導する．食道炎に対しては，胃粘膜保護剤を用いる．アルギン酸ナトリウム液を食前に内服することで粘膜面に膜を形成させ，物理的に保護することができる．

①食思不振

　食思不振となることが多いため，食事時間にこだわることなく，食べられるときに食べられるものを食べることが重要であるが，熱いものや辛味の強いもの，酸味の強いものは刺激となるので避ける．また，口腔内に張り付きやすい薄い食べ物（わかめなど）の摂取はしないようにする．

　とろみをつけたり，粘りのある食材を使ったりするのも工夫の1つだが，粘り気が強いと口腔内に張り付いて通過障害になることもあるた

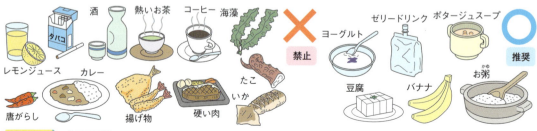

図2-3-1　食事指導
（唐澤久美子ほか編：がん放射線治療パーフェクトブック，p.99，p.131，学研メディカル秀潤社，2016を改変）

め，出汁（だし）で溶いて薄めるなどし，食べ始めは少量から試すようにする．

②嚥下困難・通過障害

頭頸部がん・胸部照射の副作用による嚥下困難や通過障害では，嚥下しやすく，誤嚥しにくい体位をとることも大切である．また，食事に集中してゆっくり食べること，少量ずつ食べることを基本とし，嚥下訓練のアドバイスを受けることも推奨される．

❸ 下部消化管を含む照射

骨盤照射など下部消化管を含む照射では，軟便や下痢から水分を消失しやすい．そのため飲水量を増やすよう意識づけを行う．粘膜に対しては，腸管の負担を和らげるために香辛料の少ない（刺激の少ない）もので，食物残渣が残りにくく消化のよい，温かいものが好ましい．

消化管症状はいずれの部位においてもストレスと不安が生じやすく，食思不振や摂食量の低下につながりやすい．心理状態によって食思が制限されることもあるので，うまく解除するためにも円滑なコミュニケーションが求められる．患者とともに，どのようなときに食べやすく，どのようなときに食べにくいのか，記録をして問題点を把握していく．

2 その他の注意点

❶ 食べやすくする工夫

食品は家庭で調理したものや病院食など，自分専用につくられたものを食べることにこだわる必要はない．薬局などで市販されている栄養補助飲料を取り入れる，調理済みの食品を薄める・とろみをつける，少量に小分けして冷凍保存して食事のとれるタイミングですぐに食べられるように工夫するなどし，「食べられた」という成功体験を得てもらうことも重要である．

「食べるとがんが進行するものがあるか」「食べた方がよいものは何か」などを尋ねる患者も多いが，「食事内容ががんの進行に影響を及ぼすことはまずない」と説明する必要がある．

❷ 摂食困難への対処

摂食困難の際に「食べなければ病気が悪くなる」という意識を取り除き，経口摂取が困難な場合には補液や経管栄養などを行うことも可能であり，症状をみながら医師とも連携して必要性を検討していくことを患者本人に伝える．

また，摂食できないことが治療終了後の生活の不安へとつながることがあるため，摂食困難は一時的なものであることを説明する必要がある．

❸ 水分の摂取

摂食困難なときにも，水分の摂取だけは心がけるよう指導する．刺激となるのでアルコール飲料は禁止するが，カフェイン含有飲料については，もともと飲む習慣がある場合は，コップ1～2杯摂取しても脱水症状を引き起こす可能性は低いと考えられる[2]．

❹ 喫煙

喫煙は粘膜炎症状を増悪させ，治療効果にも悪影響を及ぼすため，頭頸部がんや肺がん以外の治療であっても，禁煙を徹底するように指導する．また，煙による気道刺激を防ぐために，外来通院の場合は患者が同席する空間で家族が喫煙しないよう，家族への指導も重要である．

3 看護師の役割

患者本人のすべきこと，家族のすべきことが数多くあるなかで，看護師がサポートできることを提示すること，助けが必要なときに申し出やすい関係を築くことが，安心で安全な放射線治療を施行するために重要である．

引用・参考文献
1) 唐澤久美子ほか編：がん放射線治療パーフェクトブック，p.99, p.131，学研メディカル秀潤社，2016
2) 栗原久：日常生活の中におけるカフェイン摂取一作用機序と安全性評価．東京福祉大学・大学院紀要6(2)：109-125, 2016

第9章 放射線の安全管理

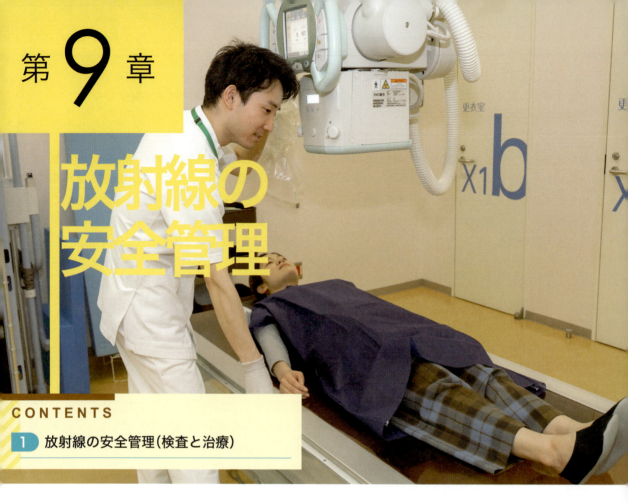

CONTENTS
1 放射線の安全管理（検査と治療）

1 放射線の安全管理（検査と治療）

昨今のさまざまな技術進化に伴い，画像診断・放射線治療といった放射線医療は飛躍的に高精度化が進みつつある．また，医療従事者が医療の受け手である患者の視点で「放射線医療全体」をとらえ，医療の質を向上していくことが求められる．

高品質な放射線医療を患者へ提供するためには，患者ごと，診療ごとの放射線の安全管理が重要である．

1 患者中心の医療の必要性

❶ チームによる放射線医療

画像診断・放射線治療では，放射線科医，看護師，診療放射線技師，医学物理士など，専門の医療職のスタッフがチームとなって患者に携わっている（図1-1）．患者・家族とスタッフ間の信頼関係は，質の高い医療の土台となる．それを実現するには，医療スタッフの適切なコミュニケーション能力や対人技術が必要であり，互いに十分な情報共有と提供を行っていくことが大切である．

画像診断・放射線治療では，人体と相互作用を起こす放射線(X線，γ線など)，薬剤，装置などを使った検査や治療が行われる．その検査は患者の病気やけがの正しい診断を受けるために行うものであり，身体に影響が出るといわれている量よりもはるかに少ない放射線量や薬剤量で実施される．

それでも，なかには不安をもって検査や治療に臨む患者もいる．看護師は検査や治療に関する正しい知識をもち，それぞれの患者ケアのポイントを理解したうえで患者の不安を和らげる対応に努める必要がある．

❷ 看護師の対応

患者が安心して満足する医療を受けられるために，看護師は診療の質が下がらないように，また，患者の受診に対する不安が募らないように対応することが大切である．

放射線治療の場合，治療開始時に患者に対して治療のオリエンテーションを実施し，有害事象の説明をわかりやすく行うことが重要である．

患者に有害事象が起こった場合には，看護師にその対処の説明と実施が求められる．また，退院後のケア内容の説明とその支援にも携わる必要がある．看護師は，いわば患者やその家族とほかの医療スタッフとのパイプ役である．看護師が患者・家族に接して，十分に満足できる安全な治療を受けられるよう橋渡しを行うことは，患者のほかの医療スタッフへの信頼感の増幅に大きく寄与することになり，患者に安全で質の高い治療を提供することに結びつく．

治療を受ける患者やその家族の不安や誤解を聞き出し，真摯に対応することが，患者・家族をよりよい治療生活へ導くことになる．

以下，とくに患者から相談を受けることが多い事例と患者への密接なかかわりが求められる検査・治療のケアポイントについて述べる．

2 X線検査・造影検査による身体への影響

❶ 個人確認

放射線治療患者に対する事故被ばくの予防として，患者を正確に識別する方針・手順を確立させるといった対策が必要である．患者確認の例としては，患者の氏名とともに，生年月日，患者ID（患者認識用リストバンド，診察券などに印字されたもの）など，2項目以上で確認を行うことが推奨される．また，患者確認は診察，検査，処置，照射などの診療にかかるすべての場面で実施すること．患者により個人確認の拒否がある場合には，患者の診療・ケアにおけるプライバシーや守秘義務に関する患者の権利を尊重し，施設の規定に沿って対応すること．

❷ X線検査

国際放射線防護委員会(ICRP)によると，妊婦が放射線で被ばくした際に影響が出る線量の閾値（胎児被ばくの確定的影響として精神発達遅延・奇形発生が起こる最低線量）は100mGyとされる[1]．これは，100mGy以下では影響が出る証拠がなく，被ばくした胎児と被ばくしていない胎児の間に有意な差はないということで

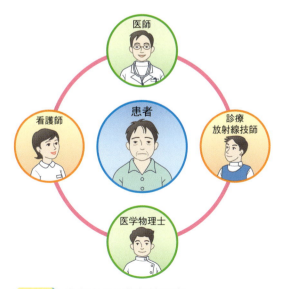

図1-1 患者中心の放射線医療

る．胎児への被ばく線量を表1-1に示す．

一般的に行われるX線撮影である胸部単純X線撮影で0.001mGy以下の線量，また，もっとも線量が高いと考えられる骨盤部CT撮影でも25mGyの線量であり，その線量の閾値を大きく下回っており，1回の撮像で胎児に影響が出るとは考えにくい．

しかし，むやみに撮影を繰り返して被ばく線量を増やすべきではなく，診療の質を十分に保証できる撮影頻度や撮影条件の範囲内で，患者への被ばく量を低減することが重要である．日本産科婦人科学会では，安全を見込んで50mGyまでに被ばく線量を抑えることを推奨している[2]．

❸ 造影検査

造影検査を行う場合には造影剤が患者の身体に与える影響があるため，患者の体質の把握をする必要があり，とくに高齢者の場合，既往歴の確認などが重要である．消化管造影検査では，硫酸バリウムと空気で胃や腸を膨らませた状態で体位変換を行うため，気分が悪くなったらすぐに伝えるよう患者への声掛けするとよい．とくに体調の悪い患者や意思疎通の難しい患者には注意が必要である．脊髄造影検査や腎盂造影検査など，ヨード造影剤を使用する場合には患者の体調やアレルギーの有無によって軽い副作用が起きることがある．ごくまれながらも，重い副作用や，ショックにいたる副作用が現れる可能性もあるため，以前にヨード造影剤を使用して副作用を経験したことがないか確認を取ることが大切である．

3 血管造影検査を受ける患者へのケア

❶ 血管造影検査とは

血液造影検査（アンギオグラフィ）ではカテーテルという細い管を腕や鼠径部の動脈から目的の血管まで通し，造影剤を血管に流して血管撮影を行う（図1-2）．この技術で狭窄している血管を広げたり，腫瘍の栄養血管を塞栓したり，などさまざまな治療を行うこともできる．その一方，副作用や合併症のリスクがあり，それらのリスクを回避するためには看護師の適切なケアが不可欠である．

❷ 各検査過程でのケア

検査前・検査中・検査後を含めたすべての過程において，患者のバイタルサインや健康状態を注意深く観察し，異常時には迅速かつ適切に対処しなければならない．

検査前の安全管理としては，事前に抗血栓薬・抗凝固薬内服の有無やヨード系造影剤のアレルギーの有無を確認し，医師に穿刺の有無と部位を事前に確認しておくことなどがあげられる．

検査室入室後は，検査室の看護師とともに声に出して患者情報の確認を行い，検査台に移動する際にドレーンやルート類を誤って抜去しないようにまとめるなどの安全管理が必要となる．

検査台へ移動後は，ドレーンやルートの閉塞や屈曲の有無を確認するなどの安全確保が大切である．造影剤による副作用の中でも，とくに

表1-1 主なX線検査とその線量

検査方法	線量
胸部単純X線撮影	＜0.01mGy
腹部単純X線撮影	1.4mGy
腰椎単純X線撮影	1.7mGy
上部消化管造影	1.6mGy
注腸造影検査	8.0mGy
頭部CT検査	＜0.005mGy
胸部CT検査	＜0.06mGy
腹部CT検査	8.0mGy
骨盤部CT検査	25.0mGy

（日本産科婦人科学会ほか編：妊娠中の放射線被曝の胎児への影響の説明は？ 産婦人科診療ガイドライン産科編2017，p.67，日本産科婦人科学会，2017を参考に作成）

略語
◆ICRP
国際放射線防護委員会：
International Commission on Radiological Protection
◆MRI
磁気共鳴画像診断法：magnetic resonance imaging

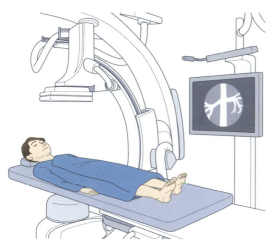

図1-2 アンギオグラフィの様子

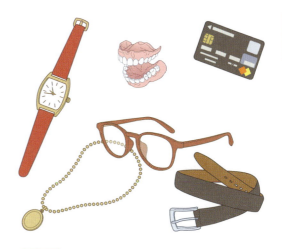

図1-3 検査室内持ち込み禁止となる物品例

アナフィラキシーショックは重篤化し，生命の危険を及ぼすこともあるため，帰室後も患者の訴えやバイタルサインの変化などを常に観察し，患者に急変が起こった場合に備えて，すみやかに対応ができるように準備しておく．

ベッド上では穿刺した下肢は伸展した状態を厳守する．穿刺部の出血・血管狭窄・血管閉塞，副作用（悪心・嘔吐・倦怠感）に注意するなど，患者のコンディションを詳細に確認し，的確なケアが求められる．

4 MRI検査における安全管理

❶MRI検査とは

磁気共鳴画像（MRI）検査は，強力な磁石でできた筒の中に入り，磁気の力を利用して患者の臓器や血管を撮影する検査である．強い磁場を用いるため，検査前の患者ケアは必須である．

❷ケアの注意点

①人工関節や体内の金属類の扱い

体内に人工関節や金属類が入っている場合には，磁気共鳴によって身体や検査結果に影響を及ぼすことがある．患者に手術の経験があるが，体内に金属が入っているかどうかわからないという場合には，必ず執刀先の病院に確認する．

心臓ペースメーカーの使用，人工内耳，動脈止血クリップ，体内ステント挿入の患者は検査が受けられない場合があるので確認が必要である．

②閉所恐怖症への対応

MRI検査は狭い円筒内に入って受ける検査のため，患者に閉所に対する恐怖がないか確認する．閉所恐怖症のある患者には，実際の装置や円筒内の大きさ，検査時に発生する音について説明し，検査を受けることができるか確認する．

③金属類持ち込みへの対応

検査前に必ず金属製の物品（時計，眼鏡，義歯，ヘアピン，ベルト，アクセサリー，ファスナー），磁気を使用した物品（キャッシュカード，クレジットカード，テレホンカード，定期券，家庭用磁石入り絆創膏），金属のついた下着（スリップ，ブラジャー，ボディスーツ）などはとり外す（図1-3）．

検査室の中は，例えば，酸素ボンベが検査室入り口から飛んでしまうほど強い磁気が発生しているため，金属類は機械の磁気に引っぱられて，機械に吸いつき危険である．

❸その他，注意を促すこと

化粧品の染料にはごくわずかながらも金属成分が含まれることもあり，熱傷や変色のおそれがあるため落としてもらうこと．とくにアイシャドウ，マスカラ，入れ墨，コンタクトレンズのカ

ラー着色剤などにも金属が含まれることがあり，外して検査することが強く推奨される．また，金属性ではなくとも，ヒートテックや湿布などは，低温熱傷の可能性があるため外してもらうこと．

5 密封小線源治療の安全管理

❶ 密封小線源治療とは

密封小線源治療とは，放射線を出す小さな線源（図1-4）を腫瘍に埋め込み，組織の内側から放射線を照射する治療法である．小さい粒状の線源（口腔内腫瘍で5〜10個ほど，前立腺腫瘍で50〜100個ほど）を腫瘍内へ刺入および留置する．

線源は数日もすれば放射線を出さなくなり，その後はただの異物として生涯体内に残り続ける．患者の腫瘍内への線源留置後は隔離病室など特殊な設備が必要であり，また，看護師がかかわる場面が多い治療であるため，患者と看護師の放射線被ばくに関する安全管理が非常に重要となる．

❷ ケアの注意点

密封小線源治療中，患者は身体から放射線を発しているため，専用の隔離病室に滞在する．病室にはポータブルトイレ，ガイガーカウンター（放射線量を測定する機器）を設置し，ドアには黄色と赤の放射能標識マークを貼る（図1-5）．

患者が退出するときには必ず主治医の許可が求められる．バイタルサインは体温計と電子血圧計を隔離部屋に備えつけ，患者自身で測定してもらう．データは用紙に記入してもらい，看護師がチェックする．食事や薬は前室を用いて受け渡す．普段と違う環境に置かれるとストレスに耐えられなくなる患者もいるため，心理面への援助を行うとともに，心理的状況に合わせて支援していく．

入院患者には隔離病室のオリエンテーションを行い，線源挿入後は許可があるまで病室から出られないこと，前室を利用して食事やトイレ，

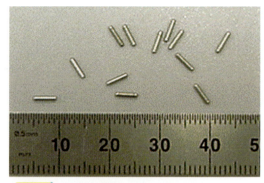

図1-4 密封小線源

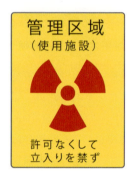

図1-5 放射線管理区域の標識

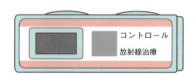

図1-6 フィルムバッジ

家族からの差し入れなどの受け渡しをすることを説明しておく．何かあればナースコールで看護師と話せることを伝え，なるべく不安を解消できるようにする．

看護師は，病室からもち出すものはすべてガイガーカウンターで放射線の発生強度を確認すること，病巣部に挿入した線源が抜け落ちる，あるいは食事の際に抜け落ちて飲み込み排泄される可能性があることに注意する．患者の排泄物から放射線反応が出た場合には，トイレに流さず，蓋をしたポータブルトイレごと線量が下がるまで保管する．

❸ 看護師の被ばく防止

また，看護師は自身を放射線被ばくから守るため，常にフィルムバッジ（図1-6）を着用し，

浴びた放射線量の管理を行い，放射線防護の三原則である「距離」，「遮蔽」，「時間」を意識して自身の安全を守る必要がある（図1-7）．

また，看護師は治療中の患者にかかわるため，自身の被ばくの可能性はゼロではないが，患者の腫瘍内の線源による患者以外の人が受ける放射線量は少なく，さらに放射線防護の三原則を遵守することで看護師自身の被ばく線量はほとんどない．

6 安全管理体制の構築

❶「エラーは起こりうる」前提で

医療事故防止のための基本的な考え方として，「人は誰でもエラーを起こしうる」という事実を前提にすることである．「エラーは起こりうる」という前提に基づき，エラーを誘発しない環境の構築，起こったエラーが医療事故に発展しないようなシステムを組織全体で整備することが重要である．

エラーを誘発しない環境の構築には，医療スタッフの知識や技術のレベルを一定以上に保つことが必要となる．例えば，従来の放射線治療事故の事例に基づく解析結果から，放射線治療にかかわる事故は当事者の医療に関する知識不足が根本的な原因であることがわかっている．また，起こったエラーを医療事故に発展させないためには，さまざまな項目を複数の目で確認することが重要であり，「誰が」ではなく「何が・なぜ」を明確にすることが「継続的な質の向上」の基本となる．

❷「何が・なぜ」を明確に

「誰が」を基本とした考え方は，ときとして恐怖を生み出し，それが正しい情報共有の遅れにもつながる．「何が・なぜ」を明確にし，その経験を多くの医療スタッフが共有し学習することが，その後の組織全体の医療の質の向上のために必要である．

放射線医療ではさまざまな職種間での業務連絡事項が多く複雑化しているが，医療サービスの受け手である「患者のために」という命題を主眼におくことを忘れずに，医療の質向上に努めなければならない．

引用・参考文献

1) ICRP : Pregnancy and Medical Radiation．ICRP Publication 84．Ann ICRP 30（1）:1-43,2000
2) 日本産科婦人科学会ほか編：妊娠中の放射線被曝の胎児への影響の説明は？　産婦人科診療ガイドライン産科編2017, p.67, 日本産科婦人科学会, 2017
3) 環境省：放射線による健康影響等に関する統一的な基礎資料 平成28年度版ver.2017001

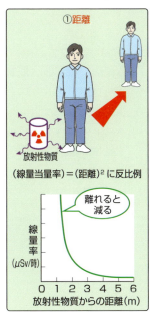
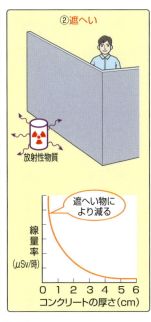
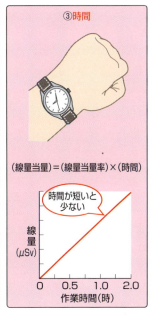

図1-7 外部被曝低減の三原則
（環境省：放射線による健康影響等に関する統一的な基礎資料 平成28年度版ver.2017001）

INDEX 索引

数字＆英文

1門照射　46
3D-CT　30
3門照射　47
4R　40
4門照射　47
ACT　107
ADL　85,107
ASO　26,107
AVS　272
Baker囊胞　263
BMIPP心筋シンチグラフィ画像　288
Bモード　76,190
CAG　111
Caldwell　138
CCRT　328
CD20陽性悪性リンパ腫　306
CGA　359
CIN　378
CRT　328
CT　29,107
CTガイド下の観血的手技　93
CTガイド下の腹腔穿刺　94
CTガイド下肺生検　93
CT画像　195,198,200,207,212,218,224,228
CTシミュレータ　44
Cアーム　87
DLBCL　327
DNA　39
EBD　81
EBV　327
ENBD　81
endoscopic retrograde cholangiopancreatography　24
ENKL　327
EPBD　80
ERCP　24,80
EST　80
EUS　78
FDG　119
FDG-PET　119

FDG-PET/CT　289
Felsonの縦隔区分　141
FER　267
FLAIR画像　232
Gd造影剤　382
HPV　327
HRCT　201
IABP　171
iFR　267
IMRT　321,327,334,341
Interventional Radiology　104
IVR　104,107
LVG　111
magendurchleuchtung　151
magnetic resonance imaging　103
MDL　151
MLO　22
MMT　107
MPR　225
MR血管撮影　31
MRI　31,96,103,107
　―における禁忌　32
　―の造影剤　97
MRI画像　231,234,237,242,245,250,256,259
MRI専用医療機器　103
MRI造影剤　381
　―の説明書・同意書　102
MRIチェックリスト　101
MZBCL-MALT　327
Mモード　76,190
nephrogenic systemic fibrosis　103
NFS　103
NKTCL　327
PCPS　171
PCWP　111
PET　119,289
PET-CT　119
PET画像　289
PTCDチューブ　335
QOL　384
R-CHOP　335

radionuclide therapy　56
Redistribution/Reassortment　40
Reoxigenation　40
Repair/Recovery　40
Repopulation　40
RFA　107
RI　56,286,306
RI内用療法　56,306
SPECT　33,115
SPECT画像　286
SRE　345
STI　48
STIR画像　256
T1強調画像　232,256
T2*強調画像　232
T2強調画像　232,256
TACE　26,104,107,271
TAE　271
targeted radionuclide therapy　56
TBI　350
UAE　271
unsealed radionuclide therapy　56
Valsalva洞巨大動脈瘤　211
Waters　138
WHO方式三段階除痛ラダー　347
WL　200
WW　200
X線　54,59
X線TV室　69
X線画像　134,138,145,148,152,156,159,140
X線撮影装置　22
X線シミュレータ　44,300
X線上部消化管造影検査　151
X線透視室　69
α線　310
γ線　115

400

あ行

アーチファクト　234
アイソセンター　313
アキレス腱損傷　259
悪性腫瘍　289
悪性中皮腫　143
悪性リンパ腫　319,320,334
足　159,228,259
アジュバント治療　306
圧迫骨折　227,258
アドレナリン　379
アナフィラキシーショック　379
アプリケータ　297,335
アブレーション治療　306
アルトログラフィー　114
アンギオグラフィの様子　397
安全管理　394
安楽枕　91
イオン化量　32
胃がん　149
胃・十二指腸造影　148
移乗　128
移乗補助具　130
移送　127
胃腸　148
イットリウム-イブリツモマブチウキセタン治療　306
移動型X線撮影装置　59
胃二重造影　23,149
胃粘膜下腫瘍　150
イリジウム線源　300
医療被ばくの三原則　14
咽頭　139,198,234
咽頭がん　319
インフォームド・コンセント　10
ウィッグ　367
ヴィルヘルム・コンラート・レントゲン　59
ウィルムス腫瘍　354
ウィンドウ幅　200
ウィンドウレベル　200
植込み型除細動器　166

ウォーターズ撮影　138
うがい　385
右心カテーテル検査　109
うつ病　376
埋め込み型除細動器　99
エプスタイン・バールウイルス　327
塩化タリウム-201　286
塩化ラジウム治療　306
嚥下困難　393
嘔気　317
横断像　256
嘔吐　317
横紋筋肉腫　354
オボイドペア　297

か行

外傷　196
回転照射　47
ガイドワイヤー　85
外部照射　10,44,294
外部照射患者　20
外部被曝低減の三原則　399
化学放射線療法　328
核医学　33
核医学検査　33,119,289
核医学検査患者　20
核医学治療　56
拡散強調画像　231
拡張型心筋症　193
学童期　373
下肢リンパ浮腫　342,344
下垂体腺腫　316
カセッテ　59
画像下治療　107
肩　159,228,259
肩腱板断裂　260
喀血　26
活性化凝固時間　107
活動　12
滑膜炎　261
かつら　367

カテーテル　25,104,108
カテーテル治療　267
下半身照射　47
下部食道　148
下部泌尿器　245
カラーコンタクトレンズ　99
カラードプラ　76
肝　177,212,245
冠血流予備量比　270
肝細胞がん　26
がんサバイバー　371,375
冠状断T2強調画像　256
関節造影　114
関節リウマチ　261
肝臓　177,181,212
含嗽　385
肝・胆道腫瘍　334
冠動脈CT検査　207
冠動脈MRA　243
肝動脈化学塞栓術　104
肝動脈化学塞栓療法　26,107,271
冠動脈血流　190
冠動脈造影　111,266
肝動脈塞栓療法　271
肝の区域分類　177
ガンマカメラ　115
気管チューブ　163
気胸　143
義歯　99
気道狭窄　361
逆行性腎盂造影検査　155
逆行性注腸二重造影像　150
逆行性排尿時膀胱尿道造影　153
逆行性膀胱造影　153
急性期有害事象　13,294
急性膵炎　212
休息　12
キュリー　16
胸腔ドレナージ　93
胸腔ドレナージチューブ　167
狭窄　207
胸水貯留　143

胸椎　156, 224
強度変調放射線治療　327, 341
胸部　140, 200, 237, 328
胸部照射　328
胸部単純X線写真　59
局所照射　312
去勢抵抗性前立腺がん　306
筋炎　260
緊急照射　328, 361
金マーカー　302
筋力低下　360
クイノーの8区域分類　177
腔内照射　52
駆出率　287
グルカゴン　71
グルコース　119
車椅子　127
　一の点検　127
グレイ　17
クロスファイアー効果　309
クーロン力　33
経食道心臓超音波　193
経食道超音波　194
頸椎　156, 224
経鼻胃管　164
経皮的心肺補助　171
経皮的心肺補助装置　169
経皮的ラジオ波焼灼法　107
経胸壁心臓超音波　190
頸部　172
血管外漏出　91, 380
血管造影　25, 104, 264, 266, 271
血管内イメージングモダリティー
　268
血管迷走神経反射　380
血小板減少　317
結石除去術　80
結節影　142
結腸がん　151
結膜炎　317
血流評価　239, 267
検査画像　134

検査説明書　98
検査台　131
原子　32
原子核　32, 302
腱鞘巨細胞腫　263
検診マンモグラフィ　65
原発性骨軟部腫瘍　345
原発性脳腫瘍　312
コイル　99
後遺症　371
口腔がん　319, 320
口腔ケア　384
光子線　43
甲状腺　173
高線量率組織内照射　299, 341
光電効果　33
喉頭　139, 198, 234
喉頭がん　319, 320
更年期障害　342
高分解能CT　201
高齢者　358
高齢者総合的機能評価　359
誤嚥性肺炎　203
股関節　159, 228, 259
呼吸同期法　51
骨・関節単純X線写真　61
骨関連事象　345
骨巨細胞腫　262
骨原発肉腫　345
骨腫瘍　228, 345
骨シンチグラフィ　274, 346
骨髄炎　261
骨折　225, 228
骨粗鬆症　124
骨転移　345
骨軟部　345
骨盤　152, 250, 271
骨盤内　218
骨盤内血管造影　271
骨盤部　339
骨密度測定　124
コールドウェル撮影　138

コンソリデーション　202
コンピュータ断層撮影　107
コンベックス型　75
コンプトン散乱　32

さ行

最小耐容線量　295
砕石位　297
最大耐容線量　295
細胞　39
サインアウト　8
サインイン　8
左室造影　267
左心カテーテル検査　109
左心室造影　111
左右対向2門照射　46
サルコイドーシス　119
シェル　321, 366
歯科治療　385
歯間ブラシ　385
磁気共鳴画像　103, 107
子宮　152, 218
子宮腔内照射　297
子宮頸がん　297, 339
子宮動脈塞栓術　271
子宮卵管造影　152
しこり　65
四肢骨　159, 228, 259
矢状断　256
舌ブラシ　385
シード永久挿入療法　300
児童期　373
シーベルト　17
脂肪抑制を併用したT2強調画像
　256
脂肪抑制を併用した造影T1強調画像
　256
シャツキー像　149
斜入2門照射　46
縦隔　140, 144, 200, 203, 237
　一の区分　203

縦隔腫瘍　291
自由呼吸法　51
十二指腸　148,150
周波数　74
十文字照射　47
重粒子　54
重粒子線治療　302
重粒子線　302
出血　196
授乳婦　381
腫瘍崩壊症候群　362
腫瘍　65,145
腫瘍影　142
腫瘍と紛らわしい所見　206
瞬時血流予備量比　270
上衣腫　316
消化管造影　69
照射終了後　296
照射中　296
照射前　295
照射マーク　366
小線源治療　52,297
上大静脈症候群　361
小児　354
小児がん　354
小児と成人の骨の違い　162
上半身照射　47
上部消化管造影画像　71
上部食道　148
静脈穿刺　90
食事　392
食思不振　392
食道　148,200,205
食道がん　148,206,328
食道造影　148
食道裂孔ヘルニア　206
食物指導　337
女性生殖器　245
心　207,242,266,286
腎　177,212,245
腎盂がん　155
腎盂造影検査　155

心機能　190
心筋血流SPECT検査　286
心筋血流シンチグラフィ　286
心筋血流製剤　286
心筋梗塞　192
心筋ストレイン解析　190
神経芽腫　354
神経内分泌腫瘍　310
人工関節　99
人工内耳　99
浸潤影　142
腎性全身性線維症　103
腎臓　181,187,215
心臓カテーテル検査　108
心臓人工弁　99
心臓ペースメーカー　166
心・大血管　190
心・大血管シンチグラフィ　288
身体への影響　395
診断マンモグラフィ　65
シンチ画像　274,286
シンチカメラ　115
シンチグラフィ　33,116
シンチレーションカメラ　115
腎尿路　148
深部　177
深部線量分布　42
心理・社会的サポート　371
膵　212,245
スイープビーム法　350
髄芽腫　313
膵がん　334
水腎症　151
膵臓　180,187,212
水尿管症　151
頭蓋内胚細胞腫瘍　316
スキンケア　366,387
ステロイド軟膏　332
ステント　99
ストレス　375
ストレッチャー　127
スペーサー　385

すりガラス病変　202
清潔ケア　365
正常変異　136
成人期　373
精嚢　218
青年期　373
脊髄圧迫　361
脊髄腔穿刺　113
脊髄腔造影　113
脊柱管　157
脊椎　224,256
セクタ型　75
石灰化　65,146
節外性NK/T細胞リンパ腫,鼻型　327
セルフケア　11
セルフサポート　364
前後対向2門照射　46
穿刺　87
全身照射　47,350
全中枢神経照射　312
全脳室照射　312
全脳照射　312
全脳・全脊髄照射　47
前壁二重造影像　149
前立腺　218
前立腺がん　299,339
線量限度　15
線量分布　45
造影ＣＴ　89
造影剤　24,378
造影剤腎症　378
造影ダイナミックMRI画像　240
造血幹細胞移植　350
相同組換え　40
壮年期　373
瘙痒感　332
鼠径部　219
組織内照射　52

た 行

大血管　207, 242, 266, 286
大血管評価　210
大腸がん　292
大動脈ステント　169
大動脈造影　269
大動脈内バルーンパンピング装置　168
大動脈バルンパンピング　171
耐容線量　295
唾液腺　198, 234
脱水　360
脱毛　317
多発性結節性病変　201
単位　16
胆管　184
単純X線検査　21, 59
男性骨盤臓器　249
炭素イオン線治療　302
炭素線　43
タンデム　297
胆道　177, 178, 245
胆嚢　184
チーム　394
チェックリスト　90
遅延造影画像　243
中耳炎　317
中心静脈カテーテル　85, 165
長SSD法　350
超音波ガイド下の観血的手技　85
超音波画像　172, 177, 190
超音波検査　27
超音波内視鏡　78
超音波内視鏡ガイド下穿刺吸引　78
腸管　218
聴神経腫瘍　317
超音波検査　74
直腸　218
直交2門照射　46
治療計画用CT　313
治療寝台移動法　350
椎間孔　156, 157

椎間板ヘルニア　257
椎弓根　156
通院　364
通過障害　393
手　159, 228, 259
低悪性度神経膠腫　313
定位照射　294
定位放射線照射　48
低残渣食　71
デュアルタイプの注入装置　91
転移性脳腫瘍　312
電子線　43
電子対生成　32
転倒対策　360
同意書　90
頭頸部　138, 198, 234, 319
頭頸部がん　303, 319
同時化学放射線療法　328
透視検査　23
動静脈奇形　26
動体追尾法　51
疼痛　360
頭部　134, 312
頭部X線撮影法　135
ドプラ　28
トモシンセシス　65
ドレナージ　81
ドレナージカテーテル　95

な 行

内視鏡的逆行性胆管膵管造影　24, 80
内視鏡的経鼻胆道ドレナージ　81
内視鏡的胆管ドレナージ　81
内視鏡的乳頭括約筋切開術　80
内視鏡的乳頭処置　80
内視鏡的乳頭バルーン拡張術　80
内照射療法　56
内用療法　56, 306
軟骨肉腫　262
軟部肉腫　345

日常生活動作　85, 107
乳がん　204, 291, 328
乳腺　145, 200, 204, 237, 238
乳腺超音波画像　174
乳頭がん　306
乳房　172
尿管ステント　170
尿路造影　153
認知症　360
粘膜炎　362
粘膜関連リンパ組織型節外性辺縁帯リンパ腫　327
脳　195, 231, 264, 274
脳悪性リンパ腫　317
脳梗塞　197
脳腫瘍　197, 312, 354
脳動脈瘤　26
脳動脈瘤クリップ　99
嚢胞性結節　212

は 行

肺　140, 200
排液バッグ　95
肺がん　142, 291, 328
肺条件　200
肺生検　93
排泄性腎盂造影検査　155
排泄性尿路造影　151
肺動脈楔入圧　111
肺病変　202
肺門部　144
肺野　140
廃用性萎縮　360
バスタオル　91
バセドウ病　173, 306
白血球　317
白血病　354
鼻のX線撮影法　138
パネル　59
バリウム　71
バルーンカテーテル　26

晩期有害事象　295
半月板損傷　259
パンフレット　11
半立位　69
皮下脂肪腫瘍　263
膝　159, 228, 259
肘　259
肥大型心筋症　193
飛程　56
ヒトパピローマウイルス　327
避妊リング　99
被曝　14
被ばく　223, 371
皮膚　387
皮膚炎　317, 365, 367
皮膚刺激　332
びまん性大細胞型B細胞リンパ腫　327
表在　172
表面照射　52
フィルムバッジ　398
負荷心筋シンチグラフィ　286
腹腔内遊離ガス　217
副作用　89
副腎　215
副腎静脈サンプリング　272
腹水　217
腹部　148, 212, 245, 271, 334
腹部照射　334
腹部単純X線写真　60
婦人科付属器　342
ブスコパン®　71
プラーク　207
ブラッグピーク　54
ブラックブラッドT2強調STIR画像　243
プローブ　28, 75
プロテクター　69
分化型甲状腺がん　306
閉所恐怖症　397
閉塞性動脈硬化症　26, 107
ペースメーカー　99

ベクレル　17
ベッド　127
扁桃　139
弁膜症　190
膀胱　152
膀胱　218
帽子　367
放射性医薬品　56
放射性同位元素　56, 306
放射性ヨウ素治療　306
放射線管理区域　398
放射線検査　9
放射線性気道炎　362
放射線性食道炎　362
放射線治療　10, 294
放射線治療計画　44
放射線の種類　15
放射線皮膚炎　317, 368, 387
放射線防護の三原則　18
ポータブル装置　59
ボーラス　366
ポジション　91
徒手筋力検査　107
補聴器　99
ほてり感　332
骨　274

ま 行

末梢血管　269
慢性血栓塞栓性肺高血圧症　26
慢性疼痛　375
マンマスーツ　333
マンモグラフィ　22, 65, 145
ミエログラフィー　112, 156
密封小線源　398
密封小線源永久挿入療法　341
密封小線源治療患者　20
メチオニンPET　121
モイスチャープレート　385
網膜芽腫　354
モールド　300

モールド照射　52

や 行

ユーイング肉腫　354
有害事象　294, 317, 371, 378
陽子　54
幼児後期　372
陽子線　43, 302
ヨウ素線源　300
腰椎　156, 224
陽電子放出核種　119, 289
陽電子放出断層撮影検査　289
ヨード造影剤　151, 378

ら 行

ラジカル　42
卵巣　218
立位　69
リニア型　75
粒子線治療　54, 302
両側声帯固定　361
リンパ節　198, 234
レントゲン　16
レントゲン検査　59
労作性狭心症　287
老年期　374
濾胞がん　306

見てできる臨床ケア図鑑
画像診断・放射線治療ビジュアルナーシング

2019年8月5日　　初版　第1刷発行

編　集	坂井　修二／唐澤　久美子
発行人	影山　博之
編集人	向井　直人
発行所	株式会社 学研メディカル秀潤社 〒141-8414　東京都品川区西五反田2-11-8
発売元	株式会社 学研プラス 〒141-8415　東京都品川区西五反田2-11-8
印刷製本	凸版印刷株式会社

この本に関する各種お問い合わせ先
【電話の場合】
● 編集内容については Tel 03-6431-1237（編集部）
● 在庫については Tel 03-6431-1234（営業部）
● 不良品（落丁，乱丁）については Tel 0570-000577
　学研業務センター
　〒354-0045　埼玉県入間郡三芳町上富279-1
● 上記以外のお問い合わせは Tel 03-6431-1002（学研お客様センター）
【文書の場合】
● 〒141-8418　東京都品川区西五反田2-11-8
　学研お客様センター
　『見てできる臨床ケア図鑑 画像診断・放射線治療ビジュアルナーシング』係

©S. Sakai, K. Karasawa 2019.　Printed in Japan
● ショメイ：ミテデキルリンショウケアズカン ガゾウシンダン・ホウシャセンチリョウビジュアルナーシング

本書の無断転載，複製，頒布，公衆送信，翻訳，翻案等を禁じます．
本書を代行業者等の第三者に依頼してスキャンやデジタル化することは，たとえ個人や家庭内の利用であっても，著作権法上，認められておりません．
本書に掲載する著作物の複製権・翻訳権・譲渡権・公衆送信権（送信可能化権を含む）は株式会社学研メディカル秀潤社が管理します．

JCOPY 〈出版者著作権管理機構委託出版物〉
本書の無断複写は著作権法上での例外を除き禁じられています．複写される場合は，そのつど事前に，出版者著作権管理機構（電話 03-5244-5088，FAX 03-5244-5089，e-mail：info@jcopy.or.jp）の許可を得てください．

本書に記載されている内容は，出版時の最新情報に基づくとともに，臨床例をもとに正確かつ普遍化すべく，著者，編者，監修者，編集委員ならびに出版社それぞれが最善の努力をしております．しかし，本書の記載内容によりトラブルや損害，不測の事故等が生じた場合，著者，編者，監修者，編集委員ならびに出版社は，その責を負いかねます．
また，本書に記載されている医薬品や機器等の使用にあたっては，常に最新の各々の添付文書や取り扱い説明書を参照のうえ，適応や使用方法をご確認ください．

株式会社 学研メディカル秀潤社